全国普通高等医学院校护理学专业规划教材

儿科护理学

供护理学（专科起点升本科）及相关专业使用

主　编　张春梅　鲁俊华

中国协和医科大学出版社
北　京

内容提要

本教材是“全国普通高等医学院校护理学专业规划教材”之一，系根据本套教材的编写指导思想和原则要求，结合专业培养目标和本课程要求的教学目标编写而成。内容涵盖了绪论、儿童生长发育、儿童保健、患儿护理及其家庭支持、儿童营养、营养障碍疾病患儿的护理、新生儿的护理、消化系统疾病患儿的护理等。此外，本教材还增加了教学课件、思维导图、视频、能力测试等数字资源，丰富了教材内容，增强了线上和线下教学的联动性，以提升学生学习的主动性和积极性。

本教材主要供护理学（专科起点升本科）及相关专业使用，也可作为临床护理人员，以及对儿科护理学感兴趣的相关人员使用的参考书。

图书在版编目（CIP）数据

儿科护理学／张春梅，鲁俊华主编．-- 北京：中国协和医科大学出版社，2024.11
全国普通高等医学院校护理学专业规划教材
ISBN 978－7－5679－2402－4

Ⅰ.①儿…　Ⅱ.①张…②鲁…　Ⅲ.①儿科学－护理学－医学院校－教材　Ⅳ.①R473.72

中国国家版本馆 CIP 数据核字（2024）第 092199 号

主　　编　张春梅　鲁俊华
策划编辑　沈紫薇
责任编辑　陈　佩
封面设计　邱晓俐
责任校对　张　麓
责任印制　黄艳霞
出版发行　**中国协和医科大学出版社**
（北京市东城区东单三条 9 号　邮编 100730　电话 010－65260431）
网　　址　www.pumcp.com
印　　刷　三河市龙大印装有限公司
开　　本　889mm×1194mm　1/16
印　　张　28
字　　数　700 千字
版　　次　2024 年 11 月第 1 版
印　　次　2024 年 11 月第 1 次印刷
定　　价　98.00 元

全国普通高等医学院校护理学专业规划教材
建设指导委员会

周谊霞（贵州中医药大学）
郑琳琳（辽东学院）
孟红英（江苏大学）
赵　冰（沈阳医学院）
赵丽萍（中南大学）
姜兆权（锦州医科大学）
韩　琳（兰州大学）
裘秀月（浙江中医药大学）
臧　爽（中国医科大学）

编者名单

主　编　张春梅　鲁俊华

副主编　王春立　沈南平　张　琳　莫　霖

编　者　（按姓氏笔画排序）

王　洁（遵义医科大学附属医院）

王春立（国家儿童医学中心、首都医科大学附属北京儿童医院）

史婧怡（辽宁何氏医学院）

付晓波（牡丹江市卫生学校）

朱爱武（温州市中心医院）

刘　新（辽东学院）

刘彦麟（南京医科大学康达学院）

李　琛（济宁医学院）

李古月（锦州医科大学）

吴晓楠（温州医科大学）

何梦雪（上海交通大学医学院附属上海儿童医学中心）

沈南平（上海交通大学医学院附属上海儿童医学中心）

张　莉（苏州大学附属儿童医院）

张　琳（沈阳医学院附属中心医院）

张春梅（温州医科大学附属第二医院、育英儿童医院）

陆旭亚（浙江中医药大学）

陈　聪（温州医科大学）

陈熠馨（齐鲁医药学院）

周　燕（温州医科大学附属第二医院、育英儿童医院）
钟　婷（中山大学孙逸仙纪念医院）
莫　霖（重庆医科大学附属儿童医院）
贾晓慧（温州医科大学附属第二医院、育英儿童医院）
晏　玲（陆军军医大学第一附属医院）
唐慧婷（南京医科大学）
崔　洁（天津中医药大学）
鲁俊华（牡丹江医科大学）

出版说明

党的二十大报告提出，“推进健康中国建设”“把保障人民健康放在优先发展的战略位置”。在这一发展战略下，护理工作的范畴从个体向群体，从医院向家庭、社区、健康服务机构扩展，促进健康、预防疾病、协助康复、康养照护已成为护理专业实践的目标。专业实践领域的扩展和社会需求的源动力，驱动了人才培养的提速。20 多年来，高等护理教育的规模迅速扩大，为了不断满足基层医疗卫生机构对高水平、高素质应用型人才的需求，我国大幅扩大了护理学专业专升本招生规模。人才培养规模的快速提升，使得依托高质量、有权威的教材对教学活动进行规范，成为现阶段护理学专业专升本教育最为现实的需求。

教材是体现教学内容和方法的载体，在人才培养中起着至关重要的作用。加快推进护理学专业专升本教材体系建设，全面提升教材建设水平，是推动护理学专业建设、护理教育高质量发展的重要基础，是进一步深化护理教育教学改革、提高人才培养质量的重要环节。

为打造适应时代要求的精品教材，中国协和医科大学出版社联合全国 40 多所医学院校和医疗单位，开创性地组织了本套全国普通高等医学院校护理学专业规划教材（专科起点升本科）的编写工作。来自全国医学院校和医疗单位的 300 余名从事护理教育教学的教师、学者和临床一线护理工作者、管理者，秉承着护理学专业教材应体现终身教育的理念，在教材建设中对标一流，结合相关国家政策、行业标准，同时，立足当前国内护理学发展实际，紧密结合并充分体现当今护理事业及相关产业发展水平，融合思政内容，进行探索研究，悉心编撰。

本套教材涵盖护理学专业专升本课程共计 24 门，定位清晰、特色鲜明，具有以下特点。

一、全国首套成体系的护理学专业专升本教材

本套教材作为全国首套针对普通高等医学院校护理学专业（专科起点升本科）的规划教材，坚持“系统思维，明理致用”的编写理念，结合护理学专业专升本人才培养目标定位，找准教材重点、亮点和突破点，特色鲜明。

二、与时俱进，紧紧围绕需求导向

经过长期发展，高等护理学专业教材建设形成了鲜明的专业特色和质量品牌，在教材编写过程中，我们努力做到既遵循教学规律，又适应行业对人才的要求，主动对标健康中国战略需求，突出时代性与先进性，充分满足社会发展对护理学专业人才素质与能力的要求。

三、坚持立德树人，融入课程思政

把立德树人贯穿教材编写的全过程、全方面，发挥中医药文化育人的优势，指导学生树立正确的世界观、人生观、价值观。

四、突出“三基五性”，注重内容严谨准确

遵循教材编写的“三基五性”原则。三基，即基本知识、基本理论、基本技能；五性，即思想性、科学性、先进性、启发性和实用性。教材编写充分考虑学科间的交叉与融合，注重理论与实践的结合，突出护理学专业专升本特点。

五、加强数字化建设，丰富拓展教材内容

发挥信息化技术的优势，数字赋能教材，以适应现代教育的需求。在纸质教材的基础上，强化数字化教材开发建设，融入更多实用的数字化教学素材，如教学课件、简述题、案例题及自测题等，丰富拓展教材内容。

在编写过程中，我们得到了教材建设指导委员会和教材评审委员会的大力支持和指导帮助，各位编者充分地展现了认真负责的精神，不辞辛劳，在宏大的护理学专业体系中梳理关键知识点，以帮助学生更快、更好地掌握护理学专业核心知识，在此，出版社深表谢忱！教材编写力求概念准确、内容新颖完整、理论联系实际，尽管力臻完善，但难免有不足与疏漏之处，请广大读者批评指正，使教材日臻完善。

前 言

本教材主要根据全国普通高等医学教育护理学专业培养目标和主要就业方向及职业能力要求，按照本套教材编写指导思想和原则要求，结合儿科护理学教学大纲，由来自全国22所院校和医疗单位从事护理教学的教师、学者和临床一线护理工作者、管理者悉心编写而成。

本教材为护理学的专业核心课教材，面向全国高等学历护理学专业（专科起点升本科）的学生，以夯实其理论知识和提升其临床实践技能。通过学习，使学生充分认识儿童身心、成长发育规律，掌握儿科常见病的护理和常用操作技术，贯彻“以家庭为中心”的全方位整体护理理念，通过提供儿科临床护理理论与实践结合的范例，帮助学生建立儿科临床思维，提升学生的职业素养。

本教材在编写时注重科学性与实用性相结合，与时俱进，结合学科前沿知识，顺应学科发展趋势，同时突出儿童特点，秉承“儿童友好”的理念。在编写结构上，本教材在章节伊始处设立学习目标；章节正文中，重点疾病采用护理案例的形式导入，提出问题；同时，正文中穿插知识拓展，引导学生对学科前言、研究热点、政策发展等话题进行思考；章节最后附以思考题，鼓励学生思考创新。本教材采用纸质内容与数字内容结合的形式，设置章节二维码，拓充数字资源，通过扫描二维码可以查阅教学课件、教材拓展内容、章节测试题和思考题答案，助力学生通过数字化环境自主、个性化地学习。

本教材主要适用于护理学（专科起点升本科）的教学工作，供开设相关专业的高等医学院校师生使用，也可作为临床护理人员，以及对儿科护理学感兴趣的相关人员使用的参考书。

在编写过程中，我们力求概念准确、内容新颖完整、理论联系实际，但难免有不足与疏漏之处，请广大读者批评指正，使之日臻完善。同时，本套教材中所列举的药物及其剂量仅供参考，以届时最新指南、专家共识为准。

编　者

2024 年 4 月

目　录

第一章 绪　　论

教学课件

学习目标

1. 素质目标

积极参与儿科护理实践活动，主动关心儿童的身心健康，为儿童提供温暖、细致的护理服务。

2. 知识目标

（1）掌握：儿科临床特点。

（2）熟悉：儿科护理学的任务与范围、儿科护理工作特点及儿科护士的素质要求。

（3）了解：儿科护理的发展趋势。

3. 能力目标

能概述儿科护理学前沿与儿科护理学的发展。

第一节　儿科护理学的任务与范围

儿科护理学（pediatric nursing）是研究儿童生长发育规律、儿童保健、疾病防治、康复护理，以保护和促进儿童身心健康，提高儿童生命质量的一门专科护理学。儿科护理学的研究对象是自胎儿到青春期的儿童，儿童的解剖结构、生理功能、心理行为特点等在不同阶段表现出与年龄相关的规律性，是一个连续的、渐进动态过程，明显不同于成人。

一、儿科护理学的任务

儿科护理学的任务是从儿童体格发育、心理健康、智力发展、行为适应等各方面来研究和保护儿童，整合儿科学、护理学、心理学、康复学、社会学和教育学等理论知识与实践技能，构建“以儿童及其家庭为中心”的全方位整体护理，以减轻儿童痛苦，维护儿童健康，预防儿童疾病，促进儿童康复，降低儿童疾病发生率和死亡率，提高儿童生命质量和健康素质。

二、儿科护理学的范围

儿科护理学研究和实践范畴，涉及儿童健康保健、生长发育、饮食营养、儿童疾病治疗与预防、康复护理等。儿科护理学与儿科医学、产科医学、预防医学、心理学、教育学、社会学、环境科学等多门学科都有着广泛联系。随着儿科医学技术的快速发展，围生期医学（perinatal medicine）和青春期医学（adolescent medicine）等新兴学科迅速得到发展。因此，多学科协作是儿科护理学发展的必然趋势。

近年来，儿科护理学研究、儿科护理学的任务和范围不断得到拓展。儿科护理已由单纯的疾病护理发展为以儿童及其家庭为中心的整体护理；由患儿护理扩展为包括所有儿童的生长发育、疾病预防与护理，以及促进儿童身心健康相关研究工作；由医疗保健机构承担其任务发展为全社会都参与儿童疾病的预防、保健和护理工作。

因此，作为儿科护理工作者，需树立整体护理理念，不断学习追踪学科发展前沿，及时更新新理论、新知识与新技术，以适应儿科护理学的飞速发展。同时儿科护理工作者要重视将科学育儿知识普及到社区、家庭，甚至校园，整合各方资源，取得社会多方支持，以更好保护儿童身心健康，促进儿童健康发展。

儿童年龄分期

第二节　儿科护理学的特点与要求

儿童在生长发育的过程中，各阶段的解剖、生理、病理、免疫、疾病诊治、社会心理等方面均有独特之处，绝不是成人的缩影。儿科护士应了解其护理工作的特点，这也对儿科护士提出了不同的素质要求。

一、儿科临床特点

1. 儿童躯体功能特点　儿童处于生长发育期，新陈代谢旺盛，精力充沛。身体各个器官和系统都处于不断发育和成熟的过程中；其免疫系统、心肺功能也尚未发育成熟，容易受到感染和疾病的影响；儿童的身体需要充足的营养来支持生长发育，包括蛋白质、维生素、矿物质和碳水化合物等，均衡的饮食对于儿童的生长发育至关重要；儿童对外界刺激的敏感度较高，包括对温度、光线、声音等的物理刺激，也包括对疼痛的感知更加敏锐，有时也会表现出较大的情绪波动，例如，就医时对于侵入性操作表现出恐惧并哭闹。

2. 儿童心理社会特点　儿童对世界充满探索欲望，充满好奇心和乐观向上的心态；儿童具有强烈的社交需求，渴望与他人建立联系和互动，他们对于获得关爱、认可和友谊有着强烈的需求。儿童具有较强的学习和模仿能力，他们会从家庭、学校和社会环境中学习各种行为和价值观念；在儿童期，孩子开始建立自我认知和认同，他们会逐渐形成对自己的认识和价值观念，包括自尊、自我价值感等。儿童的身体功能在成长过程中会经历快速的发展和变化，包括身高、体重、第二性征等，尤其以婴儿期和青春期最为明显，需要家庭做出正确的引导，引导儿童适应自身变化，实现自我接纳。

3. 儿童疾病诊治特点　儿童处于生长发育期，身体器官和系统尚未完全成熟。因此，在诊断和治疗过程中需要考虑到儿童的生长发育特点，选择适合的药物用量和剂型，以及适合的医疗器具，以避免药物过量或者不良反应。儿童患病时，疾病表现常常不典型，症状可能隐匿或者表现为其他疾病，并且一些疾病进展迅速，因此儿科医务人员需要对病情有更加细致的观察和判断。在诊治过程中还需要考虑到儿童的心理特点，在“儿童友好”的视角下，采取更温和、耐心的方式进行沟通和治疗。重视家长参与，儿童由于其特殊性，在疾病诊疗过程中须有家长的陪同。家长的配合和参与非常重要，医务人员需对其加以正确的引导，取得他们的信任与支持，使其协助医务人员进行治疗和康复工作。

二、儿科护理工作特点

1. 以家庭为中心的护理 “以家庭为中心的护理”是一种建立在医护人员、患儿及家庭之间互利合作基础上的护理模式，其核心是尊重、分享信息、参与和合作。家庭在儿童生长发育过程中发挥着重要作用，健康的家庭环境促进儿童健康发展。儿科护理工作者应重视发挥家庭功能，关注并理解患儿特质、患儿与家长的处境、需求、价值观、适应性、疾病严重度等，与儿童及其家庭建立信任、尊重的合作关系，适时提供预防保健、健康指导、疾病护理和家庭支持等，提升其健康管理能力与自我照顾能力。

2. 实施责任制整体护理 儿科护理工作需保持整体护理理念，满足儿童生长发育的生理需求，同时还需维护和促进儿童心理健康。儿科护士要结合医院实际，规范实施以患儿及家庭为中心的护理，针对患儿入院、住院、出院等不同阶段的护理需求，提供涵盖生理、心理和社会等方面的专业化、人性化的责任制整体护理。

3. 秉持儿童友好理念 儿童友好是指为儿童成长发展提供适宜的条件、环境和服务，切实保障儿童生存权、发展权、受保护权和参与权。儿科护理工作者要营造童趣住院环境，温馨的服务氛围，将治疗、人文、游戏相结合，为儿童提供有情感、有温度、有人文的优质医疗保健服务。

4. 重视安全护理 儿童正处于生长发育时期，系统器官尚不成熟、尚不具备独立行为能力、安全防范意识薄弱、表达能力差且自我保护能力弱，存在较大的安全风险。科学评估与早期识别儿童的护理风险及其影响因素极为重要。儿科护士应自觉遵守法律、管理制度、操作规程、工作流程及应急预案，如规范手卫生、正确查对制度等，确保安全护理。

三、儿科护士的素质要求

1. 思想道德素质 热爱儿科护理事业，有高度的责任感、慎独修养，以及严谨求实的工作态度，关爱儿童，具有为儿童健康服务的奉献精神。

2. 科学文化素质 儿科护士应具备自然科学、社会科学、心理学、教育学及人文科学等多学科知识，具有强烈的进取心，善于学习，勇于创新。

3. 护理专业素质 儿科护士应具有系统完整的护理专业理论知识和较强的实践能力，以保证安全有效的专业实践；具有敏锐的观察力和批判性思维能力，注重团队合作，能与儿童及其家庭和其他卫生保健人员进行有效沟通。

4. 身体心理素质 儿科护士应乐观开朗、情绪稳定、宽容豁达，身体健康，具有较强的适应能力与自我控制力，善于应变，灵活敏捷，能聆听患儿心声，尊重患儿权益。

第三节 儿科护理学的发展与展望

我国中医学在儿童疾病诊治与儿童照护方面起源比西方医学早得多，有丰富的经验。儿科护理学紧跟儿科医学的发展日趋成熟，在维护和促进儿童健康发展方面发挥着重要作用。

一、儿科护理学的发展

1. 我国儿科护理的起源 我国儿科事业的发展最早可追溯至《黄帝内经》；在《史记》中记载了扁鹊在秦国医小儿疾病；唐代孙思邈著《备急千金要方》中较系统地阐述了儿童发育的过程，并按病症分类记述了小儿疾病；唐朝开始，太医署内设少小科，与内、外、五官科并列。

19世纪后期，西方医学传入并逐渐在我国发展。西方传教士在我国开办了教会医院并附设了护士学校，医院中设立了产科、儿科门诊及病房，护理工作重点放在对住院患儿的生活照顾和护理上，逐渐形成了我国的护理事业和儿科护理学。

2. 我国儿科护理学的发展 新中国成立以后，党和政府高度重视儿童健康事业，将保障儿童健康作为重大战略和重点任务，制定并实施了《中华人民共和国母婴保健法》《中国儿童发展纲要（2021—2030年）》等政策文件，努力维护儿童健康福祉，使儿童健康水平得到了大幅提高。

随着科学技术的突飞猛进，儿科护理新理论、新知识、新技术不断涌现，儿科护理范围不断拓展，儿科护理工作内容不断丰富，逐渐扩展到爱婴医院建设、新生儿护理、儿童保健、预防接种、提倡科学育儿、开发和推广应用儿科护理新技术，直至形成和发展了儿科重证监护病房（pediatric intensive care unit，PICU）和新生儿重症监护病房（neonatal intensive care unit，NICU），以及儿童静脉护理、儿童安宁疗护等专科护理。

随着儿科护理学的范围、儿科护士工作职能的延伸，儿科护理学已逐渐发展成为有独特功能的专门学科，其研究内容、范围、任务涉及影响儿童健康的生物、心理、社会等各个方面。儿科护理学也随之进入一个专业化发展的阶段，儿科学研究生以及专科护士的培养，使得儿科护理队伍向高层次、高素质方向发展，其履职能力及专业影响力，在深度和广度上都有了很大的延伸，成为儿童保健的主要力量。

二、儿科护理学的展望

随着社会经济的快速发展，儿童健康面临着诸多机遇与挑战，突出表现在环境因素、社会因素以及生活方式对儿童发育、成长构成影响。儿科护理学应着眼于保障儿童健康，以儿童及其家庭为中心的导向，注重患儿身心健康发展，提高生命质量，满足社会对儿童健康发展的需求。

1. 重视儿童成长发展 儿童与青少年面临着许多影响他们生长与发育的挑战，如睡眠时间不足、长时间静息式学习、活动量不足、饮食结构不合理等，这些与大环境、学习、家庭有关的压力源不同程度地影响着儿童的健康，是目前儿童保健的研究重点。

2. 关注儿童心理健康 儿童心理健康是医护人员及家长最为关注的问题之一，焦虑、抑郁症、孤独症和多动症等是常见的儿童心理问题，受家庭环境、校园环境、社会环境的多方面影响，需要医护人员联合家、校、社会多方合作，帮助患儿尽早走出心理疾病的困境。

3. 重视儿童慢性病管理 儿童时期的慢性病严重危害儿童健康，应避免危险因素的积累，如缺少运动、饮食结构不佳、肥胖、高血压等对儿童身心造成危害。如何为慢性病儿童提供全方位、多层次的延伸性护理服务得到日益关注。

4. 重视成人疾病的儿童期预防 处于生长发育阶段的儿童有着非常强的修复和重塑能力，对一些可能伴随一生的疾病或是在成人期发病的疾病，在儿童时期进行干预或预防，可有效避免危险因素积累，预防或延缓疾病的发生和发展。

5. 关注过渡期准备 过渡期准备是有目的、有计划地将患有慢性病的青少年从以儿童为中心的医疗保健系统向以成人为中心的医疗保健系统的转移。其中过渡过程不仅指医疗保健系统的转移，还包括青少年慢性病患者承担更多自我护理的责任、依从行为、与医疗团队成员沟通、进行医疗预约与病情监测，以及更新处方等内容。

6. 关注慢性病儿童的家庭复原力 慢性病儿童的父母由于长期积累负面情绪，不利于患儿的治疗与康复。儿科护士应以患儿及其家庭为中心，重视其家庭复原力评估，对患儿父母进行相应健康教育，增加其自我效能感，产生积极应对的情绪，最终促进患儿康复。

7. 关注儿童自我报告结局 自我报告结局强调患儿的主观感受，包括症状、生活质量、满意度和治疗依从性等信息，为全面评价患儿病情变化及治疗效果提供指导，是国际公认的评估患儿疾病感受的“金标准”。父母在患儿诊疗过程中往往发挥着代言人的角色，但是研究发现父母的报告并不能完全反映儿童的真实体验，代言人与患儿的自我报告结果往往并不一致，而倾听患儿声音逐渐成为研究的热点，日益为临床所关注。

8. 推广儿科循证护理 儿科护理工作者应及时关注儿科医学及儿科护理的热点前沿，通过检索各数据库中相关文献，并进行筛选及评价，找寻相关最佳证据，经课题小组讨论，初步形成基于循证的护理方案；通过关键知情人的访谈、专家小组讨论及德尔菲专家函询法等方法，对循证护理方案进行评价与完善；通过临床预试验，检验该方案的可行性、安全性和有效性。通过循证，将最新护理科研成果应用到临床护理实践中，实现知识转化应用，提高临床儿科护理质量。

知识拓展

儿童健康水平发展现状

保障和维护好儿童健康意义重大。近年来，我国不断完善儿童健康政策制度，健全儿童健康服务网络，使儿童健康水平得到了大幅提高。国家卫生健康委发布的《健康儿童行动提升计划（2021—2025 年）》中指出，到 2025 年要把新生儿死亡率、婴儿死亡率和 5 岁以下儿童死亡率分别控制在 3.1‰、5.2‰和 6.6‰以下。据统计，2021 年全国新生儿死亡率为 3.1‰。2022 年我国婴儿死亡率下降至 4.9‰，5 岁以下儿童死亡率下降至 6.8‰，均降至历史最低，居于全球中高收入国家前列。进入“十四五”时期，我国儿童健康工作从“保生存”转向“促发展”，这意味着不仅要降低婴儿死亡率和 5 岁以下儿童死亡率，更要保障儿童从生长到发育、从生理到心理的全面综合提升，着力推进儿童健康服务从量的积累向质的提升迈进。

本章小结

思考题

1. 请结合临床实际，阐述儿科护理工作特点。

2. 试述儿科护士的素质要求。

更多练习

（张春梅）

第二章　儿童生长发育

教学课件

学习目标

1. 素质目标

能够主动关注儿童的生长发育，耐心倾听儿童及家长的需求，具有良好的沟通能力和同理心，与其家庭建立良好的合作关系，共同促进儿童健康成长。

2. 知识目标

（1）掌握：儿童生长发育常用的评价指标、临床意义与测评方法。
（2）熟悉：儿童生长发育的身心特点及发展规律。
（3）了解：儿童生长发育的影响因素。

3. 能力目标

能根据儿童所处的不同阶段判定其生长发育进程是否过快或落后。

案例

【案例导入】

婴儿体重 4kg，前囟 1.6cm，能微笑，头不能竖立，抱起喂奶时出现吸吮反射。

【请思考】

1. 该婴儿最可能的月龄是多少？
2. 原始反射在什么时间出现，在什么时间消失？

【案例分析】

第一节　生长发育规律及其影响因素

生长发育是指个体从受精卵到成人的成熟过程。生长（growth）是指身体各器官、系统的长大，是量的变化；发育（development）是指细胞、组织、器官的分化与功能成熟，包括性发育、情感与心理发育等，是质的变化。生长和发育两者紧密相关，生长是发育的基础，在一定程度上反映身体器官、系统的发育程度。儿童的生长发育虽有共性发展规律，但又存在明显的个体差异，掌握儿童生长发育的规律及其影响因素能更好地促进儿童健康成长。

一、儿童生长发育规律

（一）阶段性、连续性与非匀速性生长

儿童时期的生长发育是一个阶段性的连续过程，各年龄生长发育呈非匀速性生长，最快时期为婴儿期和青春期。出生后第一年，尤其是6个月内，体重和身长的增长最快，为出生后的第一个生长高峰；出生第二年以后生长速度逐渐减慢，至青春期又迅速加快，出现第二个生长高峰。

（二）各系统器官发育的不平衡性

不同年龄儿童机体各系统的生理功能不同，其生长速度也不同步。神经系统发育先快后慢，生殖系统发育先慢后快，淋巴系统发育先快后回缩，脂肪组织在年幼时发达，肌肉组织在学龄期开始加速。例如，儿童神经系统发育较早，脑在出生后2年内发育较快；淋巴系统在儿童期迅速生长，青春期前达高峰；生殖系统发育较晚，其他系统（如呼吸、循环、消化、肌肉等）发育基本与体格生长相平行。

（三）生长发育的顺序性

生长发育一般遵循由上到下、由近到远、由粗到细、由简单到复杂、由低级到高级的规律。①从上到下：先抬头、后抬胸、然后会坐，最后是站立、行走。②由近到远：从臂到手，从腿到脚的活动。③由粗到细：从全掌抓握到手指拾取。④由简单到复杂：先画直线后画圈、画人和图形。⑤由低级到高级：先会看、听、感觉事物，认识事物的表面属性，再发展到有记忆、思维，分析、判断事物的类别属性。

（四）生长发育的个体差异性

儿童生长发育虽有一定的规律，但在一定范围内，受遗传和环境因素的影响存在着较大的个体差异，其生长轨迹也不尽相同。例如，同性别、同年龄的儿童群体中，每个儿童的生长速度、生长水平、体型特点等均不完全相同。因此，生长发育的正常值不是绝对的，需要系统地连续观察才能反映儿童生长发育的真实情况。

二、影响儿童生长发育的因素

遗传因素和环境因素的相互作用决定了儿童的生长发育水平（图2－1）。

（一）遗传因素

儿童生长发育的特征、潜力、趋向、限度等均受父母双方遗传因素的影响，如皮肤和头发颜色、身材高矮、体型、面部特征、性格特点、对变应原的易感性、对疾病的易患性等。性别也可造成生长发育的差异，如男孩的平均身高、体重高于同龄女孩；女孩的语言、运动发育略早于男孩。

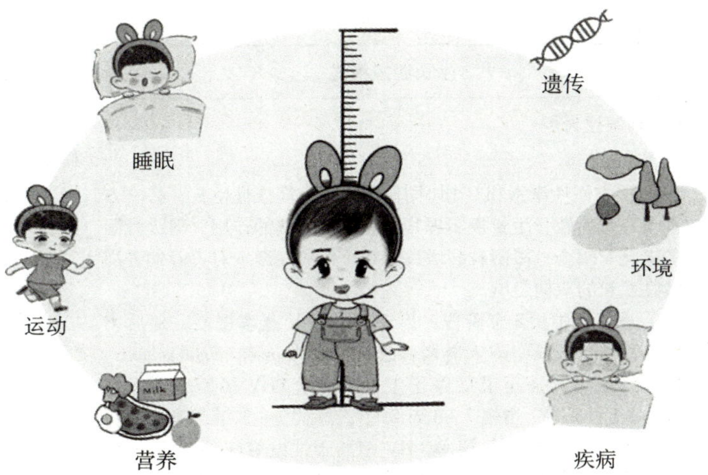

图 2-1　影响生长发育的因素

（二）环境因素

1. 孕母情况　孕母的生活环境、营养、情绪、疾病等各种因素均会影响胎儿的宫内发育以及日后生长发育的最终结局。妊娠期间，孕母生活环境舒适、心情舒畅、营养均衡、身体健康，胎儿发育良好。如孕母在妊娠初期营养不足，会增加孩子未来患心血管疾病和精神分裂症等疾病风险；如孕母妊娠后期因感染、压力、疾病或过敏等原因引发免疫反应会影响胎儿的脑发育。

2. 营养　充足、合理的营养是保障儿童生长发育的物质基础，年龄越小受营养因素的影响越大。长期营养不足会导致体重下降、身高不增以及器官功能低下等，而影响儿童智力、心理和社会适应能力的发展。儿童摄入过多热量所致的肥胖也会影响其正常的生长发育。

3. 疾病　各种疾病对儿童生长发育均有不同程度影响。急性感染（如急性腹泻、肺炎等）常使体重不增或减轻；慢性疾病（如慢性胃炎、先天性心脏病等）会影响体重和身高的发育；内分泌疾病（如先天性甲状腺功能减退症、生长激素缺乏症等）对骨骼生长和神经系统的发育影响较大。

4. 家庭和社会环境　良好的居住环境、卫生条件能促进儿童生长发育。健康的生活方式、良好的行为习惯、科学的养育照护、和谐的家庭氛围、父母的爱抚与陪伴、适宜的锻炼、充足的睡眠和完善的医疗保健服务等，都是保证儿童健康成长的重要因素。

知识拓展

表 2-1　儿童生长调控机制与体格生长的速率间的关系

生长发育阶段	生长调控模式	生长速率
胎儿期	营养调控模式，营养促进胰岛素分泌，胰岛素样生长因子（insulin-like growth factors，IGF）分泌促生长	—
婴儿早期	延续营养调控模式	第一个生长高峰期
婴儿＞6 月龄	垂体分泌生长激素（growth hormone，GH）轴调控促生长，渐替代营养调控模式	生长速度渐下降

续 表

生长发育阶段	生长调控模式	生长速率
儿童期	GH 轴调控为主	生长速度下降。相对平稳生长，每年 5 ~ 7cm
青春期	（1）一方面性激素和 GH 协同作用促进身高线性生长；另一方面又在骨骺软骨生长板实现其促进骨龄成熟的作用，促进骨骺的老化与闭合，限制身高增长时间，形成性激素对青春期身高线性生长的双向影响。 （2）青春期生长 3 个阶段：出现短暂生长速率缓慢，随后出现身高快速增长，进入突增峰速度阶段（peak height velocity, PHV），继之减速至最后停止生长。女童 PHV 多始于性发育 Tanner Ⅱ ~ Ⅲ期，增幅 7 ~ 8cm 每年，持续 1 ~ 3 年，整个青春期共增长 23 ~ 25cm。男童 PHV 多始于性发育 Tanner Ⅲ ~ Ⅳ期，较女童晚 2 年左右，每年增长 9 ~ 11cm，至 Tanner Ⅴ期则身高突增基本完成，共增长 25 ~ 28cm	第二个生长高峰期

第二节　儿童体格生长发育与评价

一、儿童体格生长常用指标

与体格生长有关的其他系统发育

体格生长通常选择具有人群代表性、易于测量的体格指标，包括体重（weight）、身长/身高（length/height）、顶臀长/坐高（crown-rump length/sitting height）、头围（head circumference）、胸围（chest circumference）、上臂围（upper arm circumference）、皮下脂肪厚度（subcutaneous fat thickness）等。

二、出生至青春前期体格生长规律

（一）体重的增长

体重是反映儿童近期营养状况的灵敏指标，也是儿科临床计算药物剂量和输液量的重要依据，包括各器官、组织和体液的总重量。由于体脂和体液重量易受疾病影响，故体重易于波动。

生理性体重下降（physiological weight loss）：新生儿出生体重与胎次、胎龄、性别及宫内营养状况有关。出生后数天内，由于摄入不足、胎粪排出以及水分丢失出现体重暂时性下降，为出生体重的 3% ~9% 。多在出生后 3 ~4 天达到最低点，以后逐渐回升，至第 7 ~10 天恢复至出生体重，早产儿体重恢复较慢。出生后及早合理喂养可减轻或避免生理性体重下降，如果体重下降超过 10% 或至第 10 天尚未恢复至出生体重，则为病理状态，需要排除是否喂养不足或有其他疾病，必要时建议去医院就诊。

儿童第一个生长高峰：生后第一年是体重增长最快时期，年龄越小，体重增长越快。正常足月新生儿出生体重约 3. 25kg，出生后前 3 个月体重增长最快，约等于后 9 个月体重的增长；出生后 3 ~4 月龄婴儿体重约为出生体重的 2 倍；出生后 12 月龄婴儿体重（10kg）约为出生体重的 3 倍；出生后第 2 年体重增加 2. 5 ~3. 0kg；2 岁后至青春前期体重稳步增长，每年增长 2 ~3kg。儿童体重增长为非匀速增长，存在个体差异，评价儿童生长发育状况时，应以个体儿童自己体重的变化趋势为依据，需连续定期监测。

儿童第二生长高峰：女孩多在9～11岁乳房发育，男孩多在11～13岁睾丸增大，标志着青春期开始。儿童进入青春期后体格生长再次加快，体重年增长达4～5kg。

体重估算公式：3～12月体重=[年龄(月)+9]/2;1～6岁体重=年龄(岁)×2+8;7～12岁体重=[年龄(岁)×7－5]/2。

（二）身长（高）的增长

身长（高）是反映儿童远期营养状况的重要指标，指头顶至足底的垂直距离，包括头部、躯干（脊柱）和下肢的长度。3岁以下儿童测量卧位身长，3岁以上立位测量身高。卧位与立位测量值相差1～2cm。身长（高）的增长与遗传、种族、内分泌、运动、营养及疾病等因素相关，个体差异较大。

身长（高）的增长规律与体重增长相似，年龄越小，身长（高）增长越快。新生儿出生时约为50cm，生后第1年身长约增长25cm，其中生后前3个月增长11～13cm，约等于后9个月的增长，1岁时身长约75cm；出生后第2年增加速度减慢，平均每年增长10～12cm，2岁时儿童身长为85～87cm；2～6岁儿童身长（高）平均每年增长6～8cm，此后至青春前期身长（高）均稳步增长，平均每年增长5～7cm。至青春期出现第2个身高增长加速期。各年龄期儿童头、躯干（脊柱）、下肢的增长速度不一致，所占身长（高）的比例在生长进程中发生变化，头长占身长（高）的比例从婴幼儿时的1/4减为成人的1/8（图2－2）。

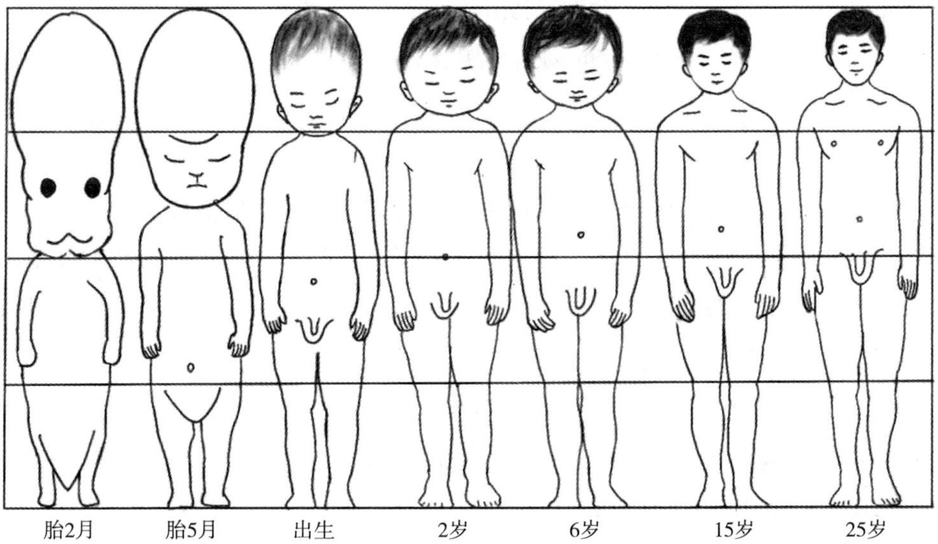

图2－2　头与身长（高）的比例

身长（高）估算公式：2～6岁身长(高)=年龄×7+75;7～10岁身长(高)=年龄(岁)×6+80。

（三）坐高的增长

坐高反映头颅与脊柱的生长，指从头顶至坐骨结节的垂直距离，3岁以下取仰卧位测量，称为顶臀长。3岁后采用坐位测量，称为坐高，下肢增长速度随着年龄增长而加快。坐高与身高的比例随年龄的增加而下降，由出生时的67%降至14岁时的53%，反映了身材的匀称性，比单一的坐高绝对值意义更大。影响下肢生长的疾病如甲状腺功能减退症和软骨营养不良，可使坐高（顶臀长）与身高的比例停留在幼年状态。

（四）头围的增长

头围是反映脑发育和颅骨生长的重要指标之一，指自眉弓上缘经枕骨结节绕头一周的长度，在2岁以内测量最具有价值。胎儿时期脑发育领先于其他各系统，故出生时头围相对较大，平均34～35cm。头围在1岁内增长较快，前3个月和后9个月均增长6～7cm，3个月时约40cm，1岁时为45～47cm。1岁以后头围增长明显减慢，2岁时为47～49cm，5岁时为50～51cm，15岁为54～58cm，接近成人。头围过小常提示脑发育不良；头围过大或增长过快则提示脑积水、脑肿瘤可能。

（五）胸围的增长

胸围反映胸廓和肺的发育状况，指平乳头下缘经肩胛骨角下绕胸一周的长度。出生时胸围比头围小1～2cm，为32～33cm。1岁时胸围约等于头围，出现头围、胸围生长曲线交叉，其交叉时间与儿童营养和胸廓发育有关。1岁以后胸围开始超过头围，1岁至青春前期胸围超过头围的厘米数约等于儿童年龄减1。肥胖儿童由于胸部皮下脂肪厚，胸围可于3～4个月时暂时超过头围，营养不良儿童的胸围超过头围的时间可推迟至1.5岁后。

（六）上臂围的增长

上臂围反映上臂骨骼、肌肉、皮下脂肪和皮肤的营养状况，指沿肩峰与尺骨鹰嘴连线中点绕上臂一周的长度。出生后第1年内上臂围增长迅速，1～5岁期间增长缓慢。在无条件测量儿童体重和身高的情况下，上臂围可以用来评估5岁以下儿童的营养状况，评估标准：>13.5cm为营养良好；12.5～13.5cm为营养中等；<12.5cm为营养不良。

三、体格生长评价

精确的测量工具、规范的测量技术及训练有素的测量者是获取准确数据的基本条件，准确、可靠的测量数据是正确评价体格生长的基本要素。在临床实践中对儿童的体格生长评价需要结合生长水平、生长速度、匀称度和成熟度等指标，并采用标准化生长曲线进行动态评价才能得出较准确的结论。

（一）生长水平评价

生长水平是指将测量值与参照值对比，获得该儿童在同种族、同年龄、同性别人群中所处的位置。《2021儿童体格发育评估与管理临床实践专家共识》建议采用中国0～18岁儿童生长参照标准及生长曲线进行评价，婴幼儿期尤其是母乳喂养的婴幼儿也可采用世界卫生组织生长标准。年龄的身高标准差法或百分位法分别以$\bar{x}\pm2s$或百分位数$P_3 \sim P_{97}$为正常范围。大多数生长迟缓程度以临界和轻度为主，若身长或身高低于$\bar{x}-2s$或P_3需考虑矮小症，应到医院就诊，进一步检查排除各种慢性疾病、内分泌疾病、遗传病及矮小相关综合征；如身高超过$\bar{x}+2s$或P_{97}，也需要进一步排除性早熟、克兰费尔特（Klinefelter）综合征、马方综合征、巨人症等疾病。

（二）生长速度评价

生长速度是指通过定期连续测量获得在一定时间内的增长值，是决定生长发育水平的关键。判断儿童或青少年身高生长速度是否“偏离”，最简单的方法是采用生长曲线图。跟踪儿童身高获得的生长曲线图可筛查生长速度异常的儿童，关键是“定期”或“连续”测量。如某儿童定期测量值各点均在生长曲线上同一等级线，或在2条主百分位线内（P_3、P_{10}、P_{25}、P_{50}、P_{75}、P_{90}、P_{97}波动说明该儿童生长正常。对怀疑体格生长异常儿童经动态追踪观察后发现，年龄的身高曲线向下偏离越过2条主要身高百分位数曲线（如从$>P_{25}$到$<P_{10}$）或生长速度在<2岁儿童中<7.0厘米/年，2～<4岁儿童<5.5厘米/年，4～<6岁儿童<5.0厘米/年，6岁至青春期前儿童<4.0厘米/年，青春期儿童<6.0厘米/年则考虑生长缓慢。但临近青春期儿童可存在暂时性生长速度缓慢。在青春期的生长过程中，性激素除与生长激素轴协同作用促进身高增长外，同时作用在骨骺生长板促进骨发育成熟，即骨骺的老化与闭合，形成性激素对青春期线性生长的双向影响。

建议常规测量的时间与频率：6个月内的婴儿每月1次，6～12个月每2个月1次，1～2岁每3个月1次，3～6岁每半年1次，6岁以上每年1次，高危儿应适当增加次数。

（三）身材匀称度评价

评估包括体型与身材匀称度。体型匀称是评估体重与身高（长）的关系，身长的体重（weight for Length，W/L）或体重指数能反映一定身高（长）的体重范围或身体的充实程度，故多用于营养评价；身材匀称度的指标包括坐高/下肢长、坐高/身高等。临床以坐高（头与脊柱之和）表示身体上部，以顶臀长或坐高与身长或身高的比值反映身体比例即匀称度。矮小儿童常采用坐高/下肢长鉴别匀称性或非匀称性矮小；肥胖儿童可选用体重指数反映整体肥胖程度；伴面部、躯体不对称，身体比例异常儿童，需除外遗传性骨病或矮小相关综合征。

（四）成熟度评价

1. 性发育程度　是反映身体成熟度的重要依据，性发育评价涉及性早熟、性发育延迟等问题。评估内容主要包括第二性征、性器官发育与性功能水平。第二性征发育常规采用Tanner分期评价；性器官发育评估采用B超检测卵巢容积、子宫大小，或测定阴茎、睾丸长径。卵巢容积超过1～3ml、睾丸长径≥2.5cm提示进入青春期；性激素水平、抗米勒管激素、抑制素B等生化学指标可辅助了解性发育情况。判断下丘脑－垂体－性腺轴水平可行促性腺激素释放激素（gonadotropin releasing hormone，GnRH）激发试验或促性腺激素释放激素类似物（gonadotropin releasing hormone analogue，GnRHa）激发试验。临床上，如女童在8岁前、男童在9岁前出现第二性征发育，需考虑性早熟；女童在13岁后、男童在14岁后未出现第二性征发育，需考虑性发育延迟（如特纳综合征、克兰费尔特综合征等），均需转诊到儿童内分泌科进行进一步评估。

2. 骨龄评价　骨龄反映儿童体格发育成熟度较实际年龄更为准确。长骨干骺端次级骨化中心是出生后长骨增长的重要部位，随年龄增长按一定顺序和解剖部位有规律出现，根据骨龄与实际年龄的关系，可判定为骨龄等于、落后或超前于实际年龄，大多采用实际年龄$\pm 2s$为正常骨龄范围。骨龄评定方法不同可致判定结果差异，目前骨龄评定的方法分为计数法、图谱法和评分法。其中，图谱法简便易行，应用广泛，可用于筛查儿童生长发育疾病。但图谱法主观性强，同时每个个体的腕骨发育存在不均衡性和差异性，限制评估的准确性和可重复性。评分法在判读的精确性及可重复性上明显占优，如坦纳－怀特豪斯

（Tanner-Whitehouse，TW）系列骨龄评分法是经典的方法。但评分法耗时长，需要对桡－尺－掌指骨13块骨（RUS系列）及腕部7块骨（Carpal系列）做8～9个等级的评分和计算，难以在临床应用中得到广泛使用。近年来人工智能骨龄评分相关技术飞速发展，有望在大范围人群验证后普及推广。

在对儿童体格发育评估时，获取个体连续性的生长监测数据颇为重要，对怀疑体格发育异常儿童应至少动态追踪观察6个月（最好12个月）以上，帮助医生评判其真实生长状况。

第三节　儿童神经心理发育与评价

儿童神经心理发育水平表现为儿童在感知、运动、语言和心理等过程中的各种能力。在儿童成长过程中，神经心理的正常发育与体格生长具有同等重要的意义。联合国儿童基金会及世界卫生组织在制定儿童发展目标中均指出：儿童保健工作不仅是要消除疾病和致病因素对儿童的伤害，同时要保障并促进儿童获得体格、社会－情绪及认知－语言能力的全面发展。

一、神经系统的发育

（一）脑的发育

在胎儿时期，神经系统发育最早，尤其是脑的发育最为迅速。新生儿脑重已达成人脑重的25%左右。出生时神经细胞数目已与成人接近，但其树突和轴突少而短。出生时神经髓鞘的形成和发育不完善，神经纤维约在4岁时才完成髓鞘化。婴幼儿时期，由于神经髓鞘形成不完善，当外界刺激作用于神经纤维传入大脑时，不易在大脑皮质形成明确的兴奋灶，因此易疲劳而进入睡眠状态。

（二）脊髓的发育

脊髓在出生时已相对成熟。脊髓和运动功能的发育呈平行发展。胎儿期脊髓下端位于第2腰椎下缘，4岁时上移至第1腰椎，在进行腰椎穿刺定位时需注意。

（三）神经反射

儿童出生后即存在一些反射，这类反射随着神经系统的逐渐发育，会在一定的年龄消失，这类反射称为原始反射，如觅食、吸吮、吞咽、握持、拥抱等反射。拥抱反射在出生后3～6个月消失，吸吮反射和觅食反射在出生后4～7个月消失，握持反射在出生后3～4个月消失。如果这些反射在新生儿期减弱或消失，或数月后仍不消失，常提示有神经系统疾病。出生后2周左右形成第1个条件反射，即抱起喂奶时出现吸吮动作，出生后2个月开始逐渐形成视觉、触觉、味觉、听觉、嗅觉等条件反射，出生后3～4个月开始出现兴奋性和抑制性条件反射，出生后3～4个月前的婴儿肌张力较高，克尼格征（Kernig征）可呈阳性。2岁以下儿童巴宾斯基征（Babinski征）阳性亦可为生理现象，2～3岁时皮质抑制功能发育完善，7～14岁时皮质抑制调节功能才能达到一定强度。

二、感知觉的发育

感知（sense and perception）是通过各种感觉器官从环境中选择性地获取信息的能力。感知觉的发育对儿童运动、语言、社会适应能力的发育起着重要促进作用。

（一）视感知发育

新生儿已有视觉感应能力，瞳孔对光有反应。但视觉不敏锐，只能够看清 15～20cm 范围内的事物，可短暂注视或跟踪近处缓慢移动的物体或光点。部分新生儿出现一时性斜视和眼球震颤，在 3～4 周内自动消失。新生儿期后视感知发育迅速，随着年龄的增长，逐渐发育成熟。

（二）听感知发育

新生儿出生时鼓室无空气，听力差。出生后 3～7 天听觉敏锐度有大幅提高；出生后3～4 个月头可转向声源（定向反应），听到悦耳声音时会笑，听到刺耳声音时会全身乱动，烦躁不安；出生后 6 个月能区别父母的声音，唤其名能应答，对能发声的玩具感兴趣；出生后 7～9 个月能确定声源；13～16 个月可寻找不同响度的声音；2 岁时能听懂简单指令；4 岁时听觉发育完善。听感知发育与儿童语言发育直接相关，听力障碍如不能在语言发育的关键期内（6 个月内）得到确诊和干预，则可因聋致哑。新生儿听力筛查（neonatal hearing screening，NHS）是早期筛查听力障碍的有效手段，我国已将其纳入常规新生儿筛查内容。

（三）味觉和嗅觉发育

新生儿的味觉和嗅觉出生时已基本发育成熟，对不同味道如甜、酸、苦、咸等反应也不同；出生后 4～5 个月是味觉发育关键时期，对食物味道的微小改变很敏感，故应合理添加各类辅食，使之适应不同味道。出生后 1～2 周新生儿能辨别母亲和其他人的气味；出生后 3～4 个月时能区别愉快和不愉快的气味；出生后 7～8 个月开始对芳香气味有反应，2 岁左右能很好地辨别各种气味。

（四）皮肤感觉发育

皮肤感觉包括触觉、痛觉、温度觉和深感觉。触觉是引起某些反射的基础，新生儿触觉灵敏的部位是眼、口周、手掌、足底等处，触之即有瞬眼、张口、缩回手足等反应，而大腿、前臂、躯干处的皮肤感觉会比较迟钝。新生儿已有痛觉，但疼痛刺激后易出现泛化现象。新生儿对温度比较敏感，对冷的刺激比热的刺激更能做出明显的反应，胎儿离开母体后，外界气温较母体低，就会啼哭，甚至发生战栗。2～3 岁时能辨别各种物体的属性，如软硬、冷、热等。5～6 岁时能区别体积相同而重量不同的物体。

（五）知觉发育

知觉是人对事物各种属性的综合反映。知觉的发育与听、视、触等感觉发育密切相关。出生后 5～6 个月有手眼协调动作，通过看、摸、闻、咬、敲击等逐步了解物体各种属性，随着语言能力的发展，开始在语言的调节下进行知觉活动。大约1 岁末，婴儿的空间和时间知觉开始萌芽；3 岁能辨上下；4 岁能辨前后；4～5 岁时能区别早上、晚上、昨天、今天和明天；5 岁开始能辨别以自身为中心的左右；5～6 岁逐步掌握周内时序与四季等概念。

三、运动的发育

运动发育分为大运动（gross motor）和精细运动（fine motor）两大类（图 2－3）。大运动是指儿童的姿势维持和移动能力，精细运动是指抓握和手眼协调能力。

（一）平衡与大运动

1. 抬头 新生儿俯卧时能抬头 1～2 秒；2 个月时俯卧可抬头，3 个月时直立状态能竖立头部，4 个月时抬头很稳并自由转动。

2. 翻身 4～5 个月时能有意识地从侧卧位翻身至仰卧位，5～6 个月从仰卧位翻身至侧卧位或从俯卧位至仰卧位，7～8 个月能有意从仰卧位翻至俯卧位，再从俯卧位翻至仰卧位。

3. 坐 6 个月时能双手向前撑住独坐，8 个月时能坐稳。

4. 爬 8～9 个月可用双上肢向前爬。

5. 站、走、跳 5～6 个月扶立时双下肢可负重，并上下跳动；8～9 个月可扶站片刻；10～14 个月可独站和扶走；24 个月时可双足并跳；30 个月时会单足跳（图 2－3）。

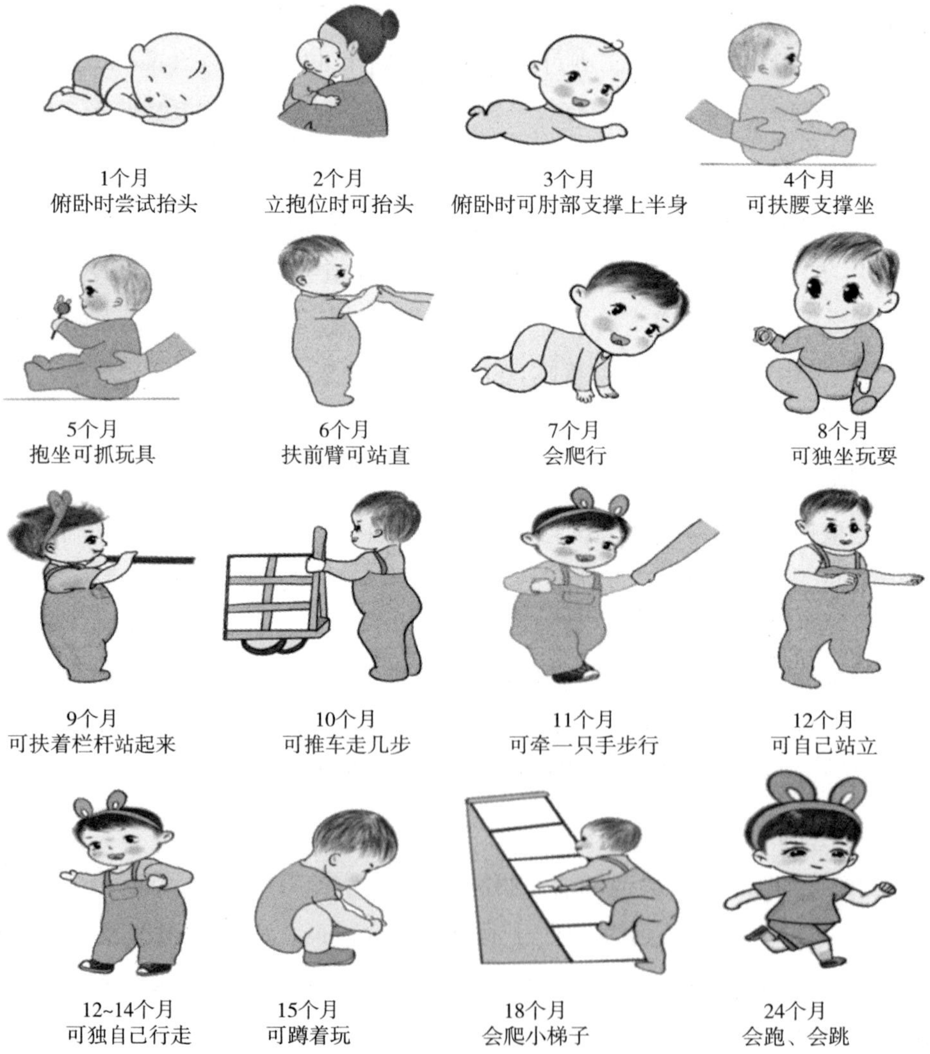

图 2－3 儿童期运动发育

（二）精细运动

婴儿3个月握持反射消失后，试着全手掌抓握物体；5~6个月时主动伸手抓物；6~8个月能独自摇摆或玩耍小物体，出现换手及捏、敲等探索性动作；9~10个月可用拇、示指取物，喜撕纸；12~18个月能拿笔乱画，几页一起翻书；18个月能叠2~3块方积木，拉脱手套或袜子；2岁能叠纸、叠6~7块方积木，单页翻书，模仿画圆和直线，独立拿杯喝水；2.0~2.5岁用积木搭桥；3~4岁会使用一些“工具性”玩具；4~5岁会穿鞋带、剪纸；5~6岁能学习写字、折纸、剪复杂图形等。

四、语言的发育

语言（language）为人类特有的高级神经活动，语言发育是儿童全面发育的标志。正常儿童天生具备发展语言技能的机制和潜能，但语言能力必须在语言环境中得以发展，须经过发音、理解和表达3个阶段。

（一）发音阶段

新生儿已会哭闹，2个月发喉音，3~4个月咿呀发音并能笑出声，5~6个月会发单音，7~8个月能无意识发出双重音，如“爸爸”“妈妈”，并开始认识物体。

（二）理解语言阶段

9个月能听懂简单的词义，如“再见”“抱一下”，10个月左右能有意识地叫“爸爸”“妈妈”等。

（三）表达语言阶段

一般1岁会说简单的词句，如“再见”“没了”；2岁能指出简单的人名、物名和图；3岁以后词汇量增多，说话也逐渐变得流利，能说由2~3个字组成的短句；4岁时能讲述简单的故事情节。

儿童说话的早晚与父母的教育、关注度密切相关。语言发育过程中需注意下列现象。①乱语：又称隐语。1~2岁的孩子，很想用语言表达自己的需求，但因词汇有限，常说出一些成人听不懂的话语即乱语。②口吃：3~4岁的孩子，词汇增多，但常常发音不准或句法不妥。③自言自语：是儿童从出声的外部语言向不出声的内部语言转化过程中的一种过渡形式，是幼儿语言发展过程中的必经阶段。一般7岁以后，儿童不会再出现自言自语，如继续存在，则应引起注意，必要时带孩子到相关医疗机构进行专业评估。

五、心理活动的发展

（一）注意的发展

注意（attention）是人对某一部分或某一方面环境的选择性警觉，或对某一刺激的选择性反应。注意分无意注意和有意注意，婴儿以无意注意为主，如短暂地集中注意人脸和声音；随年龄的增长，逐渐出现有意注意，幼儿时期注意的稳定性较差，易分散、转移；5~6岁后儿童才能较好地控制自己的注意力。

（二）记忆的发展

记忆（memory）是将所获得的信息“贮存”和“读出”的神经活动过程，可分为感觉、短暂记忆和长久记忆3个阶段。长久记忆又分为再认和重现，再认是以前感知的事物在眼前出现时能被认识；重现是以前感知的事物虽不在眼前出现，但可在脑中出现，即被想起。如5~6个月婴幼儿虽能再认母亲，但直到1岁以后才有重现。婴幼儿时期的记忆特点是时间短，内容少，易记忆带有欢乐、愤怒、恐惧等情绪相关事情。小儿的记忆以机械记忆为主，且暗示性大，常被人误认为说谎。随着思维、理解、分析能力的发展，才有了有意记忆和逻辑记忆。

（三）思维的发展

思维（thinking）是运用理解、记忆、综合分析能力来认识事物的本质和掌握其发展规律的一种精神活动。思维分为直觉行动思维、具体形象思维和抽象逻辑思维。儿童1岁以后开始产生动作思维，孩子开始会做一些有目的的动作，去探究动作与结果之间的关系，但离开了具体的事物思维就会停止。如孩子经常会故意把吃饭的勺子扔在地上，然后伸出头去看看发生了什么，但当我们把孩子手中的勺子拿走，他们就不会再思考“勺子跌落会怎么样”这个问题了。3岁以后开始建立初步抽象概括性思维，思维开始从实际行动中解放出来，可以凭借具体事物的形象或表象进行思维活动，也就是从“行动思维”向“具体形象思维”过渡。这个时期最典型的表现就是“过家家”。孩子的第一次“过家家”对他们的思维能力来说具有重要意义。能够玩“过家家”的游戏，说明孩子的思维活动已经可以离开具体的物体和动作而在自己的头脑里进行。也就是说，孩子可以开始在头脑里演示自己想要思考的问题。6~11岁是培养儿童抽象逻辑思维能力的关键时期。例如，一只狗有4条腿，两只狗有8条腿，三只狗有多少条腿？这种问题属于抽象逻辑思维能力题，家长需要引导孩子独立思考，不能直接给出答案。

（四）想象的发展

想象（imagination）是人感知客观事物后在脑中创造出新的思维活动。新生儿无想象能力；1~2岁儿童仅有想象的萌芽，如将椅子当汽车开，将木棒当马骑等；3~4岁的儿童想象处于初级阶段，以无意想象和再造想象为主；5~6岁创造性想象萌芽，如拼凑和泥塑模型，操作七巧板等可发展人的观察力、空间想象力和知觉组织能力；学龄期儿童有意想象和创造性想象迅速发展。

（五）情绪和情感的发展

情绪（emotion）是个体生理和心理需要是否得到满足时的心理体验和表现。情感（feeling）是在情绪的基础上产生对人、对物关系的体验。新生儿出生后因不适应外界环境，常表现为不安、啼哭，通过哺乳、拥抱、抚摸等则可使其情绪愉快；出生6个月后儿童能辨认陌生人，逐渐产生对母亲的依恋及分离性焦虑；婴幼儿情绪表现特点为时间短暂，反应强烈，容易变化，外露而真实等。随年龄的增长，儿童能够有意识地控制自己，情绪趋向稳定。

（六）意志的发展

意志（will）是儿童在成长过程中逐步形成的自觉克服困难以达到预期目的或完成任务的心理过程。新生儿没有意志，随年龄增长，语言和思维不断发展，社会交往也越来越多，加之成人教育的影响，儿童意志逐步形成和发展。儿童意志的发展有3个特征：自觉性不强，儿童兴趣不稳定，易受干扰而转移目标；坚持性不够，遇到困难常中途而废；克制不住冲动，自控能力差。

（七）个性和性格的发展

个性（personality）是个人处理环境关系时表现与他人不同的习惯行为方式和倾向性，包括思想方法、行为风格、情绪反应等，个人的兴趣、能力、气质等方面各不相同。性格（character）是个人对现实的态度和相应的行为方式中比较稳定的、具有核心意义的个性心理特征。

孩子在婴儿期逐渐建立对亲人的依恋和信赖感，如不能产生依恋关系，孩子将缺乏安全感；幼儿时期有一定自主感，仍不能脱离对亲人的依赖，常交替出现违拗言行与依赖行为；学龄前期儿童主动性增强，但主动行为失败时易出现失望和内疚；学龄期儿童开始正规学习生活，对自己的评价能力较差，如不能发现自己学习潜力将产生自卑；青春期少年体格生长和性发育开始成熟，社交增多，心理适应能力增强，但情绪容易波动，在感情、职业选择、道德评价和人生观等问题上，当处理不当时易发生性格变化，性格一旦形成即相对稳定。

六、社会行为的发展

儿童社会行为（person-social behavior）发展是在孩子同外界环境相互作用的过程中逐渐实现的。0 ~ 1 个月能察觉有人抱起的动作，并表现出恬静的表情；1 ~ 2 个月婴儿听到母亲的声音时，会暂时停止哭泣；2 ~ 3 个月能以笑、停止啼哭、发音等行为表示认识父母；3 ~ 4 个月出现社会反应性的大笑，对母亲声音表示愉悦；5 ~ 6 个月能区分温和、生气的声音，并出现不同的表情反应；7 ~ 8 个月对发声玩具感兴趣等；9 ~ 12 个月是认生的高峰，会模仿别人的动作，呼其全名会转头；12 ~ 13 个月喜欢玩变戏法和躲猫猫游戏；18 个月逐渐有自我控制能力，成人在旁边时可独自玩很久；2 岁时不再认生，会通过表现自己来吸引别人注意，喜欢听故事、看动画片等；3 岁时社会交往更熟练，与人同玩游戏，能遵守游戏规则；此后，随着接触面的不断扩大，对周围人和环境的反应能力更趋完善。

七、儿童睡眠

睡眠是指一种自然、可逆的周期性生理和行为状态，其特征是意识的改变、感觉活动相对受到抑制、肌肉活动减少、对刺激的反应能力下降和与周围环境的互动减少，常伴随典型的身体姿势（如闭眼、卧位），并可恢复清醒。睡眠约占据人生 1/3 的时间，而在儿童期占比更高。0 ~ 3 月龄婴儿 24 小时推荐的睡眠时长应为 13 ~ 18 小时，4 ~ 11 月龄婴儿为 12 ~ 16 小时，1 ~ 2 岁幼儿为 11 ~ 14 小时，3 ~ 5 岁儿童为 10 ~ 13 小时，6 ~ 13 岁儿童为 9 ~ 11 小时，14 ~ 17 岁儿童应为 8 ~ 10 小时。

八、神经心理发育评价

儿童神经心理发育是儿童在感知觉、运动、精细动作、语言和心理过程等方面的各种能力及性格特点的发展，其发育水平表现在感知、运动、语言、能力、性格等方面，对这些能力及特征的检查统称心理测验。心理测验即用一定的实验手段，用量化的方法，观察人的心理发育。儿童心理测验主要用于检查智力低下、行为异常、情绪紊乱，在临床可协助判断是否有心理障碍，并评价治疗效果和判断预后。心理测验种类繁多，从儿科实用角度多采用筛查法与诊断法两大类。

（一）儿童智力测验

1. 筛查测验

（1）丹佛发育筛查测验　丹佛发育筛查测验（Denver developmental screening test，DDST）是由美国丹佛学者弗兰肯伯格（Frankenberg）和多兹（Dodds）为 0～6 岁儿童设计的。DDST 筛查量表由 104 个项目组成，分布在个人－社交能区、精细动作－适应性能区、语言能区和大运动能区。结果异常和可疑者应进一步做诊断性测验。

（2）绘人试验：适用于 4～12 岁。测验时只需让儿童画一个人，无须任何指导语言，然后根据评分标准对儿童所画的小人进行评价。儿童在绘画中表现出注意力、记忆力、观察力、想象力和创造力，以及空间知觉和方位知觉，体现出儿童的智力由具体形象思维向抽象逻辑思维发展，亦可看出儿童绘画技能和手眼协调等精细动作的能力。

2. 诊断测验

（1）格塞尔（Gesell）发育诊断量表：是美国儿科医生格塞尔（A. Gesell）为 4 周至 6 岁儿童设计的，为国际公认的经典发育诊断量表。该量表共有 588 个检测项目，测验内容分 5 个领域：①适应性行为。②大运动。③精细动作。④语言。⑤个人－社交。量表 0～3 岁部分有 18 个年龄组，其中 4 周、16 周、28 周、52 周、18 个月、24 个月和 36 个月为关键年龄。量表4～6 岁部分为 42 个月、48 个月、54 个月、60 个月和 72 个月 5 个年龄组。测验结果以发育商（developmental quotient，DQ）表示。

（2）韦氏学龄前儿童智力量表（WPPSI-Ⅳ）：适用于 2 岁 6 个月至 6 岁 11 个月的儿童。韦氏学龄前儿童智力量表是美国心理学家韦克斯勒（D. Wechsler）制定的。量表分言语测验和操作测验两部分，每部分有5～6 个分测验。每一个分测验从规定的起点开始，详细记录项目得分，并记录项目完成时间。测验采用的是离差智商，测验完毕后将每一分测验的分值输入计算机，即可按实际年龄得到言语、操作和总智商（intelligence quotient，IQ）。可客观地反映儿童智力水平。

（3）韦氏学龄儿童智力量表（WISC-Ⅳ）：适用于 6～16 岁的儿童。内容与评分方法同 WPPSI－IV。

（二）适应性行为测验

儿童智力低下的诊断必须结合适应性行为测验结果。目前国内常采用日本“婴儿－初中学生社会生活能力量表”对儿童进行适应性行为评定。该方法适用于 6 个月至 15 岁的儿童，包括 6 种行为能力：①独立生活能力。②运动能力。③作业。④交往。⑤参加集体活动。⑥自我管理。该量表既可用于儿童智力低下的诊断，又可用于儿童社会能力的筛查。

第四节　儿童发展理论

儿童发展理论是研究儿童成长和发展过程的一门学科，旨在探讨儿童在不同阶段的身心发展特点及影响其成长的内外因素。本文将从几个重要的理论角度出发，深入探讨儿童的成长与发展。

一、弗洛伊德的性心理发展理论

弗洛伊德（Sigmund Freud）是奥地利著名精神病学家，被誉为“现代心理学之父”，他通过精神分析法观察人的行为，创建了性心理发展理论（theory of psychosexual development）。弗洛伊德认为儿童的早年环境、早期经历对其成年后的人格形成起着重要的作用，许多成人的变态心理、心理冲突都可追溯到早年期创伤性经历和压抑的情结。其理论注重于儿童性心理的发展、对自己身体的欣赏及与他人关系的建立，他将人的性心理发展划分为5个阶段。

（一）口唇期（oral stage，0～1岁）

此期是婴儿与母亲间最早发生关系的时期。此期婴儿专注于与口有关的活动，通过吸吮、吞咽、咀嚼等经口的活动来获得快乐与安全感。如口部欲望得到满足，则有助于婴儿情绪及人格的正常发展。如此期发展不顺利，成年后将可能发展为口腔期人格，在行为上表现贪吃、酗酒、吸烟、吸毒、咬指甲等，在性格上表现为悲观、自恋、退缩、嫉妒、猜疑、苛求等。

（二）肛门期（anal stage，1～3岁）

此期儿童关心与直肠及肛门有关的活动，排泄机能成为婴儿性快感的主要目标。这一阶段的主要任务是按时大小便的训练，培养幼儿的自我控制能力。如果这一阶段性心理发生冲突，强迫孩子排便，或者对时间、卫生要求过于严格，就可能会造成肛门期停滞人格，表现为极度吝惜、保守、强迫型人格障碍等；在肛门期，粪块摩擦直肠肛门黏膜产生快感之外，快感更来自对粪便的排出与克制，如果这一时期出现停滞现象，可使人格朝着慷慨、放纵、生活秩序混乱、不拘小节或循规蹈矩、谨小慎微、吝啬、整洁两个方向发展，形成“肛门排泄型”或“肛门滞留型”人格。

（三）性蕾期（phallic stage，3～6岁）

此期儿童对自己的性器官感兴趣，并观察到性别差异。男孩出现恋母情结而偏爱母亲，女孩则出现恋父情结而偏爱父亲。健康的发展在于与同性别的父亲或母亲建立起性别认同感，有利于形成正确的性别行为和道德观念。如发展不顺利，则会产生性别认同困难或由此而产生其他的道德问题。

（四）潜伏期（latency stage，6～12岁）

此期儿童早期的性欲冲动被压抑到潜意识领域，把精力投放到学习、体育、歌舞、艺术、游戏上，儿童的兴趣不再限于自己的身体，转而注意自己周围环境中的事物，愉快感来自对外界环境的体验，喜欢与同性别的伙伴游戏或一起活动。如果发展好，可获得许多人际交往经验，促进自我发展。此期发展不顺利，则会造成强迫性人格。

（五）生殖期（genital stage，12岁以后）

此期深藏于潜意识中的性欲冲动，随青春期的到来开始涌现。儿童对异性发生兴趣，注意力由父母转移到所喜爱的性伴侣，有了与性别有关的职业计划、婚姻理想。如此期性心理发展不利，会导致严重的功能不全或病态人格。

性心理发展理论有助于护士认识到潜意识对情绪和行为的支配作用，了解患儿潜在的心理需要，正确理解和评估不同发展阶段的特点和需求，从而通过健康教育和相应的护理措施，促进健康人格的发展。弗洛伊德性心理发育阶段总结见表2-2。

表2-2 弗洛伊德性心理发育的5个阶段

阶段	年龄	敏感区域	主要发展任务	固着在该阶段的成人的性格特征
口唇期	0~1岁	口、唇、舌	断奶	口腔行为，如吸烟、过度饮食、被动、易受骗
肛门期	1~3岁	肛门	如厕训练	吝惜、保守、刻板、小气、顽固或相反
性蕾期	3~6岁	生殖器	俄狄浦斯冲突，与同性别的父母产生认同	虚荣、鲁莽或相反
潜伏期	6~12岁	无特殊区域，性能量处于潜伏状态	自我防御机制发展	无，通常本阶段不会发生固着
生殖期	12~18及成人期	生殖器	成熟的性亲密	无，此前的阶段整合得比较好的成人会对其他人产生真诚的兴趣和成熟的性兴趣

二、艾瑞克森的心理社会发展理论

艾瑞克森（Erikson）是美籍丹麦裔心理学家，将弗洛伊德的理论扩展至社会方面，形成了心理社会发展理论（theory of psychosocial development）。艾瑞克森根据人一生中出现的心理社会问题，把人格发展分为8个阶段（前5个阶段与儿童的心理社会发展有关，下文将逐一介绍），并认为每个阶段均有一个特定的发展问题，这些问题即是儿童健康人格的形成和发展过程中所必然遇到的挑战或危机，成功地解决每一阶段的发展问题，就可健康地步入下一阶段；反之，将导致不健康的结果而影响后一阶段的发展。

（一）信任VS怀疑（0~1岁）

第一阶段是婴儿期。信任在第一年就开始形成，而后逐渐发展。新生婴儿如果能从父母及他人处获得满足，就会对现实、对人生产生信任感；如果无人爱抚，需要不能得到满足，就会产生不信任感。

（二）自主VS羞怯（1~3岁）

第二阶段是幼儿期。该阶段孩子主动探索周围环境，开始摆脱过去的依赖状态，产生了自主的欲求，许多事情都想亲自动手，不愿别人干涉。如果父母或成人允许并支持孩子做力所能及的事，表扬鼓励孩子，那么孩子将体验到自己的能力和对环境的影响力，逐渐养成自主、自立的人格特征。相反，如果对孩子过分溺爱和限制，什么事都由成人代做，孩子将体验不到自己的能力，觉得自己不能独立、没用，产生羞怯、疑惑等。此期顺利发展的结果是自我控制和自信，形成有意志的品质（virtue of will）。

（三）主动感VS内疚感（3~6岁）

第三阶段是学龄前期。此阶段儿童好奇、好问，主动探索欲望增强，善于提出各种设想和建议。如果成人能耐心细致地回答他们的问题，适当评价并鼓励他们的想法与建议，就可顺利发展他们的判断能力，形成大胆创造精神。反之，成人急躁、粗暴，不耐心对待他们提出的问题或设想，甚至过分限制、嘲笑，孩子就会形成胆怯、懊悔、内疚等人格特征。此期顺利发展的结果是建立方向感和目标感，形成有目的的品质（virtue of purpose）。

（四）勤奋感 VS 自卑感（6～12 岁）

第四阶段是学龄期。进入小学，儿童追求自己学习上获得成功和得到赞许。若通过勤奋学习而获得了成功与赞许，他们就会继续勤奋努力，乐观进取，养成勤奋学习、勤奋工作的品质。如果屡遭失败，就会丧失自信和进取心，形成冷漠、自卑的人格特征。此期顺利发展的结果是学会与他人竞争，求得创造和自我发展，形成有能力的品质（virtue of competence）。

（五）角色认同 VS 角色混淆（13～18 岁）

第五阶段是青春期。青少年开始关注自我，探究自我，经常思考自己是怎样一个人或适合怎样的社会职业（角色）的问题。如果在前四个阶段建立起信任、自主、主动、勤奋等，所想所做均符合自己的实际身份，就能获得角色认同，可顺利地进入成年期。相反，在前四个阶段形成过多的不信任、羞怯、内疚、自卑，就会产生角色混淆，没有自控力，没有安全感。正常的社会心理发展主要来自建立其独立自主的人生观念，并完善自己的社会能力和发展自身的潜能，形成忠诚的品质（virtue of fidelity）。

心理社会发展理论有助于护士了解生命全过程的心理社会发展规律，识别不同阶段所面临的发展危机及其发展的结果，更好地理解不同年龄阶段的人格和行为特点，从而采取不同的护理方式，帮助患儿顺利解决各发展阶段的发展危机，促进人格的健康发展，预防人格发展障碍。艾瑞克森心理社会发育的前 5 个阶段总结见表 2－3。

表 2－3　艾瑞克森心理社会发育的前 5 个阶段

年龄/岁	有待发展的自我素质	该阶段的部分任务和活动
0～1	基本 VS 怀疑	发展出对母亲或核心照养者的信任，相信自己有能力让一些事情发生，是早期安全依恋一个关键因素
1～3	自主 VS 羞愧	发育独走、抓取和其他躯体技能以自由活动；完成如厕训练；学会控制，但是如果处理不当可能出现羞愧
3～6	主动感 VS 内疚感	学会围绕一个目的组织活动；变得更坚定自信和富有攻击性
6～12	勤勉感 VS 自卑感	吸收所有基本的文化技能和常规，包括学校技能和工具的使用
13～18	角色认同 VS 角色混淆	使自己适应青春期的躯体改变，做出职业选择，达到与成人一样的性认同，寻找新的价值

三、皮亚杰的认知发展理论

皮亚杰（Piaget）是瑞士心理学家，基于对儿童行为的长期观察，提出了儿童认知发展理论（theory of cognitive development）。皮亚杰认为，儿童的心理发展是一个连续的过程，具有阶段性，所有的儿童都要依次经历感知运动、前运算、具体运算、形式运算 4 个不同的发展阶段（每两个阶段之间会有交叉和重叠），而且不可能跳过其中任何一个阶段。但由于环境、文化、教育等差异，这些阶段的出现可能提前，也可能推迟。

（一）感觉运动期（sensorimotor stage，0～2 岁）

这一阶段是儿童认知水平和认知能力初步发展的时期。儿童通过感觉和动作来认识周围的一切，他们逐渐能够把自己与他人（如父母亲）、自己与物体区分开，意识到自己的活动对环境的影响，形成“客体永久性”的概念。

（二）前运算期（preoperational stage，2～7岁）

这一阶段的显著特点是儿童的语言得到了飞速发展。儿童开始学习并能够运用符号对事物进行表征，但这一阶段儿童的思维还是不成熟的，其典型的特点就是自我中心性或不“守恒”性，即儿童倾向于从自己的角度出发看待事物和进行思考。

（三）具体运算期（concrete operational stage，7～11岁）

此阶段儿童能比较客观地看待周围事物，不再以自我为中心，学会从别人的观点看问题，能理解事物的转化，并能凭借具体形象的支持，进行逻辑推理活动，形成守恒概念，即能认识到客体外形变化，其特有的属性可以不变，能进行可逆性思维。

（四）形式运算期（formal operational stage，12岁以上）

此阶段儿童的思维能力开始接近成人水平，他们不仅思考具体的（现存的）事物，也能思考抽象的（可能发生的）情境，并具有综合性的思维能力、逻辑推理能力及决策能力。

认知发展理论可帮助护士了解不同发展阶段儿童的思维和行为方式，设计出刺激和促进儿童发展的活动，并采取儿童能够接受的语言和方式与之沟通；根据不同时期儿童智力发展水平，为他们选择治疗性的玩具、图书、画片或阅读材料，向他们有效地解释治疗和护理过程，以及传授健康保健的方法，以提高护理质量。

四、科尔伯格的道德发展理论

美国哈佛大学教授科尔伯格（Lawrence Kohlberg）基于对儿童和成人道德发展的研究，提出了3期6段的道德发展学说（theory of moral development）。科尔伯格认为，所谓道德发展，指个体在社会化过程中，随年龄的增长而逐渐学会是非判断标准，以及按标准去执行的道德行为。

（一）前习俗期（preconventional stage，1～6岁）

这一时期的主要特征是，儿童的道德观念是纯外在的，儿童为了免受惩罚或获得奖励而顺从权威人物规定的行为准则。此期包括两个阶段。

1. 惩罚和服从的道德定向阶段 这一阶段的儿童根据行为的后果来判断行为是好是坏及严重程度，是非观念建立在回避惩罚的基础上，因害怕惩罚，他们无条件地遵从规则，服从家长、老师或其他权威人士，他们没有语言和行为一致的观念。

2. 相对功利导向阶段 是非观念主要建立在满足自身需要的基础上，以自我为中心。儿童认为正确的行为是与自己的需求相一致的行为。尽管他们也有公平、回报、共享的概念，但这些概念是很实际的、具体的，而没有公正、感激、忠诚的含义。

（二）习俗期（conventional stage，6～12岁）

此期儿童的道德观念开始形成。当面对道德的两难情境时，他们一般以社会习俗或规范为准则，行为动机主要为符合父母、家庭、社会的需要，能遵守社会道德及法规，有了忠诚和服从的概念。此期包括两个阶段。

1. 好孩子导向阶段 儿童的思维和行为都集中在他人的反应上，一切行为均为得到他人的认可，认为只有自己做得好才能赢得赞扬。儿童在理解他人感受的基础上，达到父母或他人的期望。

2. 社会秩序导向阶段 道德发展从关心他人发展到明确社会需求上，思维和行为能遵守社会习俗和法规，服从团体规则，尊重法律权威，有责任心，有义务感，有一定的法制观念。

（三）后习俗期（postconventional stage，12 岁以上）

此期儿童将社会道德规范内化，形成个人的道德理想和良心，能全面地进行自我约束，有个人需要、团体利益的道德观念和原则。当面对道德的两难情境时，他们凭自己的良心及个人的价值观念进行是非善恶的判断。达到此道德水平的人，并非在思想上反抗社会规范，而是在符合大众利益的基础上，寻求更适合的社会规范。此期也分为两个阶段。

1. 社会契约导向阶段 尊重法规，认为人生的标准就是要对社会负责，保证大多数人的利益。

2. 普遍道德原则导向阶段 个体将普遍的道德原则内化，凭借自己的良心判断是非，追求平等、博爱的人生原则，诸如公平、正义、尊重人格等。这些原则是个人自主选择的，并非每个人的道德水平都能达到这个阶段。

在护理过程中，护士可应用此理论对儿童及其家长进行指导，促进儿童道德的发展。如教育儿童养成良好的道德观念，遵守社会规范，在适当的场合表现适当的行为；学龄期儿童处于好孩子导向阶段，要向他们说明必要的规章制度并遵照执行，对他们的行为多鼓励赞赏，这样不仅有利于其道德观念的形成和发展，也有利于增强其对治疗护理方案的依从性。

第五节 儿童生长偏离与心理行为问题

在良好适宜的环境中大多数儿童均遵循一定的规律或轨道，正常地生长和发育。但在成长的过程中，难免会受到内、外环境的影响而偏离正常规律和轨道而出现生长偏离。因此，应重视对儿童生长发育的定期监测，早期发现问题，早期干预。

一、儿童体格生长偏离

体格生长偏离（growth deviation）是儿童体格生长偏离正常的轨道，主要包括低体重、消瘦、肥胖、身材矮小或高大。导致体格生长偏离的原因有遗传、代谢、营养、内分泌疾病、体质和心理因素等。

（一）体重生长偏离

1. 低体重 低体重（underweight）是儿童体重低于同年龄、同性别儿童体重正常参照值的均值减 2 个标准差（$<\bar{x}-2SD$），或第 3 百分位数以下（$<P_3$）。凡在生长监测过程中发现儿童同年龄、同性别体重增长速度减慢呈低平或下降趋势时，就应寻找原因，积极处理。喂养不当、摄食过少、挑食偏食、慢性疾病、神经心理压抑、严重畸形等均可发生营养不良而致低体重。

2. 超重/肥胖 儿童体重/身长在同年龄、同性别儿童参照值的第 85 至第 97 百分位数（$P_{85}\sim P_{97}$）为超重（overweight），超过第 97 百分位数（$>P_{97}$）为肥胖（obesity）。超重/肥胖的常见原因包括营养素摄入过多、活动量过少、遗传、肥胖相关内分泌疾病等。干预原则为减少高热量食物的摄入和增加机体对能量的消耗，并积极治疗原发疾病。

（二）身高（长）生长偏离

1. 身材矮小 身材矮小（short stature）是儿童身长（高）低于同年龄、同性别儿童身长（高）正常参照值的均值减2个标准差（$<\bar{x}-2SD$），或第3百分位数以下（$<P_3$）。身材矮小的原因较复杂，可受父母身材矮小的影响，或由于宫内营养不良所致；某些内分泌疾病如生长激素缺乏症、甲状腺功能减退症，糖原贮积症、精神心理障碍也可导致身材矮小；最常见原因仍然是长期喂养不当、慢性疾病，以及严重畸形所致的重症营养不良。因此，在生长发育中必须监测身高、尽早发现身材矮小，分析原因早期干预。

2. 身材过高 身材过高（tall stature）是儿童身长（高）高于同年龄、同性别儿童身长（高）正常参照值的均值加2个标准差（$>\bar{x}+2SD$），或第97百分位数以上（$>P_{97}$）。可见于正常的家族性高身材、真性性早熟、某些内分泌疾病（如垂体性肢端肥大症）、结缔组织病（如马方综合征）等。

二、儿童常见发育与行为问题

（一）儿童常见心理行为问题

心理行为问题在儿童生长发育过程中较为常见，多表现在日常生活中，容易被家长忽略或被过分夸大。因此区别正常或异常的儿童行为非常重要。儿童行为问题一般可分为：①生物功能行为问题，如遗尿、夜惊、睡眠不安、磨牙等。②运动行为问题，如吮手指、咬指甲、挖鼻孔、儿童擦腿综合征、活动过多等。③社会行为问题，如攻击、破坏、盗窃、说谎等。④性格行为问题，如惊恐、害羞、忧郁、社交退缩、屏气发作、违拗、发脾气、胆怯、过分依赖等。儿童行为问题的发生与生活环境、教养方式、父母的文化背景、父母对子女的期望等显著相关。男孩的行为问题多于女孩，男孩多表现为运动行为问题和社会行为问题，女孩多为性格行为问题。多数行为问题在发育过程中可自行消失。

1. 屏气发作 为呼吸运动暂停的一种异常性格行为问题，当需求未获得满足、情绪受挫或暴怒时即发作，表现为突然情感爆发，剧烈哭叫后旋即呼吸暂停，伴有口唇发紫，全身强直，角弓反张，甚至意识短暂丧失和抽搐发作，其后肌肉迟缓，恢复原状，随后再哭出声来。一般持续30秒至1分钟后呼吸恢复，症状缓解。多发生于6~18个月的婴幼儿，6岁后很少出现。屏气发作与惊厥发生无关，多见于暴躁、任性、好发脾气的婴幼儿。因此，应加强家庭教养，避免粗暴打骂或过度迁就。发作时需要保持呼吸道通畅，防止异物吸入和意外受伤。

2. 吮拇指、咬指甲 3~4个月婴儿生理上有吸吮的需求，常自吮手指尤其是拇指以安定自己。这种行为多在安静、寂寞、饥饿、身体疲乏和睡前出现，随着年龄增长而消失。但有时儿童因心理需求得不到满足而精神紧张、恐惧、焦急，或未获得父母充分的爱，而又缺少玩具等视觉刺激，便吮指或咬指甲自娱，渐成习惯，直到年长尚不能戒除。长期吮手指可影响牙齿、牙龈及下颌骨发育，致下颌前突、齿列不齐，影响咀嚼。对这类儿童应多加关心和爱护，消除其抑郁孤独心理，当其吮吸拇指或咬指甲时应分散其注意力，鼓励儿童建立改正坏习惯的信心，切勿打骂讽刺或在手指上涂抹苦药等，大多数儿童入学后受同学的影响会自然放弃此不良习惯。

3. 儿童擦腿综合征 是儿童通过擦腿引起兴奋的一种运动行为障碍，多在入睡前、睡醒后或在独自玩耍时发生，可被分散注意力而终止。发作时，儿童双腿伸直交叉夹紧，手握拳或抓住物品使劲，女孩喜坐硬物，手按腿或下腹部；男孩多伏卧在床上、来回蹭，或与女孩类似表现。女孩可伴外阴充血，男孩可有阴茎勃起。对于该类儿童，不应盲目制止和批评，保持儿童生活轻松愉快，鼓励其参与各种游戏活动。出现发作征象时以有趣的事物分散其注意力，睡前安排适当的活动使其疲劳易于入睡，睡醒后立即穿衣起床以减少发作机会。此动作随年龄增长会逐渐自行消失。

4. 遗尿症 国际疾病分类 - 10（ICD-10）把遗尿症定义为 5 ~ 6 岁儿童每月至少发生 2 次夜间睡眠中不自主漏尿症状，7 岁及以上儿童每月至少尿床 1 次，且连续 3 个月以上，没有明显精神和神经异常。5 岁儿童中遗尿症的发生率为 15.3%，5 ~ 18 岁儿童遗尿症的发生率为 7.88%，儿童遗尿症在社会经济地位低的群体和社会福利院中成长的儿童发生率更高。常见相关致病因素包括遗传因素、精神因素、内分泌因素、中枢神经系统神经递质及受体异常等。遗尿症可分为原发性和继发性两类。无论是自愈或者经过治疗，只要曾经有过连续 6 个月的不尿床期，就可以诊断为继发性遗尿。继发性遗尿儿童多经历过家庭不良事件，伴随精神异常的概率更高，治疗更加困难。

对遗尿症患儿必须首先排除全身或局部疾病，家庭需认识到夜间尿床不是孩子的错，避免指责患儿，鼓励其正常学习和生活；同时，在医生和家长帮助下使其树立治疗信心，减轻心理负担，积极参与治疗。作息饮食调节主要是指帮助家庭制定规律作息时间；患儿白天正常饮水，避免摄入含茶碱、咖啡因的食物或饮料；晚餐时间宜早，且宜清淡，少盐少油，饭后不宜剧烈活动或过度兴奋；保持良好的作息习惯，睡前排空膀胱，睡前 2 ~ 3 小时应不再进食和大量饮水；行为治疗主要为养成日间规律排尿、睡前排尿的良好排尿排便习惯。觉醒训练主要是指应当在膀胱充盈至即将排尿时将其从睡眠中完全唤醒至清醒状态排尿。中医针灸对部分患儿有一定效果，可针灸关元、气海、合谷、足三里和三阴交等。

（二）注意力缺陷多动障碍

注意力缺陷多动障碍（attention deficit hyperactivity disorder，ADHD）是一种常见的慢性神经发育障碍，起病于童年期，影响可延续至成年，其主要特征是与发育水平不相称的注意缺陷和/或多动冲动。全球儿童发病率约为 7.2%，60% ~ 80% 可持续至青少年期，50.9% 持续为成人 ADHD。约 65% 的患儿存在一种或多种共患病。ADHD 不仅损害学习功能，还存在其他多方面、涉及生命全周期的损害。早期识别、诊断和规范治疗可显著改善 ADHD 的预后。ADHD 的治疗主要包括药物治疗与行为治疗，行为治疗与指导对 ADHD 儿童的预后非常重要，需要医院、学校、家庭三方协作，并按照慢病管理方案进行治疗和随访。

（三）孤独症谱系障碍

孤独症谱系障碍（autism spectrum disorder，ASD）是一类起病于发育早期，以持续的社交互动与社交交流能力缺陷，以及受限的、重复的行为模式、兴趣或活动为主要临床特征的神经发育障碍。其病因和发病机制尚不明晰。婴儿期起病的患儿缺少目光对视、呼唤反应、社会性微笑及情感互动。幼儿期患儿缺乏交往兴趣，不主动发起或回避交往互动，目光对视少，呼唤反应少，不关注和难以正确理解他人的表情、情绪和心理活动，情感交流互动少，不会与他人分享兴趣与欢乐。

多数 ASD 患儿言语发育迟缓，甚至无语言，言语理解能力和运用能力也受损。患儿常不会启动交流、维持交谈，或仅限于表达简单需求，或用简单、刻板、重复的言语进行交流，或反复说其感兴趣的话题，而不关注他人的反应。

ASD 是严重影响患儿社会功能的慢性疾病，因此，早诊断、早干预对改善患儿预后具有非常重要的意义。患儿 2 岁前可在专业人员指导下进行家庭干预；2 岁后可建立医院、专业机构、家庭共同参与的综合系统干预模式。

三、青春期常见心理行为问题

（一）神经性厌食

神经性厌食是青春期少男、少女常见的一种饮食障碍，以刻意节食减肥导致身体过度消瘦为主要特征。表现为厌食、拒食，营养不良、内分泌紊乱、闭经、脱发等。多数患儿仍能保持正常的学习、生活能力，但受身体状态差、过度关注体重影响，更容易出现情绪不良和人际交往问题。

该病主要以心理治疗为主，最重要的就是树立“以健康为美”的正确审美观，解除不良心理因素。对于症状好转、开始恢复进食的患儿，家人应给予鼓励，逐渐帮助患儿建立正常的饮食习惯。药物治疗对神经性厌食也有一定帮助，对于症状非常严重的患儿，必要时应住院治疗。神经性厌食患儿经治疗效果比较好，但该病复发率较高，所以需要长期关注。

（二）适应障碍

适应障碍是指在生活环境发生明显变化时，个体适应困难而出现心理痛苦、情绪紊乱与行为变化。主要表现为抑郁、焦虑、害怕、无法适应、未来迷茫、生活上退缩，拒绝上学、攻击性、反社会的行为等症状，典型的诱发因素有父母离异、升学、转学、搬迁等。

适应障碍治疗主要帮助患儿提高应对能力。心理治疗可以帮助患儿处理不良情绪，改变患儿对应激事件的态度和认知，恢复其社会功能，早日走向正轨。对于焦虑、抑郁情绪严重的患儿，可以使用抗焦虑和抗抑郁药物辅助治疗，缓解症状。

（三）人格障碍

人格障碍是指一个人的性格明显“不正常”，有一些异于常人的心态、思维方式或行为，即使同龄人、同文化背景、与其有类似经历的人也无法理解他，使他难以适应正常的社会生活。人格障碍患儿往往感到痛苦，却意识不到自己有问题，把自己的痛苦归因于外界，但他人可以感觉到是患儿“别扭”。

人格障碍与精神障碍不同，没有明显“发病前”“发病后”的区别，是持久、稳定的偏离常态；旁观者会感觉患儿从小就“性格不对劲”，而不是从某段时间之后才“变了”。各种结果显示，在不良环境中成长的孩子更容易出现此类问题，如父母本身行为不良、教育方法不适当、父母离异、不良伙伴与团体的熏陶等。

1. 偏执型人格障碍　“多疑、敌意”。患儿生性固执、好争辩，敏感多疑，总是提防着他人，在人际交往中常常冷淡、沉默寡言、不愿意交朋友，常有好诉讼的倾向，长年累月沉湎于“伸冤”。

2. 边缘型人格障碍　“情绪化、不稳定”。患儿情绪大起大落，常突然陷入强烈的焦虑或抑郁中，行为模式和个人目标经常改变，人际关系也常处在剧烈变动中，易冲动，有挥霍或自伤的倾向。

3. 强迫型人格障碍　“刻板、固执”。患儿做事循规蹈矩、按部就班、追求完美，但缺乏灵活性，优柔寡断，固执，对他人不放心，容易焦虑，经常反复核对、检查。

4. 焦虑型人格障碍　“紧张、害怕”。患儿总是提心吊胆，紧张焦虑，过分敏感，有强烈的不安全感和自卑感，过分害怕批评和拒绝，害怕与他人建立关系，回避一些正常的社交活动。

青春期的少男、少女正处于人格成长的关键期，应注意树立正确的价值观，避免形成病态人格，否则成年后人格稳定下来，人格障碍的治疗将是非常困难的，而且可能成为精神障碍发作的隐患。

（四）网络成瘾

网络成瘾是指上网者由于长时间地和习惯性地沉浸在网络时空中，对互联网产生强烈的依赖，以致达到了痴迷的程度而难以自我摆脱的行为状态和心理状态。其判断的基本标准主要包括 4 个方面：①行为和心理上的依赖感。②行为的自我约束和自我控制能力基本丧失。③学习和生活的正常秩序被打乱。④身心健康受到较严重的损害。

青少年因网络引发的众多问题与青少年心理、生理的发育规律有一定的关系，也受家庭、学校、社会环境的影响。从这个意义上讲，“禁网”不是解决网瘾的有效办法，对青少年的网络行为要立足于青少年的心理健康教育、网络教育及社会－学校－家庭的整体教育，正确引导青少年上网，使其能真正利用网上的丰富资源促进自身发展。

本章小结

思考题

1. 分析艾瑞克森心理社会发展阶段理论中，学龄期的主要任务及其对教育的启示。

2. 青春期儿童常见的心理行为问题有哪些？如何应对？

更多练习

（莫　霖）

第三章　儿童保健

教学课件

学习目标

1. 素质目标

具备独立分析、思考的能力和严谨求实的科学态度。

2. 知识目标

（1）掌握：免疫规划程序的具体内容。

（2）熟悉：各年龄期儿童特点。

（3）了解：儿童游戏的种类及功能。

3. 能力目标

（1）能根据儿童年龄的特点，指导家长采取适宜的保健措施、游戏和体格锻炼的方法。

（2）能举例说明儿童常见的事故伤害，并列出相应的预防措施。

（3）能正确指导儿童进行计划免疫，指导家长处理预防接种的反应。

案例

【案例导入】

某女婴，6 月龄，身长 65cm，体重 7.8kg，头围 43cm，前囟 1.5cm × 1.7cm，纯母乳喂养，下中切牙有 2 颗乳牙萌出，可扶站，可由仰卧位翻至俯卧位，会主动伸手抓握小物体。出生史：G_1P_1，足月顺产。预防接种史：已完成乙肝疫苗、卡介苗预防接种。

【请思考】

1. 如何进行喂养指导？
2. 该月龄婴儿早期教育内容有哪些？

【案例分析】

儿童保健（pediatric health care）是研究儿童生长发育规律及其影响因素，采取有效措施促进儿童身心及社会适应健康发展的一门综合性临床学科。儿童保健内容涉及发育儿科学、预防儿科学、临床儿科学、社会儿科学、儿童营养学、儿童心理学和儿童康复医学等多学科知识。

第一节 各年龄段儿童特点及保健

一、胎儿特点及保健

（一）胎儿特点

自卵子与精子结合（受孕）至胎儿娩出称为胎儿期。胎儿的发育与孕母的身心健康、营养及生活环境等密切相关，故此期的保健重点是针对母亲孕期的系统保健。

（二）胎儿保健

1. 产前保健

（1）预防遗传性疾病：婚前遗传咨询，禁止近亲结婚。

（2）预防先天畸形：胎儿期是致畸敏感期，尤其是妊娠早期。引起先天畸形的原因有药物、辐射、营养，以及感染等。因此，孕妇要注意预防弓形虫、风疹病毒、巨细胞病毒和疱疹病毒等感染；避免放射线辐射；避免接触化学毒物；勿吸烟、酗酒等。患有严重慢性疾病的育龄妇女应在孕前积极治疗，在专业医生指导下备孕及孕期用药。

（3）保证充足营养：孕母在不同阶段出现的营养不良可影响此阶段胎儿主要器官的发育。孕母要注意膳食平衡，也要防止营养过剩，监测体重。胎儿在不同阶段所需的营养素比例也略有不同，妊娠早期要注意补充叶酸、铁和碘等维生素和矿物质，妊娠中晚期要适当增加能量和各种营养素摄入。

（4）保持良好的生活环境：孕母应注意生活规律，进行适当的身体活动，保持心情愉悦；尽量避开污染的环境。

（5）预防及管理高危妊娠：加强早孕登记，定期产前检查；加强高危孕妇的随访。

2. 产时保健 重点是注意预防产伤及产时感染。指导孕母选择正确的分娩方式，合理使用器械助产。

3. 胎儿期心理卫生 进行音乐胎教、运动胎教和言语胎教，做好优生准备。

二、新生儿特点及保健

（一）新生儿特点

自胎儿娩出脐带结扎开始至满 28 日为新生儿期。新生儿身体各组织和器官功能发育尚不成熟，对宫外环境变化的适应性和调节性差，易罹患各种疾病，且病情变化快，发病率和死亡率均高于其他年龄阶段。

（二）新生儿保健

1. 产时及产后保健 产房温度保持在 25～28℃；新生儿娩出后迅速擦干并清除口鼻腔

内黏液；严格消毒、结扎脐带；评估生命体征、Apgar 评分，测量体重和身长。若新生儿及母亲状况良好，保持母婴皮肤接触至少 90 分钟。正常儿送入母婴室，按需哺乳，鼓励母婴皮肤接触或袋鼠式护理；常规给予维生素 K_1 预防出血，接种卡介苗和乙肝疫苗；早产儿、低体重儿等高危儿送入监护室。

2. 居家保健

(1) 环境与保暖：新生儿房间应阳光充足，通风良好，温湿度适宜。夏季应避免室内温度过高，衣被过厚或包裹过严；冬季使室温保持在 22～24℃，湿度 55%～65%，避免体温不升或发生新生儿寒冷损伤综合征。

(2) 合理喂养：母乳是新生儿的最佳食品，应鼓励和支持对所有新生儿母乳喂养。指导母亲哺乳的方法和技巧，观察乳汁分泌是否充足，新生儿吸吮是否有力。吸吮力弱者可将母乳挤出，用小勺或滴管哺喂。如确系母乳不足或者无法进行母乳喂养者，及时使用配方奶喂养。

(3) 日常护理：保持新生儿皮肤清洁，每日沐浴。脐带未脱落前要做好脐部护理。选用柔软、浅色、吸水性强的棉布衣服和被褥。及时更换尿布，保持臀部皮肤清洁干燥，预防尿布性皮炎。

(4) 预防疾病和事故：进行遗传代谢性疾病（先天性甲状腺功能减退症、苯丙酮尿症）和听力筛查。减少亲友探视，避免交叉感染。新生儿出生 2 周后应及时补充维生素 D，预防佝偻病。注意预防新生儿窒息。

(5) 早期教养：提倡母婴同室，鼓励与新生儿进行眼神交流和皮肤接触，增进父母与新生儿的情感连接，促进新生儿感知觉和智力发育。

3. 家庭访视 家庭访视是新生儿时期的重要工作。足月新生儿自出院后，在生后的 28 天内家庭访视不少于 3～4 次，每次访视的重点不同。高危儿或检查发现有异常者适当增加访视的次数。

三、婴儿特点及保健

（一）婴儿特点

自出生至满 1 周岁为婴儿期。婴儿期是出生后生长发育最快的时期，对能量和营养素尤其是蛋白质的需要量相对较高。但婴儿消化吸收功能以及自身免疫功能尚未发育成熟，易出现消化功能紊乱、营养不良、肺炎等感染性疾病和传染病。

（二）婴儿保健

1. 合理喂养 推荐纯母乳喂养至 6 个月；部分母乳喂养或人工喂养儿选择合适的配方奶。纯母乳喂养的婴儿应注意补充维生素 D（400IU/d），早产儿为 400～800IU/d。6 个月以上婴儿要及时引入其他食品，训练婴儿的进食能力。

2. 日常护理

(1) 清洁卫生：有条件者每日沐浴。婴儿头部前囟处易形成鳞状污垢或痂皮，可涂植物油使痂皮软化后再洗净。哺乳或进食后可喂食少量温水清洁口腔。

(2) 衣着：婴儿衣着应舒适简单，便于穿脱及四肢活动；避免带纽扣衣服，以防误吸。注意按季节增减衣服和被褥。

（3）睡眠：婴儿所需的睡眠时间个体差异较大。随年龄增长睡眠时间逐渐减少，且两次睡眠的间隔时间延长。3 月龄婴儿开始建立昼夜节律和睡眠习惯。4 ~5 月龄婴儿可逐渐停止夜间哺乳，6 月龄后逐渐形成连续的整夜睡眠。应鼓励婴儿独自入睡，建立良好的睡眠环境和睡眠习惯，如睡前洗澡或乐曲催眠，避免养成哄抱或吃奶入睡等不良伴睡条件。睡前避免过度兴奋。

（4）牙齿：4 ~10 个月乳牙开始萌出，婴儿会流涎、吮指、咬东西，甚至出现烦躁不安、无法入睡、拒食等表现。乳牙萌出后，每晚用指套牙刷或湿润软布清洁乳牙。注意吸吮奶嘴的正确姿势，不宜口含奶嘴入睡，以免发生“奶瓶龋病”。

（5）户外活动：每日进行户外活动，增强体质和预防佝偻病的发生。

3. 早期教育

（1）大小便训练：儿童控制排便的能力受遗传因素的影响，与神经系统的成熟度有关，存在个体差异。婴儿大便次数逐渐减少至每日 1 ~2 次时，即可开始训练定时大便。婴儿会坐后可以练习坐便盆排便，每次 3 ~5 分钟。

（2）视、听能力训练：对 3 个月内的婴儿，可以在婴儿床上悬吊颜色鲜艳、能发声及转动的玩具，逗引婴儿注意；3 ~6 个月婴儿可选择各种颜色、形状、发声的玩具，逗引婴儿看、摸和听。6 ~12 个月的婴儿应引导其观察和认识周围事物，并以询问方式让其看、指、找，将视觉、听觉与心理活动紧密联系起来。

（3）动作的发展：家长应为婴儿提供运动的空间和机会。2 ~3 周时可开始练习空腹俯卧。3 ~6 个月练习抓握能力、训练翻身及独坐。7 ~9 个月用玩具逗引爬行，同时练习站立、坐下和迈步。10 ~12 个月鼓励学习走路。

（4）语言的培养：语言的发展是一个连续的有序过程，从练习发音到感受语言、理解语言，最后是语言表达。婴儿出生后，家长要多和婴儿说话，引导婴儿咿呀学语。5 ~6 个月婴儿可以培养其对简单语言做出动作反应，9 个月开始注意培养婴儿有意识地模仿发音。

4. 防止事故 此期常见的事故有异物吸入、窒息、跌伤、触电、溺水和烫伤等。应指导家长注意环境危险因素的识别，及时提供帮助，避免事故发生。

5. 疾病预防 按计划免疫程序完成基础免疫。婴儿对传染性疾病普遍易感，避免在传染病流行期间到人群拥挤处。定期体格检查，生长发育监测。<6 个月的婴儿每 1 ~2 个月检查 1 次；>6 个月的婴儿每 2 ~3 个月检查 1 次；婴儿期至少检查 4 次（3、6、8、12 月龄）；高危儿、体弱儿适当增加检查次数。

6. 心理卫生 及时、准确地满足婴儿的各种需求，建立安全型依恋。提供安全、可以自由探索和尝试的环境和机会，促进运动、感知觉、语言和社会情绪的发展。

四、幼儿特点及保健

（一）幼儿特点

从 1 岁至满 3 岁为幼儿期。此期幼儿生长发育速度较前减慢，但语言、思维、动作和社会交往能力发育迅速，对危险的识别和自我保护能力尚不足，易发生各种伤害事故。免疫功能仍不健全，感染性疾病发病率仍较高。

（二）幼儿保健

1. 合理膳食 幼儿仍处于生长发育较快的时期，应注意供给足够的能量和优质蛋白。根据牙齿的发育情况，适时增加细、软、碎、烂的膳食，逐渐向多样化食物过渡。乳类供应不低于总能量的1/3。每日5～6餐，鼓励幼儿使用匙、筷等餐具自主进食，培养良好的进食习惯和就餐礼仪。由于幼儿期生长速度较婴儿期减缓，能量需要量相对下降，以及受外界环境的吸引，18个月左右可能出现生理性厌食。应帮助家长了解幼儿进食的特点，指导合理的喂养方法和技巧。

2. 日常护理

（1）衣着：幼儿的自理能力不断增加，3岁左右可学习穿脱衣服。家长应为幼儿创造自理条件，如衣服方便穿脱、非系带式鞋子等。

（2）睡眠：幼儿的睡眠时间随年龄的增长而减少，一般每晚可睡10～12小时，白天小睡1～2次。应进一步建立良好的睡眠习惯，睡前可伴读或抱玩具入睡。

（3）口腔保健：2～3岁后，鼓励幼儿自己刷牙，早晚各一次，饭后漱口。应少吃易致龋病的食物。每半年或1年进行一次口腔检查。

3. 早期教育

（1）大小便训练：大小便训练是该年龄期的发育性技能训练之一。使用绘本、动画等方法讲解大小便知识；鼓励幼儿使用坐便器；训练过程中避免责备，对幼儿的尝试给予肯定和鼓励。使用尿布不会影响幼儿大小便控制能力的培养。2～3岁幼儿多已能控制膀胱排尿，如5岁后仍不能随意控制排尿则应就诊。

（2）动作的发展：1.0～1.5岁学会走路，2岁以后能够并且喜欢跑、跳、爬高。同时各种精细动作也发展较快，手眼协调功能发展更加准确，逐渐学会用手指捏取，用小匙把食物送到嘴里，能用积木搭“高塔”。2岁半以后，能拿笔“画画”。这一时期，应给幼儿创造安全的活动空间，鼓励和引导幼儿玩耍。

（3）语言的发展：2～3岁是儿童口语发展的快速进展期，也是语言发展的关键期。应为幼儿提供良好的语言刺激环境，鼓励幼儿多表达，通过游戏、讲故事、唱歌等促进语言发育。

（4）品德教育：指导幼儿养成良好的卫生习惯，学习与他人分享、互助友爱、尊敬长辈、使用礼貌用语等。

4. 预防疾病和事故 按程序进行计划免疫。每3～6个月进行健康检查，预防营养缺乏性疾病、单纯性肥胖、缺铁性贫血、龋病及传染性疾病等。幼儿活动范围逐渐扩大，喜欢探索周围的世界，但对危险事物的识别能力差，要注意预防异物吸入、跌伤、烫伤、溺水、中毒等事故发生。

5. 心理卫生 幼儿常见的心理行为问题包括违拗、发脾气、破坏性行为和生理性口吃等。应指导父母建立良好的教养方式，预见性地处理幼儿心理问题，减少幼儿产生消极行为和情绪的机会。

五、学龄前儿童特点及保健

（一）学龄前儿童特点

3～6岁为学龄前期，是儿童性格形成的关键时期。这一时期儿童体格发育较前减慢，但语言、思维、动作、神经精神发育仍较快，与外界环境的接触日益增多，喜模仿而无经验，易发生各种伤害事故。

（二）学龄前儿童保健

1. 合理营养 食品制作要多样化，营养均衡，粗细荤素搭配合理，每日 3 餐主食，1～2 餐点心。保证能量和蛋白质的摄入，每日摄入优质蛋白占总蛋白的 1/2，其中乳类供能应占总能量的 1/3。继续培养儿童健康的饮食习惯和良好的进餐礼仪。

2. 日常护理

（1）自理能力：学龄前儿童已有部分自理能力，如进食、穿衣、如厕等，但动作缓慢不协调，尚需要协助。可有意识地引导儿童进行较复杂的游戏，提高其思维能力和动手能力，鼓励和指导儿童自理。

（2）睡眠：保证良好的睡眠环境和睡眠质量，每日睡眠时间 10～11 小时。学龄前儿童想象力丰富，导致怕黑、做噩梦等，睡前需要陪伴，或使用小夜灯。

3. 入学前教育 学龄前儿童智力发展快、独立活动范围大，是性格形成的关键时期。可通过参加游戏、体育活动、文娱活动等方法，激发儿童的好奇心和求知欲，培养儿童的学习习惯、学习能力和社会交往能力，发展儿童的语言、注意力、想象与思维能力，为学校学习打下良好的基础。

4. 预防疾病和事故 每年 1～2 次体格检查，了解营养状况和生长速度，进行近视、龋病、缺铁性贫血、肾脏疾病及发育行为异常等疾病筛查。注意培养儿童正确的坐、走姿势，预防脊柱畸形。开展安全教育，预防外伤、溺水、交通、中毒等事故发生。

5. 心理卫生 学龄前儿童常见的心理行为问题包括吮指、咬指甲、遗尿、攻击性或破坏性行为等，应针对具体原因采取有效措施。

六、学龄儿童特点及保健

（一）学龄儿童特点

6～12 岁为学龄期，相当于小学阶段。此期儿童的大脑皮质功能发育更加成熟，对事物具有一定的分析、理解能力，认知和社会心理发展非常迅速，是儿童接受科学文化教育的重要时期。

（二）学龄儿童保健

1. 合理营养 仍应重视合理营养和平衡膳食，每日摄入 400～500ml 牛奶。重视早餐和课间加餐，课间补充营养食品有益于儿童学习注意力集中。重视补充强化铁食品，预防贫血。纠正挑食、偏食、暴饮暴食等不良习惯。

2. 体格锻炼 学龄儿童体格发育持续稳定，应每天进行户外活动和体格锻炼。

3. 眼、口保健 预防近视和龋病是学龄期儿童保健的重点之一。定期进行视力和口腔检查；培养儿童正确的坐、立、行走和读书、书写等姿势；注意口腔卫生，正确刷牙。

4. 预防疾病 保证每日 9～10 小时睡眠时间。每年体格检查 1 次，监测生长发育指标。注意预防骨骼畸形、体格生长发育异常及性发育异常等疾病。

5. 防止事故 此期常见的事故包括车祸、溺水、外伤或骨折等。应加强学习交通规则和事故的防范知识及自救措施，以减少伤残的发生。

6. 心理卫生 帮助儿童养成热爱学习、快乐学习、独立学习的良好习惯。帮助儿童建立良好的同伴关系，尊重孩子，促进儿童自信心、自尊心的发展。对学校不适应是学龄儿童比较常见的问题，表现为焦虑、恐惧或拒绝上学。其原因较多，例如，分离性焦虑、同伴关系紧张或害怕考试等，学校和家长应相互配合，帮助儿童适应学校生活。对于学习困难儿童，应排除注意缺陷多动障碍、情绪行为问题及特殊发育障碍等。

七、青少年特点及保健

（一）青少年特点

13～18 岁为青少年期，是由儿童过渡到成人的时期，也是体格、体质、心理、智力发育和发展的关键时期。青少年多已进入青春期，体格生长发育再次加速，出现第二次高峰。女童青春期开始年龄为 9～11 岁，男童为 11～13 岁。此期生殖系统发育渐趋成熟，对异性产生了好奇，滋生了对性的渴望。心理与社会适应能力发展相对缓慢，身心发展处在一种非平衡状态，容易出现心理冲突和矛盾。

（二）青少年保健

1. 供给充足营养 青少年体格生长迅速，需要供给充足的能量、蛋白质、维生素及矿物质。有些女孩因担心体重和体形，会出现节食、过度偏食或挑食现象，甚至导致厌食症。家长、学校和保健人员要指导青少年保持良好的饮食习惯，以满足营养的需要。

2. 性教育及卫生指导 性教育是青春期健康教育的一个重要内容。对于青少年的自慰行为给予正确引导。指导青少年将注意力转移至规律、健康的学习生活中，提倡正常的男女同学之间交往。加强少女的经期卫生指导，保持生活规律，保证充足的睡眠，避免受凉、剧烈运动及重体力劳动，不宜游泳，注意会阴部卫生。

3. 预防疾病和事故 青少年应重点防治结核病、风湿病、屈光不正、龋病、肥胖、缺铁性贫血、营养不良和脊柱弯曲等疾病。由于神经内分泌调节不稳定，青少年还可能出现痤疮、良性甲状腺肿、自主神经功能紊乱、月经不规则、痛经等。创伤和事故是青少年，尤其是男孩常见的问题，应继续进行安全教育，避免运动创伤、车祸、溺水及打架斗殴所致损伤。

4. 心理卫生 青少年最常见的心理行为问题包括青春期抑郁、睡眠障碍、逆反心理、物质滥用，甚至出走、自杀等。家庭及社会应重视青少年心理和情绪变化，并进行积极的干预。

第二节　免疫规划

免疫规划（immunization program）是指根据免疫学原理、人群免疫特点和传染性疾病发生规律而制定的传染性疾病防治规划，通过有计划地对易感人群进行疫苗接种，达到预防和控制特定传染病的目的。预防接种是免疫规划的核心。

一、免疫方式及免疫制剂

1. 主动免疫 是将含有特异性抗原的免疫制剂接种于易感者，刺激机体产生特异性抗体，从而产生相应的免疫力。主动免疫是预防接种的主要内容。主动免疫产生的抗体一般持续1~5年后逐渐降低，还需适时加强免疫，以巩固免疫效果。

主动免疫制剂主要是指疫苗，是利用病原微生物（如病毒、细菌等）及其代谢产物，通过人工减毒、灭活或基因重组等方法制成，具有抗原性。根据疫苗的性质，分为减毒活疫苗、灭活疫苗、多糖疫苗、亚单位疫苗、基因工程疫苗和合成疫苗等类型。

2. 被动免疫 是指对易感者接种含有特异性抗体的免疫制剂，使其立即获得保护性免疫力。被动免疫起效快，免疫持续时间短（一般为3周），主要用于应急预防和治疗。例如，给尚未接种麻疹疫苗的易感儿注射丙种球蛋白；受伤时注射破伤风抗毒素等。

被动免疫制剂是指人工被动免疫的生物制品，包括特异性免疫血清、丙种球蛋白及胎盘球蛋白等，其中特异性免疫血清又包括抗毒素、抗菌血清和抗病毒血清。

二、免疫规划程序

根据《国家免疫规划疫苗儿童免疫程序及说明（2021年版）》，儿童免疫规划包括11种一类疫苗，包括乙肝疫苗、卡介苗疫苗、口服脊灰减毒疫苗、百白破疫苗、白破疫苗、麻风二联疫苗、麻腮风三联疫苗、乙脑减毒活疫苗、A群流脑多糖疫苗、A+C群流脑多糖疫苗和甲肝减毒活疫苗。可以预防12种传染性疾病：乙型病毒性肝炎、结核病（主要指结核性脑膜炎、粟粒性肺结核等）、脊髓灰质炎、百日咳、白喉、破伤风、麻疹、风疹、流行性腮腺炎、流行性乙型脑炎、流行性脑脊髓膜炎、甲型病毒性肝炎。免疫程序详见表3-1。

表3-1 国家免疫规划疫苗儿童免疫程序表

疫苗种类	接种月（年）龄	接种途径①	剂量	剂次	备注
乙肝疫苗（HepB）	0、1、6月龄	IM	10μg或20μg	3	出生后24小时内接种第1剂次，第1、2剂次间隔≥28天
卡介苗（BCG）	出生时	ID	0.1ml	1	小于3月龄完成；选择上臂
脊灰灭活疫苗（IPV）	2、3月龄	IM	0.5ml	2	两剂次间隔≥28天
脊灰减毒活疫苗（bOPV）	4月龄、4周岁	PO	1粒或2滴	2	—
百白破疫苗（DTaP）	3、4、5、18月龄	IM	0.5ml	4	前3剂每剂间隔≥28天，第3、4剂次间隔≥6个月
白破疫苗（DT）	6周岁	IM	0.5ml	1	DTaP与DT共5剂次
麻腮风疫苗（MMR）	8、18月龄	IH	0.5ml	2	—
乙脑减毒活疫苗（JE-L）②	8月龄、2周岁	IH	0.5ml	2	—
乙脑灭活疫苗（JE-I）	8月龄（2剂次），2周岁，6周岁	IM	0.5ml	4	第1、2剂次间隔7~10天
A群流脑多糖疫苗（MPSV-A）	6、9月龄	IH	0.5ml	2	两剂次间隔3个月

续 表

疫苗种类	接种月（年）龄	接种途径①	剂量	剂次	备注
A群C群流脑多糖疫苗（MPSV-AC）	3周岁，6周岁	IH	0.5ml	2	2剂次间隔≥3年；第一剂次与MPSV-A第2剂次间隔≥12个月；MPSV-A与MPSV-AC共4剂次
甲肝减毒活疫苗（HepA-L）③	18月龄	IH	0.5ml或1.0ml	1	—
甲肝灭活疫苗（HepA-I）	18、24月龄	IM	0.5ml	2	2剂次间隔≥6个月

注：①PO为口服；ID为皮内注射；IH为皮下注射；IM为肌内注射。
②选择乙脑减毒活疫苗接种时，采用两剂次接种程序。选择乙脑灭活疫苗接种时，采用四剂次接种程序。
③选择甲肝减毒活疫苗接种时，采用一剂次接种程序。选择甲肝灭活疫苗接种时，采用两剂次接种程序。

1. **接种年龄** 儿童达到相应的接种年龄时，应尽早接种。例如，乙肝疫苗第1剂应在出生后24小时内完成；卡介苗应在3月龄内完成。

2. **接种途径** 疫苗接种途径包括口服、肌内注射、皮下注射和皮内注射。注射部位通常为上臂外侧三角肌处和大腿前外侧中部。当多种疫苗同时注射接种（包括肌内、皮下和皮内注射）时，可在左右上臂、左右大腿分别接种，卡介苗应选择上臂接种。

3. **补种原则** 未按时完成疫苗接种的小于18周岁的人群，应尽早进行补种，只需补种未完成的剂次。当遇到无法使用同一厂家同种疫苗完成接种程序时，可使用不同厂家的同种疫苗完成后续接种。

4. **特殊健康状态儿童接种** 特殊健康状态是指正处于或曾处于某种生理或病理状态，可能增加罹患疫苗可预防疾病的风险或严重程度，对接种疫苗的安全性和有效性可能产生影响，需要进行专业医学评估并给予接种建议。目前，我国已有部分医疗机构开设了特殊健康状态儿童疫苗接种评估门诊，提供疫苗接种指导。国家免疫规划中对以下常见特殊健康状态儿童接种进行了说明。

（1）早产儿与低出生体重儿：早产儿（胎龄小于37周）和低出生体重儿（出生体重小于2500g）接种疫苗前需进行医学评估，医学评估稳定且处于持续恢复状态的，按照出生后实际月龄进行疫苗接种。

（2）过敏：所谓“过敏体质”不是疫苗接种禁忌。如有对已知疫苗成分严重过敏或既往因接种某种疫苗发生喉头水肿、过敏性休克或其他全身性严重变态反应的，禁止继续接种同种疫苗。

（3）人类免疫缺陷病毒（human immunodeficiency virus，HIV）感染母亲所生儿童：对于HIV感染母亲所生儿童的HIV感染状况分3种：①HIV感染儿童。②HIV感染状况不详儿童。③HIV未感染儿童。应由医疗机构出具儿童是否为HIV感染、是否出现症状，或是否有免疫抑制的诊断。HIV感染母亲所生小于18月龄婴儿在接种前不必进行HIV抗体筛查，按HIV感染状况不详儿童进行接种。对不同HIV感染状况儿童接种国家免疫规划建议见表3-2。

表 3-2 HIV 感染母亲所生儿童接种国家免疫规划疫苗建议

疫苗种类	HIV 感染儿童		HIV 感染不详儿童		HIV 未感染儿童
	有症状或有免疫抑制	无症状或无免疫抑制	有症状或有免疫抑制	无症状	
乙肝疫苗	√	√	√	√	√
卡介苗	×	×	暂缓接种	暂缓接种	√
脊灰灭活疫苗	√	√	√	√	√
脊灰减毒活疫苗	×	×	×	×	√
百白破疫苗	√	√	√	√	√
白破疫苗	√	√	√	√	√
麻腮风疫苗	×	√	×	√	√
乙脑灭活疫苗	√	√	√	√	√
乙脑减毒活疫苗	×	×	×	×	√
A 群流脑多糖疫苗	√	√	√	√	√
A+C 群流脑多糖疫苗	√	√	√	√	√
甲肝减毒活疫苗	×	×	×	×	√
甲肝灭活疫苗	√	√	√	√	√

注：暂缓接种指当确认儿童 HIV 抗体阴性后再补种，确认 HIV 抗体阳性儿童不予接种；“√”表示“无特殊禁忌”，“×”表示“禁止接种”。

（4）免疫功能异常：除 HIV 感染者外的其他免疫缺陷或正在接受全身免疫抑制治疗者，原则上不予接种减毒活疫苗（补体缺陷患儿除外），可以接种灭活疫苗。

（5）以下常见疾病不作为疫苗接种禁忌：生理性和母乳性黄疸，单纯性热性惊厥史，癫痫控制处于稳定期，病情稳定的肝脏疾病、脑疾病、常见先天性疾病（先天性心脏病、先天性甲状腺功能减退症、苯丙酮尿症、21-三体综合征）和先天性感染疾病（梅毒、巨细胞病毒、风疹病毒感染）。

（6）对于其他特殊健康状况儿童，如无明确证据表明接种疫苗存在安全风险，原则上可按照免疫程序进行疫苗接种。

三、预防接种的准备及注意事项

1. 环境准备 接种场所环境适宜；接种及急救物品摆放有序，处于备用状态。

2. 心理准备 告知疫苗接种相关信息，取得受种者或其监护人知情同意；做好解释工作，可通过阅读绘本和游戏等减轻儿童的紧张、恐惧心理。

3. 接种前评估 通过问诊及查体，了解儿童身体状况及有无接种禁忌证。①体温升高（高于 37.6℃）或同时伴有其他明显症状的儿童暂缓接种。②处于某种急性疾病的发病期或恢复期，或处于某种慢性疾病的急性发作期，应推迟接种。③患严重湿疹或其他皮肤疾病者，待治疗好转或痊愈后再行接种。④了解儿童的接种史，对疫苗特定成分过敏的应避免接种。⑤其他详见“特殊健康状态儿童接种”。

4. 严格执行免疫规划程序 掌握疫苗接种的剂量、次数、间隔时间及联合免疫方案。一般接种活疫苗后需间隔 4 周、接种灭活疫苗后需间隔 1～2 周后再接种其他疫苗。灭活疫苗和口服类减毒活疫苗，如果与其他灭活疫苗、注射或口服类减毒活疫苗同时接种，对接种间隔不做限制。在流行季节，国家免疫规划的疫苗都可以常规接种，或根据需要开展补充免疫和应急接种。

5. 严格执行查对制度及无菌操作原则 按规范核对儿童身份信息及疫苗名称、剂量、用药途径等。接种前检查疫苗的有效期和质量，标签不明或不清晰的不可使用。疫苗瓶开封后，疫苗应在2小时内用完。接种后剩余的活菌疫苗应烧毁。接种时做好手卫生，用75%乙醇消毒皮肤，待干后方可注射。不同疫苗同时接种时，注射类疫苗应在不同部位接种，严禁将两种或多种疫苗混合吸入同一支注射器内进行接种。

6. 其他 接种不宜空腹进行。接种疫苗后需要观察半小时方可离开。

四、预防接种的反应

疫苗对于人体来说是一种异体蛋白，在诱导人体免疫系统产生对特定疾病的保护力时，还可能会出现其他反应。这些与预防接种可能相关的反应称之为疑似预防接种异常反应。主要包括以下几项。

1. 不良反应 是指合格的疫苗在实施规范的预防接种后，发生的与预防接种目的无关的或意外的有害反应，包括一般反应和异常反应。

（1）一般反应：由疫苗本身特性所引起的，对机体造成一过性生理功能障碍的反应，包括局部反应和全身反应。①局部反应是指接种后局部出现红肿，伴有疼痛。红肿或硬结直径<1.5cm为弱反应，一般不需处理，在24～48小时逐步消退；1.5～3.0cm为中反应，可以先冷敷，出现硬结者可热敷，每日数次，每次10～15分钟；≥3.0cm为强反应，应及时到医院就诊。接种卡介苗2周左右，局部会出现红肿，随后化脓并伴有腋下淋巴结肿大，2个月后形成瘢痕，一般不需处理，保持局部清洁即可，禁热敷。②全身反应表现为发热、头痛、头晕、乏力、全身不适或恶心、呕吐、腹泻等胃肠道症状，一般持续1～2天。接种减毒活疫苗，发热出现稍晚，如麻腮风疫苗可在接种后6～10天出现发热。发热≤37.5℃要加强观察，多饮水，适当休息；发热>37.5℃或伴有其他全身症状、异常哭闹者应及时就诊。

（2）异常反应：是指合格的疫苗在实施规范接种过程中或者实施规范接种后造成受种者机体组织器官、功能损害，相关各方均无过错的药品不良反应，包括晕厥、过敏性休克、过敏性皮疹、血管神经性水肿等。过敏性休克一般于注射疫苗后数秒或数分钟内发生，应立即进行抢救。

2. 心因性反应 因受种者心理因素发生的个体或者群体的急性休克反应，不是疫苗直接引起的，而是由精神或心理因素所致，多发生在儿童集中的场所。

3. 偶合症 接种时处于某种疾病潜伏期或前驱期，接种后偶合发病；或者有疫苗接种禁忌，接种后导致原有疾病急性复发或者病情加重。分为偶合、诱发、加重原有疾病3种情况。

4. 事故 由于疫苗质量不合格，或在预防接种实施过程中违反工作规范、免疫程序、疫苗使用原则或接种方案给受种者造成的损害。包括疫苗质量事故和预防接种事故。

5. 不明原因反应 不能明确原因的疑似异常反应。

第三节　儿童游戏

游戏是儿童的基本需求，是儿童的一种语言，也是儿童与同伴互动的主要形式，在儿童成长中起着非常重要的作用。

一、游戏的种类

1. 按游戏目的分类　包括创造性游戏、建筑性游戏、教学游戏、活动性游戏、表演性游戏、娱乐性游戏、智慧游戏等。

2. 按智力发展水平分类　包括感知运动游戏、简单动作模仿游戏、象征性游戏、创造性游戏等。

3. 按社会性程度分类　包括无所用心的行为、原始的社会性游戏、旁观者行为、独自游戏、平行游戏、联合游戏、合作性游戏等。

二、游戏的功能

1. 促进儿童感觉运动功能的发展及体格发育　在游戏中，儿童的感觉功能及运动能力均可以得到很好的锻炼，有利于改善肢体运动协调性和灵活性。同时，活动类游戏还增加了儿童的活动量，可以强身健体。

2. 促进儿童的认知发展　通过游戏，儿童自由地对客体进行观察、探索和试验，有助于提升注意力、观察力、思考力和判断力。游戏还可以激发儿童的想象力和创造力，提高语言表达能力，培养分析、解决问题的能力。

3. 促进儿童的社会化及自我认同　通过集体游戏，儿童学会与他人分享，认识自己在集体中所处的地位，并能适应自己的社会角色；同时，儿童在游戏中学会遵守各种行为准则，建立一定的社会关系，并学习解决人际关系问题的技巧和方法。

4. 促进儿童的创造性　儿童可以充分发挥自己的想象，发明新的游戏方法，如“过家家”、当宇航员等创造性游戏，有利于培养儿童的创造性。

5. 促进儿童的心理健康　通过游戏，儿童逐渐学会如何处理情绪问题和内心的冲突。对于一些有心理问题的儿童，游戏还可以作为一种治疗手段。此外，在诊疗过程中引入医疗游戏辅导，可以减轻儿童的医疗恐惧，提升儿童诊疗依从性，构建和谐就医环境。

三、不同年龄阶段的游戏

1. 婴儿期　多为单独性游戏。当婴儿能够控制自己的身体后就开始了游戏，他们喜欢用眼、口、手来探索陌生事物。最初游戏的主要内容是玩自己的身体。当婴儿逐渐学会坐立、翻身、爬行或行走的时候，开始将周围的物体和环境也纳入游戏中。

2. 幼儿期　多为平行性游戏。幼儿愿意在其他小朋友身旁玩类似的玩具，玩伴之间有少量语言交流和玩具交换，但没有联合或合作性行为。12～15 个月幼儿仍以扔东西和捡东西、走路等游戏为主；18 个月的幼儿喜欢能推拉的玩具；2 岁后的幼儿开始模仿成人的活动，喜欢玩水、沙土、橡皮泥等，还喜欢蹦跳、奔跑等运动，并喜欢在纸上随意涂画。

3. 学龄前期 学龄前期儿童想象力非常丰富，模仿性强，进入社会性游戏的发展阶段。从个人游戏发展到了联合性或合作性游戏，并通过游戏来建立友谊。此年龄段的集体游戏，游戏团体没有严谨的组织、共同的目标和明确的领袖，每个儿童均按照自己的意愿去表现。

4. 学龄期 多为竞赛性游戏。同伴游戏、规则游戏和体育活动变得越来越重要。儿童不仅能够遵守游戏活动规则，还能自己制定游戏规则，彼此遵守，并进行角色分工，以期完成目标。游戏的竞争性和合作性高度发展，并出现游戏的中心人物。

5. 青春期 青少年的游戏内容因性别差异很大。女孩一般对参加聚会、看小说、电影及电视节目等社交性活动感兴趣，并喜欢与朋友交流感受。男孩则喜欢运动中的竞争及胜利感，对机械和电器装置感兴趣。

知识拓展

儿童医疗游戏辅导

儿童医疗游戏辅导由“Child Life”翻译而来，最早是 Child Life 在美国儿童医院建立的游戏项目。目前儿童医疗游戏辅导已成为优质儿科医疗的重要组成部分。很多国家都在大力倡导和开展医疗游戏辅导，并开设了 Child Life 专业资格认证。研究显示，儿童医疗游戏辅导项目能明显降低儿童的就医恐惧及负面情绪，能减轻儿童对疼痛的敏感性，有利于提高患儿满意度。

第四节 体格锻炼

体格锻炼是指利用阳光、空气、水等自然条件，结合日常生活护理，以促进儿童生长发育、增进健康、增强体质的一系列积极措施。体格锻炼应坚持不懈，持之以恒，循序渐进，量力而行。

一、户外活动

婴儿出生后应尽早户外活动，接触新鲜空气。户外活动时间由开始每日 1 ~ 2 次，每次 10 ~ 15 分钟，逐渐延长到每天 1 ~ 2 小时，婴儿户外活动时应注意避免阳光直射眼睛。户外活动有益于增强儿童对外界气温变化的适应能力，促进儿童生长，预防佝偻病的发生。除恶劣气候外，应鼓励年长儿多进行户外活动。

二、皮肤锻炼

1. 婴儿抚触 抚触有益于促进婴儿生长发育，也是父母与婴儿之间最好的交流方式之一。抚触可以从新生儿期开始。一般在婴儿洗澡后进行，每日 2 ~ 3 次，每次 15 ~ 20 分钟；抚触力度应逐渐增加，以婴儿舒适合作为宜。婴儿情绪不佳、过饥过饱、身体不适时不宜进行。

2. 水浴 利用水的机械作用和水的温度刺激机体，使皮肤血管收缩或舒张，以促进机体的血液循环、新陈代谢及体温调节，提高机体对温度变化的适应能力。

（1）温水浴：温水浴不仅可保持皮肤清洁，还可促进新陈代谢，有利于睡眠和生长发育，增强抵抗力。冬春季每日 1 次，夏秋季可每日 2 次，水温以 35～37℃为宜，水量以婴儿半卧位时锁骨以下全浸入水中为宜，每次浸泡 5 分钟左右。浴毕随即擦干，用温暖毛巾包裹。

（2）擦浴：操作方法简单，作用温和，适用于 7～8 个月以上的儿童。室温不低于 16～18℃，开始水温 32～33℃，以后每隔 2～3 天降 1℃，婴儿可降至 26℃，幼儿可降至 24℃，学龄前儿童可降至 22～24℃。将软毛巾浸湿后拧至半干，自四肢做向心性擦浴，擦毕再用干毛巾擦至皮肤微红。

（3）淋浴：对机体的锻炼作用较强，全身皮肤除水温刺激外还有水流的机械压力所起的按摩作用，适用于 3 岁以上的儿童。室温保持在 18～20℃，水温 35～36℃，幼儿可逐渐降至 26～28℃，年长儿可降至 24～26℃。淋浴时先冲上肢、背部和下肢，后冲淋两肋、胸部和腹部，注意不要冲洗头部。每日 1 次，每次冲淋时间为 20～40 秒。

（4）游泳：游泳是出生后即可进行的一项水中早期保健活动。有条件者可从小训练，但需要有专人指导和看护。游泳前，先用冷水浸湿头部和胸部，然后全身浸入水中。每次游泳时间逐渐延长。如有寒冷或寒战等不适应立即出水，擦干身体，并做柔软运动以使身体产生热量。注意水温不低于 25℃，空腹或刚进食后不可游泳。

三、体育运动

1. 体操

（1）婴儿被动操：适用于 2～6 个月的婴儿。婴儿在成人帮助下进行四肢被动伸屈运动，有利于促进大运动的发育。每日 1～2 次，动作要轻柔。如婴儿有对抗力量，需待肢体放松后再做。

（2）婴儿主动操：适用于 7～12 个月的婴儿。婴儿在适当扶持下进行爬、坐、仰卧起身、站、走、双手取物等动作，可扩大婴儿的视野，促进智力发育。每天 1～2 次，动作轻柔而有节奏。

（3）幼儿体操：适用于 12～18 个月的幼儿。幼儿在扶持下锻炼走、前进、后退、平衡、过障碍物等。每天 1～2 次，内容由简到繁。18～36 个月的幼儿模仿性强，可配合儿歌或音乐进行有节奏的模仿操运动。

（4）儿童体操：广播体操和健美操等适用于 3～6 岁的儿童。体操可以增强大肌群、肩胛带、背及腹肌的运动，协调手脚运动，促进肌肉骨骼的发育。

2. 游戏、田径及球类 可以组织幼儿参加活动性游戏，如赛跑、扔沙包、滚球、立定跳远等。年长儿可利用器械进行锻炼，如木马、滑梯，还可以组织各种田径、球类、跳绳等活动。

第五节 事故伤害预防

事故伤害（unintentional injury）是指因各种因素综合作用而引起的人体损伤，是危害儿童健康的重大公共卫生问题。我国已出台一系列法律法规，如国务院颁布的《“健康中国 2030”

规划纲要》《中国儿童发展纲要（2021—2030年）》等，为开展儿童伤害防控工作提供法律和政策保障。儿童常见的事故伤害包括跌倒/坠落，交通事故，窒息或气管、支气管异物，溺水，中毒，烧/烫伤，中暑等。

一、跌倒/坠落

1～4岁儿童居多，男童跌倒/坠落发生率多于女童。主要原因是儿童自身特有的生理和心理特点、看管不力、设备设施不健全以及环境因素等。

预防措施：

1. 加强对看护人和儿童的安全教育，确保设备设施完善以及环境安全。不要将孩子单独留在家中，尤其是学龄前儿童。

2. 注重儿童身体素质和体格锻炼，促进肌力、耐力和平衡力发展。

3. 居家、学校、托幼机构及儿童娱乐场所等应做好安全防护措施，创建安全、不易导致伤害的保护性环境，如使用软材质的地垫、安全型玩具、楼梯台阶高度适宜并安装有扶手、窗户或阳台安装合适栏杆等。此外，还应定期排查容易导致跌倒/坠落的因素、维护维修设备设施。

二、交通事故

交通事故对儿童伤害预后的影响高于其他伤害，造成巨大的经济负担，是儿童残疾的首位原因。

预防措施：

1. 建立健全儿童交通事故监测系统，制定预防儿童交通事故的法律法规。

2. 合理规划交通区域，改善交通环境。在校园、居住区和游戏场所周围强制车辆减速。车辆和行人分道行驶。

3. 教育儿童遵守交通规则，勿在马路上玩耍。家长做好儿童接送工作。

4. 教育儿童骑车时佩戴头盔。坐汽车时，系上安全带或使用儿童约束装置，不可坐在第一排。家长在教育孩子安全出行的同时应以身作则。

5. 尽量给孩子穿着颜色明快、活动便捷的衣物。

三、窒息或气管、支气管异物

窒息是3个月内婴儿较常见的事故，多发生于严冬季节。如婴儿包裹过严或衣被等物品不慎盖在婴儿脸上；或因母亲与婴儿同床，熟睡后误将身体或被子捂住婴儿的脸部而导致。另外，婴儿发生溢奶，奶液或奶块呛入气管也可引起窒息。

气管、支气管异物是儿童耳鼻咽喉科常见的急症之一，多见于1～5岁儿童，尤其是3岁以下儿童。婴幼儿的咳嗽、吞咽功能等发育尚未成熟，在玩耍、哭闹或大笑时容易将异物吸入咽喉、气管或鼻腔等呼吸道，常见异物包括饭菜、糖果、豆粒、花生米、笔帽、硬币、扣子等。

预防措施：

1. 创建安全的睡眠环境。婴儿与母亲分床睡，婴儿床上无杂物。使用符合标准、部件齐全的婴儿床。

2. 购买玩具时，要注意查看关于年龄限制安全说明，并经常检查玩具是否有部件或碎片脱落。选用带安全气孔的文具或玩具。

3. 经常检查衣服纽扣是否松动、去掉衣服上的小装饰物等。不给婴幼儿小的圆形坚硬的食物和物品，如硬币、扣子、瓜子、花生、小珠子，以及带刺、带骨、带核的食品。

4. 培养儿童良好的进餐习惯，细嚼慢咽，进餐时切勿惊吓、逗乐或责骂。

四、溺水

溺水严重威胁着儿童的生命安全。溺水原因包括预防溺水教育不足、游泳与救生技能不足、生命安全意识缺乏，以及应急救援机制不健全等。

预防措施：

1. 幼托机构应远离河塘等。游泳池四周设立护栏。

2. 选择正规有安全保障的游泳场所，教育儿童不可去无安全措施的池塘、江河玩水或游泳；正确使用救生衣。

3. 提高儿童青少年游泳技能水平。

4. 普及中小学防溺水教育和急救教育。

5. 不要将婴幼儿单独留在澡盆中。

五、中毒

儿童中毒多发生在婴幼儿至学龄前期。引起中毒的物品较多，如有毒动植物、药物、化学药品等。婴幼儿时期主要为药物中毒，学龄前期主要为有毒物质中毒。

预防措施：

1. 应出台政策鼓励对药品和毒性物质进行儿童防护式包装；包装内容物不得达到致死剂量等。

2. 向公众传播儿童安全用药理念及安全用药知识，定期开展宣传教育。

3. 看护人要形成正确的用药理念，养成良好的用药习惯，例如，喂药前要认真阅读说明书、核对药名、用量、用法及有效期；不使用变质、标签不清的药物；不可给儿童随便喂食成人药物。

4. 保证食物新鲜和清洁，防止细菌性食物中毒；不食用腐败变质及过期的食品；食具要定期消毒；教育儿童不要随便采摘植物及野果，不随便食用陌生人的食物。

5. 家中药物及日常使用的灭虫、灭蚊等剧毒物品应放置在儿童无法触碰到的地方，使用时应充分考虑儿童的安全。

6. 冬季室内使用煤炉或烤火炉时，应注意保持室内通风，并定期清扫管道，避免管道阻塞。定期检查煤气装置，以免漏气发生一氧化碳中毒。

六、烧/烫伤

烧/烫伤是儿童日常生活中比较常见的一种伤害。儿童烧/烫伤比成人更容易发生感染、休克，甚至残疾，给儿童造成严重的身心创伤。

预防措施：

1. 增强安全意识，儿童最好远离厨房；妥善放置热水壶、热汤等生活热源。

2. 洗澡时注意先放冷水再加热水；正确使用热水袋；暖气片应加罩。

3. 妥善存放易燃、易爆、易损品。严禁儿童玩火，不可随意使用打火机、煤气等。世界卫生组织建议，制定并执行烟雾报警器、防儿童开启打火机、热水温度调节器等的相关使用标准及法律。

4. 加强用电安全教育，禁止儿童用手触摸电插座及电线。室内电器、电源插座应有防触电的安全装置；雷雨天气勿在大树下、电线杆旁或高层的墙檐下避雨。

七、中暑

儿童由于体温调节中枢未发育成熟，对热的调节能力不足，是中暑的易感人群，且更易并发器官损伤。根据儿童年龄，中暑可分为婴幼儿中暑和儿童中暑。婴幼儿中暑又进一步分为闷热综合征和捂热综合征。根据中暑严重程度，可分为先兆中暑、轻型中暑和重型中暑，其中重型中暑分为热痉挛、热衰竭及热射病。

预防措施：

1. 利用多种方式向社会普及预防婴幼儿及儿童中暑知识，增强防范意识，避免中暑发生。

2. 识别儿童中暑的易感人群，对中暑易感儿童应加强监护，减少暴露时间，降低活动强度。

3. 高温高湿环境下儿童开展训练或活动应结合当地气候条件和群体身体素质，加强环境因素的风险评估。

4. 高温气候条件下的活动注意事项：婴幼儿穿着应单薄透气，建议选择轻薄包被，切忌捂住口鼻；儿童衣物应轻便透气，可选择浅色衣物，及时更换汗湿的衣物；活动时应保证充分的饮水，以冷电解质饮料或水为宜；调整活动时间与休息时间的比例，保证良好的休息；可以通过热习服训练提升儿童对热应激的耐受能力，训练周期为 10～14 天。

知识拓展

全国伤害监测系统

全国伤害监测系统（National Injury Surveillance System，NISS）由卫生部建立，于 2006 年 1 月正式运行。监测内容包括患者一般信息、伤害事件的基本情况及伤害的临床信息等，由医院急诊室、伤害相关门诊的医护人员填写伤害监测报告卡，经由各级疾控机构逐级上报。截至 2022 年，NISS 已纳入监测医疗机构 310 家，其中包括 10 家儿童医院，并在不断提升完善中。NISS 为掌握我国伤害的流行病学信息、伤害防制策略的制定与评价提供了可靠的依据。

本章小结

思考题

1. 患儿，男，4 岁。吃饭时突然剧咳，喉部喘鸣音明显，急诊入院，诊断为气管异物。请问如何预防儿童气管异物的发生？

2. 患儿，男，5 个月，昨天下午接种百白破疫苗，夜里出现发热，体温最高 38.2°C，今晨仍有发热，精神状态可，食欲稍差，伴轻度腹泻。

（1）接种疫苗后的常见反应有哪些？

（2）针对该患儿应如何护理？

更多练习

（张　莉）

第四章　患儿护理及其家庭支持

教学课件

学习目标

1. 素质目标

能够全面关注患儿的身体状况、心理需求和家庭环境，主动为患儿家庭提供健康教育和心理支持，帮助他们更好地应对疾病带来的压力，增强抗病信心。

2. 知识目标

（1）掌握：儿童健康评估的相关内容和注意事项；体液疗法的基本原则，具体实施步骤和护理措施；脱水程度和性质的判断。

（2）熟悉：住院患儿的心理反应及护理措施；以家庭为中心的护理模式；儿童疼痛评估工具的使用；家庭对患儿的住院反应，以及住院患儿的家庭支持方式；儿童用药特点及常用给药方法、体液疗法常用的溶液。

（3）了解：各年龄阶段患儿对死亡的理解和认知，临终患儿的护理要点及家庭情感支持。

3. 能力目标

（1）能运用沟通技巧，对患儿及其家庭进行健康评估。

（2）能够选用适合患儿年龄和发育水平的评估方式评估患儿疼痛，并采取适当的护理措施为其减轻疼痛。

（3）能够为不同年龄阶段的儿童实施不同用药途径的给药管理。

（4）能依据临床表现和血清钠的水平，判断脱水的程度和性质。

案例

【案例导入】

患儿，男，4岁3个月。因摔倒致右手疼痛，不能高举2小时就诊。医生诊断为“右桡骨骨折”，行急诊手术。术后5小时，患儿表现烦躁，哭泣，诉伤口疼痛。

【请思考】

1. 简述患儿疼痛的评估原则、评估其疼痛可采用的评估工具及缓解其疼痛的主要措施。

2. 列出该患儿父母因事需离开病房时患儿可能的心理反应。

3. 简述如何缓解患儿因手术活动受限制而出现的失控感。

【案例分析】

第一节 以家庭为中心的护理

儿童时期为人的机体和智力发展高峰期，儿童时期机体免疫功能发育尚不完善，易患各种疾病，影响生长发育。家庭是儿童健康成长的关键环境，家庭主要照顾者的儿童基本保健、疾病家庭护理知识与技能，对儿童疾病预防和治疗转归发挥着重要作用。以家庭为中心的护理（family－centered care，FCC）模式近年来逐渐得到重视与推广，其关注重点由疾病本身逐渐扩展至患儿及其家庭，重视医护人员与家庭的合作。

一、FCC 的发展

20 世纪 70 年代，美国医学界认识到“以患者为中心”护理模式的不足，忽略了家庭的功能与作用，为此提出了 FCC 概念。1972 年，丰德（Fond）等人首次提出 FCC 的理念。1993 年，海伦·哈里森（Helen Harrison）在美国的 NICU 首次介绍了实施 FCC 的原则；同年，贝弗莉·约翰逊（Beverley Johnson）创立了 FCC 护理研究所，并界定了 FCC 的含义。20 世纪末到 21 世纪初，FCC 在美国得到迅速发展。随后，FCC 越来越受到儿科护理界的重视，并得到不断的发展。

近年来，也延伸出以患者为中心和以家庭为中心的护理（patient and family-centered care，PFCC）模式。PFCC 作为成人和儿科环境中的一种护理方法，已经得到了国际专业组织的认可，包括美国医学研究所、美国重症医学学院和美国儿科学会等。其中，美国儿科学会将 PFCC 定义为“一种规划、提供和评估医疗保健的创新方法，其基础是患者、家庭和提供者之间的互利伙伴关系，承认家庭在患者生活中的重要性”。

二、FCC 的定义

FCC 是通过家庭和专业人员的合作共同促进患儿健康的新型护理模式，强调家庭是照顾患儿的主要力量，将患儿及其家庭视为医疗决策和治疗计划的积极参与者，通过家庭和专业人员的合作，共同促进患儿健康。FCC 把家庭作为看护单元，认同家庭为患儿提供的生理、心理的帮助，对其康复起着重要的作用。该模式认为尊重合作关系中每个人的力量、文化、传统及特长，是提高服务质量的实践标准。

三、FCC 的原则

FCC 旨在创建一个积极、协作和支持的护理环境，使患儿家庭能够更好地理解和参与其医疗护理过程，这有助于提高治疗效果、促进患儿康复，并增强患儿家庭的满意度。FCC 基本原则如下。

1. 尊重关怀 FCC 强调尊重每个家庭不同的文化背景、经济基础、价值观、风俗习惯等，重视家庭提供的关于患儿的健康信息。并考虑患儿及其家庭的全面需求，包括生理、心理、社会和情感方面，实施全面关怀。

2. 信息分享 医护人员要向患儿家庭提供完整、清晰、透明且通俗易懂的医学信息；通过将相关疾病的治愈经验和护理经验与患儿家庭共享，便于患儿及其家庭识别与应用，使其有效地参与到护理决策及实际的照护中来；鼓励患儿家庭提出问题，并积极回应其关切和需求。

3. 参与决策 医护人员承担为患儿及其家庭提供照护知识的责任，提供支持和教育，使其能够做出最佳的医疗选择。将患儿及家庭纳入治疗决策的过程中，充分尊重其意愿。

4. 与家庭合作 FCC 重视家庭、患儿、医护人员三者的协作关系，在医疗团队内和家庭之间建立有效的沟通和协作机制，通过定期团队会议和共享决策，促进信息的流动和理解。制订个性化的护理计划，根据患儿及其家庭的需求和目标进行调整。

同时，FCC 鼓励患儿家庭建立社会支持网络，包括亲属、朋友、社区资源等，提供其他患儿家庭相关信息和必要的教育资源，帮助家庭在治疗过程中获得支持；在治疗结束或患儿出院前后，给予过渡性关怀，确保患儿及其家属在回到家庭生活中能够平稳过渡。此外，FCC 建议政府应在家庭情感和经济上提供支持政策或计划。

四、FCC 的实践

“以家庭为中心”的儿科病房与普通病房在服务功能、区域设置与划分上存在一定差异，彰显以儿童及家庭为中心的护理特色。

1. 环境设置童趣、温馨与舒适 良好诊疗环境对患儿康复起着积极影响，护理单元的设计力求富含童趣、充满温馨，给患儿如同家一般的舒适感。不同年龄段的儿童对外界环境的适应性及其对家庭的依赖程度不尽相同，其家庭参与照护的主体也存在着差异。因此，以家庭为中心的护理单元要求对病房按患儿的年龄段分区，分为婴儿、幼儿、儿童和青少年，以减少不同区域彼此之间的干扰，同时方便管理。为更好体现以家庭为中心的护理理念，应注意满足患儿家长的生活需求。

2. 提供音乐、游戏等娱乐活动 FCC 要求临床医护人员根据儿童基本信息，评估其在住院期间的压力源，从而按照患儿的喜好采取不同的方式来缓解患儿的焦虑和恐惧，如使用音乐疗法、游戏疗法来分散患儿的注意力，发展患儿的正性情绪。因此，有必要在护理单元设置游戏室或公共活动区，为患儿提供参加游戏活动的空间。

3. 重视对照顾者培训、指导与评估 家庭成员作为患儿照护的支持者和代言人，承担了安全科学地照护患儿的重要职责。护士作为对家庭成员照护能力的指导者和评估者，其知识水平、沟通能力、授权意识和与家属协商的能力显得尤为重要。护士应经常同患儿及其家属沟通交流，对家长提出的疑问，也应做出通俗易懂的解释，成为患儿“家庭的朋友”。此外，医院也可以通过提供相关资料书籍、志愿者协助、教学视频浏览等方式，为患儿家庭提供多途径的帮助。在护理单元内部设置教学示范区，为家庭成员提供学习护理知识、了解疾病信息的场所是有必要的。

FCC 的成效

知识拓展

FCC 在新生儿重症监护室中的应用

新生儿重症监护室（neonatal intensive care unit，NICU）收治的危重患儿由于生理系统发育不完善，功能不健全，生活能力低下，需经过长期的严密监护、保温、吸氧及支持，才能安全度过危险期。NICU 是一个相对独立的病区，传统的封闭式 NICU 管理不利于早产儿与父母亲子关系的建立，也不利于父母照顾能力的培养。FCC 让患儿家长尽早参与到早产儿的照护中，显著促进早产儿的生长，减少患儿用氧时间，缩短患儿的住院时长，促进早产儿母乳的喂养率，同时能减轻早产儿父母的焦虑水平。

FCC 在 NICU 中的应用，最早始于加拿大，随后在澳大利亚、新西兰等多个国家得到发展与应用。上海儿童医学中心、温州医科大学附属第二医院、育英儿童医院等单位在国内较早开展 FCC。具体举措涉及注意环境温湿度适宜、光线柔和、尽量减少噪声；规范鸟巢式护理、改善睡眠质量与疼痛管理；开展母乳喂养、实施袋鼠式护理等，促进新生儿发展。同时开设家长课堂，定期培训指导新生儿家长，注重家长出院准备度的评估，确保新生儿能顺利从病房过渡到家庭。开展出院后随访跟踪，重视生长发育评估、喂养和营养指导、家庭支持和教育等，减少新生儿再就诊率与再入院率。

第二节 儿科健康评估

一、健康史采集

（一）内容

1. 一般资料 在儿科健康评估中，一般资料需同时采集患儿和患儿父母或监护人、抚养人的相关信息。一般包括患儿姓名、性别、出生年月、年龄、民族、籍贯、入院日期等，患儿父母或监护人的姓名、年龄、文化程度、职业、联系方式等。患儿年龄记录需采用实际年龄，新生儿通常需要记录到出生天数，甚至小时数，婴儿需记录到出生月数，1 岁以上儿童需记录到几岁几个月，注明出生年月最为准确。

患儿父母及监护人的职业、文化程度等信息的收集，可以提示护理人员选择合适的方式对其进行健康宣教。

2. 主诉与现病史 主诉是患儿就诊的主要原因，通常包括最主要、最明显的症状或体征及持续时间。现病史是患儿本次患病情况的详细描述，包括患儿的起病时间、起病过程、病情缓急、主要症状、接受治疗经过，是否存在其他系统症状或全身伴随症状等。

患儿主诉和现病史多依赖于患儿的健康史叙述者，护士需判断其叙述的可靠程度，一般可参考患儿与其的关系，并仔细观察患儿情况，做出综合、准确的判断。

3. 个人史 主要包括出生史、喂养史、生长发育史、生活史，女性年长儿还包括月经初潮史，青少年应关注性行为史等。需注意不同年龄段的患儿有不同的健康问题侧重点。。

（1）出生史：主要为与分娩相关情况，包括胎龄、胎次、分娩过程与方式，母体孕期情况，出生时体重、身长，有无窒息、产伤、阿普加（Apgar）评分等。

（2）喂养史：包括喂养方式（母乳喂养、混合喂养、人工喂养）及其具体情况，辅食添加的时间和种类，平时食欲及是否存在偏食情况，进食及大小便情况。了解喂养情况对有营养性或消化系统疾病的患儿有重要意义。

（3）生长发育史：包括抬头、坐、爬、站、行走的时间；何时会控制大小便，以及语言发展情况；体格生长指标如体重、身高、头围等增长情况；前囟闭合时间、乳牙萌出时间及数目等。女性年长儿还包括月经初潮史，学龄期儿童包括在校学习情况、行为表现和同伴关系等。

（4）生活史：包括患儿生活环境、卫生习惯、睡眠情况、排泄习惯，是否存在吮吸拇指、咬指甲、异食癖等特殊行为。

4. 既往史 包括既往一般健康状况、既往患病史、预防接种史、过敏史。

（1）既往一般健康状况：患儿既往健康还是体弱多病。

（2）既往患病史：患儿过去何时患过何种疾病，患病时间、病程、治疗情况及效果。传染病史应着重了解，综合分析。疑为传染病的患儿，还需评估既往有无传染病接触史。

（3）预防接种史：患儿在何时接种过何种疫苗，接种次数及接种后是否出现不良反应。

（4）过敏史：患儿是否存在对相关食物、药物或其他物质过敏，需了解并记录变态反应，为治疗时提供参考。

5. 家族史 家族中是否有遗传性疾病、过敏性疾病、传染性疾病等。父母是否近亲结婚，母亲妊娠史和分娩史，家庭成员健康状况等。如有传染性疾病，需详细了解与患儿的接触情况。

6. 心理－社会状况 包括患儿的性格特征、同伴关系、亲子关系，患儿家庭经济状况，患儿父母、监护人或抚养人的健康状况、社会信息，患儿及其家属对住院的反应和对住院情的适应情况，患儿是否存在不良的就医体验、医疗恐惧等。

7. 传染病接触史 疑似为传染性疾病的患儿，应详细了解相关接触史，包括患儿与疑似或确诊的传染病患者的关系、该患者的治疗经过和转归、患儿与该患者的接触方式、时间等，评估患儿父母对传染病的认识也有助于传染病的诊断。

（二）注意事项与技巧

儿童健康史采集与成人不同，主要依赖于患儿家长或主要照顾者等人的叙述。因此需要护理人员使用谈话技巧，明确谈话目的，在适当的时间和地点，保护患儿及其家属的隐私的同时进行健康史采集。病史采集时，需要护士认真倾听、耐心询问，取得儿童和家长的信任，获得准确、完整的资料。鼓励年长儿自己叙述病情的同时，注意评估患儿医疗恐惧状态，是否存在不良就医经历导致的患儿因害怕诊疗活动而无法准确表达自己的病情，致信息失真。病情危急时，采集健康史应简明扼要，不得耽误救治。

二、体格评估

（一）原则

1. 尊重理解患儿，建立良好关系 检查开始前护士需以儿童的视角，评估患儿是否存在对医疗操作的恐惧，并以微笑的表情、鼓励的语言和抚摸的动作消除患儿紧张恐惧的心理，获得其配合与信任，与其建立良好的关系。对于年长儿童，可以适当对检查操作进行相应的解释，便于患儿理解配合。

2. 营造舒适环境，保护患儿隐私 检查室保持安静，光线充足，温、湿度适宜。检查用品应齐全，适用于不同年龄段的儿童。相较于成人，儿童检查室的环境需适儿化，增加卡通元素的同时，考虑设置便于家长陪同诊疗的家具，检查时尽量让患儿同家属一起，增加其安全感。检查时注意保护患儿隐私部位，避免无关的暴露与检查。遇到畸形、异性患儿时，态度要严谨，尊重患儿，防止对患儿造成伤害。

3. 操作熟练，顺序灵活 体格检查时，护士应具备熟练的操作技术，动作轻柔，全面仔细，注意保暖。根据患儿情况灵活调整顺序，心肺听诊、心率及呼吸次数的测量或腹部触诊等项目需在安静时检查；四肢、躯干、骨骼、全身浅表淋巴结等容易观察的部位可随时检查；口腔、咽部等对患儿造成刺激的部位及会有疼痛的部位应放在最后检查。急危重症患儿抢救时，应先重点检查生命体征或危及生命的症状和体征。

4. 重视清洁消毒，预防感染 患儿免疫力弱，易感染。护士在检查前后需洗手，消毒听诊器一类的检查物品。一次性检查物品如压舌板等，使用前应认真检查包装、保质期。

（二）内容与方法

1. 一般状况 通常在健康史采集过程中评估，包括患儿营养发育状况、精神状态、面部表情、对周围事物反应、皮肤颜色、哭声、言语应对、活动能力、体位、行走姿势、亲子关系，由此得到的资料比较真实，可供一般情况的正确判断。

2. 一般测量 主要包括生命体征和营养发育状况。

（1）体温：通常有耳内测温法、腋下测温法、口腔测温法和肛门测温法。除耳内测温法外，传统的体温测量使用水银体温计，但随着科学技术的发展，水银体温计被电子体温计逐步取代。①耳内测温法：目前在临床上和家庭中最普遍使用的方法。此方法快速、准确，不易激惹患儿，不易造成交叉感染。但耳温枪的最佳诊断发热界值尚无指南，需根据不同发热诊断的标准进行调整，临床经验一般以36.5～37.5℃为正常值。②腋下测温法：最常用方便的测温法。利用消毒后的体温计置于儿童腋窝内，将上臂紧贴腋窝5分钟，36.0～37.0℃为正常。③口腔测温法：适用于6岁以上神志清楚、配合良好、没有口腔疾患的年长儿，此方法对于适用人群来说准确、方便，保持3分钟，37.0℃为正常。④肛门内测温法：此方法适用于昏迷、休克儿童，以及婴儿、不合作的儿童。将润滑后的体温计轻轻插入肛门内3～4cm，3～5分钟，36.5～37.5℃为正常。

（2）呼吸和脉搏（或心率）：需在患儿安静时测量。婴儿一般以腹式呼吸为主，随着年龄增长而逐渐建立胸式呼吸。小儿呼吸频率一般通过观察腹部起伏或听诊呼吸音计数，还可以将少量棉花置于小儿鼻孔边缘观察棉花纤维摆动数。计数的同时需观察呼吸的节律和深浅。年长儿可通过桡动脉、婴幼儿可检查股动脉或进行心脏听诊获取脉搏或心率的数据。注意脉搏或心率的速率、节律、强弱等。各年龄段儿童呼吸和脉搏正常值见表 4 - 1。

表 4 - 1 各年龄段儿童呼吸、脉搏正常值

年龄	呼吸（次/分）	脉搏（次/分）	呼吸：脉搏
新生儿	40 ~ 45	120 ~ 140	1 : 3
<1 岁	30 ~ 40	110 ~ 130	(1 : 3) ~ (1 : 4)
1 ~ 3 岁	25 ~ 30	100 ~ 120	(1 : 3) ~ (1 : 4)
4 ~ 7 岁	20 ~ 25	80 ~ 100	1 : 4
8 ~ 14 岁	18 ~ 20	70 ~ 90	1 : 4

（3）血压：测量血压时，需选择合适尺寸的袖带。袖带宽度一般为儿童上臂长 1/2 ~ 2/3，长度要确保袖带气囊可以覆盖 80% 以上的上臂围，常规置于右上臂肱动脉处。袖带宽度会影响血压测量准确性，袖带过宽时测得的血压会较实际偏低，太窄则测得偏高。年幼儿血压不易准确测得，新生儿及小婴儿可采用心电监护仪或简易潮红法测得。不同年龄儿童血压正常值估算公式：收缩压（mmHg）= 80 +（年龄 ×2），舒张压为收缩压的 2/3。血压监测对肥胖、慢性肾脏病、心血管病等儿童有重要意义。

（4）体重：晨起空腹排尿后或进食后 2 小时为称重的最佳时机，测量体重时应除去鞋和衣物的重量。常用的称重工具有盘式杠杆秤、坐式杠杆秤和站立式杠杆秤，分别适用于小婴儿、稍大的婴儿和能配合的儿童。测量前应校正调零，测量时患儿应保持安静，不可接触其他物体或摇动。无法配合使用体重秤的患儿，可由家属抱患儿一同称重，减去成人及相关衣物重量即可。体重计数需以具体计量方式为准，使用电子秤者记录至小数点后两位。

（5）身高（长）：婴儿及部分年龄较小的儿童采用仰卧测量法［图 4 - 1（a）］。将患儿衣、帽、鞋、袜脱去，仰卧于量板中线，助手将患儿头扶正并头顶接触头板，测量者将患儿下肢伸直并将足板贴紧患儿足底，移动量板测得患儿身长。可以配合站立的年长儿采用站立测量的方式，要求患儿脱鞋、帽，直立，背靠计数立柱或墙壁，挺胸抬头，双臂自然下垂，头顶板与患儿头顶接触时，即为患儿身高［图 4 - 1（b）］。身高（长）记录需记录至小数点后一位数。

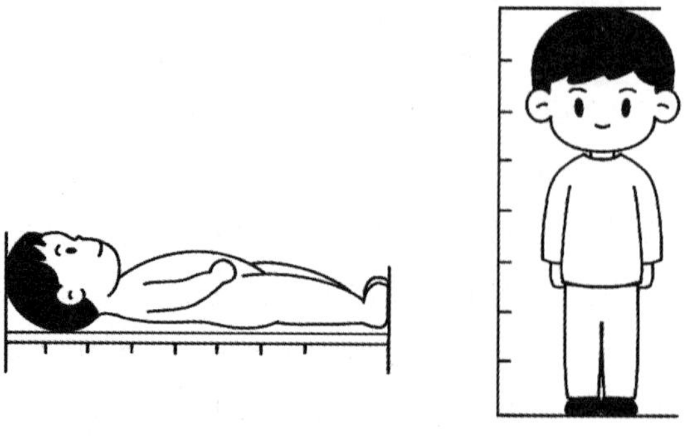

(a) (b)

图 4 - 1 身高与身长

（6）坐高（顶臀长）：3 岁以下患儿采用卧于量板的方式测顶臀长，需测量者使患儿小腿膝关节屈曲，骶骨贴紧测量板，大腿与测量版垂直，最后测量计数。3 岁以上患儿可以配合使用坐高计测量坐高，患儿坐于坐高计凳上，骶部靠紧量板，嘱患儿挺胸坐直，大腿紧靠凳面并与躯体成直角，测量者移动测量板最后读数。计数需至小数点后一位数。

（7）头围：2 岁以内儿童需追踪头围变化。测量时，测量者需将软尺绕过患儿头部眉弓、枕骨粗隆、枕骨结节，最后于眉弓处将软尺合并，测量过程中软尺需紧贴头部。头围测量计数需至小数点后一位数。

（8）胸围：患儿取卧位或立位，一般将软尺固定于患儿一侧乳头下缘（年长发育乳腺的女性患儿固定于胸骨中线第 4 肋间），经背部两侧肩胛骨下缘绕回，测量过程中软尺紧贴皮肤。呼吸引起胸廓变化可能会影响胸围测量，应取平静呼吸时的中间读数，呼气、吸气时的平均数，计数至小数点后一位数。

3. 皮肤和皮下组织 自然光下观察皮肤颜色，有无苍白、潮红、黄疸、皮疹、瘀点、瘀斑、紫癜、脱屑等；观察毛发颜色、光泽、是否存在脱发；检查皮肤温度、湿度、弹性、皮下脂肪厚度，有无水肿、脱水等。

4. 淋巴结 检查枕后、颈部、耳后、腋窝、腹股沟等部位淋巴结的大小、数目、质地、活动度。正查情况下可触及单个质软、黄豆大小的淋巴结，可以活动，无压痛。

5. 头部

（1）头颅：观察头颅大小、形状、头围；前囟大小和紧张度、有无隆起或凹陷、是否闭合；婴儿需观察有无颅骨软化、血肿、枕秃或颅骨缺损等；新生儿是否存在产瘤、血肿等。

（2）面部：是否存在特殊面容，眼距宽窄，鼻梁高低，双耳位置和形状是否正常等。

（3）眼、耳、鼻：眼睑有无水肿、下垂，眼球是否突出、斜视，有无结膜充血、巩膜黄染、角膜溃疡等，瞳孔大小、形状、对光反射是否正常。外耳道有无分泌物、红肿、牵拉痛等。鼻翼扇动是否正常，有无鼻腔分泌物、鼻塞。

（4）口腔：口唇是否存在苍白、发绀、干燥、口角糜烂、疱疹等症状，有无张口呼吸，硬腭、颊黏膜处有无溃疡、麻疹黏膜斑、鹅口疮，腮腺开口处有无红肿及分泌物，牙齿的数目和排列，有无龋齿。咽部检查放在体格检查最后，由医生进行，固定好患儿后，迅速观察双侧扁桃体是否肿大，有无充血分泌物、脓点假膜及咽部有无溃疡、充血、滤泡增生、咽后壁脓肿等情况。

6. 颈部 观察颈部形态，有无斜颈等畸形，气管是否居中，甲状腺有无肿大，颈动脉充盈及搏动情况，颈部肌肉张力是否存在抵抗。

7. 胸部

（1）胸廓：检查胸廓是否对称，有无畸形，如肋骨串珠、鸡胸、漏斗胸等。

（2）肺：视诊时应注意呼吸频率、节律和深浅度有无异常，有无呼吸困难；有无“三凹征”出现，即在吸气时锁骨上窝、胸骨上窝、肋间隙和剑突下向内凹陷；呼气性呼吸困难时可出现呼气延长。触诊可在年幼儿说话或啼哭时进行，检查语颤有无改变。叩诊有无浊音、鼓音等，儿童叩诊可采用直接叩诊法。听诊呼吸音是否正常，有无啰音等，听诊时需保持儿童安静。

（3）心脏：视诊观察心前区是否隆起，心尖搏动是否移位；触诊有无震颤；叩诊心界大小；听诊心率、节律、心音，注意有无杂音等。

8. 腹部 视诊时观察患儿有无肠型，新生儿在腹部视诊时应注意脐部是否有分泌物、出血、炎症或脐疝。触诊时需征求患儿合作，检查腹壁紧张度，有无压痛、反跳痛、肿块等，正常婴幼儿在肋缘下1～2cm可触及肝脏，质软无压痛。叩诊有无移动性浊音，腹水患儿需测腹围；听诊注意有无肠鸣音亢进。

9. 脊柱和四肢 观察脊柱位置是否居中，有无畸形、侧弯；检查四肢，有无膝内翻或膝外翻，手镯、足镯征等佝偻病体征；观察手指、足趾有无形状、数目异常。

10. 肛门及外生殖器 观察有无畸形（肛门畸形、尿道下裂）、肛裂，女孩阴道有无分泌物，男孩有无包皮过长、阴囊鞘膜积液、隐睾、腹股沟疝等。

11. 神经系统

（1）一般检查：包括观察小儿的神志、精神状态、面部表情、反应灵敏度、动作语言能力、有无异常行为等。

（2）神经反射：儿童神经反射一般有年龄特点，新生儿期存在的反射有吸吮反射、拥抱反射、握持反射等。新生儿和小婴儿期提睾反射、腹壁反射较弱或不能引出，但跟腱反射亢进，并可出现踝阵挛；2岁以下的婴幼儿巴宾斯基征可呈阳性，但一侧阳性，另一侧阴性则有临床意义。

（3）脑膜刺激征：颈部有无抵抗、克尼格征和布鲁津斯基征是否阳性，若儿童不配合，则要反复检查才能正确判定。有时阳性体征需结合年龄考虑，例如正常小婴儿由于在胎内时屈肌占优势，故出生后头几个月克尼格征和布鲁津斯基征也可阳性。

三、家庭评估

儿科护理学秉持以“儿童及其家庭为中心”的理念，因此，对于儿童的健康评估除对儿童的健康史采集、体格检查外，还包括儿童的家庭评估。家庭评估主要包括家庭结构评估和家庭功能评估。

（一）家庭结构评估

1. 家庭组成及结构 家庭组成涉及家庭支持系统的构成，儿童父母婚姻状况，家庭类型等情况。家庭结构包括家庭权利分配，家庭各成员角色和成员间沟通方式。

2. 家庭社会阶层、文化背景 包括家庭成员的职业工作情况及教育情况，家庭经济状况、医疗保险情况。家庭所从事的工作、工作强度、工作地离居住地的距离、工作满意度，以及是否暴露于危险环境等因素对儿童都可能产生影响。

3. 家庭文化、生活习惯 不同民族地区家庭可能有不同饮食、生活习惯，此外，还需注重家庭育儿观念、保健态度的评估。

4. 居家和社区环境 居家环境包括住房类型、面积、布局、安全性等。社区环境包括邻里关系、学校位置、上学通勤状况、休闲娱乐环境、环境中潜在的危险因素等。

（二）家庭功能评估

1. 家庭情感、经济、健康功能 家庭情感功能包括家庭成员间关系是否亲近、相互关心，有无冲突、紧张等不良关系。家庭经济功能包括家庭收入能否满足基础教育、医疗保健的消费等。家庭健康功能包括评估家庭成员是否科学育儿、家庭卫生保健能力是否到位，家庭其他成员的健康状况等。

2. 家庭压力、应对策略　评估在家庭遇到压力、风险时，一般以何种决策方式应对，重大决策是否为家庭成员共同应对，是否有足够的经济、精神力量支撑等。

（三）注意事项与技巧

护士应使用沟通技巧，保护患儿及其家庭的隐私，获得家长的理解与支持。儿童健康评估在儿童不同年龄段、不同情况、不同医疗机构侧重点有所不同。针对不同系统疾病的情况，儿童的健康评估还包括实验室检查和影像学检查。

弗里德曼（**Friedman**）家庭评估模式

第三节　住院患儿心理护理

儿童患病后，由于疾病带来躯体上不适、住院环境带来陌生感、治疗检查带来痛苦，加之患儿身心发育尚未成熟，这些均会导致其产生恐惧、焦虑不安等不良心理反应，出现沉默、哭泣，严重的有哭闹、剧烈反抗等，甚至拒绝配合治疗。儿科护士需要掌握其心理动态变化，并采取针对性护理措施，帮助患儿尽快适应住院环境、治疗检查等，避免或减少上述负性心理反应。

一、患儿对疾病的认识

由于发育水平不同，不同年龄阶段的患儿对疾病的认识有着极大差异，其心理反应也有很大差异。因此，儿科护士需要深入了解患儿的心理反应，并做好针对性护理。

1. 婴幼儿期　婴儿对疾病缺乏认识。婴儿疾病的应对建立在家长对疾病的认知基础上，家长需要重视对婴儿疾病的筛查。

2. 学龄前期　该阶段患儿开始对自己身体部位及器官有所了解，但对疾病缺乏科学充分认识。患儿易用自身的感情和行为模式解释病因，常认为疾病和痛苦是对自己不良行为的惩罚。

3. 学龄期　学龄期儿童的认知水平得到了进一步提高，对身体各部分的功能及病因有所认知，加强了对自己的身体和治疗的关注，能听懂关于疾病诊断、治疗及护理方面的通俗解释，常常询问疾病相关问题，开始恐惧身体的损伤和死亡。

4. 青春期　青春期孩子自我意识的增强，能够理解疾病的病因和治疗，难以接受疾病造成的身体功能损害和外表改变。容易对疾病和治疗所导致的后果感到焦虑恐惧。

二、患儿对住院的心理反应及护理

（一）住院患儿的心理反应

1. 分离性焦虑　指由现实或预期的与家庭、日常接触的人或事物分离时引起的情绪低落，甚至功能损伤。

分离性焦虑表现为 3 个阶段：①反抗期。患儿认生、哭叫、咒骂、愤怒和极度悲伤，拒绝医务人员照顾和安慰等。②失望期。经过反抗，患儿发现分离现状未能改变，则表现为沮丧、顺从、沉默与退缩等，甚至出现尿床、吸吮奶嘴和过度依赖等退化现象，这也是患儿逃避压力的常见行为方式。③否认期（或去依恋期）。此阶段孩子不常见。由于长时间与父母的分离，患儿与父母信任关系受损，会克制情感，以不在乎的态度对待父母，却能和周围人交往并配合医疗护理程序。患儿的这种表现往往会被忽略，但长时间得不到关注，可能对患儿的社交和学习能力造成不良影响。

不同年龄阶段的分离性焦虑的表现

2. 失控感 是儿童对生活中和周围所发生的事情感到一种无法控制的感觉。医院的各项规章制度和住院期间的各种诊疗活动常给患儿带来失控感。不同年龄段儿童由于住院导致失控感的原因和后果也有所不同。①婴儿期：此期患儿的失控感主要来源于住院的诊疗活动，尤其是侵入性诊疗活动，会导致患儿不安全感和不信任感增强。②幼儿和学龄前期：此期患儿的失控感主要来源于住院的规章制度和诊疗活动，患儿常因感到强烈的挫折而剧烈反抗，并伴有明显的退化行为。③学龄期：此期患儿已能较好地处理住院和诊疗活动导致的限制和挫折，但对死亡、残疾和失去同学和朋友的恐惧会导致失控感。④青春期：此期患儿独立自主意识增强，住院和诊疗活动常使其感到对自己身体和生活的控制受到威胁，药物副作用所造成的脱发、满月脸、水牛背等，甚至身体某系统功能丧失，均使患儿产生恐惧，从而导致对治疗的抵触和不依从。

3. 儿童医疗恐惧 医疗恐惧是指因医疗经历及其相关事件而产生的一种因即将发生的疼痛、危险或灾害等幻觉而激起的痛苦的情感，是患儿在就诊过程中最常见的心理情绪与情感反应。

儿童医疗恐惧包括医疗操作恐惧、医疗环境恐惧、人际关系恐惧和自我恐惧 4 个层面。儿童医疗恐惧受到多方面因素的影响。陌生的住院环境、患儿照护者的认知、各种医疗操作带来的疼痛感，以及患儿本身的特质，如性别、年龄及认知等都是导致患儿产生医疗恐惧的可能因素。过高的医疗恐惧会使患儿对治疗过程中的相关检查产生排斥和抗拒，影响患儿治疗时的配合度，以及对疾病本身和入院治疗的适应性，不利于患儿疾病的恢复和身心的发展。

4. 羞耻感和罪恶感 幼儿和学龄前期患儿易将患病和住院视为惩罚，如错误观念得不到纠正，随着学龄后期道德观念的建立，患儿会产生羞愧、内疚和罪恶感等心理反应。这种心理不仅会给患儿造成不良的身心健康结局，还会影响患儿的人际关系建立和社会交往。

（二）住院患儿的心理护理

1. 建立积极的人际关系 入院时，护士应热情主动地向患儿及其家长介绍病房环境和日常生活细节，耐心倾听患儿及其家长的需求并做出细致的解答，积极同患儿及其家庭建立良好的护患关系。护士应做好家庭与家庭之间的桥梁，帮助患儿家庭和其他住院患儿家庭之间建立积极的人际关系，营造互助和谐的病房环境。此外，护士可以组织音乐治疗、游戏治疗等集体活动来帮助患儿发展同伴间的支持作用，提高患儿的社会交往能力。

2. 创造有益的环境 儿科护理单元的建设应富有童趣，为患儿打造如家一般的舒适感，减少患儿对医院环境的陌生感。为减少患儿的分离性焦虑，护士应鼓励家长准备患儿喜欢的玩具、毯子等依恋物，同时，鼓励患儿适当探索医院环境和操作医疗设备，提前熟悉治疗环节。为缓解患儿的失控感，护士应鼓励患儿在不违反医院规定和病情允许的情况下自由活动，尽可能满足患儿住院前的喜好和生活习惯。此外，护士应注意满足患儿家长的生活需求，为患儿家庭提供能更好参与患儿照护的病房环境。

3. 教育和指导　鼓励患儿家长在日常生活中对儿童进行医院功能的简单介绍，帮助患儿对医院形成正确的认识，禁止用住院或者诊疗行为恐吓孩子。护士可组织患儿开展医疗角色扮演的游戏活动，增强患儿对医疗流程的理性认识，提高患儿的治疗依从性。护士还可通过医疗手册和绘本的讲解，帮助患儿了解身体部位和将要经历的治疗操作。治疗操作前，护士应向患儿做好解释，并提供患儿自我决策的机会，如让患儿自行选择喜欢的止血带颜色，同时要避免询问患儿不能自行选择的情景，如要不要打针等。

4. 音乐和游戏治疗　音乐疗法可减轻患儿恐惧心理，促进其身心健康。为缓解患儿的医疗恐惧，护士可为婴儿播放摇篮曲、母亲的歌声等；为幼儿和学龄期患儿提供参与即兴演奏式音乐治疗活动的机会。除了音乐，游戏也能帮助患儿应对住院带来的各种压力。护士可以组织各种形式的游戏治疗，如医院小丑、沙盘游戏、童趣化情景游戏、虚拟现实游戏等，鼓励患儿积极参与，通过游戏来表达、交流他们的感受与情绪。

5. 个别化干预　对于有严重心理反应的患儿，护士的心理护理不能有效应对时，应请儿童心理相关专家会诊。由于患儿语言表达能力及理解能力有限，进行心理干预难以达到预计效果。并且家长的心理状态对患儿有着直接影响，患儿发病父母过分的紧张、焦虑，会导致对患儿的过度保护，不利于患儿的身心健康。因此需要得到患儿家庭的支持并同时对患儿家长开展心理护理。

第四节　儿童家庭支持

住院会给患儿自身带来极大的压力，与此同时，因为照顾生病住院的孩子，会造成家庭成员日常生活的变化，以及角色责任的转变。这种经历可能给患儿的整个家庭带来危机，使家庭进入应激状态，固有的家庭文化、信仰、经济、沟通方式等因素会影响家庭对于危机的应对策略、医患关系与疾病康复，家庭必须做出调整来应对危机，良好的适应能帮助和支持患儿应对疾病治疗，并维持正常、健康的家庭功能。

一、家庭对患儿住院的反应

1. 家庭成员对患儿住院的心理反应　在所有家庭成员中，因患儿住院而承受压力的首先是其父母。从患儿疾病诊断开始，父母就经历一系列的心理反应，其反应的程度受到多种因素的影响，如疾病发生的缓急、疾病进程、严重程度、医疗护理措施，以及对疾病的认知程度等。

（1）否认和质疑：在患儿确诊疾病和住院的初期，家庭处于震惊和慌乱中。如果患儿的疾病较为严重，父母往往会对患儿的诊断表示质疑和难以接受。

（2）自责和内疚：患儿父母通常会寻找疾病发生的原因，如因任何可能与父母相关的行为或因素导致患儿患病或病情加重，特别是当患儿病情严重时，父母常会感到自责和内疚。

（3）不平和愤怒：父母可能会感到不平和愤怒，并向家庭其他成员或医护人员发泄，引发患儿父母与家庭成员及医护人员之间的矛盾和冲突。

（4）挫折和无助：在目睹患儿忍受病痛和接受痛苦的诊疗程序时，父母会产生无助、挫折和孤独感，不知道该做什么，尤其是未将父母纳入对患儿的医疗护理计划和过程，父母会倍感挫折。

（5）焦虑、悲伤和抑郁：患儿预后的不确定性，会让家庭成员焦虑、担忧和预期性的悲伤，严重时会造成心理障碍，甚至影响生理功能。

2. 患儿住院对家庭功能的影响

（1）确诊疾病和住院的初期：这一时期，家庭为了应对危机会进行调整，家庭成员会在工作、生活和照顾患儿之间做出选择、让步和妥协，如母亲可能会放弃工作或职业抱负去照顾患儿，兄弟姐妹可能会承担部分家务以支持父母。疾病可能会帮助家庭暂缓一些家庭危机，如父母之间的冲突和未解决的婚姻问题，但也有可能加剧矛盾，导致家庭成员的对立和家庭分裂。

（2）住院的延续期：随着患儿住院时间的延长，家庭重心不会一直放在患儿身上，家庭成员会希望逐渐恢复日常生活。如果患儿疾病未能好转或持续恶化，家庭需要接受由此导致的永久改变，家庭成员可能会因为患儿的疾病而感到筋疲力尽，甚至可能会出现失职行为。

二、住院患儿的家庭支持

儿科护理强调以家庭为中心，护士应与患儿家庭合作，帮助其家庭应对危机，维持正常的家庭功能。护士应评估不同家庭的需要，提供倾听和支持的机会，协助家庭参与患儿的医疗护理计划和过程，有针对性地进行干预。随着“以家庭为中心”“生物－心理－社会”模式的兴起，临床护理人员能够掌握有效的概念模式，去帮助患儿提升生命质量，帮助家庭适应疾病或与之共存。

家庭抗逆力（family resilience）

与患儿的沟通

治疗性游戏

当疾病来袭，家庭首要的发展性挑战是在应对疾病过程中建立对抗疾病的经验，提升应对能力和信心。护理人员应做到以下几点。

1. 增强健康信念 护理人员应成为协助患儿及家庭对抗疾病的重要资源，鼓励患儿及其家庭用积极的态度对待治疗。如通过个性化的健康宣教，帮助患儿及家长正确认识疾病，从而提高疾病管理能力；也可提供交流互助平台，通过同伴教育分享疾病治疗经验，改善消极心理，帮助家庭提升照顾住院患儿的能力，从而树立健康的信念。

2. 重塑组织模式 患病对于家庭系统是一种破坏，可能会打破原有的家庭组织结构和生活方式，造成家庭功能的失调。护理人员应帮助患儿家庭明确家庭组织模式并运用合适的方式进行调整，可引导照护者结合家庭内外部资源，调整对患儿的照顾模式，以提高家庭关怀度，从而更好地支持患儿的康复和生活质量。此外，要尊重患儿及其家庭的宗教、文化信念。

3. 加强沟通过程 护理人员可引导家庭成员表达情感，分享真实感受，使其互相鼓励，在逆境中学习转变和成长。此外，协调患儿、家庭成员与专业人员之间观念的差异，如患儿已处于终末期，患儿非常希望回家，而医生希望患儿从医院转到其他临终关怀机构。护理人员能够协助家庭坦诚沟通，先通过家庭会议协商达成共识，然后再将此共识传达给医疗团队，引导医疗团队尊重家庭决策。

第五节 儿童疼痛护理

国际疼痛研究学会将疼痛定义为一种令人不愉快的感觉和情绪上的感受，伴随有现存的或潜在的组织损伤。全美保健机构评审联合委员会将疼痛正式确定为继体温、脉搏、呼吸、血压之后的第五大生命体征。疼痛会给儿童带来包括生理、心理、行为、生长发育及社会交往等一系列身心方面的影响。不管处于何种年龄阶段的患儿，都有可能经历疼痛，年龄较小的患儿在经历疼痛时无法用语言表达疼痛的部位、程度及如何缓解，患儿的疼痛易被忽略、低估，导致疼痛缺乏有效的控制，儿科护士应与患儿父母和其他医务人员协作，全面评估患儿的疼痛，帮助患儿控制疼痛。

一、儿童疼痛评估

疼痛评估作为儿童疼痛管理的首要环节，是进行有效疼痛管理的前提，也是镇痛措施干预效果评价的重要指标。不同年龄阶段的儿童，对疼痛的表达和行为反应均不同，评估儿童疼痛的关键在于选用适合患儿年龄和发育水平的评估方式，同时结合患儿的病史资料，询问、观察和测定患儿的各项反应。

（一）疼痛的评估内容

1. 疼痛原因 包括内在因素（如疾病、创伤或手术等）和外在因素（如环境、体位、约束等）。

2. 目前疼痛情况 包括疼痛的部位、持续时间、性质及程度，患儿对疼痛的表达方式、疼痛伴随症状、影响疼痛的因素及疼痛对患儿的影响等。

3. 既往疼痛经历 包括既往疼痛发生情况、对疼痛的反应及缓解方法等。

4. 家长对患儿疼痛的反应 包括患儿父母对疼痛的评价及应对方式等。

（二）疼痛的评估方法

疼痛是一种主观感受，是感观和情绪的双重体验，需用多种评估策略进行定性和定量的疼痛评估。在进行儿童疼痛评估时，可采用 QUESTT 原则：①询问儿童（question the child，Q）。②使用疼痛等级量表（use a pain rating scale，U）。③评价行为和生理改变（evaluate behavioral and physiologic change，E）。④确保父母的参与（secure parents' involvement，S）。⑤考虑疼痛的原因（take cause of pain into account，T）。⑥干预并评价结果（take action and evaluate results，T）。

此外，儿童疼痛有其自己的特点，不同年龄阶段的儿童对疼痛感受的差异性较大，受影响因素较多，表达疼痛的方式也不尽相同，各年龄阶段患儿对疼痛的语言表述和行为反应各有其特点。

不同年龄阶段患儿对疼痛的语言表述和行为反应

（三）疼痛的评估工具

儿童疼痛评估是进行恰当疼痛干预的基础，目前儿童疼痛评估主要有自我描述、生物学或生理学评估、行为学评估三方面。儿童疼痛评估有其特殊性，与成人相比，儿童对轻微刺激所产生的生理变化更明显，且多不能以恰当语言表达疼痛的强度和部位，对疼痛的回避性强，表达疼痛时行为夸张，故儿童疼痛的评估变得更加复杂。目前尚无适用于所有年龄段患儿的评估系统，因此，在进行疼痛评估时，应根据患儿的年龄特点选择合适的评估工具（表4－2），也可以联合使用多种评估工具提高疼痛评估的准确性。

表4－2 疼痛评估工具

评估工具	适用年龄	评估项目	适用范围
新生儿疼痛有关行为和生理指标量表（CRIES）	32孕周以上的新生儿	哭泣、血氧饱和度（SpO_2）达95%以上时对氧浓度的需求、心率和血压、表情、入睡情况	术后疼痛评估
新生儿面部编码系统（NFCS）	早产儿和足月儿	皱眉、挤眼、鼻唇沟加深、张口、嘴垂直或水平伸展、舌呈杯状、下颌颤动、嘴呈“O”形、伸舌（只用于评估早产儿）	评估急性短期疼痛，如静脉穿刺
中文版疼痛、躁动及镇静评估量表（N－PASS）	早产儿和足月儿	哭闹、行为状态、面部表情、四肢肌张力、生命体征	评估急性疼痛和持续性疼痛
早产儿疼痛量表修订版（PIPP-R）	早产儿和足月儿	胎龄、心率、SpO_2、行为状态、面部表情（皱眉、挤眼和鼻唇沟）	评估新生儿急性疼痛
新生儿疼痛量表（NIPS）	早产儿和足月儿	面部表情、哭闹、呼吸类型、上肢、腿部、觉醒状态	评估操作性疼痛
儿童疼痛行为量表（FLACC）	2个月至7岁	面部表情、腿部动作、活动度、哭闹程度、可安慰性	评估急性和慢性疼痛
儿童疼痛观察评分标准（POCIS）	1～4岁	表情，哭泣，呼吸，身体、手臂和手指、腿和足趾的紧张程度，觉醒程度	评估急性和慢性疼痛
改良脸谱疼痛等级量表（FPS-R）	3岁以上	由6张皱眉、鼻唇沟加深及张嘴表达疼痛的脸谱组成，告知患儿疼痛程度与图片中脸谱的关系，让患儿选择和自己疼痛最相似的脸谱	评估急性和慢性疼痛，特别适合急性疼痛
数字评定量表（NRS）	10岁以上有一定文化程度	用0～10这11个数字描述疼痛强度，数字越大疼痛程度越严重	评估急性和慢性疼痛

世界镇痛日

二、儿童疼痛护理干预

对疼痛儿童的护理，主要目标是缓解或控制疼痛，减轻或消除疼痛带来的不良生理变化及心理行为反应。主要有药物性干预和非药物性干预。

（一）药物性干预

1. 遵医嘱使用镇痛药 镇痛的目的是控制疼痛、改善功能、提高生活质量。儿童疼痛常采用多模式或平衡治疗的方法，可以最大限度控制疼痛并降低药物不良反应。选择镇痛药时，应充分考虑儿童的年龄、病情，明确疼痛产生的原因，遵医嘱使用合适的镇痛药及镇痛方式。

（1）非甾体抗炎药：如对乙酰氨基酚和布洛芬，是世界卫生组织推荐镇痛的一线药物，主要作用于外周神经系统，适用于缓解轻度至中度疼痛。

（2）阿片类药物：如吗啡、哌替啶、芬太尼、美沙酮等，主要作用于中枢神经系统，其镇痛效果快速而稳定，广泛应用于治疗中度至重度疼痛。

（3）患者自控镇痛法（patient controlled analgesia，PCA）：PCA是一种经医护人员根据患者疼痛程度和身体情况，预先设置镇痛药的剂量，再交由患者“自我管理”的一种疼痛处理技术。大多数的镇痛药如啡、芬太尼都可以通过PCA应用。5岁以上患儿的认知程度能够了解操作目的和方法，可以自我控制，5 岁以下患儿或者不能合作的患儿，可采用护士或家长控制镇痛的方法，护士应注意严密观察，防止患儿出现过度镇静和呼吸抑制。

2. 及时评估镇痛效果　患儿所感受的疼痛并非一成不变，应动态评估患儿的疼痛程度，观察镇痛药的疗效。

3. 预防和减少并发症　用药过程中应观察患儿的生命体征及镇痛药的不良反应，儿童肝功能不成熟，易产生药物不良反应，如呼吸抑制、恶心、呕吐、口干等。

（二）非药物性干预

除药物镇痛外，非药物性干预也有很好的镇痛效果，可联合镇痛药使用或单独使用。非药物干预疼痛的方法主要包括认知 – 行为疗法（分散注意力、放松疗法、正向鼓励法等）与生物物理疗法（冷热疗法、糖溶液或母乳、按摩疗法等）。

1. 分散注意力　是指采用各种方式使患儿的注意力从疼痛转移到其他刺激上，有助于缓解疼痛。任何活动只要患儿喜欢并可以吸引其注意力，都可以用来减轻疼痛，不同年龄期儿童神经心理发育具有不同的特点，因此各年龄期儿童分散注意力的方法有差异。

（1）新生儿和婴儿：可以采用袋鼠式护理、非营养性吸吮、音乐干预、拥抱、摇晃、轻拍等方法减轻疼痛。

（2）幼儿和学龄前期儿童：可以采用吹肥皂泡、玩新奇玩具、唱歌、听音乐、讲故事、观看动画片等方法减轻疼痛。

（3）学龄期儿童和青少年：可以采用玩电子游戏、看视频等方法减轻疼痛。

2. 放松疗法　肌肉紧张可加剧疼痛。在疼痛出现时，可让患儿进行放松训练如深呼吸，以及冥想法如想象喜爱的事件、场景，以减轻疼痛刺激，适用于学龄期以上的儿童。

3. 冷热疗法　热敷可扩张血管，促进血液循环，减轻肌肉紧张引起的疼痛。冷敷可减轻水肿，降低疼痛的传导速度，缓解急性软组织损伤的疼痛。

4. 糖溶液或母乳　常用于新生儿镇痛。通过注射器、滴管、奶嘴等方式给予新生儿蔗糖溶液、葡萄糖溶液或母乳可以缓解新生儿操作性疼痛、术后疼痛和长期慢性疼痛。超低出生体重儿及血糖水平不稳定的婴儿须谨慎使用。

第六节　儿童用药护理

儿童用药管理的八项 **Rights**

药物治疗是儿童综合治疗的重要组成部分和手段，合理、正确地用药在治疗中常起到关键作用。由于儿童的生理特点、器官结构与代谢能力等随年龄变化而变化，对药物作用的反应能力与成人不同，对药物的不良反应较成人更为敏感，因此掌握儿童用药特点、药物选用及护理、精确的计算剂量和适当的用药方法，根据医嘱合理给药，严格执行查对制度，并注意观察药物的作用和不良反应非常重要。

儿童用药的具体特点

一、用药特点

儿童用药主要有以下特点。

1. 儿童肝肾功能发育不完善，对药物的代谢及解毒功能较差。
2. 药物易通过儿童血－脑屏障到达中枢神经系统。
3. 儿童年龄不同对药物反应存在差异。
4. 胎儿、乳儿受母亲用药的影响 。
5. 儿童易发生水、电解质紊乱。

二、药物选用及护理

儿童用药应慎重。用药时，根据儿童的年龄、病种、病情，以及儿童对药物的特殊反应和药物的远期影响，有针对性地选择药物。

1. 抗生素的应用及护理 严格掌握适应证，有针对性地使用，防止抗生素滥用。在应用抗生素时，要注意药物的不良反应，如儿童应用链霉素、卡那霉素等药物时，应注意有无听力及肾损害，同时注意用药的剂量和疗程；婴儿长时间滥用广谱抗生素，易发生鹅口疮、肠道菌群失调和消化功能紊乱等不良反应。

2. 镇静药的应用及护理 儿童发生高热、烦躁不安等情况时，使用镇静药可以使其得到休息，有利于病情的恢复。常用药物有苯巴比妥、地西泮、水合氯醛等，使用中应特别注意观察患儿的呼吸情况，以免发生呼吸抑制。12 岁以内的儿童应避免使用阿司匹林，以免发生瑞氏（Reye）综合征。

3. 镇咳祛痰药的应用及护理 婴幼儿支气管较窄，不会主动咳痰，炎症时易发生阻塞，引起呼吸困难。故婴幼儿一般不使用镇咳药，多用祛痰药或雾化吸入稀释分泌物，配合体位引流排痰，使之易于咳出。哮喘患儿应用平喘药时，应注意观察有无精神兴奋、惊厥、心悸等。新生儿应慎用茶碱类药物。

4. 止泻药和泻药的应用及护理 儿童腹泻一般不主张使用止泻药，多采用调整饮食和补充液体等方法，因为使用止泻药后虽然腹泻可以暂时缓解，但加重了肠道毒素吸收，甚至发生全身中毒现象。儿童便秘一般不用泻药，多采用调整饮食和通便法。

5. 退热药的应用及护理 儿童发热一般使用对乙酰氨基酚和布洛芬，但剂量不宜过大，可反复使用，用药后注意观察体温和出汗情况，及时补充液体。复方解热止痛片对胃有刺激性，且可引起白细胞减少、再生障碍性贫血、过敏等不良反应，大量服用时会因出汗过多、体温骤降而导致虚脱，婴幼儿应禁用此类药物。

6. 肾上腺皮质激素的应用及护理 严格掌握适应证，在诊断未明确时一般不用，以免掩盖病情。在应用激素的过程中，应密切观察不良反应及并发症，不可随意减量或停药，防止出现反弹现象。长期使用可抑制骨骼生长，影响水、电解质、蛋白质、脂肪代谢，降低机体免疫力，还可引起血压增高和库欣综合征。此外，水痘患儿禁用糖皮质激素，以免加重病情。

三、药物剂量计算

由于小儿的年龄、体重逐年增加，用药的适宜剂量也有较大差异，同一年龄也可因治疗目的或用药途径的不同而致剂量相差较大。因此儿童用药剂量一直是儿科治疗工作中既重要又复杂的问题，较成人应更准确，需谨慎计算、认真核对。医生会根据患儿具体情况进行调整，得出比较确切的药物用量。可按下列方法计算。

1. 按体重计算 此法是最常用、最基本的药物剂量计算方法。多数药物已给出每千克体重、每日或每次用药量，方便易行，故在临床应用广泛。

每日(次)剂量 = 患儿体重(kg) × 每日(次)每千克体重所需药量

须连续数日用药者，如抗生素、维生素等，按每日剂量计算，再分 2～3 次服用；临时对症治疗用药者，如退热药、催眠药等，常按每次剂量计算。患儿体重应按实际测得值为准，若计算结果超出成人量，则以成人量为限。

2. 按体表面积计算 此法计算药物剂量较其他方法更为准确，因其与基础代谢等生理活动的关系更为密切。但应注意在婴幼儿时期按体表面积计算对某些药物的剂量较依体重计算有较大的悬殊，尤其是新生儿时期差异更甚，因此按体表面积计算药量并不适合于新生儿及小婴儿。

每日(次)剂量 = 患儿体表面积(m^2) × 每日(次)每平方米体表面积所需药量

儿童体表面积可按下列公式计算：

体重 ≤30kg，儿童体表面积（m^2）= 体重(kg) ×0.035 +0.1

体重 >30kg，儿童体表面积（m^2）= [体重(kg) −30] ×0.02 +1.05

3. 按年龄计算 此法简单易行，用于剂量大、不需十分精确的药物，如营养类药物。

4. 从成人剂量折算 此法仅用于未提供儿童剂量的药物，所得剂量一般偏小，故不常用。

儿童剂量 = 成人剂量 × 儿童体重(kg)/50

四、给药方法

儿童给药的方法应以保证用药效果和安全为原则，综合考虑患儿的年龄、疾病、病情，决定适当的剂型、给药途径，以排除各种不利因素，减少患儿的痛苦。

1. 口服法 是最常用的给药方法，对患儿身心的不良影响小，只要条件许可，尽量采用口服给药。神志不清、昏迷患儿可用鼻饲法给药。

2. 注射法 注射法奏效快，但对儿童刺激大，易造成患儿恐惧，适用于急、重症及不宜口服给药的患儿。此法具有吸收快、血药浓度升高迅速、给药量准确的特点。常用的注射法包括肌内注射、静脉注射。

（1）肌内注射：肌内注射常用的部位有股外侧肌、腹臀肌、背小肌及上臂三角肌，年龄小于 2 岁患儿首选股外侧肌注射。对不合作、哭闹挣扎的婴幼儿，可采取“三快”的特殊注射技术，即进针、注药及拔针均快，以缩短时间，防止发生意外。肌内注射次数过多可造成臀肌挛缩，影响下肢功能，使用中应尽量注意避免。

（2）静脉注射：静脉注射可以分为静脉推注和静脉滴注。静脉注射药物起效迅速。因静脉留置针的使用，可以减少一次性输液针反复穿刺所致的疼痛，常用于住院患儿。静脉推注能迅速达到较高的血药浓度，多用于抢救危重患儿，推注时应根据药物特点控制速度并密切观察，防止药液外渗。静脉输液不仅用于给药，还可以补充水分及营养、供给能量等。滴速应根据患儿年龄、病情进行调节，必要时应使用静脉输液泵，以确保准确的液体入量，并注意保持静脉的通畅。

3. 外用法 以软膏为多，也可用水剂、混悬剂、粉剂、膏剂等。根据不同的用药部位，可对患儿手进行适当约束，以免因患儿抓、摸使药物误入眼、口而发生意外。

4. 其他方法 雾化吸入较常应用，适用于呼吸道疾病。灌肠给药应用不多，可用缓释栓剂。

第七节 儿童液体疗法

体液是人体的重要组成部分，保持体液平衡是维持生命的重要条件。由于儿童体液占体重比例较大、器官功能发育尚未成熟、体液平衡调节功能差等生理特点，若儿童液体管理不当，如液体输入过多或不足，未及时纠正水与电解质紊乱，均可引起诸多问题，较成人更易危及生命，因此，液体疗法是儿科治疗中的重要内容。儿科护士应做好脱水评估，以及液体疗法的护理。

一、脱水

脱水（dehydration）是指水分摄入不足或丢失过多所引起的体液总量尤其是细胞外液量的减少。除失水外，尚有钠、钾和其他电解质的丢失。

1. 脱水程度 指患病以来累积的体液损失量，以丢失液体量占体重的百分比表示，但临床实践中常根据病史和观察患儿前囟、眼窝、皮肤弹性、循环情况和尿量等临床表现综合判断。不同性质的脱水其临床表现不尽相同，以等渗性脱水为例，脱水程度的评估见表 4－3。其中，营养不良患儿因皮下脂肪少，皮肤弹性差，脱水程度易被高估；肥胖患儿因皮下脂肪多，脱水程度常易被低估，临床上应综合考虑。

表 4－3 等渗性脱水的临床表现与分度

临床表现	轻度	中度	重度
失水量占体重比例	3% ~5%	5% ~10%	>10%
估计失水量	30 ~50ml/kg	50 ~100ml/kg	100 ~120ml/kg
精神状态	稍差或略烦躁	萎靡或烦躁不安	淡漠或昏迷
皮肤	稍干、弹性稍差	干、苍白、弹性差	干燥、有花纹、弹性极差
黏膜	稍干燥	干燥	极干燥或干裂
前囟和眼窝	稍凹陷	凹陷	明显凹陷
眼泪	有	少	无
口渴	轻	明显	烦渴
尿量	稍少	明显减少	极少或无尿
四肢	温	稍凉	厥冷
周围循环衰竭	无	不明显	明显

2. 脱水性质 指体液渗透压的改变，反映水和电解质的相对丢失量。钠是决定细胞外液渗透压的主要成分，所以根据血清钠的水平将脱水分为等渗性脱水、低渗性脱水、高渗性

脱水 3 种类型，临床以等渗性脱水最常见。

（1）等渗性脱水（isotonic dehydration）：水和电解质成比例丢失，血清钠浓度 130 ~ 150mmol/L，血浆渗透压正常，维持在 280 ~ 310mmol/L。脱水后的体液仍呈等渗状态，主要是细胞外液减少，细胞内液量无明显变化，临床表现为一般脱水症状。多见于急性腹泻、呕吐所致的脱水。

（2）低渗性脱水（hypotonic dehydration）：电解质丢失比例大于水的丢失，血清钠浓度 < 130mmol/L，血浆渗透压低于 280mmol/L。由于细胞外液呈低渗状态，水从细胞外转移至细胞内，使细胞外液量进一步减少和细胞内水肿。所以在失水量相同的情况下，其脱水症状较其他两种类型脱水严重。临床表现为初期无口渴症状，除一般脱水体征外，因循环血容量明显减少，多有四肢厥冷、皮肤发花、血压下降、尿量减少等休克症状，严重低钠者可发生脑水肿，出现嗜睡、惊厥和昏迷等神经系统症状。多见于营养不良伴慢性腹泻、腹泻时补充非电解质溶液过多时。

（3）高渗性脱水（hypertonic dehydration）：水丢失比例大于电解质的丢失，血清钠浓度 > 150mmol/L，血浆渗透压高于 310mmol/L。由于细胞外液呈高渗状态，水从细胞内转移至细胞外，使细胞内液减少，而血容量得到部分补偿，所以在失水量相同的情况下，其脱水症状较其他两种类型脱水轻。因细胞内缺水，表现为剧烈口渴、高热、烦躁不安、肌张力增高等，甚至发生惊厥。严重高渗性脱水可致神经细胞脱水、脑血管破裂出血等，引起脑部损伤。多见于高热等造成不显性失水增多而摄入水不足（如昏迷、呼吸增快、光疗或红外线辐射保暖、早产儿等），口服或静脉输入含盐过高液体时。

二、液体疗法常用溶液

1. 非电解质溶液 主要用于补充水分和提供能量，不能起到维持血浆渗透压的作用，为无张力溶液。常用 5% 和 10% 葡萄糖液，5% 葡萄糖液为等渗溶液，10% 葡萄糖液为高渗溶液。

2. 电解质溶液 主要用于补充损失的液体和所需的电解质，纠正体液的渗透压和酸碱平衡。

（1）生理盐水（0.9% 氯化钠溶液）和复方氯化钠溶液（Ringer 溶液）：为等渗溶液，用于纠正休克等。

（2）碱性溶液：用于快速纠正酸中毒。①碳酸氢钠溶液：1.4% 碳酸氢钠为等渗溶液；5% 碳酸氢钠为高渗溶液，可用 5% 或 10% 葡萄糖稀释 3.5 倍，即为等渗溶液。在抢救重度酸中毒时，可不稀释而直接静脉注射，但不宜多用。②乳酸钠溶液：1.87% 乳酸钠为等渗溶液；11.2% 乳酸钠为高渗溶液，稀释 6 倍即为等渗溶液。需在有氧条件下，经肝脏代谢产生 HCO_3^-，而起作用，显效缓慢，因此在肝功能不全、缺氧、休克、新生儿期及乳酸潴留性酸中毒时，不宜使用。

（3）氯化钾溶液：用于纠正低钾血症，常用 10% 氯化钾溶液，静脉滴注时需稀释成 0.2% ~ 0.3% 浓度，禁止直接静脉推注，以免发生心肌抑制而导致死亡。

3. 混合溶液 为满足不同情况患儿的补液需要，常把各种不同渗透压的溶液按一定比例配制成混合溶液应用。常用混合溶液的简单配制见表 4 - 4。

表 4-4 常用混合溶液的简单配制

混合溶液	张力	组成			混合液的配制（ml）		
		0.9%氯化钠	5%或10%葡萄糖	1.4%碳酸氢钠	10%氯化钠	5%或10%葡萄糖加至	5%碳酸氢钠
2:1 含钠液	1	2 份	—	1 份	30	500	47
1:1 含钠液	1/2	1 份	1 份	—	20	500	—
1:2 含钠液	1/3	1 份	2 份	—	15	500	—
1:4 含钠液	1/5	1 份	4 份	—	10	500	—
2:3:1 含钠液	1/2	2 份	3 份	1 份	15	500	24
4:3:2 含钠液	2/3	4 份	3 份	2 份	20	500	33

ORS Ⅰ、ORS Ⅱ、ORS Ⅲ

4. 口服补液盐 口服补液盐（oral rehydration salt，ORS）是世界卫生组织推荐的治疗急性腹泻合并脱水有优异疗效的药物，其处方组成合理，方便高效，纠正脱水的速度优于静脉滴注。该药虽为口服制剂，但要强调规范的配制方法，使含量准确以确保疗效。口服补液盐含有氯化钠、氯化钾、碳酸氢钠（或枸橼酸钠）和葡萄糖。

三、液体疗法的实施

液体疗法是儿科护理的重要组成部分，是通过补充液体及电解质来纠正水、电解质和酸碱平衡失调，以恢复机体的正常生理功能。补液时应确定补液总量、补液种类和补液速度，同时遵循“先盐后糖、先浓后淡（指电解质浓度）、先快后慢、见尿补钾、抽搐补钙”的补液原则。第一天补液总量应包括累积损失量、继续损失量及生理需要量 3 个部分。

1. 累积损失量 指发病后至补液时水和电解质总的损失量。

（1）确定补液量：根据脱水程度而定，即轻度脱水 30～50ml/kg、中度脱水 50～100ml/kg、重度脱水 100～150ml/kg。

（2）确定补液种类：根据患儿脱水性质来定，一般低渗性脱水补 2/3 张含钠液，等渗性脱水补 1/2 张含钠液，高渗性脱水补 1/5～1/3 张含钠液。如果临床上判断脱水性质有困难，可先按等渗性脱水处理。

（3）确定输液速度：取决于脱水程度，原则上应先快后慢。对伴有周围循环障碍和休克的重度脱水患儿，应先快速扩容，于 30～60 分钟内静脉推注或快速静脉滴注等张含钠液（2:1 液），总量不超过 300ml。其余累积损失量常在 8～12 小时内完成。在循环改善出现排尿后应及时补钾。

2. 继续损失量 指补液开始后因呕吐、腹泻、胃肠引流等继续损失的液体量。此部分应按实际损失量补充，即“丢多少、补多少”。但腹泻患儿的大便量较难准确计算，通常根据次数和量来估计，并适当增减。一般按每 10～40ml/kg，常用 1/3～1/2 张液体。此部分损失量连同生理需要量在补完累积损失量后 12～16 小时内均匀滴入。

3. 生理需要量 指补充基础代谢所需的量，涉及热量、水和电解质，有不同的估计方法，可根据体重计算。这部分液体应尽量口服补充，口服有困难者，补给 1/5～1/4 张液体，补液速度同继续损失量。

综合以上三部分，第 1 天的补液总量：轻度脱水 90～120ml/kg，中度脱水 120～150ml/kg，重度脱水 150～180ml/kg。第 2 天以后的补液，一般只补继续损失量和生理需要量，于 12～24 小时内均匀输入，能口服者应尽量口服。

四、补液护理

1. 补液前的准备阶段　全面了解患儿的病史、病情、补液目的，认真做好补液的各项准备工作。向家长解释补液目的，以取得配合；同时做好年长患儿的解释和鼓励工作，消除其恐惧心理，不合作患儿加以适当约束或给予镇静药。

2. 输液过程中注意事项

（1）按医嘱要求全面安排 24 小时的液体总量，并遵循“补液原则”分期分批输入。

（2）严格掌握输液速度，明确每小时输入量，计算出每分钟输液滴数，防止输液速度过快或过缓，有条件者使用输液泵。

（3）密切观察病情变化：①观察生命体征及一般情况，警惕心力衰竭和肺水肿的发生。②注意是否有输液反应，若发现应及时与医生联系，并寻找原因和采取措施。③观察静脉滴注是否通畅，有无堵塞、肿胀及漏出血管外等情况。④观察脱水是否改善及尿量情况，比较输液前后的变化，判断输液效果。⑤观察酸中毒表现，注意酸中毒纠正后，有无出现低钙惊厥。补充碱性液体时勿漏出血管外，以免引起局部组织坏死。⑥观察低血钾表现，并按照“见尿补钾”的原则，严格掌握补钾的浓度和速度，绝不可直接静脉推注。

（4）补液过程中，计算并记录 24 小时出入量。

第八节　儿童安全护理

患者安全是医疗护理工作中的重要内容，是指在医疗过程中采取必要的措施避免或预防患者受到伤害。由于患儿的年龄较小，语言表达能力、心理自制能力、行为表达能力、自我保护意识较差，且患儿不能主动配合治疗，病情转变很快，极易发生意外事件，导致对儿科护理工作的要求较高。因此，安全管理在儿科护理工作中尤为关键，应为患儿提供安全的就医环境，增强患儿安全意识，满足患儿的安全需要。

一、影响患儿安全的因素

（一）患儿因素

1. 年龄　年龄会影响个体对周围环境的感知和理解能力，因而也影响个体采取相应的自我保护行为。如新生儿与婴幼儿均需依赖他人的保护；儿童正处于生长期，好奇心强，喜欢探索新事物，容易发生意外事件。

2. 疾病　疾病可致个体身体虚弱、行动受限而发生跌伤，严重时影响人的意识，使之失去自我保护能力而更易受伤；免疫功能低下者易发生感染。

3. 心理因素　心理因素在一定程度上可影响患儿的安全，如紧张、恐惧或其他情绪、精神障碍时，个体因注意力不集中而无法警觉环境中的危险，易受到伤害或发生自伤、自残等情况。

4. 自护能力不足 儿童缺乏必要的危险意识，活泼好动，喜欢玩耍，易出现跌倒、坠床、误食、烫伤等情况。此外，治疗中家属未做好陪护，患儿可能会发生意外，对医疗器械的恐惧感也会使患儿出现不配合治疗的情况。

（二）医务人员因素

医务人员因素通常是指医务人员素质或数量方面的因素，包括思想政治素质、职业素质和业务素质等。如低年资护士缺乏评判性思维能力，无法预见性地识别风险，就有可能因行为不当或过失，造成患儿身心伤害。

（三）医院环境因素

医院的基础设施、仪器设备性能及物品配置是否完善规范，也是影响患儿安全的因素。此外，熟悉的环境能使人较好地与他人进行交流和沟通，从而获得各种信息与帮助，增加安全感。

（四）诊疗因素

针对患儿病情而采取的一系列检查与治疗，是协助诊断、治疗疾病及促进康复的医疗手段，但一些特殊的诊疗手段，也可能会给患儿带来一些不安全的因素，如侵入性检查、外科手术等均可能导致皮肤的损伤及潜在的感染等。

二、住院患儿安全护理

1. 增强防范意识 针对儿科病房的特殊性，护理人员应增强自身的安全防范意识，加强安全护理相关学习。工作中有高度的责任心和安全意识，注意加强病房巡视，做好查对，掌握患儿的动态，实施有针对性的防护措施，如安放床档、观察躁动患儿防止脱管等，避免护理差错的发生。

2. 提供优质的环境管理 针对儿科患者的特点，在病房、病床及相关硬件设施处制作并张贴各种提示卡或警示卡，预防护理不良事件的发生。将病房的地面改造为防滑地面，窗户安装防护装置，加固床档，避免患儿因翻身而坠床，为患儿提供安全、舒适的就医环境。

3. 预防交叉感染 由于儿童本身抵抗力偏低，是各类致病菌的易感人群，因此做好预防交叉感染工作对于患儿的康复十分重要。护理人员应该注重对患儿家属的教育，强化其安全风险意识。此外，医护人员应严格遵守医院感染相关管理办法，严格无菌操作，定期对病房进行紫外线消毒。

4. 安全用药指导 由于儿童各脏器还未发育完全，身体对各类药物较为敏感，护理人员在药物治疗时应准确告知家属药物使用的相关注意事项、常见不良反应及药品保管方法等。

5. 加强家属教育 患儿由于年纪较小，记忆力、理解力及自控力均较差，因此开展健康教育工作应以患儿家属为主，增强家属的安全意识。可将各个阶段儿童的发育情况、疾病注意事项等做成小册子给家长进行阅读。定期在病房内开展健康知识讲座，通过发放安全手册、现场演示等方法增强家属的安全防范意识。

知识拓展

世界患者安全日

世界患者安全日于2019年由第七十二届世界卫生大会通过WHA72.6号决议“全球患者安全行动”设立，将每年9月17日定为世界患者安全日。旨在提高公众认识和参与，增进全球了解，并努力实现全球团结和会员国行动，以加强患者安全和减少对患者的伤害。

2019年第一届世界患者安全日主题为“人人参与患者安全”。

2020年第二届世界患者安全日主题为“卫生工作者安全：实现患者安全的首要任务”。

2021年第三届世界患者安全日主题为“孕产妇和新生儿的安全照护”。

2022年第四届世界患者安全日主题为“用药安全”。

2023年第五届世界患者安全日主题为“鼓励患者参与患者安全”。

第九节　儿童临终关怀

儿童临终关怀是一种积极的、全面的护理，其主要目的是缓解临终患儿及其家属在生理、社会、心理及精神方面的痛苦，帮助满足其生理、心理、社会和精神方面的需求。儿童临终关怀的最终目的是为临终患儿及其家属在其整个临终过程中提供综合性的护理服务。在对临终患儿护理中，应充分发挥患儿和家长在临终决策中的重要作用，同时护理人员应组建多学科团队并共同制定决策。当患儿及家长需要做出艰难决策时，应当给予患儿及家长充足的时间和不同选择让其考虑。在整个临终关怀的过程中，也应关注患儿家庭成员的悲伤情绪并给予相应的护理。

一、儿童临终关怀的必要性

儿童临终关怀护理是一个特殊的照护过程，其质量不仅关乎患儿身心的全方面照顾，更关乎父母的需要。一个孩子的死亡对其父母、兄弟姐妹、其他家属、老师、医护工作人员都会造成极大的痛苦和悲伤。特别是在临终的过程中，患儿和他们的家庭会经历生活质量的下降、经济的损失、临终服务的不可及性，以及死亡地点的抉择困扰，这些因素皆会使得患儿及其家庭陷入困境和压力之中。我国每年大约有20万例危重症患儿死亡，由于患儿的特殊性，他们对于临终关怀的反应和认知程度不同于成人，对于疾病所带来痛苦表达方式也不同于成人，从初期突然被送到医院及一系列的诊治操作，加上身体一系列的反应，让他们内心感到无比的恐惧，表现为极度不配合治疗，后期随着病情的恶化，以及周围人悲伤的情绪，儿童会意识到自己即将死亡的情况，整个人承受着心理上的痛苦，需要医护人员给予更多的关心和照护。

2013年美国儿科学会发表的《美国儿童临终关怀指南》提出，“以患儿为中心、家庭参与”“尊重与合作”“高质量、开放性、公平性”及“临床治疗整合”是患儿临终关怀的核心理念，减轻患儿痛苦、改善患儿的生活质量、保证危重患儿及其家庭得到持续的照护和关怀是高质量临终关怀的目标。

二、各年龄阶段患儿对死亡的理解和认识

临终患儿的心理反应与其对死亡的理解和认识有关，不同的年龄阶段对死亡的理解不同。2 岁前的婴幼儿把死亡看作是可逆的、暂时的，如同与父母或照顾者的分离；2～6 岁患儿将死亡看作是可逆的，常认为死亡是一种做错事的惩罚；学龄期患儿开始认识死亡，能理解死亡不可逆转，开始用具体语言表达其内心对死亡的恐惧。但 9 岁前的儿童认为死亡并非不可避免，认为只要“躲起来”，就不会死亡；9 岁后的儿童则认为死亡是不可避免的过程，但对自己或亲友的死亡仍难以理解。对此阶段的患儿来说，难以忍受的主要是疾病和治疗的痛苦及与亲人的分离，而不是死亡的威胁；能够缓解痛苦，与亲人在一起，便能有安全感。随着心理的发展，青春期患儿逐渐懂得死亡是生命的终结，是不可逆、普遍的和必然要发生的，自己也不例外，对死亡有了和成人相似的概念，但通常认为死亡会发生在遥远的未来，面临死亡时也有恐惧和痛苦的表现。儿童对死亡的理解和认识还受到诸多因素的影响，例如，与儿童第一次接触到死亡的年龄和经验、父母是否愿意与孩子讨论有关死亡的主题和事例、是否有宗教信仰、传播媒体和不同的社会文化有关。

临终患儿常见的心理行为反应包括害怕，如害怕分离、害怕疼痛、害怕被遗弃和死亡本身，孤独、沮丧、悲伤、罪恶感、退缩及愤怒，愤怒是儿童哀伤最常见的反应。死亡来临前，患儿的身体功能逐渐丧失，出现呼吸困难、肌张力丧失、血液循环与新陈代谢速率变慢，以及意识状态模糊等，对光很敏感，听觉最后才丧失。

三、儿童临终关怀的整体性照护

患儿的临终阶段实际上已由以医疗为主的治疗转变为以护理为主的照护。开展患儿临终阶段的整体性照护包括疼痛管理、舒适护理及家庭支持，三方面相辅相成，将人性化护理落到实处，尽可能使患儿处在舒适状态，提高临终生活质量是临终关怀护理的重要特点，具有较高的实用性。

1. 疼痛管理 疼痛管理是危重症临终患儿重要的治疗措施。疼痛管理在儿童临终关怀护理中尤为重要。儿童对于疼痛的敏感性强于成人，有许多患儿在临终前的疼痛没有得到有效地控制。药物治疗时主要采取疼痛“三阶梯”治疗原则，进行定时、定量、个体化治疗，并依据疼痛情况不断予以调整。对于疼痛无法控制的患儿，可以请麻醉科会诊，对患儿进行更高级别的疼痛控制治疗。

2. 舒适护理 患儿的舒适护理中，可以由临终关怀护理团队或者患儿所在医院为危重症患儿提供室内环境温暖清洁、空气新鲜、光线充足、设有家属陪床、具有儿童特色的病房环境，并适当提供资源让患儿进行学习和游戏，减少患儿痛苦；护理人员可采用访谈、音乐疗法、提供舒适的体位和治疗性抚摸、鼓励患儿表达自己的情绪等一系列措施缓解患儿疼痛，增加其舒适感，解除疼痛引起的焦虑、痛苦。

3. 心理护理 在大部分家庭中，儿童占据着重要位置，一旦儿童患病发展到临终状态，

父母的身心压力很大。有研究表明，患儿出生后就濒临死亡，患儿父母的心理应激高达90%以上，而且母亲对子女死亡产生的悲伤及负罪感在丧子1年后都难以释怀，并且这种悲伤并不是其他子女出生所能替代的。对患儿及其家属实施心理支持和悲痛疏导，也是临终关怀中护理工作的重点之一。在此期间，医护人员应同情和理解家属需要并给予关心和咨询，指导和帮助患儿及其父母渡过这一难关，告诉他们发生了什么，如何去做，这样的指导能够在一定程度上帮助患儿父母缓解悲伤，使患儿家属以充分的心理准备配合治疗，珍惜与亲人共同拥有的临终时光。护理工作的质量在很大程度上决定临终关怀的成功与否。

知识拓展

世界临终关怀及舒缓治疗日

2004年英国首先提出，把每年10月的第一个周六作为世界临终关怀及舒缓治疗日。这一提议得到了分布在欧洲、非洲、业洲、美洲和大洋洲的数十个国家临终关怀及舒缓治疗组织的积极响应与大力支持。

通过这一天的全球性活动，提高人们对临终关怀重要性的认识。提高对晚期患者及其家庭在医疗、社会、日常生活、精神方面需求的理解和认识，最终能达到保障生命最后阶段的生活质量。寻求对临终关怀的资金支持，促进全球范围内临终关怀及舒缓治疗服务机构的发展，可以造福人类。

本章小结

思考题

1. 请结合临床实际，简述儿科护理实践中如何体现FCC的内涵。

2. 患儿，女，1岁半。在家里被热汤烫伤，由父母送急诊求诊。患儿持续哭闹，哭声尖锐。

（1）请简述儿童疼痛评估的QUESTT原则。

（2）列举适合该患儿的非药物性疼痛干预方式。

更多练习

（张春梅 刘彦麟 陈 聪 吴晓楠）

第五章　儿童营养

教学课件

学习目标

1. 素质目标

（1）通过案例分析，能够准确识别和分析儿童营养问题，制定科学合理的干预措施。

（2）以科学的态度评价营养相关的研究和建议，具备开放的心态和求知的精神。

（3）能够主动关注儿童的营养状况，在临床实践中，运用所学知识和技能，有效解决儿童营养问题。

2. 知识目标

（1）掌握：母乳喂养、人工喂养和食物转换的概念，辅食的添加原则。

（2）熟悉：母乳喂养的优点、辅食的添加顺序。

（3）了解：儿童营养的评估方法。

3. 能力目标

（1）能解释儿童生长速度与营养状态之间的关系。

（2）能够为不同年龄阶段的儿童制订个性化营养指导计划。

（3）能够使用 STAMP 评分、STRONGkids 评分对儿童营养状况进行风险筛查。

案例

【案例导入】

患儿，男，9 个月 23 天，因“皮肤、口唇黏膜苍白，精神状态差”入院。患儿是足月儿，出生体重 3kg，现体重 6.8kg，出生后一直母乳喂养，1 个月前家长尝试给予母乳以为的食物，但患儿拒绝进食。

【请思考】

1. 请根据该患儿目前的健康问题，提出 3 条护理诊断。
2. 请为该患儿制定护理方案。

【案例分析】

营养（nutrition）是指机体从外界摄取食物，经过体内的消化、吸收、代谢后，参与构建组织器官，满足生理功能和体力活动需要的必要的生物学过程。生命早期是人体可塑性最强的阶段，基于最合理的营养和生活因素，可帮助其最大限度减弱疾病发生风险的积累。为满足儿童的基础代谢（basal metabolism，BM）、食物的热效应（thermic effect of food，TEF）、活动消耗（physical activity）、生长发育（growth）和排泄消耗（excreta），需要保证提供给儿童足够的营养，避免发生营养障碍疾病。

第一节　儿童喂养与膳食安排

一、婴儿喂养

由于受乳母情况、婴儿情况和社会因素影响，婴儿的喂养方式有母乳喂养、部分母乳喂养和人工喂养 3 种。

（一）母乳喂养

母乳是婴儿最理想的食物，母乳喂养不仅可以满足婴儿生长发育所需的能量需要，同时还能增进母婴之间的情感沟通，促进婴儿身心健康发展。正常足月儿生长到 6 月龄以内，仅靠其乳母（健康）提供的乳汁，可满足其生长发育所需的全部能量、营养素和液体量。

1. 母乳的特点

（1）营养丰富：母乳的营养生物效价高，相比较其他乳类，更容易被婴儿吸收利用。母乳所含必需氨基酸比例合理，母乳蛋白质含量较牛乳低，蛋白质种类以乳清蛋白为主，有利于吸收利用。酪蛋白含量低于牛乳，为 β－酪蛋白，具有含磷少、凝块小的特点。母乳中酪蛋白与乳清蛋白比值为 1∶4，与牛乳（4∶1）相比有明显差异，营养结构更合理，更容易被消化吸收。母乳喂养的婴儿过敏的发病率低。母乳中不饱和脂肪酸、乙型乳糖（β－双糖）含量较高，含脂肪酶、糖蛋白、糖脂、核苷酸及低聚糖。母乳中电解质浓度低，钙、铁、锌等矿物质吸收率高；但维生素 D、维生素 K 含量较低。

不同乳中主要营养素含量比较（每 100g）

（2）生物作用：新生儿胃液 pH 呈中性或弱酸性，空腹时胃液 pH（3.0～4.0）高于成人胃液 pH（0.5～2.3）。母乳 pH 为 3.6（牛乳 5.3），对酸碱的缓冲力小，由于食物的缓冲作用和进食后胃酸分泌，餐后婴儿的胃液 pH 高于成人，有利于胃脂酶发挥作用，有利于脂质的消化。母乳中含有丰富的分泌型免疫球蛋白 A（sIgA）、免疫活性细胞、催乳素、乳铁蛋白、溶菌酶、双歧因子、低聚糖等免疫成分。

母乳成分特点

（3）其他作用：母乳喂养经济实惠，可减轻家庭经济负担；母乳温度适宜，可降低婴儿烫伤和腹泻的风险；婴儿在吸吮的过程中可以感受到母亲的爱，有利于婴儿心理健康发展；在婴儿吸吮的过程中，有利于乳母产后子宫复旧；母乳喂养造成热量缺口，有利于产后瘦身；可推迟月经，避免铁流失；减少再受孕机会。

母乳中各种免疫活性物质的作用

2. 乳汁的成分变化　孕后期和分娩后一周内的乳汁是初乳，分娩后第二周的乳汁是过渡乳，分娩 2 周以后的乳汁是成熟乳。乳汁中各种营养素的含量与乳母的饮食结构有关，其中脂肪、维生素 A、水溶性维生素和铁受影响较大，而维生素 D、维生素 K 不易进入乳汁，受乳母饮食影响小。

（1）初乳：量少，每日 15～45ml，淡黄色，碱性，比重 1.040～1.060，脂肪含量低，蛋白质含量高，初乳中的蛋白质主要是免疫球蛋白，视黄醇和维生素 E 含量高。初乳中的初乳小球是充满脂肪颗粒的巨噬细胞及其他免疫活性细胞，对提高新生儿抵抗力和促进生长发育有非常重要的作用，故新生儿出生后，应尽早开奶。

（2）过渡乳：量与新生儿的吸吮习惯、乳母的液体摄入量有关，每日约 600ml。过渡乳是从初乳向成熟乳的过渡阶段的乳汁，成分与初乳差别很大。

（3）成熟乳：每日可达 700～1000ml，产后 6 个月内，健康乳母的泌乳量逐渐增多，6 个月后，泌乳量和乳汁成分逐渐减少。泌乳量减少不应该成为断乳的理由，根据世界卫生组织公布的《6～23 月龄婴幼儿辅食喂养指南》，母乳喂养应持续至 2 岁或以上，故应该劝告母亲不要轻易放弃母乳喂养。

不同阶段母乳中主要营养素含量

（4）哺喂过程中乳汁成分的变化：每次哺乳过程中随吸吮时间的延长，乳汁的成分在发生变化。若把每次哺乳过程分为 3 个阶段，A 阶段乳汁中蛋白质含量高而脂肪含量低；B 阶段乳汁中蛋白质含量逐渐降低而脂肪含量逐渐增加；C 阶段乳汁中蛋白质含量最低，脂肪含量最高。哺乳过程中各阶段乳汁成分变化见表 5－1。

表 5－1 哺喂不同阶段母乳成分变化

营养成分	A 阶段	B 阶段	C 阶段
蛋白质（g/L）	11.8	9.4	7.1
脂肪（g/L）	17.1	27.7	55.1

3. 母乳喂养的优点

（1）各类营养素比例均衡：婴儿消化道未发育成熟，母乳中的各类营养物质对消化道负担小，产生消化道疾病的风险低。除维生素 D、维生素 K 需额外补充外，健康乳母提供的乳汁，其他营养素可满足 6 个月前婴儿的所有需要。母乳中蛋白质以乳清蛋白为主，配方奶粉中的蛋白质是异源性蛋白质，会增加患过敏性疾病的风险。

（2）提高婴儿抗感染能力：母乳丰富的免疫活性物质（sIgA、巨噬细胞、淋巴细胞、乳铁蛋白、溶菌酶、双歧因子、低聚糖等），可影响细菌在体内的繁殖、黏附和入侵。

（3）经济方便：母乳是婴儿最理想的食物，母乳喂养是婴儿出生后最佳喂养方式，应坚持 6 月龄内纯母乳喂养。乳汁温度适宜；泌乳速度合适，降低喂养过度的风险；无须消毒，操作简单。

（4）有利于增进母子感情：新生儿的视觉范围在 15～20cm，在哺喂过程中恰好可以看清母亲的脸，在哺乳的过程中可以让婴儿获得安全感和满足感。

（5）促进母体产后恢复和避孕，减少乳腺癌和卵巢癌的发生：哺喂过程可使母亲有成就感，并同时对母亲的角色更加认同，使得母亲心情愉悦，降低产后抑郁的风险。同时催产素分泌增多，促进子宫收缩，乳汁的产生需要消耗能量，有利于母亲产后恢复。哺乳可推迟月经，有一定的避孕作用。母乳喂养通过调节激素、受体、刺激乳腺细胞分化、清除 DNA 损伤细胞等，降低乳腺癌和卵巢癌的发病风险。

（6）有利于儿童的健康管理：母乳的成分合理，对婴儿早期健康生长、发育有积极作用；可降低儿童肥胖及成年后患慢性病的风险。

4. 母乳喂养的缺点

（1）维生素 D、维生素 K 及铁含量不足：母乳中的维生素 D 含量相对较低，尤其是在冬季或缺乏阳光照射的地区。维生素 D 对于婴儿的骨骼发育和免疫系统的正常功能至关重要。母乳中的维生素 K 含量也相对较低。当新生儿维生素 K 缺乏时，易患出血性疾病，因此，婴儿需要额外补充维生素 D、维生素 K。婴儿 6 月龄以后，其所需 99% 的铁来自母乳以外的食物，故应该及时给婴儿添加辅食，降低缺铁性疾病的发生率。

（2）影响母亲睡眠质量：在夜间哺喂母乳，需要母亲间断睡眠，会影响母亲的睡眠质量。

（3）出现乳房问题：在母乳喂养的过程中，会出现涨奶、乳腺炎、乳头皲裂等乳房问题。

（4）母亲的隐私权可能被侵犯：如母婴基础设施不健全，在公共场所进行母乳喂养，让母亲的隐私权有可能受到侵犯。

5. 母乳喂养的护理措施 一次成功的哺乳行为需要母子双方的积极参与，同时具备以下 3 个条件：首先母亲需要有分泌充足乳汁的能力，其次是婴儿有效的吸吮，最后是哺喂过程中出现有效的射乳反射。为更有效地进行母乳喂养，需从产前开始准备。

（1）产前准备：大部分孕妇是有哺乳能力的，但是要进行有效的哺喂，需让母亲做好身体和心理的准备。

母乳喂养的产前准备

（2）尽早开奶，回应式喂养：母乳应该是婴儿出生后的第一口食物。分娩后母婴即刻开始不间断的肌肤接触，让婴儿分别吸吮双侧乳头各 3 ~5 分钟，可吸吮出数毫升初乳。观察新生儿觅食表现，帮助开始母乳喂养，特别是让婴儿吸吮乳头和乳晕，刺激母乳分泌。及时识别婴儿饥饿及饱腹信号并尽快做出喂养回应，哭闹是婴儿表达饥饿信号的最晚表现。婴儿吸吮前不需过分擦拭或消毒乳房。按需喂养，不要强求喂奶次数和时间，但生后最初阶段会在 10 次以上。婴儿异常哭闹时，应考虑非饥饿原因。

回应式喂养

（3）选择合适的哺喂姿势：哺乳时根据母亲的身体情况和环境因素的影响，选择最适合的哺乳方式进行喂哺，哺乳时母亲全身肌肉放松，姿势合适，这样做不仅利于乳汁排出还可以有效刺激婴儿吸吮。在哺乳前，可以用母亲的乳房刺激婴儿的鼻子和嘴巴，引导婴儿进入吃奶状态，提倡按需喂养，等待哺乳的婴儿应该有饥饿感并是清醒的。常见的哺喂姿势有摇篮式和侧躺式。

摇篮式和侧躺式哺乳姿势

（4）提高乳汁质量：乳母的营养均衡、膳食搭配合理是保证泌乳质量的关键。乳母每日膳食能量摄入比非妊娠妇女增加 2.09MJ（500kcal）。同时需保证乳母的液体摄入量才能提高泌乳量。

（5）保持乳母心情愉快：乳汁的产生需要多种激素的协同调节，而这些激素都直接或间接地受下丘脑的调节，故应该让母亲在产后身体得到充分的修养，心情愉悦，不要因为泌乳量不够而陷入焦虑，压抑的情绪下肾上腺素分泌增加，会导致泌乳减少。

6. 母乳喂养禁忌 若母亲感染 HIV 或患有活动性结核、恶性肿瘤、严重的精神类疾病、慢性肾炎、心功能不全等都不宜哺乳。患急性传染病乳母的乳汁，将乳汁挤出后消毒，可以喂养婴儿。乙型肝炎病毒携带者不是哺乳的禁忌证，因为病毒传播主要通过胎盘或血液在临产或分娩时传播，但这类新生儿需在出生后 24 小时内注射特异性高效乙肝免疫球蛋白，之后接受乙肝疫苗免疫接种。乳母患结核病时，经规范化治疗，无临床症状时，可以继续哺乳。

7. 社会支持系统 乳母能心情愉悦、营养均衡需要全社会的努力，包括专业人员的技术指导，家庭、社区和工作单位的积极支持。每一位婴儿都有接受母乳喂养的权利，当权利受到侵犯时可以充分利用政策和法律来保护其权利。

8. 断乳时机 断乳指由单一依赖乳类喂养逐渐过渡到多元化饮食结构的过程。分娩 6 个月后，乳汁的质量逐渐下降，但婴儿生长发育仍需较多能量，同时婴儿的消化系统功能逐渐完善、乳牙萌出，需要将饮食从流质过渡到半固体和固体膳食，可以训练咀嚼和吞咽能力、刺激乳牙萌出（缓解萌出过程中的不适）、接受更丰富的营养，不仅能满足婴儿的营养需求，也能满足其心理需求，并促进其感知觉、心理及认知、行为能力的发展。参考世界卫生组织、联合国儿童基金会和其他国际组织的相关建议，婴儿满 6 月龄后继续母乳喂养到 2 岁或以上。

（二）部分母乳喂养

虽提倡纯母乳喂养，但是当婴儿体重增加不理想时，排除其他疾病因素影响，需考虑母乳不足，此时需用其他乳类来补充能量缺口。在一次哺喂过程中同时用母乳和婴儿配方奶粉或动物乳喂养婴儿的方式为部分母乳喂养，有两种方式。

1. 补授法 当母亲泌乳量不足时，每天母乳喂哺次数不变，每次先喂母乳，两侧乳房都被吸空后，再根据婴儿能量需要，添加婴儿配方奶粉或动物乳。补授法更适合 6 月龄以内的婴儿。补授法不仅可以最大限度地保证婴儿的母乳摄入还有利于刺激产生母乳。补授的乳量需遵循“缺多少补多少”的原则，避免能量摄过多或不足。

2. 代授法 当母乳喂养的婴儿准备断离母乳时，常用代授法，用婴儿配方奶粉或动物乳一次或多次替代母乳。在一次母乳哺喂时，逐渐刻意减少母乳量，同时增加婴儿配方奶粉或动物乳量，以达到完全替代此次母乳量；减少每日母乳喂养的次数，用婴儿配方奶粉或动物乳完全替代减少的母乳。代授法会造成乳母涨奶，泌乳量减少。

（三）人工喂养

因母亲的原因或其他社会因素不能哺喂母乳，用婴儿配方奶粉或动物乳，完全替代母乳进行哺喂的方式，称为人工喂养。婴儿配方奶粉是完全人工喂养婴儿的最优选择。婴儿配方奶粉是以生牛乳（羊乳等）为原料，添加各类营养素，改良其营养素结构，加工成“近似”母乳的粉末状产品。

1. 摄入量估计 每次配制婴儿配方奶粉的量，需根据婴儿体重、推荐摄入量、婴儿配方奶粉的制品规格及对应的配制说明来确定。一般市面销售的婴儿配方奶粉 100g，大约可提供 2.09MJ（500kcal）能量，以健康 6 月龄婴儿（7.5kg）为例，每日能量需要 2.82MJ [每日能量摄入为 0.38MJ/(kg · d)]，每日需婴儿配方奶粉约 135g。

2. 人工喂养注意事项 人工喂养需选用合适的奶嘴，每次配置奶液所需的奶具需清洗消毒。奶液“现喝现配”；奶温需接近人体温度，配置奶液的水应为冷却至人体体温的温开水；按需喂养，婴儿食量存在差异，可通过婴儿排便量和喂奶后状态，判断奶量是否足够。

人工喂养时奶具和奶液的管理

3. 哺喂姿势 斜抱完全觉醒的婴儿，使婴儿头部枕在喂养者肘窝处，头高足低，并在婴儿颈下围一块小毛巾，避免喂养时奶液污染衣服或流于颈下，引起皮肤炎症。喂奶时奶瓶倾斜，让奶液充满整个奶嘴和奶瓶前半部，避免婴儿在吃奶时同时吃进空气。每次喂哺后将婴儿竖起，轻拍婴儿后背，促使其将吞咽下的空气排出。

4. 特殊喂养 对于乳糖不耐受、乳类蛋白过敏、患苯丙酮尿症等遗传性疾病，无法接受母乳喂养的婴儿，需要根据医生的指导选择特殊婴儿配方食品，苯丙酮尿症婴儿选择限制苯丙氨酸的特殊婴儿配方奶粉，乳糖不耐受的婴儿选择去乳糖的特殊婴儿配方奶粉，对乳类蛋白质过敏的婴儿选择以大豆为蛋白质来源的特殊婴儿配方奶粉，腹泻的婴儿适合脱脂乳粉。

（四）婴儿食物转换

婴儿食物转换是指从单一乳类食物逐渐过渡到固体食物的过程。此阶段婴儿的食物种类逐渐多样，是婴儿乳类食物被逐渐替代的过程，又称换乳期或婴儿食物过渡期。

1. 婴儿食物转换的意义

（1）营养需求：随着婴儿的生长和发育，他们对铁、锌、维生素等营养素的需求增加，这些营养素在母乳或配方奶中不足。

（2）口腔发育：咀嚼固体食物有助于婴儿的口腔肌肉发育，为将来的语言发展打下基础。

（3）味觉培养：让婴儿接触不同的食物和味道，有助于培养他们的味觉和对各种食物的接受度。

（4）有利于身心健康发展：学习用勺子喂食和自我喂养可以帮助婴儿培养自主性和手眼协调能力。婴儿食物转换是一个重要的发展阶段，它不仅满足了婴儿的营养需求，还有助于他们的身体和认知发展。

2. 婴儿食物转换的注意事项 每个婴儿的发展速度和需求都有所不同，因此在引入新食物时要观察婴儿的反应。如发生变态反应或消化不良等情况，请及时停止喂食并咨询医生。在进食过程中，保持轻松愉快的氛围，鼓励婴儿探索和尝试新食物。换乳期食物（辅助食品）不作为营养获取的主要来源，是为过渡到固体食物所添加的富含能量和各种营养素的泥状食物（半固体食物）。不同月龄婴儿食物转换建议见表5－2。

表5－2 换乳期婴儿食物转换建议

月龄	阶段	食物引入	进食技巧
6个月	初期辅食	米糊、蔬菜泥、水果泥、蛋黄等	使用小勺喂食，每次1～2勺，逐渐增加至每天3次
7～8个月	进阶辅食	肉泥、全蛋、豆腐泥、肝泥等	增加食物种类和不同质地，鼓励婴儿自我喂养，如抓握食物
9～11个月	多样化辅食	面条、小块肉类、水果块等	继续增加食物种类和质地，鼓励婴儿使用手指捏取食物，尝试用杯子喝水
12个月	家庭餐	软烂的家庭餐食物	鼓励婴儿与家人一同进餐，学习使用勺子和叉子，逐渐过渡到家庭餐

3. 婴儿食物转换的原则 婴儿食物转换时要遵循逐渐引入、适量、多样、避免添加糖和盐、注意喂养安全、鼓励自主进食等原则。

婴儿食物转换的原则

4. 婴儿食物转换的方法 婴儿的食物转换是一个逐步的过程，需要根据婴儿的月龄和发育特点来进行。4～6个月婴儿食物转换时以母乳或配方奶为主，开始使用小勺喂食含铁量高的泥糊状食物，同时注意观察有无变态反应。7～8个月婴儿食物转换时应增加食物种类，鼓励婴儿自主进食。9～11个月婴儿食物转换时开始培养用餐习惯，引入更多质地的食物并尝试用杯子喝水。12 个月龄及以上婴儿食物转换时要培养婴儿使用餐具，保持食物多样性。

4～12 月龄婴儿食物转换的方法

婴儿溢乳的主要原因和护理措施

5. 婴儿喂养常见问题

（1）婴儿溢乳：溢乳是婴儿在哺乳过程中或哺乳后出现吐奶的现象，是婴儿喂养中常见的问题。新生儿胃肠功能不成熟，吞咽空气，哺乳姿势不当会引起溢乳。

（2）母乳性黄疸：母乳性黄疸是新生儿常见的一种生理性黄疸，通常在出生后 3～8 天出现，4～12 周消退。其原因不明确，有学者认为是母乳中的某些物质影响了胆红素的排泄。可以通过频繁哺乳，确保新生儿每天至少 8～12 次的母乳喂养，以增加肠道蠕动，促进胆红素的排泄；鼓励母亲多喝水，以确保乳汁供应充足；定期监测新生儿的胆红素水平，以便及时发现并处理。及时识别并采取适当的预防措施，可以有效地管理和预防母乳性黄疸。

（3）变态反应：家长在引入新食物时，可能未遵循“一种食物原则”。某些食物（如牛奶、鸡蛋、花生）容易引起过敏。食物过敏可能导致皮肤红疹、腹泻、呼吸困难等症状。在引入新食物时需观察婴儿的反应。

（4）消化不良：婴儿的消化系统还在发育中，不适宜的食物或过量的食物都可能导致消化不良。消化不良可能导致腹胀、腹泻或便秘。

（5）喂养行为问题：婴儿可能因为各种原因，如牙齿生长、情绪变化、疾病等，而拒绝食物。持续的拒食可能导致营养不足。在喂婴儿时需保持耐心和积极的态度，鼓励婴儿尝试新食物，但不要强迫其进食。

（6）过度喂养：抚养人错误的喂养观念，认为多吃总是好的，或者用食物来安慰婴儿的情绪。过度喂养可导致肥胖和其他健康问题。家长应了解婴儿的饥饿和饱足信号，避免过度喂养。

二、幼儿膳食安排

（一）幼儿营养需求及消化系统、神经系统发育特点

幼儿正处于快速成长的阶段，他们的营养需求、消化系统和神经系统都有其独特的发育特点。

1. 营养需求特点 幼儿需要足够的能量和营养素来支持他们的身体和大脑发育。蛋白质对于肌肉和组织的生长至关重要，而脂肪则是大脑发育的主要能源。碳水化合物提供能量，维生素和矿物质则参与各种生化反应和骨骼的矿化。由于幼儿的胃容量较小，建议提供营养丰富、易于消化的食物，并分散为多餐。

2. 消化系统发育特点 幼儿的消化系统逐渐成熟，但仍然需要时间来适应各种食物。他们的胃酸分泌增加，有助于蛋白质的消化。然而，他们的肠道仍然较短，所以食物通过的速度较快，可能导致某些营养素的吸收不足。因此，提供易于消化且营养密度高的食物是关键。

3. 神经系统发育特点 在这个阶段，幼儿的大脑迅速增长，达到成人大脑重量的 80%。神经突触的形成和修剪也在这一时期达到高峰。为了支持这些变化，需要确保摄入足够的二十二碳六烯酸（DHA）、花生四烯酸（ARA）、铁、锌和其他对大脑发育有益的营养素。此外，与环境的刺激互动，如玩耍、阅读和探索，也对神经系统的发育至关重要。

（二）膳食安排

中国营养学会推荐婴幼儿每日能量摄入量：1～2 岁男孩为 3.77MJ（900kcal），1～2 岁女孩为 3.35MJ（800kcal），2～3 岁男孩为 4.60MJ（1100kcal），2～3 岁女孩为 4.18MJ（1000kcal）。

在为幼儿进行一天膳食安排时应尽可能包含各种营养素，包括蛋白质、碳水化合物、脂

肪、维生素和矿物质。确保所有的食物都是新鲜的，并且在准备过程中遵循良好的卫生习惯。此外，每次引入新的食物时，都应观察儿童是否有变态反应。

（三）进食技能培养

培养幼儿的进食技能和习惯是一个逐步的过程，涉及手眼协调、口腔运动能力和饮食习惯的培养。7～9 个月婴儿，鼓励其自主进食，鼓励婴儿模仿抚养人的进食动作；10～12 个月婴儿开始培养用餐习惯，鼓励其用杯子喝水，自己用勺子、叉子进食。

三、学龄前期儿童膳食安排

2 岁幼儿一天膳食安排

（一）营养需求特点

学龄前期儿童正处于快速生长发育的阶段，因此他们的营养需求与婴儿和幼儿有所不同。随着身体的成长，儿童的能量需求也会增加。然而，他们的活动量也在增加，因此需要确保他们摄入足够的能量来支持他们的活动。蛋白质是生长和修复身体组织的重要营养素。学龄前期的儿童需要足够的蛋白质来支持他们的生长。保证钙和维生素 D 的摄入避免骨骼发育不良，保证铁的摄入，预防缺铁性贫血。

（二）膳食建议

学龄前期儿童的膳食计划应注重营养均衡和食物多样性，以满足他们生长发育的需要。谷类食物是学龄前儿童膳食的基础，应占据饮食的主要部分。建议每日摄入适量的全谷物、杂粮，以提供丰富的碳水化合物、膳食纤维、B 族维生素和矿物质，有助于维持能量摄入和促进消化。蛋白质是儿童生长发育的重要营养素，每天应摄入 30～50g 的蛋白质，占总能量的 14%～15%。建议动物源性蛋白质与植物源性蛋白质每日都有摄入。钙是儿童骨骼发育所必需的营养素，足量的乳制品和豆制品摄入对于维持充足的钙摄入至关重要。膳食纤维对于儿童的消化健康和血糖控制非常重要。建议每天摄入适量的膳食纤维，如全麦面包、麦片粥和蔬菜等。这些食物不仅提供了纤维，还富含维生素、矿物质和其他营养素。在食物烹调时，应尽量选择少调料、少油炸和油煎的方式，以减少不必要添加。同时，避免高糖饮料的过度摄入，以免影响血糖稳定和牙齿健康。科学选择零食，优先选择水果、蔬菜、坚果和低糖低盐的食品。

四、学龄期儿童膳食安排

（一）营养需求特点

学龄期儿童的营养需求相对较高，因为他们正处于身体和智力发育的关键时期。在这个阶段，儿童的乳牙逐渐脱落，恒牙开始萌出，口腔咀嚼功能逐渐发育成熟，消化吸收能力也基本达到成人水平。为了满足学习任务和体育活动的需要，他们的能量摄入量应该足够支持他们的生长发育和日常活动。

（二）膳食建议

学龄期儿童的主食应选择粗加工的谷类，如糙米、全麦面包和燕麦等，这些食物能够保留更多的 B 族维生素。同时，食物种类应多样化，搭配合理，以确保摄入各种必需的营养素。为了促进骨骼和牙齿的健康发育，学龄期儿童应多食富含钙的食物，如牛奶、酸奶、豆浆、奶酪和绿叶蔬菜等。此外，铁、锌和维生素 C 也是他们健康成长所必需的营养素，可以通过摄入鱼、禽类等瘦肉，以及豆类、坚果、水果和蔬菜等食物来满足营养需求。

五、青春期儿童膳食安排

（一）营养需求特点

青少年时期是儿童生长发育的第二个高峰期，这一时期的总能量需求中有20% ~30%用于生长发育。在这个阶段，骨骼快速增长，骨量增加约45%，因此矿物质的需求量大于儿童期和成人期。此外，各种维生素的需要量也相应增加。

（二）膳食建议

青春期是儿童生长发育的关键时期，身体和心理都发生显著变化。为了支持这一时期的健康成长，青春期儿童的能量需求增加，应确保摄入足够的能量来支持他们的生长和日常活动。能量主要来源于碳水化合物；蛋白质对于身体组织的修复和生长至关重要，推荐优质蛋白质来源，包括鱼、禽类等瘦肉、蛋、豆类和乳制品；同时应注意补充钙和维生素 D、铁等元素，不挑食、不偏食；建立规律的饮食习惯，避免暴饮暴食；结合适量的体育活动，保持健康体重；注意食品的卫生和安全，避免摄入污染或不洁的食物。

知识拓展

顺应喂养

顺应喂养（responsive feeding）是在顺应养育（responsive parenting）模式框架下发展起来的婴幼儿喂养模式。顺应喂养是一种以婴儿为中心的喂养方式，强调尊重和理解婴儿的饥饿和饱足信号。这种喂养方式鼓励母亲根据婴儿的需求进行喂养，而不是严格按照预定的时间表。顺应喂养可以帮助婴儿建立良好的饮食习惯，因为他们可以学习如何自我调节饮食。顺应喂养要求父母负责准备安全、有营养的食物，并根据婴幼儿需要及时提供；父母应负责创造良好的进食环境；而具体吃什么、吃多少，则应由婴幼儿自主决定。在顺应喂养中，抚养人需要观察和理解婴儿的各种饥饿信号和饱足信号，不强迫进食。

顺应喂养不仅可以满足婴儿的生理需求，还有助于建立婴儿与抚养人之间的亲密关系。然而，这种方式也需要抚养人有足够的耐心和观察力，以及正确的喂养知识。

第二节　儿童营养状况评估

儿童营养状况评估是通过一系列的方法和指标，对儿童的营养状况进行全面、客观、科学的评估，包括营养风险筛查、膳食摄入、生长发育、身体状况、营养相关疾病等方面的综合评价。评估的目的是及时发现和解决儿童存在的营养问题，保障儿童健康成长。

一、儿童营养状况评估的目的

（一）早期发现营养不良

通过评估儿童的营养状况，可以及时发现儿童存在的营养不良问题，从而采取相应的干预措施，防止病情进一步恶化。

（二）指导合理膳食

通过评估儿童的营养状况，可以了解儿童的膳食结构和摄入量是否合理，为家长提供科学的膳食指导，帮助他们改善儿童的营养状况。

（三）预防疾病

良好的营养状况可以提高儿童的免疫力，降低患病风险。通过评估儿童的营养状况，可以了解儿童是否存在患病风险，从而采取相应的预防措施。

（四）促进生长发育

良好的营养状况对儿童的生长发育具有重要意义。通过评估儿童的营养状况，可以了解儿童是否存在生长发育迟缓等问题，从而采取相应的干预措施，促进儿童的生长发育。

二、儿童营养状况评估的方法

儿童营养状况评估包括营养风险筛查和营养评估。常用的营养风险筛查工具有 STAMP 评分和 STRONGkids 评分。

（一）营养风险筛查

1. STAMP 评分 是一种用于评估儿童是否存在营养风险的工具（表 5－8）。由临床诊断评分、营养摄入评分和生长情况评分 3 个部分构成。

（1）临床诊断评分：根据患儿所患疾病是否会影响营养状态进行评分。临床诊断评分的目的是识别出那些可能因为疾病而导致营养风险的情况。

（2）营养摄入评分：评估患儿的近期营养摄入情况，包括饮食的种类和量是否足够，以及是否有任何影响营养摄入的因素。

（3）生长情况评分：通过生长发育评价指标，如身高、体重等，来评估儿童的生长发育状况是否符合年龄和性别的正常范围。了解儿童的生长发育情况，如身高、体重的增长情况，是否存在生长发育迟缓的问题。

STAMP 评分（表 5－3）是一个简便的筛查工具，可以帮助医务人员快速识别出需要进一步全面营养评估的患者。这种评分系统对于确保儿童得到适当的营养支持和干预措施非常重要，有助于改善患儿的治疗效果和康复速度。在使用 STAMP 评分时，医务人员会根据评分结果来判断是否需要采取更详细的营养评估或干预措施。STAMP 评分对儿科患者的营养风险进行筛查，最后根据汇总结果，判断其整体的风险状况。其中，生长发育情况根据世界卫生组织的儿童生长标准年龄别体质量 Z 值确定。Z 值指实测值与参考人群中位数之间的差值和参考人群标准差相比，所得的比值就是 Z 评分。STAMP 评分总分 1 分及以下者，为低度营养不良风险；2～3 分者，为中度营养不良风险；4 分或以上者，提示存在高度营养不良风险。

表 5 -3 STAMP 评分表

项目	内容	分值
疾病风险	无手术、诊断性操作和检查	0
	可能存在：饮食行为问题、心脏病、脑、唇/腰裂、乳糜泻、胃食管反流、小手术、神经肌肉病、精神疾病、呼吸道合胞病毒感染、单一食物过敏/不耐受	2
	确定存在：肠衰竭/顽固性腹泻、烧伤/严重创伤、克罗恩病、囊性纤维化、吞咽困难、糖尿病、肝脏疾病、大手术、多种食物过敏/不耐受、积极治疗中的肿瘤、肾病/肾衰竭、先天性代谢异常	3
膳食调查	饮食无变化且营养摄入良好	0
	近期饮食摄入减少一半以上	2
	无饮食摄入	3
生长发育情况	Z 值：-2~2（≤5 岁）；-2~1（>5 岁）	0
	Z 值：-3~-2，2~3（≤5 岁）；-3~-2 或 1~2（>5 岁）	1
	Z 值：<-3，或>3（≤5 岁）；<-3，或>2（>5 岁）	3

2. STRONGkids 评分 是一个用于评估儿童营养风险的筛查工具（表 5 -4）。它包括 4 个方面的内容：主观临床评估、是否存在高风险疾病、营养摄入与丢失情况、体重减轻/增长情况。STRONGkids 评分能够帮助医护人员快速识别出存在营养风险的儿童，并根据评分结果提供相应的营养干预建议。

（1）主观临床评估：通过观察患儿的皮下脂肪、肌肉，以及脸色、脸形等来判断其营养状况是否不佳，并给予相应分数（0 分表示无，1 分表示有）。

（2）高风险疾病：评估患儿是否存在潜在的能够引起营养不良的疾病，或者是否需要进行大手术。所涉及的高风险疾病包括神经性厌食、烧伤、支气管肺发育不良等。

（3）营养摄入与丢失情况：察患儿的饭量是否有减少，以及是否存在其他导致营养丢失的情况。

（4）体重减轻/增长情况：根据患儿的体重变化情况来评估其营养状况。

表 5 -4 STRONGkids 评分

评估内容	判断	分值
是否有营养不良相关疾病？如：神经性厌食、烧伤、支气管肺发育不良、乳糜泻、囊性纤维化、早产儿（纠正胎龄至 6 个月）、短肠综合征、心脏疾病、感染性疾病（艾滋病）、炎症性肠病、恶性肿瘤、慢性肝脏疾病、慢性肾脏疾病、胰腺炎、肌病、代谢性疾病、创伤、心理障碍、预期大手术、其他（由医生决定）	否 是	0 2
临床评价认为患儿营养不良	否 是	0 1
是否有以下情况出现？ 腹泻≥5 次/天，伴或不伴有呕吐（>3 次/天） 最近几天食物摄入减少 已经开始营养干预 由于疼痛不愿意进食	否 是	0 1
是否近期（近 1 个月）体重不增长或丢失？（<1 岁）	否 是	0 1

（二）营养评估

1. 营养相关健康史询问　通过询问了解儿童的健康史，如出生时的体重和身高，是否有早产或低出生体重的情况。了解儿童的生长发育情况，如身高（身长）、体重的增长情况，是否存在生长发育迟缓的问题。了解儿童的生活习惯，如睡眠情况，是否有良好的饮食习惯，让家长描述儿童每日饮食种类和量；喂养方式，喂养频率，乳品种类、冲调比例；辅食引入情况，是否有偏食习惯；消化系统状况，是否有腹泻或便秘的情况，如果有，发生的频率如何；营养缺乏症状，孩子是否有消瘦、面色苍白、出汗过多、夜惊、夜盲等可能与营养缺乏相关的症状。

2. 体格测量法　通过测量儿童的身高（身长）、体重、头围等体格指标，绘制生长曲线，对应《中国0～3岁女童身长、体重百分位曲线图》《中国0～3岁男童身长、体重百分位曲线图》《中国0～3岁女童头围、身长的体重百分位曲线图》《中国0～3岁男童头围、身长的体重百分位曲线图》《中国2～18岁女童身高、体重百分位曲线图》《中国2～18岁男童身高、体重百分位曲线图》等评估儿童的营养状况。胸围、上臂围、皮下脂肪厚度、婴儿的前囟大小、左手腕部骨化中心的个数、牙齿的个数等指标，也可用于评估儿童的营养状况。

体格测量表

3. 膳食调查　是一种常用的评估儿童营养的方法，它通过收集个体或群体的饮食摄入数据来了解其膳食结构和营养状况。

（1）膳食调查方法：①24小时膳食回顾。这种方法要求被调查者回忆过去24小时内所摄入的所有食物和饮料。这可以提供关于能量、蛋白质、脂肪、维生素和矿物质等营养素的信息。②食物频率问卷。这种方法通过询问被调查者在特定时间段内对某些食物的摄入频率来评估其膳食习惯。这可以提供关于长期饮食模式和营养素摄入的信息。③24小时膳食记录。这种方法要求被调查者记录过去24小时内所摄入的所有食物和饮料，包括具体的食物分量和制作方法。这可以提供更详细和准确的营养素摄入数据。

（2）膳食调查的意义：①评估膳食结构。膳食调查法可以帮助评估儿童的膳食结构，包括能量、蛋白质、脂肪、碳水化合物、维生素和矿物质的摄入情况。这有助于了解儿童是否获得足够的各种营养素，以及是否存在营养不平衡或不足的情况。②监测营养状况。通过膳食调查法，可以评估儿童的营养状况，包括体重、身高、体脂肪含量等指标。这有助于发现儿童是否存在营养不良或肥胖等问题，并及早采取干预措施。③指导饮食干预。膳食调查法可以为制订个性化的饮食干预计划提供依据。根据评估结果，可以为儿童提供针对性的建议，如增加蔬菜水果摄入、减少高糖高脂食物等，以改善其膳食结构和营养状况。

膳食调查法在评估儿童营养方面具有重要的方法和意义。通过收集准确的饮食摄入数据，可以了解儿童的膳食结构和营养状况，并为制订个性化的饮食干预计划提供依据。

4. 实验室检查法　是通过检测儿童血液、尿液等生化指标来评估儿童的营养状况和身体健康程度的一种方法。

（1）血红蛋白和红细胞计数：反映儿童体内的铁元素和蛋白质含量，从而判断其贫血风险。如果这些指标偏低，可能意味着儿童缺乏足够的铁、蛋白质或其他必要的营养素。

（2）血清钙、磷、镁：反映儿童体内的矿物质水平，特别是钙、磷和镁等对骨骼生长和发育至关重要的元素。如果这些指标异常，可能提示儿童存在缺钙等问题。

（3）血糖和胰岛素：反映儿童体内糖代谢的情况，特别是对于糖尿病患儿来说更为重要。如果这些指标异常，提示儿童可能存在糖尿病等疾病。

（4）血脂和肝功能：反映儿童体内的脂肪代谢情况及肝脏健康状态。如果这些指标异常，提示儿童存在高胆固醇、脂肪肝等问题。

实验室检查法可以更全面地了解儿童的身体状况和营养状况，及时发现潜在的健康问题并采取相应的干预措施。但是需要注意的是，不同的实验室检查项目需要结合临床症状和其他检查结果综合分析才能得出准确的诊断结果。

5. 观察法 通过对儿童的皮肤、头发、指甲等外观特征进行观察，了解儿童的营养状况。例如，皮肤干燥、脱发等现象可能提示儿童存在营养不良问题。

本章小结

思考题

1. 患儿，男，5 月龄，纯母乳喂养，体重 6.0kg，近日来哭闹频繁。

（1）该患儿营养状况如何？

（2）该患儿为何哭闹频繁？

（3）请为该患儿制定喂养方案。

2. 李女士，28 岁，初产妇，足月顺产一健康男婴。分娩后 48 小时，李女士在哺乳方面表现出明显的焦虑和抗拒，尽管医护人员提供了母乳喂养的指导和支持，她依然坚持拒绝亲自哺乳。她表达了对母乳喂养过程中可能出现的疼痛、乳房问题，以及影响体型恢复的担忧。此外，李女士还担心自己的乳汁质量和数量不足以满足婴儿的需求，并表示自己更倾向于使用配方奶粉。李女士的丈夫对此表示理解，但也缺乏相关知识，无法提供有效的帮助。李女士的母亲则坚持认为母乳是最佳的选择，并对女儿的决定感到失望。朋友和其他家庭成员的意见不一，有的支持者认为应该尊重李女士的选择，而有的则倾向于推崇母乳喂养。医院有完善的母乳喂养支持政策，提供专业的哺乳顾问服务，并设有母乳喂养宣教课程。同时，医院也准备了充足的婴儿配方奶粉，以应对母亲可能的哺乳困难或选择不亲喂的情况。作为李女士的责任护士，你有哪些建议？

更多练习

（陈熠馨）

第六章　营养障碍疾病患儿的护理

教学课件

学习目标

1. 素质目标

（1）能够在日常护理实践中严格遵守操作规程，展现出严谨、细致、慎独的职业特质，在独立工作时保持高度的责任心和自律性。

（2）能够主动为患儿提供情感安抚和关爱，减轻患儿对疾病的恐惧感，能够向家长清晰、准确地进行营养障碍疾病的健康教育，有效缓解家长的担忧和焦虑，建立互信关系。

2. 知识目标

（1）掌握：儿童营养障碍相关疾病（蛋白质-能量营养不良、维生素D缺乏性佝偻病、维生素D缺乏性手足搐搦症、维生素A与维生素B_1缺乏症）的临床表现、治疗要点和护理措施。

（2）熟悉：儿童营养障碍相关疾病的预防方法，小儿正确喂养的相关知识。

（3）了解：儿童营养障碍相关疾病的病因及发病机制。

3. 能力目标

（1）能根据儿童体重情况判断其营养状况是否正常。

（2）能根据患儿的表现区别维生素D缺乏性佝偻病和手足搐搦症。

（3）能根据患儿的表现区别维生素A、维生素B_1、维生素C缺乏症。

（4）能运用护理程序对营养障碍疾病患儿实施整体护理，并开展健康教育。

案例

【案例导入】

患儿，女，12个月。因夜间睡眠不安易惊醒、多汗、烦躁1个月入院。该患儿为早产儿，母乳不足，采用人工喂养，经常腹泻，只添加少量辅食。目前患儿不能独自站立，不会叫爸爸、妈妈。入院检查：体温36.4℃，脉搏108次/分，呼吸30次/分，患儿精神稍差，表情呆滞。前囟1.8cm×1.8cm，乳牙4颗，可见明显肋骨串珠，方颅，漏斗胸。心肺听诊无异常，腹软，肝右肋下2cm，四肢肌张力低下。实验室检查：血钙1.78mmol/L，钙磷乘积24，腕部X线显示骨骺端钙化带消失。

【请思考】

1. 该患儿的入院医疗诊断是什么？
2. 该患儿存在哪些主要护理诊断？护理措施有哪些？

【案例分析】

第一节　蛋白质－能量营养障碍

蛋白质－能量营养障碍，包括蛋白质－能量营养不良和单纯性肥胖等。

一、蛋白质－能量营养不良

蛋白质－能量营养不良（protein-energy malnutrition，PEM）又称营养不良，是能量和/或蛋白质缺乏引起的一种营养缺乏症。营养不良以体重不增、体重下降、皮下脂肪减少或消失、渐进性消瘦或水肿为特征，常伴有各系统功能低下和新陈代谢失衡。营养不良多见于3岁以下的小儿。

（一）概述

1. 病因

（1）摄入不足：喂养不当是引起婴幼儿营养不良的主要原因，如母乳不足而又未添加其他代乳品，奶粉配制过稀，骤然断乳，长期单纯用淀粉类食物喂哺，小儿经常挑食、偏食、厌食、摄入不健康饮食等。

（2）消化吸收障碍：消化系统解剖或功能异常，如先天性消化道畸形、迁延性或慢性腹泻、过敏性肠炎等可导致营养不良。

（3）需要量增多：慢性消耗性疾病，如肾病综合征、结核病、慢性感染等使营养素消耗增多；早产儿、多胎儿、低出生体重儿的生长速度相对较快，对蛋白质的需要量相对较多，都可引起营养不良。

2. 病理生理　由于长期能量摄入不足，皮下脂肪薄，散热快，氧耗量低，脉率和周围循环血量减少，体温偏低；蛋白质摄入不足或丢失过多致血清蛋白下降，血浆胶体渗透压降低，当血清总蛋白 $<40g/L$、清蛋白 $<20g/L$ 时，可引起低蛋白性水肿；能量摄入不足时，体内脂肪大量消耗以维持生命活动的需要，故导致血清胆固醇下降、脂肪肝；由于摄入不足和消耗过多可致糖原不足和血糖偏低，轻度时症状不明显，重者可引起低血糖，甚至猝死；各系统器官功能低下，非特异性和特异性免疫功能均明显下降，极易并发各种感染。

（二）护理评估

1. 健康史　了解患儿的喂养史，详细询问患儿的喂养方式、食物的种类及饮食习惯；

询问患儿的出生胎龄、体重，是否为双胎或多胎；有无影响消化、吸收的疾病及慢性消耗性疾病。

2. 身体状况

（1）体重改变：体重不增是营养不良最早出现的症状。随着病情的加重，患儿体重逐渐下降，生长发育停滞。

（2）皮下脂肪减少：皮下脂肪减少甚至消失是营养不良的特征性表现。皮下脂肪减少的顺序：首先是腹部，其次是躯干、臀部、四肢，最后是面颊。同时，患儿可出现皮肤干燥、无弹性，肌肉松弛呈皮包骨样，额部出现皱褶，貌似“老人状”。腹部皮下脂肪的厚度是判断营养不良程度的重要指标之一。

（3）各系统功能紊乱：患儿可有消化吸收不良，食欲缺乏，常发生呕吐、腹泻；重症者可有精神萎靡不振或烦躁、萎靡交替出现；肌肉萎缩、松弛，运动和语言发育迟缓；身高低于正常；循环功能低下，出现血压降低、心率减慢、四肢发凉等表现。患儿常伴发营养不良性水肿。

（4）营养不良的分度：营养不良按其临床表现可分为轻度（Ⅰ度）、中度（Ⅱ度）和重度（Ⅲ度），见表6－1。

表6－1　营养不良的分度

临床表现	营养不良程度		
	轻度（Ⅰ度）	中度（Ⅱ度）	重度（Ⅲ度）
体重低于正常均值百分比	15%～25%	26%～40%	40%以上
腹部皮下脂肪厚度	0.8～0.4cm	<0.4cm	消失
消瘦	不明显	明显	皮包骨样
身长	可正常	低于正常	明显低于正常
肌张力	正常	明显降低、肌肉松弛	肌张力低下、肌肉萎缩
消化功能	尚可	明显低下	极差
皮肤	尚正常	干燥、苍白	明显苍白，多皱纹
精神状态	尚可	萎靡	萎靡、烦躁

（5）并发症：①感染。营养不良可继发各种感染，如上呼吸道感染、肺炎、鹅口疮、肺结核等。②多种维生素缺乏症。以维生素A缺乏引起的角膜干燥、软化或溃疡多见，还可有口角炎、牙龈出血、佝偻病等。③营养性缺铁性贫血。因缺乏铁元素，患儿可发生营养性缺铁性贫血。④自发性低血糖症。多在夜间或清晨出现，患儿表现为出汗、心悸、面色苍白、脉搏减慢、呼吸暂停、抽搐、昏迷，甚至死亡。

营养不良的分型

3. 心理－社会状况　患儿多年幼，心理活动简单。重度营养不良患儿反应迟钝、淡漠，对周围事物不感兴趣，性格内向，不能很好地适应环境。家长常因不了解营养不良的相关知识而感到焦虑，尤其是在患儿出现严重并发症时，可因担心患儿的病情恶化、危及生命而产生抱怨、急躁、易怒等不良情绪反应；家长可因缺乏喂养知识或经济状况差而产生内疚感。护士应评估患儿及其家长的心理状态。

4. 辅助检查　血浆清蛋白降低为营养不良的特征性表现，但不够灵敏；胰岛素样生长因子－1（insulin-like growth factors-1，IGF-1）反应灵敏且受其他因素的影响小，是早期诊断营养不良的可靠指标。患儿的血糖和胆固醇水平降低，各种维生素及微量元素缺乏。

（三）治疗要点

营养不良应早发现、早治疗。临床应采取综合治疗措施，包括消除病因，治疗原发病；调整饮食，补充营养物质；防治并发症等。其中，病因治疗是关键。

（四）主要护理诊断

1. 营养失调，低于机体需要量 与能量和/或蛋白质长期摄入不足和/或消耗增加有关。

2. 有感染的危险 与机体免疫功能下降有关。

3. 潜在并发症 包括自发性低血糖、营养性缺铁性贫血等。

4. 知识缺乏 与患儿家长缺乏儿童营养和喂养的相关知识有关。

（五）护理措施

1. 调整饮食，补充营养物质 营养不良患儿由于长期摄食量少，消化道已适应低摄食量的状况，如果过快增加食量易出现消化不良、腹泻，故根据患儿的病情和消化功能调整其饮食的量及种类，患儿的饮食调整的原则是由少到多、由稀到稠，循序渐进，逐渐增加。

（1）轻、中度营养不良患儿的护理：在维持原有膳食的基础上，应为患儿增加热量摄入。患儿的热量供应从每日 250～330kJ/kg（60～80kcal/kg）开始，逐渐增加到每日 585kJ/kg（140kcal/kg）；蛋白供给从每日 3g/kg 开始，逐步增加到每日 3.5～4.5g/kg，待体重达到正常后再逐渐恢复至正常水平。

（2）重度营养不良患儿的护理：因患儿的消化能力差，热量的补充应循序渐进。患儿的热量供应从每日 167～250kJ/kg（40～55kcal/kg）开始，逐渐增加到每日 502～628kJ/kg（120～170kcal/kg）；蛋白质供应从每日 1.5～2.0g/kg 开始，增加到每日 3～4g/kg。待体重恢复，可供给正常生理需要量。

（3）促进患儿的消化功能：护士应遵医嘱给予各种消化药物如胃蛋白酶、胰酶、多酶片等以助消化；给予蛋白同化激素如苯丙酸诺龙可刺激蛋白质合成，增进患儿的食欲。护士按医嘱给予患儿胰岛素，以增加其饥饿感，增进食欲；给予患儿锌制剂，以提高味觉的灵敏度，增进食欲。

2. 预防感染 注意保持患儿皮肤清洁，护士应指导家长为患儿勤洗澡、勤换尿布、内衣，勤晒被褥；加强口腔护理，保证患儿口腔清洁；护士应指导家长根据气温变化随时增减衣物，调节室温，以防止感冒的发生。

3. 观察病情，预防并发症 密切观察患儿尤其是重度营养不良患儿的病情变化。护士应注意观察患儿有无营养性缺铁性贫血的表现，以便及时补充铁剂；对因维生素 A 缺乏而发生眼干燥症的患儿，可用生理盐水为其湿润角膜及涂抗生素眼膏，同时给予其维生素 A 制剂口服或注射；患儿在夜间或清晨时易出现自发性低血糖，表现为面色苍白、饥饿、出冷汗、心率减慢、呼吸暂停、抽搐、神志不清等症状。护士应立即通知医生，并为患儿注射 25%～50% 葡萄糖溶液进行抢救。

4. 健康教育 护士应向家长介绍小儿的营养需要知识、添加辅食的原则和方法；指导家长帮助小儿纠正不良饮食习惯；指导小儿加强体格锻炼，保证充足的睡眠，预防传染病，及时治疗儿童急、慢性疾病，矫治先天畸形等。

二、单纯性肥胖

单纯性肥胖（simple obesity）是人体摄入的热量超过其消耗的热量，导致脂肪成分在体内积累过多形成的肥胖。体重超过同性别、同身高正常儿体重均值的20%以上者可诊断为肥胖。小儿单纯性肥胖在我国呈逐年增多的趋势，目前占全国儿童总数的5%～8%。小儿肥胖不仅会影响儿童的健康，而且可延续至成年，增加其患高血压、糖尿病、冠心病、胆石症、痛风等疾病和猝死的风险。

（一）概述

1. 病因

（1）摄入能量过多：是单纯性肥胖的主要原因。长期摄入的能量超过机体的代谢需要，多余的能量会转化为脂肪储存在体内。

（2）活动量过少：是引起单纯性肥胖的重要原因。

（3）遗传因素：肥胖具有高度遗传性。当双亲皆肥胖时，其后代发生单纯性肥胖的概率可高达80%；双亲之一为肥胖者，其后代发生单纯性肥胖的概率为40%～50%；双亲正常，其后代发生单纯性肥胖的概率为10%～14%。

（4）其他：调节饱食感及饥饿感的中枢失去平衡，如进食过快、精神创伤（如亲人病故或学习成绩低下）及心理异常等因素可致儿童过食，引起单纯性肥胖。

2. 病理生理 单纯性肥胖可由脂肪细胞的体积增大或数量增多引起。人体的脂肪细胞数目在胎儿出生前3个月、出生后1年及11～13岁这3个阶段增长最快。若肥胖发生在这3个时期，则可引起脂肪细胞增多型肥胖，其治疗比较困难且容易复发。但在其他时期发生的肥胖仅有脂肪细胞体积增大而数目正常，治疗效果较好。

（二）护理评估

1. 健康史 评估患儿每日的饮食习惯、饮食量及活动情况；了解患儿有无家族肥胖史，有无精神创伤及心理障碍因素。

2. 身体状况 单纯性肥胖可发生于任何年龄，但最常见于婴儿期、5～6岁和青春期且男童多于女童。

（1）症状：患儿食欲旺盛且喜吃甜食和高脂肪食物，不爱活动。明显肥胖的儿童常有疲劳感，在活动时常感到气短或腿痛。严重肥胖者因脂肪过度堆积，可使胸部扩展和膈肌运动受到限制，使其肺通气量不足，呼吸浅快，可造成缺氧、气短、发绀、红细胞增多、心脏扩大或出现充血性心力衰竭，甚至死亡，称为肥胖－换氧不良综合征。

（2）体征：患儿皮下脂肪丰满但分布均匀，腹部膨隆下垂，严重肥胖者可因皮下脂肪过多而在胸、腹、臀部及大腿皮肤处出现皮纹；因体重过高，走路时双下肢负荷过重，可致膝外翻和扁平足。女童胸部脂肪过多应与乳房发育相鉴别，后者可触及乳腺组织硬结。男童可因大腿内侧和会阴部脂肪过多，阴茎隐匿在阴阜脂肪垫中而被误诊为阴茎发育不良。

（3）分度：小儿肥胖的标准为体重超过同龄、同性别儿童均值的20%以上。其中，超过20%～29%者为轻度肥胖，超过30%～49%者为中度肥胖，超过50%者为重度肥胖。

3. 心理－社会状况 单纯性肥胖儿童食欲亢进、喜食甘肥并懒于活动，若未采取有效措施，肥胖常延续至成年，影响身心及智力发育。单纯性肥胖儿童社会适应能力及心理状况可能会岁肥胖程度发生变化。需要护士全面评估患儿心理－社会状况并采取针对性干预，保证儿童正常发育。

4. 辅助检查 患儿常有血清胆固醇、甘油三酯、血胰岛素水平增高。严重肥胖患儿的超声检查可见脂肪肝。

（三）治疗要点

饮食疗法和运动疗法是用于治疗小儿单纯性肥胖最主要的措施。同时，临床采取消除心理障碍、配合药物治疗的综合措施。

（四）主要护理诊断

1. 营养失调，高于机体需要量 与摄入过多高能量食物、运动量过少及遗传因素有关。

2. 自我形象紊乱 与肥胖引起的形象改变有关。

3. 潜在并发症 高血压、高血脂、糖尿病等。

4. 知识缺乏 与家长缺乏小儿合理营养的相关知识有关。

（五）护理措施

1. 饮食护理 为了达到减肥的目的，患儿每日摄入的能量必须低于机体消耗的总能量，在限制热能的基础上蛋白质、脂肪、碳水化合物三大产能营养素配比适宜，矿物质、维生素供给充分。护士应向患儿及其家长推荐低脂肪、低糖类和高蛋白质食品，保证微量营养素的供给，必要时可服用复合维生素片剂。护士应鼓励患儿进食体积大、饱腹感强而能量低的蔬果类食品，如萝卜、胡萝卜、芹菜、冬瓜、黄瓜、南瓜、苹果、柑橘等，以增加饱腹感；避免进食油煎食品、方便食品、快餐、零食、巧克力等。护士应指导患儿养成良好的饮食习惯，少食多餐，避免过饱，细嚼慢咽。

2. 心理护理 护士应引导患儿正确对待存在的问题，鼓励患儿说出其内心感受，帮助患儿接纳自身形象，消除患儿因肥胖而产生的自卑感。护士应鼓励家长向患儿表达不嫌弃和关心的情感，指导患儿参加正常的社交活动，建立健康的生活方式。

3. 运动疗法 适量运动能促进脂肪分解，减少胰岛素的分泌，使脂肪合成减少，蛋白质合成增加，促进肌肉发育。护士应指导患儿及其家长选择适合患儿具体情况的运动方式进行活动，需兼顾运动的有效性、可行性及趣味性，并注意循序渐进、长期坚持，否则体重不易下降或易在下降后又复升。

4. 健康教育 护士应向患儿及其家长宣传单纯性肥胖的预防知识及危害性，向家长讲述科学的喂养知识；指导家长培养患儿的良好饮食习惯，带患儿参加运动和坚持锻炼；指导家长对患儿实施生长发育监测，定期门诊复查。

第二节 维生素 D 缺乏性疾病

临床常见的维生素 D 缺乏性疾病包括维生素 D 缺乏性佝偻病和维生素 D 缺乏性手足搐搦症等。本节主要介绍这两种疾病。

一、维生素 D 缺乏性佝偻病

维生素 D 缺乏性佝偻病（rickets of vitamin D deficiency）是由于儿童体内维生素 D 缺乏，引起钙、磷代谢失常，造成以骨骼病变为特征的全身慢性营养性疾病。维生素 D 缺乏性佝偻病是婴幼儿的常见慢性营养缺乏症，是我国儿童保健重点防治的四病之一。维生素 D 缺乏性佝偻病主要见于 2 岁以内的婴幼儿，我国北方地区婴幼儿的患病率高于南方地区。

维生素 D 的代谢

（一）概述

1. 病因

（1）日光照射不足：是引起维生素 D 缺乏性佝偻病的主要原因。儿童长期缺乏户外活动，居住在高层建筑群、多烟雾或尘埃的环境中，缺少紫外线照射；尤其居住在北方，因寒冷季节长、日照时间短而紫外线照射量明显不足。这些均可使内源性维生素 D 生成不足，从而引起维生素 D 缺乏性佝偻病。

（2）维生素 D 摄入不足：天然食物包括母乳中含维生素 D 少，不能满足婴幼儿的需要；户外活动少或未及时添加鱼肝油易引起维生素 D 缺乏性佝偻病。

（3）围生期维生素 D 不足：母亲在妊娠期，特别是妊娠后期维生素 D 摄入不足，如母亲严重营养不良、有肝病或肾病、发生慢性腹泻，以及早产、双胎等均可使婴儿体内的维生素 D 储存不足。

（4）生长速度快、需要量增加：骨骼生长速度与维生素 D 和钙的需要量成正比。早产或双胎婴儿在出生后生长发育快，加之体内储存的维生素 D 不足，易发生维生素 D 缺乏性佝偻病。若婴儿的早期生长速度较快，则也易发生维生素 D 缺乏性佝偻病。

（5）疾病及药物影响：胃肠道或肝胆疾病影响维生素 D 吸收；肝、肾严重损害可致维生素 D 羟化障碍。长期服用抗惊厥药可使维生素 D 分解加速，糖皮质激素可对抗维生素 D 对钙的转运作用。

2. 发病机制　维生素 D 缺乏性佝偻病可以看作机体为维持血钙水平而对骨骼造成的损害。长期严重的维生素 D 缺乏可使肠道对钙、磷的吸收减少，导致血钙、血磷下降。此时，甲状旁腺代偿调节反应灵敏，分泌甲状旁腺激素增加，促使旧骨溶解脱钙，使血钙维持正常；同时抑制肾小管重吸收磷，使尿磷排出增多，导致血磷降低。因此，患儿可表现为血钙正常，但血磷明显降低，钙磷乘积小于 40，使新骨矿化受阻、骨质软化，成骨细胞代偿性增生，骨骺端形成骨样组织并堆积而导致骨骼畸形及血生化改变（图 6－1）。

（二）护理评估

1. 健康史　了解患儿母亲在妊娠期是否常晒太阳或有无补充维生素 D；了解患儿母亲有无早产、多胎妊娠史；询问患儿的出生季节、居住地区，有无日光照射不足，如室外活动少等情况；了解患儿的喂养情况，出生后是否补充了维生素 D；了解患儿有无肝、肾、胃肠道疾病及用药情况。

2. 身体状况　维生素 D 缺乏性佝偻病多见于 3 个月至 2 岁的婴幼儿，临床上按病程分为 4 期，即初期、活动期、恢复期和后遗症期。

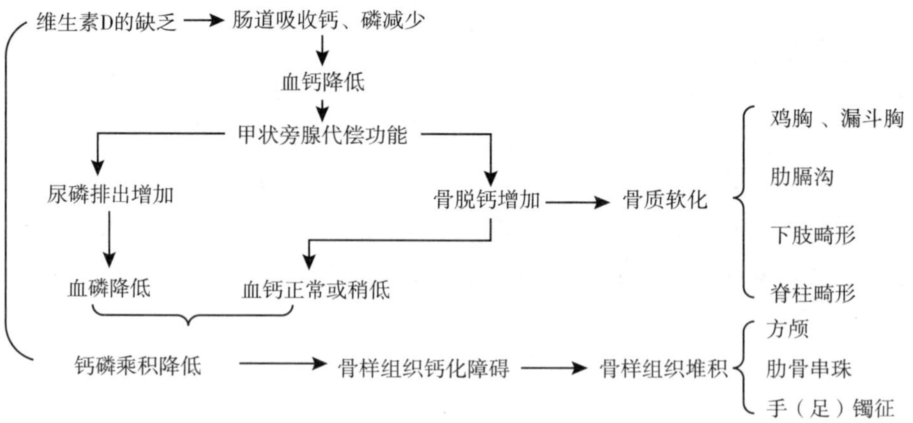

图6－1　维生素D缺乏性佝偻病的发病机制

（1）初期（早期）：维生素D缺乏性佝偻病初期多见于6个月以内，特别是3个月以内的小婴儿。维生素D缺乏性佝偻病初期的临床表现以非特异性神经、精神症状为主，患儿表现为易激惹、烦躁不安、夜啼，常有与室温、季节无关的多汗。因汗液刺激头皮，患儿常摇头擦枕，致枕后脱发，形成枕秃。

枕秃、漏斗胸、膝内翻和膝外翻

（2）活动期（激期）：早期维生素D缺乏性佝偻病患儿未经治疗，症状继续加重，就会进入维生素D缺乏性佝偻病活动期。该期的主要临床表现为生长部位的骨骼改变和运动功能发育迟缓。

1）骨骼改变。①头部骨骼改变：6个月以内的患儿可见颅骨软化（“乒乓头”），7～8月龄的患儿可见方颅，严重时患儿的头呈马鞍状或十字状。患儿前囟过大或闭合过迟，出牙延迟。②胸部骨骼改变：胸廓畸形多见于1岁左右的小儿。可见以下改变。肋骨串珠：肋骨与肋软骨交界处的骨样组织增生，呈钝圆形隆起，上下排列呈串珠状。肋膈沟：因肋骨软化，膈肌附着处的肋骨长期受膈肌牵拉而内陷形成水平状横沟，又称郝氏沟。鸡胸或漏斗胸：胸骨柄向前凸出为鸡胸，向内凹陷为漏斗胸。这些胸廓畸形可影响小儿的呼吸功能，引起呼吸道感染，甚至肺不张。③四肢骨骼改变：6个月以上患儿的腕、踝畸形，出现手（足）镯征；由于骨质软化，患儿在站立、行走后发生膝内翻或膝外翻，形成O形腿或X形腿。④脊柱骨骼改变：患儿在会坐或站立后，可因韧带松弛而发生脊柱后凸、侧弯。

2）运动功能发育迟缓：低血磷可使患儿的肌张力降低，肌肉和关节变得松弛、无力，使坐、立、行走等运动功能发育延迟。患儿腹部肌肉松弛，膨隆如蛙腹。

3）神经系统：神经系统发育迟缓，条件反射形成缓慢，患儿表情淡漠、语言发育落后。

4）免疫系统：患儿免疫力低下，易发生感染及贫血。

（3）恢复期：患儿经治疗及日光照射后，临床症状及体征逐渐减轻或消失。

（4）后遗症期：维生素D缺乏性佝偻病后遗症期多见于2岁以后的患儿，除留有不同程度的骨骼畸形外，其临床症状消失，血生化恢复正常。

3. 心理－社会状况　随着年龄的增长，有骨骼畸形的重症患儿可因对自我形象的感知及运动能力与他人的差异而产生自卑等心理，影响其心理健康和社会交往。患儿家长缺乏对婴幼儿喂养、户外活动的相关知识可使其对患儿病情的进展感到焦虑。护士应评估患儿及其家长的心理状态。

4. 辅助检查　主要是血生化检查和骨骼 X 线检查，各项改变见表 6－2。

表 6－2　维生素 D 缺乏性佝偻病各期血生化和骨骼 X 线的变化

血生化及骨骼 X 线表现	初期	活动期（激期）	恢复期	后遗症期
血钙	正常或稍低	稍降低	数天内恢复正常	正常
血磷	降低	明显降低	数天内恢复正常	正常
钙磷乘积	30～40	＜30	渐正常	正常
碱性磷酸酶	升高或正常	明显升高	1～2 个月后恢复	正常
骨骼 X 线表现	多正常	骨骺端钙化带消失，呈杯口状、毛刷样改变，骨骺软骨盘增宽（＞2mm），骨质疏松，骨皮质变薄	长骨干骺端临时钙化带重现、增宽、密度增加，骨骺软骨盘＜2mm	干骺端病变消失

（三）治疗要点

维生素 D 缺乏性佝偻病的治疗目的在于控制病情活动和防止骨骼畸形的发生。

1. 口服维生素 D 制剂　口服维生素 D 的一般剂量为每日 2000～4000IU，持续 4～6 周，之后改为预防量，即每日 400IU。如口服困难或腹泻等影响吸收时，可采用大剂量突击疗法，一次性肌内注射维生素 D 15万～30万单位。通过治疗后症状改善，1～3 个月后口服维生素 D 400IU 维持。在大剂量治疗过程中应监测血生化指标，避免维生素 D 中毒。

2. 补充钙剂　在补充维生素 D 的同时，给予适量钙剂。临床主张小儿从牛奶、配方奶和豆制品中获取钙，仅在有低血钙表现、严重佝偻病和营养不良时需要补充钙剂。

3. 后遗症期的治疗　严重的骨骼畸形患儿可在 4 岁以后行外科手术矫正。

（四）主要护理诊断

1. 营养失调，低于机体需要量　与日光照射少和摄入维生素 D 不足有关。

2. 有感染的危险　与免疫功能低下有关。

3. 知识缺乏　与家长缺乏维生素 D 缺乏性佝偻病的预防及护理知识有关。

4. 潜在并发症　骨骼畸形、维生素 D 过量，甚至中毒等。

（五）护理措施

1. 补充维生素 D

（1）户外活动：护士应指导家长每日带患儿进行户外活动，于小儿出生后 2～3 周即可开始。在冬季，家长要保证患儿每日有 1～2 小时的户外活动时间；室内活动时应开窗，让紫外线透过。夏季家长可带患儿在阴凉处活动，尽量暴露患儿的皮肤。婴儿皮肤娇嫩，过早暴露于日光下照射可能会对其皮肤造成损伤，户外晒太阳注意循序渐进，逐步增加接受阳光的皮肤面积，如面部、手臂、腿、臀部等，并逐步延长晒太阳的时间；此外，由于阳光中的高能蓝光对婴儿视觉有不利影响，应避免阳光直晒，特别是 6 个月以内小婴儿。

（2）饮食补充：护士应向家长提倡母乳喂养；指导家长适时为小儿添加富含维生素 D 的食物，如动物肝脏、蛋、植物油、蘑菇、酵母等。

（3）应用维生素 D 制剂：在使用维生素 D 肌内注射时，注射针尖要粗些，注射部位要深，护士应更换注射部位，以利于吸收。

2. 预防感染　应保持室内空气清新，避免交叉感染，注意患儿的皮肤清洁卫生，防止其发生皮肤破损。护士应嘱家长少带患儿到公共场所，减少发生呼吸道感染的机会。

3. 病情观察，防止并发症

（1）预防骨骼畸形：在患病期间，患儿需定时户外活动，但不能坐、站、走时间过长，以免发生骨骼变形。若已有骨骼畸形发生，有鸡胸者可取俯卧位，做抬头挺胸运动；膝内翻者可按摩外侧肌群；膝外翻者可按摩内侧肌群，以增强肌张力，矫正畸形。

（2）防止骨折：在进行护理操作时，护士的动作要轻柔，换尿布时动作要轻、慢，在协助做治疗和检查的过程中不能用力过猛、过大，以防患儿发生骨折。

（3）防止维生素 D 中毒：护士应遵医嘱准确把握维生素 D 制剂的用量，密切观察病情，如患儿出现烦躁不安、发热、畏食、恶心、呕吐、便秘、体重下降等，提示维生素 D 中毒，应立即报告医生。

4. 心理护理 医务人员要有爱心、有耐心，态度和蔼；对入睡困难、哭闹的儿童要耐心护理，必要时给予爱抚、搂抱，使患儿平静入睡。

5. 健康教育

（1）护士应为家长介绍佝偻病的预防及护理知识，如病因、预防及护理方法，示教日光浴、喂服维生素 D、按摩肌肉和纠正畸形的方法。

（2）护士应指导孕妇及哺乳期母亲每日接受 1 小时以上的日光照射；孕妇的饮食中应含有丰富的维生素 D、钙和磷。

（3）小儿要多晒太阳，提倡母乳喂养，及时添加富含维生素 D 和钙的辅食，早产儿、低出生体重儿及多胎儿出生后 1 周开始补充维生素 D 每日 800IU，3 个月后改为预防量每日 400IU；足月儿出生后数天（强调早期开始，已将 2 周改为数天）开始补充维生素 D 每日 400IU，持续到青春期；夏季户外活动多，可暂停或减量服用。

二、维生素 D 缺乏性手足搐搦症

维生素 D 缺乏性手足搐搦症（tetany of vitamin D deficiency）是由缺乏维生素 D 引起的血中钙离子浓度降低，导致神经肌肉兴奋性增高而出现的以惊厥、手足搐搦或喉痉挛为主要症状的病症。维生素 D 缺乏性手足搐搦症多见于 6 个月以下的小婴儿。

（一）概述

1. 病因 血清钙离子降低是引起惊厥、喉痉挛、手足抽搐的直接原因。维生素 D 缺乏时，血钙下降，而甲状旁腺反应迟钝，不能代偿性分泌增加，则低血钙不能恢复，一般在血清总钙量低于 1.88mmol/L 或血清钙离子浓度低于 1.0mmol/L 时，即可导致神经、肌肉兴奋性增高，引起患儿手足抽搐、喉痉挛，甚至全身性惊厥的症状。

2. 发病机制 维生素 D 缺乏致使机体出现甲状旁腺功能减退的原因据推测为在婴儿体内维生素 D 缺乏的早期，甲状旁腺急剧代偿分泌增加，以维持血钙水平；当维生素 D 继续缺乏，甲状旁腺反应过度而疲惫，出现血钙降低。在初夏季节，小儿接受日光增多或维生素 D 治疗之初，骨脱钙减少，肠道吸收钙相对不足，而骨骼加速钙化、大量钙沉积于骨使血钙降低。当机体发热、感染、饥饿时，组织细胞分解并释放磷使血磷增加，血钙降低。

（二）护理评估

1. 健康史 护士应评估患儿的出生史，是否为早产儿、多胞胎儿，孕母有无维生素 D

缺乏史；了解患儿的喂养史，是否为人工喂养，是否接受了日光照射，有无补充维生素 D；询问患儿近期有无发热、感染、腹泻或接受大剂量维生素 D 等。

2. 身体状况

（1）典型症状：血钙低于 1.75mmol/L，可表现为手足搐搦、喉痉挛和惊厥。其中，以惊厥最常见，以手足搐搦最具特征，单独以喉痉挛出现的最少，但最具危险性。部分患儿有程度不等的维生素 D 缺乏性佝偻病活动期表现。①惊厥：患儿突然发生四肢抽动、两眼上窜、面肌痉挛、神志不清。惊厥持续可短至数秒，长达数分钟或更长；发作可数日 1 次或 1 天数次，甚至数十次。发作停止后，患儿意识恢复，精神萎靡而入睡，醒后活泼如常。轻者仅表现为短暂的两眼上窜、面肌抽动或惊跳，而神志清醒，一般不发热。②手足搐搦：多见于较大婴儿、幼儿。患儿表现为突发手足痉挛呈弓状，腕部屈曲，手指伸直，拇指贴近掌心呈“助产士手”；踝关节伸直、足趾向下弯曲，似“芭蕾舞足”。③喉痉挛：多见于婴儿。患儿主要表现为喉部肌肉及声门突发痉挛，呼吸困难，可突然发生窒息，严重缺氧者可猝死。

（2）隐性体征：血钙多低于 1.75～1.88mmol/L。患儿在无发作时可通过刺激神经、肌肉而引出下列体征。①面神经征：隐性体征最常见。用指尖或叩诊锤叩击耳前面神经穿出处（颧弓与口角间的面颊部）引起眼睑和口角抽动为面神经症阳性。新生儿可有假阳性表现。②腓反射：叩击膝下外侧腓骨小头上腓神经处可见足向外侧收缩。③陶瑟征：用血压计袖带包裹上臂，使血压维持在收缩压与舒张压之间，在 5 分钟内可见该手出现痉挛症状，为陶瑟征阳性体征。

“助产士手”和“芭蕾舞足”

3. 心理－社会状况　惊厥发作可损害患儿的自身形象，常严重挫伤年长患儿的自尊心。此外，惊厥反复发作可使患儿紧张、害怕、焦虑，对生活缺乏自信。护士应评估患儿的心理状态，以及家长有无焦虑、恐惧心理。

4. 辅助检查　小儿血钙的正常浓度为 2.25～2.75mmol/L，而患儿的血钙浓度低于 1.75～1.88mmol/L，或离子钙浓度低于 1.0mmol/L。

（三）治疗要点

1. 急救处理　立即吸氧，保持呼吸道通畅；控制惊厥与喉痉挛，可用 10% 水合氯醛每次 40～50mg/kg，保留灌肠；或者地西泮，每次 0.1～0.3mg/kg，肌内或静脉注射，喉痉挛者须立即将舌头拉出口外，进行人工呼吸或加压给氧，必要时行气管插管或气管切开。

2. 补充钙剂　护士应给予患儿静脉注射钙剂，迅速提高其血钙浓度，常用 10% 葡萄糖酸钙 5～10ml，以 10% 葡萄糖液稀释 1～3 倍后缓慢推注或滴注。惊厥停止后改为口服。

3. 补充维生素 D　在症状得到控制后，护士应按维生素 D 缺乏性佝偻病的治疗方法给予患儿维生素 D 治疗。

（四）主要护理诊断

1. 有窒息的危险　与惊厥及喉痉挛有关。

2. 有受伤的危险　与惊厥、手足搐搦有关。

3. 营养失调，低于机体需要量　与维生素 D 缺乏有关。

4. 知识缺乏　与家长缺乏惊厥和喉痉挛的护理知识有关。

（五）护理措施

1. 预防窒息的护理

（1）控制惊厥及喉痉挛：护士应遵医嘱立即给予患儿镇静药、钙剂。静脉注射钙剂时，护士应缓慢推注，以免血钙骤升，引起患儿呕吐，甚至心搏骤停。避免药液外渗，不可皮下或肌内注射，以免造成局部坏死。

（2）防止发生窒息：护士应迅速将患儿就地平放，松开其衣领，使其颈部伸直，头向后仰，以保持呼吸道通畅；移去患儿身边的危险物品，以免其受伤。对有喉痉挛者，护士应立即将其舌头拉出口外。必要时行气管插管术或气管切开术。

2. 防止受伤 护士可在患儿上、下牙之间放置用纱布包裹的压舌板，防止其发生舌咬伤；在患儿手心放置纱布卷，防止其发生皮肤损伤。患儿应有专人看护，防止其坠床。当患儿惊厥发作时，护士切忌用力按压患儿的肢体，以免造成其骨折、肌肉撕裂及关节脱位。

3. 定期户外活动，补充维生素 D 同维生素 D 缺乏性佝偻病。

4. 健康教育 护士应指导家长合理喂养，教会家长处理惊厥、喉痉挛发作的方法。

知识拓展

维生素 D 中毒

维生素 D 摄入过量可引起中毒。维生素 D 中毒剂量的个体差异大。儿童每日服用 2 万 ~5 万 IU 或每日 2000IU/kg，连续服用数周或数月即可发生中毒。敏感儿童每日 4000IU，连续服用 1 ~3 个月可能中毒。

早期症状为厌食、恶心、倦怠、烦躁不安、低热，继而出现呕吐、顽固性便秘、体重下降。重症者出现惊厥、血压升高、烦渴、尿频、夜尿，甚至脱水、酸中毒；尿中出现蛋白质、红细胞、管型等改变，继而发生慢性肾衰竭。

早期血钙 >3mmol/L，尿钙呈强阳性，尿常规可异常。X 线检查可见长骨干骺端钙化带增宽（ >1mm）致密，骨干皮质增厚，骨质疏松或骨硬化；颅骨增厚，呈现环形密度增深带；重症时大脑、心、肾、大血管、皮肤等有钙化灶。部分患儿可出现氮质血症、脱水和电解质紊乱。肾脏 B 超示肾萎缩。

应立即停用维生素 D 和钙剂，限制钙盐和富含钙的食物摄入。加速钙的排泄，口服氢氧化铝或依地酸二钠减少肠钙吸收，使钙从肠道排出；口服泼尼松，抑制肠内钙结合蛋白生成而降低肠钙的吸收；亦可试用降钙素。注意保持水、电解质的平衡。

第三节　其他维生素营养障碍

一、维生素 A 缺乏症

维生素 A 缺乏症（vitamin A deficiency）是体内维生素 A 缺乏所致的以眼和皮肤黏膜病变为主的全身性疾病，多见于 1 ~4 岁儿童。轻度维生素 A 缺乏时，仅表现为免疫功能下降而无典型的临床表现，又称“亚临床状态维生素 A 缺乏”。近年来，我国严重维生素 A 缺乏已不多见，但在边远农村地区仍有群体流行，亚临床状态缺乏现象仍相当普遍。

（一）概述

1. 维生素 A 来源及生理功能 维生素 A 的化学名为视黄醇，在动物食物如乳类、蛋类和动物内脏中含量丰富。植物来源的胡萝卜素也是维生素 A 的重要供应来源，其在深色蔬菜中含量高，其中 β－胡萝卜素最具有维生素 A 生物活性。但胡萝卜素在肠道吸收率很低。维生素 A 生理功能包括：①维持皮肤黏膜层的完整性。②构成视觉细胞内的感光物质。③促进生长发育和维护生殖功能。④维持和促进免疫功能。⑤参与铁代谢，影响造血功能。

2. 病因

（1）先天储存不足：维生素 A 不易通过胎盘，故胎儿的血清维生素 A 储存不足。如婴儿出生后不给予充足的维生素 A 极易出现缺乏。

维生素 A 的代谢

（2）利用与排泄增加：腹泻、发热等疾病时维生素 A 需要量及排泄量增加，而吸收量减少；严重营养不良时视黄醇蛋白合成减少不能与肝内维生素 A 结合释放入血；锌和铁缺乏可影响视黄醇的利用与转运等。

（3）摄入不足或吸收障碍：维生素 A 为脂溶性维生素，膳食中脂肪含量过低易发生维生素 A 缺乏；一些消化道疾病均可影响维生素 A 的消化吸收。甲状腺功能减退及糖尿病时，胡萝卜素转变视黄醇障碍导致维生素 A 缺乏。

（二）护理评估

1. 健康史 评估患儿有无维生素 A 缺乏的症状，询问患儿是否有眼睛干燥、是否出现视力下降，夜晚看东西看不清的现象等；了解患儿饮食习惯和生活环境等；了解是否有呼吸道、消化道感染及其他疾病。

2. 身体状况

（1）典型维生素 A 缺乏：多见于婴幼儿，常与营养不良及其他维生素缺乏同时发生。①眼部病变：是维生素 A 缺乏的早期表现。初为暗适应时间延长，随后在暗光下视力减退，黄昏时视物不清，继之发生夜盲症（night blindness）；上述症状持续数周后，由于杯状细胞分泌黏液减少，以及脱落的上皮细胞堵塞泪腺管，出现眼干不适，故本病又称眼干燥症。睑结膜和角膜失去光泽和弹性，眼球向两侧转动时可见球结膜皱褶，形成与角膜同心的皱纹圈，在近角膜处有泡沫状银灰色斑点，即毕脱斑（bitot spot）；角膜因干燥、浑浊而软化，即角膜软化症（keratomalacia），甚至形成溃疡，易继发感染，愈合后可留下白斑，影响视力；重者可发生角膜穿孔、虹膜脱出以致失明。②皮肤、黏膜表现：黏膜上皮可发生变性，易反复发生呼吸道及尿路感染。皮肤干燥、毛囊角化，触之如粗砂样，以四肢伸面、肩部多见；毛发无光泽易脱落、指（趾）甲薄脆多纹，易折断。③生长发育障碍：严重、长期维生素 A 缺乏可致体格、智能发育落后。

（2）亚临床维生素 A 缺乏：无维生素 A 缺乏的典型临床症状，以免疫功能低下为主要表现。

3. 心理－社会状况 维生素 A 缺乏导致视力下降，可使患儿出现紧张、害怕等心理；

家长因不了解营养的相关知识，尤其在患儿出现疾病加重时，因担心患儿的恶化，导致失明而产生过分自责、焦虑等不良情绪；护士需评估患儿及其家长的心理状态。

4. 辅助检查 血浆维生素 A 含量测定正常为 300～500μg/L，低于 200μg/L 为异常。血浆视黄醇结合蛋白测定可以反映维生素 A 的水平，正常成人血浆视黄醇结合蛋白为 40～50mg/L，儿童为 23.1mg/L。

维生素 A 缺乏的辅助检查

（三）治疗要点

1. 积极治疗原发病，去除病因 调节膳食，提供富含维生素 A 的动物性食物或含胡萝卜素较多的深色蔬菜，有条件的可采用维生素 A 强化食品。此外应重视原发病的治疗。

2. 维生素 A 治疗 轻症者给予维生素 A 制剂口服，每日 7500～15 000μg（相当于 2.5 万～5 万 IU），分 2～3 次服用，2 天后减至每天 1500μg。病情严重者如有角膜病变或有慢性腹泻或肠道吸收障碍可深部肌内注射维生素 AD 注射剂（每支含维生素 A 7500μg 和维生素 D 62.5μg）0.5～1.0ml，每日 1 次，连用 3～5 天。病情好转后改为口服。

（四）主要护理诊断

1. 营养失调，低于机体需要量 与维生素 A 摄入不足和/或吸收障碍有关。

2. 有感染的危险 与维生素 A 缺乏所致免疫功能降低及角膜溃疡有关。

（五）护理措施

1. 调节膳食 供给富含维生素 A 的食品。鼓励母乳喂养，及时添加含维生素 A 辅食，如蛋、肝及水果等，以保证机体需要。

2. 补充维生素 A 遵医嘱给予维生素 A 口服或肌内注射，注意观察治疗效果，防止维生素 A 中毒。

3. 保护眼睛，防止视觉障碍 用消毒鱼肝油滴双眼，促进上皮细胞修复；有角膜软化、溃疡者可使用 0.25% 氯霉素滴眼液或 0.5% 红霉素或金霉素眼药膏，防止继发感染；用 1% 阿托品散瞳，防止虹膜粘连。实施眼部护理时力争患儿合作，操作时动作轻柔，切勿压迫眼球，以免导致角膜穿孔。

4. 预防感染 注意保护性隔离，以预防呼吸道感染及其他感染的发生。

5. 健康教育 指导患儿家长合理喂养，注意给患儿补充维生素 A，及时治疗感染、腹泻及其他消耗性疾病；在预防的同时要防止长期、大量补充维生素 A 导致维生素 A 过量。

二、维生素 B_1 缺乏症

维生素 B_1 缺乏症（vitamin B_1 deficiency）又称脚气病，是由于体内缺乏维生素 B_1 所致的一种以消化系统、神经系统及心血管系统的症状为主要临床表现的疾病。在我国南方本病发病率较高，主要由于这些地区以精米为主食，且气候炎热潮湿，汗液中丢失的维生素 B_1 较多。

（一）概述

1. 维生素 B_1 来源及生理功能 维生素 B_1 又称为硫胺素，是水溶性维生素，广泛存在于谷类（胚芽、糠麸）、豆类、坚果、酵母、肝、鱼、肉中。米、面加工过细，淘米过度、烹调加热时间过长、加入碳酸钠（苏打）等均可造成其丢失或破坏。维生素 B_1 在体内先经磷酸化成焦磷酸硫胺素，后者作为辅酶参与糖代谢。维生素 B_1 缺乏不仅影响糖代谢，亦涉及脂肪酸及能量代谢，使组织中出现丙酮酸、乳酸的堆积，造成主要由葡萄糖供能的神经组织及骨骼肌、心肌等受损，从而引起相应的临床症状。

2. 病因

（1）摄入不足：单纯母乳喂养未引入换乳期食物，而乳母又缺乏维生素 B_1 时，则导致婴儿易患本病。米谷类加工或烹饪不当，以及长期偏食可出现维生素 B_1 缺乏。

（2）需要量或消耗量增加：长期发热、消耗性疾病、高温作业、妊娠、哺乳、糖尿病、尿崩症等情况可致维生素 B_1 缺乏。

（3）吸收利用障碍：胃肠道及肝胆疾病如慢性腹泻、吸收不良综合征、慢性肝炎等可使维生素 B_1 吸收或利用障碍从而导致缺乏。

（4）抗硫胺素因子：有些食物含有抗硫胺素因子（antithiamine facter，ATF），可使维生素 B_1 变构而降低其生物活性。ATF 分耐热和不耐热两种。存在于贝类、虾、蕨类植物等食物中的不耐热 ATF，经加热可破坏；如进食富含耐热 ATF 食物（蕨类植物、茶、槟榔等），即使维生素 B_1 达到推荐摄入量，亦可导致缺乏。

（二）护理评估

1. 健康史　了解患儿喂养方式、辅食添加情况、饮食习惯等；评估患儿有无烦躁不安、神经过敏等症状；评估乳母在妊娠期饮食情况。

2. 身体状况　婴儿常突然发病，以神经系统症状为主要表现者称脑型；以心力衰竭为主要表现者称心型。年长患儿的症状近似成人，以水肿和周围神经炎为主。

（1）消化系统症状：常有乏力、倦怠、食欲缺乏、呕吐、腹泻或便秘，伴腹痛、腹胀、体重减轻等。

（2）腱反射减低：婴儿常累及喉返神经，出现哭声嘶哑。严重时出现颅压增高，昏迷惊厥，甚至死亡。年长儿多发性周围神经病变较突出，常由下肢开始，呈上升性、对称性发展，先出现知觉过敏，后麻木、蚁走样感觉，肌无力，行走困难，蹲下后不易起立。

（3）心血管系统症状：常突发心力衰竭，婴儿烦躁不安、气促、唇指青紫，出现奔马律、心脏扩大，两肺满布湿啰音，肝脾进行性增大，可有全身皮肤发绀、水肿，重症者迅速死亡。

（4）先天性脚气病：孕母缺乏维生素 B_1，新生儿可患先天性脚气病，表现为哭声无力、精神萎靡、吸吮无力、频吐、水肿、嗜睡。给予食入健康人乳或牛乳后症状可逐渐消失。

3. 心理－社会状况　患儿家长缺乏维生素 B_1 有关知识，在早期忽视病情，在病情较重时会使家长产生自责、焦虑；评估其家庭生活习惯和饮食情况。

4. 辅助检查　血液维生素 B_1 水平测定，全血维生素 B_1 水平 40μg/L 提示维生素 B_1 缺乏。

维生素 B_1 缺乏的辅助检查

（三）治疗要点

维生素 B_1 治疗，婴儿每日口服维生素 $B_1$10～30mg，母乳喂养者，乳母每日口服维生素 $B_1$100mg，持续 1 个月。重症患儿及消化吸收障碍者可肌内注射维生素 B_1 10mg，每日

2 次，2 日后改为口服，连用数周。因常合并其他 B 族维生素缺乏，故应同时口服复合维生素 B。

（四）主要护理诊断

1. 营养失调，低于机体需要量 与维生素 B_1 摄入不足和/或吸收利用障碍有关。

2. 潜在并发症 心功能不全、惊厥发作。

（五）护理措施

1. 改善营养 供给富含维生素 B_1 的食物。婴儿及时添加换乳期食物。养成儿童不挑食的习惯。遵医嘱给予维生素 B_1 制剂。乳母补充维生素 B_1。

2. 观察病情 对重症患儿应密切观察呼吸、脉搏、心率、心律及神志等变化，一旦出现心力衰竭立即抢救。

3. 健康教育 指导孕母、乳母加强营养，合理喂养儿童，按时添加换乳期食物，多进食粗杂粮，改进烹调方法。

三、维生素 C 缺乏症

维生素 C 缺乏症（vitamin C deficiency）又称坏血病，是由于长期缺乏维生素 C 引起的营养缺乏性疾病。临床上典型表现为出血和骨骼病变。目前，大规模的维生素 C 缺乏病已少见，但在婴幼儿中仍有发生。

（一）概述

1. 来源及生理功能 婴儿除出生时有适宜的维生素 C 储备外，人体内维生素 C 均来自新鲜水果、绿叶蔬菜、母乳等食物。如孕母饮食缺乏维生素 C，新生儿也可患维生素 C 缺乏症。母乳中维生素 C 含量与乳母摄入量成正比。维生素 C 在牛乳中含量低，谷类中更少，经烧煮后损失，所剩无几。维生素 C 是胶原生物合成的辅酶，具有氧化还原能力，其生理功能包括：①参与和调节体内大量氧化还原过程及羟化作用。②使叶酸转变为四氢叶酸，从而促进红细胞合成。③将三价铁还原为二价铁，利于肠道对铁的吸收及血红蛋白的合成。④促进某些肾上腺及垂体激素、免疫球蛋白及神经递质的合成。⑤促进胶原蛋白合成。维生素 C 缺乏时毛细血管通透性增加，引起各部位出血，并阻碍骨化过程。

2. 病因

（1）摄入不足：食物中缺乏新鲜蔬菜和水果，或食物加工不当致维生素 C 破坏过多；乳母膳食长期缺乏维生素 C，或以牛奶、单纯谷类食物长期人工喂养儿童，而未及时添加富含维生素 C 的食物，易出现维生素 C 缺乏。

（2）需要量和消耗量增加：生长发育快，患感染等慢性消耗性疾病、严重创伤等需要量或消耗量增加，如摄入不足易出现缺乏。

（3）吸收利用障碍：慢性消化功能紊乱，长期腹泻等可致吸收减少。

（4）药物影响：肾上腺皮质激素、降钙素、阿司匹林、雌激素等药物可影响维生素 C 的代谢，出现维生素 C 缺乏。

（二）护理评估

1. 健康史 了解患儿辅食添加情况、饮食习惯等，了解孕母在妊娠期饮食情况，评估患儿是否经常出现皮肤瘀点、瘀斑、牙龈出血，评估患儿是否有乏力、下肢疼痛等症状。

2. 身体状况　本病多见于6个月至2岁儿童。3个月以下的婴儿从母体获得贮存的维生素C可供使用，除非孕母严重缺乏维生素C，否则极少出现缺乏。

（1）一般症状：起病缓慢，最初有面色苍白、倦怠、厌食、体重减轻，可有易激惹、低热、呕吐、腹泻等。

（2）出血症状：皮肤瘀点为较突出的表现，牙龈出血及肿胀，牙齿松动、脱落。重者可有消化道出血、血尿、关节腔出血及颅内出血。

（3）贫血：婴儿常伴有巨幼细胞贫血，可能同时也缺乏叶酸；因影响铁的吸收与利用，亦可合并缺铁性贫血。

（4）骨骼症状：常出现长骨骨膜下出血或骨干骺端脱位，可引起患肢疼痛，导致假性瘫痪。婴儿早期症状之一是四肢疼痛呈蛙状体位，患肢肿胀、压痛明显。少数患儿在肋骨、软骨交界处因骨干骺端半脱位隆起形成“坏血病串珠”。

3. 心理－社会状况　患儿经常出现皮肤瘀斑、牙龈出血，有害怕、紧张等心理；患儿家长因担心患儿病情加重而产生焦虑或歉疚感。

4. 辅助检查　血浆及尿液中维生素C浓度均降低，毛细血管脆性试验阳性。骨骼X线检查可见干骺端临时钙化带增厚，其下有一条透亮的骨质疏松带，称“坏血病线”；骨骺分离、脱位；骨膜下可见血肿；骨皮质变薄。

（三）治疗要点

大量补充维生素C治疗，轻症每日给维生素C 100～300mg口服，连用2～3周；胃肠功能紊乱和重症患儿每日给500～1000mg静脉注射，4～5天后改为口服，每日300～500mg。

（四）主要护理诊断

1. 营养失调，低于机体需要量　与维生素C摄入不足和/或吸收利用障碍有关。

2. 疼痛　与骨膜下出血、关节出血有关。

3. 躯体活动障碍　与骨膜下出血所致运动肢体产生疼痛有关。

（五）护理措施

1. 调节膳食　提供富含维生素C的食物。注意食品加工方法，减少维生素C的破坏。纠正偏食，及时添加辅食。遵医嘱给予维生素C口服或静脉注射。

2. 减轻疼痛　保持安静、少动，护理中动作轻柔，避免不必要的移动患肢，以免疼痛加剧和发生骨折、骨干骺端脱位。

3. 避免压疮　对于活动障碍长期卧床的患儿要保持皮肤清洁，要注意定期翻身，防止压疮的发生。

4. 健康教育　指导孕母和乳母多食富含维生素C的食物，必要时每日补充维生素C制剂；指导家长合理喂养儿童，按时添加果汁、蔬菜，改进烹饪方法；纠正儿童偏食习惯。

本章小结

思考题

1. 列出小儿蛋白质－能量营养不良的临床表现。

2. 试述小儿维生素 D 缺乏性佝偻病与维生素 D 缺乏性手足搐搦症发病机制异同点。

3. 试述小儿维生素 D 缺乏性佝偻病的病因与预防方法。

更多练习

（付晓波）

第七章　新生儿的护理

教学课件

学习目标

1. 素质目标

（1）能够尊重并敬畏新生儿的生命，树立科学的生命观，以专业的知识和技能为新生儿及其家庭提供护理服务。

（2）能够与团队成员有效沟通、协作，提高共情能力，深入了解新生儿及其家庭的需求和担忧，以温暖的态度给予他们关爱和支持。

2. 知识目标

（1）掌握：足月儿常见特殊生理状态、Apgar 评分的内容与方法、新生儿复苏的方法。

（2）熟悉：足月儿与早产儿外观特点与生理特点；新生儿常见疾病（新生儿窒息、缺氧缺血性脑病、颅内出血、呼吸窘迫综合征、黄疸与溶血、感染性疾病、坏死性小肠结肠炎、维生素 K 缺乏性出血、糖代谢紊乱）的定义、临床表现和护理措施。

（3）了解：新生儿疾病的发病机制。

3. 能力目标

（1）能运用护理程序对足月儿、早产儿实施整体护理，并对家属开展健康教育。

（2）能配合医生对窒息患儿实施正确复苏。

（3）能对新生儿相关疾病实施整体护理，并对家属开展健康教育。

（4）能利用临床表现、辅助检查结果区别生理性黄疸和病理性黄疸，新生儿 ABO 溶血和 Rh 溶血。

案例

【案例导入】

患儿，男，4 日龄，因“皮肤及巩膜黄染 3 天”入院。患儿为 G_1P_1，胎龄 40 周$^{+3}$，剖宫产娩出，出生体重 3800g，无窒息抢救史。患儿生后 1 天无明显诱因出现颜面皮肤黄染，逐渐加重至全身，并巩膜黄染。患儿出生后进奶良好，未见发热、呕吐等异常情况。入院检查：足月儿貌，反应良好，巩膜黄染，全身皮肤黄染呈亮橙色。前囟平，约 1.0cm×1.2cm；脐带结扎完整，未见异常分泌物；四肢肌张力正常；腹软。辅助检查：孕母 O 型血、Rh（+）；患儿 B 型血、Rh（+），直接抗人球蛋白试验（+），血清游离抗体试验（+），红细胞抗体释放试验（+）；血清总胆红素 346.2μmol/L，经皮胆红素 335.2μmol/L。

【请思考】

1. 该患儿黄疸的最可能病因是什么？
2. 该患儿目前最主要的护理诊断是什么？

【案例分析】

第一节 正常足月儿和早产儿护理

正常足月儿（normal full-term infant）是指 37 周（259 天）≤胎龄＜42 周（294 天），2500g≤出生体重≤4000g，无畸形和疾病的活产婴儿。

早产儿（preterm infant）是指胎龄＜37 周（259 天）的新生儿，又称未成熟儿（premature infant）。

（一）外观特点

足月儿与早产儿的外观特点有所不同（表 7－1），因此，临床上常能根据初生婴儿的外貌表现、体格特征等来推测其胎龄与分类。

表 7－1 足月儿与早产儿的外观特点

外观	足月儿	早产儿
体重	一般在 2500g 以上	大多在 2500g 以下
身长	47cm 以上（约 50cm）	小于 47cm
哭声	响亮	轻、细弱，甚至不哭
皮肤	红润，胎毛少	鲜红、薄嫩，胎毛多
头	占全身比例 1/4	占全身比例 1/3
头发	分条清楚	短绒样，细、乱、软
耳郭	软骨发育好，耳舟成形	软，耳舟不清楚
乳腺	可扪及结节，＞4mm	无结节或结节＜4mm
四肢	屈曲，有一定肌张力	软，肌张力低下
指/趾甲	达到或超过指/趾端	未达指/趾端
足纹	较深，遍及整个足底	仅在足前部见 1～2 条，足跟光滑
外生殖器		
男婴	睾丸已降至阴囊	睾丸未降或未完全下降
女婴	大阴唇覆盖小阴唇	大阴唇不能盖住小阴唇

（二）生理特点

1. 体温调节　新生儿体温调节中枢发育不成熟，体温调控不稳定。体表面积相对较大，皮下脂肪较薄，容易散热。新生儿在冷应激时很少出现寒战，主要依靠棕色脂肪产热，胎龄越小，棕色脂肪含量越少。因此，胎儿娩出后，脱离母体温暖的宫腔环境，如不及时采取适宜的保暖措施，其直肠温度会以每分钟 0.3℃的速度下降，早产儿在寒冷时体温下降更快，甚至出现硬肿症。新生儿汗腺数量已与成人持平，但发育不成熟，出汗能力差。引起足月儿出汗的环境温度要高于成人，胎龄 <32 周的早产儿甚至不能出汗。若环境温度过高、进水少，易发生体温升高。

2. 呼吸系统　胎儿肺内充满液体，分娩时经产道挤压可排出 1/3～1/2 肺液，其余部分在呼吸建立后逐渐经肺间质内毛细血管和淋巴管吸收。新生儿呼吸表浅，频率较快，安静时约 40次/分，节律常不规则。胸廓呈圆桶状，肋间肌肉薄弱，因此主要靠膈肌升降带动呼吸，以腹式呼吸为主。早产儿由于呼吸中枢发育不成熟，肺泡数量少，呼吸肌发育不全，常出现呼吸暂停（apnea）。呼吸暂停是指呼吸停止时间 >20 秒，或呼吸停止时间≤20 秒，但伴有心率 <100 次/分或发绀、氧饱和度下降，严重时伴面色苍白、肌张力降低。胎龄越小，呼吸暂停的发生率越高。早产儿肺泡表面活性物质含量低，易发生肺透明膜病。

3. 循环系统　胎儿出生后，随着脐带结扎，胎盘 - 脐血循环终止，呼吸建立、肺膨胀，肺循环阻力显著下降，肺血流增加，因此回流至左心房血量明显增多，卵圆孔出现功能上的关闭；动脉血氧分压升高，动脉导管收缩，继而发生功能性关闭。新生儿心率波动范围较大，在 120～140 次/分，血压平均为 70/50mmHg。早产儿心率快，血压通常较足月儿低，动脉导管关闭多有延迟。

4. 消化系统　新生儿胃呈水平位，食管下部括约肌松弛，幽门括约肌较发达，易发生溢乳和胃食管反流。胎龄 32～34 周开始建立吸吮 - 吞咽模式，34～36 周才能逐渐形成有效的吸吮 - 呼吸 - 吞咽模式，胎龄越小，吸吮能力越弱，吞咽功能也越差。新生儿消化道面积相对较大，通透性高，有利于营养物质吸收，但肠腔内毒素也易进入血液循环。足月儿已能分泌充足的消化酶，但淀粉酶要到出生后 4 个月才能达到成人水平。早产儿消化酶含量接近足月儿，但胆酸分泌少，对脂肪的消化和吸收较差。胎粪由胎儿肠道分泌物、胆汁及咽下的羊水等组成，呈墨绿色、糊状，足月儿在生后 24 小时内排胎粪，2～3 天排完。若超过 24 小时仍未见胎粪排出，应检查是否为肛门闭锁或其他消化道畸形。早产儿胎粪排出常延迟。由于肝内葡萄糖醛酸转移酶的量及活力均不足，多数新生儿会出现黄疸，早产儿的黄疸程度较足月儿重，持续时间更长。新生儿肝脏对药物的解毒能力低下，易出现药物中毒。

5. 泌尿系统　新生儿一般在出生后 24 小时内排尿，如 48 小时仍无尿，需查找原因。新生儿肾小球滤过率低，浓缩功能差，排磷功能及对钠的重吸收功能均较差，肾糖阈低，易发生水肿、低钙血症、低钠血症及糖尿，早产儿尤甚。

6. 血液系统　足月儿出生时血容量为 85～100ml/kg，血红蛋白为 140～200g/L，其中胎儿血红蛋白占 70%～80%，后逐渐被成人血红蛋白取代。胎儿血红蛋白对氧有较强亲和力，故新生儿缺氧时发绀不明显。出生时白细胞较高，3 天后明显下降。血小板数与成人相似。胎儿肝脏维生素 K 储存量少，凝血因子Ⅱ、凝血因子Ⅶ、凝血因子Ⅸ、凝血因子Ⅹ活性较低，易发生新生儿出血症。早产儿由于红细胞生成素水平低下，先天性铁及维生素 K、维生素D储备少，更易发生贫血、出血和佝偻病。

7. 神经系统 新生儿出生时头围相对大，平均33～34cm，脑重300～400g，占体重的10%～20%。脊髓相对长，大脑皮质兴奋性低，睡眠时间长。新生儿出生时已具备多种原始神经反射，如觅食反射、吸吮反射、握持反射、拥抱反射等。正常足月儿也可出现病理性反射，如巴宾斯基征、克尼格征、面神经叩击征（Chvostek征）等。早产儿神经系统的成熟度与胎龄密切相关，胎龄越小，原始反射越难引出或反射不完全。

8. 免疫系统 新生儿特异性免疫和非特异性免疫功能均不成熟。皮肤黏膜薄嫩易损伤，脐带残端未闭合，细菌易入侵。血－脑屏障发育不成熟，易患细菌性脑膜炎。免疫球蛋白IgG可通过胎盘，但其含量与胎龄相关，胎龄越小，IgG含量越低；IgA和IgM不能通过胎盘，抗体免疫应答低下，因此新生儿易患呼吸道、消化道感染，尤其是革兰阴性杆菌感染，早产儿尤甚。

9. 能量及体液代谢 新生儿每日总热量需418～502kJ/kg（100～120kcal/kg），液体需要量与体重、日龄、环境温湿度及临床情况有关。

10. 常见的特殊生理状态

（1）生理性体重下降：新生儿出生数日内，由于丢失水分较多及胎粪排出，会出现暂时性的体重下降，多在出生后3～4天降至最低点（小于出生体重的10%），10天左右恢复至出生体重。

（2）生理性黄疸：将在本章第六节详细介绍。

（3）乳腺肿大与假月经：男、女婴在出生后4～7天均可出现乳腺增大，部分甚至分泌少许乳汁，这与新生儿刚出生时体内有来自母体的雌激素、孕激素和催乳素有关，一般2～3周会自然消退，切忌挤压，以免感染；部分女婴在出生后5～7天阴道流出少许血性分泌物，可持续1周，系来自母体的雌激素突然中断，形成类似月经的出血，一般不必处理。

（4）“马牙”和“螳螂嘴”：新生儿口腔上腭中线和牙龈处常有黄白色、米粒大小的颗粒，俗称“马牙”，是由上皮细胞堆积或黏液腺分泌物积留形成，数周后可自然消退；两侧颊部各有一隆起的脂肪垫，有利于吸吮乳汁，俗称“螳螂嘴”。二者均属正常现象，不应挑割，以免感染。

（5）粟粒疹与红斑：新生儿鼻尖、鼻翼、颜面部常可见针尖大小、黄白色皮疹，为皮脂腺堆积所致，称粟粒疹；出生后1～2天，新生儿头部、躯干及四肢常出现大小不等的多形性斑丘疹，称新生儿红斑。二者均可自然消失，一般不必处理。

（三）主要护理诊断

1. 体温过低 与体温调节中枢发育不完善、产热不足有关。

2. 有窒息的危险 与呛奶、呕吐及早产有关。

3. 自主呼吸受损 与呼吸中枢、肺及呼吸肌发育不成熟有关。

4. 有感染的危险 与皮肤黏膜屏障功能及免疫功能不足有关。

5. 有营养失调的危险 与喂养不当、吸吮、吞咽、消化功能差有关。

（四）护理措施

1. 维持体温稳定

（1）出生时保暖：新生儿娩出后应立即用暖毛巾包裹并擦干全身，以减少对流及蒸发散热。新生儿头部占整个体表面积的1/5，因此头部保暖对减少散热很有帮助，如戴帽子。也可通过母亲胸前怀抱进行保暖。危重儿、极低出生体重儿应立即放于已预热好的远红外辐射台上接受所有治疗，危重儿可用塑料薄膜包裹，以在新生儿体表和保鲜膜之间形成稳定的微环境温度，减少不显性失水所致散热。

（2）新生儿室保暖：采取各种保暖措施，使新生儿始终处于中性温度中。中性温度（neutral temperature）是指机体维持正常体温的最适宜环境温度，在此温度下，机体新陈代谢率和耗氧量最低。出生体重越低、日龄越小，所需要的中性温度越高（表7－2）。正常足月新生儿适宜的室内温度为22～24℃，相对湿度55%～65%。体重<2000g者应尽早置于双壁暖箱中，并根据胎龄、体重、病情、日龄等设置合适的温湿度，暴露操作应在远红外辐射台保暖下进行。

表7－2　不同出生体重早产儿适中温度

出生体重（kg）	温箱温度			
	35℃	34℃	33℃	32℃
1.0～<1.5	出生10天内	出生10天后	出生3周后	出生5周后
1.5～<2.0	—	出生10天内	出生10天后	出生4周后
2.0～<2.5	—	出生2天内	出生2天后	出生3周后
≥2.5	—	—	出生2天内	出生2天后

2. 呼吸管理

（1）保持呼吸道通畅：胎儿娩出后，应在其呼吸建立前迅速清除口、鼻部的黏液及羊水。保持新生儿舒适体位，早产儿仰卧时可在肩下垫软枕，避免颈部弯曲。避免物品阻挡新生儿口鼻。

（2）密切观察与监护：正常足月儿应有专人看护，早产儿应使用监护仪密切监测呼吸、脉搏及氧饱和度变化，一旦出现呼吸暂停，应立即给予拍打足底、托背、刺激皮肤等处理，条件允许可放置水囊床垫。

（3）安全给氧：低氧血症者可给予吸氧，吸入氧浓度以维持动脉血氧分压50～80mmHg或经皮血氧饱和度90%～95%为宜。使用空氧混合仪，严格掌握用氧指征，早产儿切忌常规吸氧，以防高浓度氧导致早产儿视网膜病变或支气管肺发育不良。

3. 合理喂养　正常足月儿应在出生后半小时内抱至母亲处吸吮，以促进乳汁分泌。鼓励按需哺乳。无母乳者可给予配方乳，奶量以喂奶后安静、不吐、无腹胀和理想的体重增长（15～30g/d，生理性体重下降期除外）为标准。

早产儿也应酌情尽早母乳喂养。对胎龄≥32～34周，吸吮、吞咽和呼吸功能协调的新生儿可采用经口喂养，胎龄<32～34周、存在吸吮吞咽功能障碍或患病无法经口喂养的新生儿，可由母亲挤出乳汁经管饲喂养。如早产儿的母亲无法提供母乳，已建成母乳库的地区或医院可选择巴氏消毒的捐献母乳哺喂早产儿，不能获得亲母母乳和捐赠母乳或母乳不足的情况下，可给予早产儿配方奶。对于胎龄<34周、体重<2000g或有营养不良高危因素的早产儿，在母乳喂养的同时应加入母乳强化剂。哺乳量根据喂养后有无腹胀、呕吐、胃内残留及体重增长情况进行调整。极低出生体重儿或极早产儿可试行微量肠道喂养，对肠道内喂养耐受性较差者应同时辅以静脉营养。

4. 皮肤黏膜护理

（1）皮肤护理：正常新生儿首次沐浴宜在出生24小时之后进行，早产儿应在生命体征稳定之后进行。选用柔软、吸水性强的尿布，勤换尿布，每次大便后用温水清洗臀部，可使用含凡士林或氧化锌的护臀膏，以防止红臀或尿布性皮炎的发生。新生儿衣服宜宽大、质软，不用纽扣。

（2）脐部护理：保持脐部清洁、干燥，如无感染征象，不常规使用任何药物或消毒剂。一般在出生后3～7天，脐带残端会自然脱落，脱落后注意观察脐窝有无分泌物及肉芽，如有黏液或渗血，用0.2%～0.5%的聚维酮碘棉签擦拭消毒；有肉芽组织者可用硝酸银烧灼局部；如有化脓感染，可局部使用3%过氧化氢溶液消毒，同时遵医嘱酌情使用抗生素。

5. 预防感染 严格执行消毒隔离制度，工作人员相对固定，严格控制进入新生儿室的人数，各类医疗、护理器械及物品均应定期消毒。接触新生儿前、后严格洗手，护理操作时注意无菌。工作人员或新生儿如患有感染性疾病应立即隔离，防止交叉感染。

6. 发育支持护理 发育支持护理（development supporting care）是以患儿和家长为中心，由专业医生、护理人员、营养师、物理治疗师等共同参与的医护行为，其目标是使新生儿所处环境与子宫内尽可能相似，以减少医疗环境因素对神经系统发育的不良影响，促进新生儿尤其是早产儿的生长发育和自我协调能力发展，促进患病新生儿的恢复，从而改善患儿的最终预后。具体护理措施可以是某项单一的措施，也可以是多种措施的综合。比如，选用吸音的建筑材料，控制设备及操作的声音刺激，用毯子或遮光罩遮盖暖箱，调暗灯光，为新生儿营造安静、平和、舒适的环境；移动或改变新生儿体位时，应轻柔地包裹新生儿，使其四肢处于柔软、放松的屈曲位，提供舒适、安全的体位支持；评估并采取适当的药物或非药物镇痛措施以减少新生儿疼痛；根据新生儿情况个体化开展非营养性吸吮、抚触、袋鼠式护理；鼓励父母早期参与新生儿护理，协助建立亲子关系等。

7. 健康教育

（1）育儿指导：根据家长不同的教育文化背景、心理特点等进行育儿保健知识与基本技能的宣教与指导，如喂养、保暖、皮肤护理、预防接种等，使其得到良好的信息支持，树立照顾新生儿的信心。

（2）促进家庭参与护理：在母婴情况允许下，尽量母婴同室，鼓励提早吸吮，促进情感交流和新生儿生长发育。生育早产儿的母亲往往有忧郁和罪恶感，且早产儿住院时间较长，父母无法直接、确切地了解孩子的具体情况，会造成焦虑和压力失调，应在提供隔离措施的前提下鼓励父母进入新生儿室，探视和参与患儿的照护活动，如抱抚、喂奶等，促进亲子交流，及时、准确地向父母提供患儿信息，促进新生儿家庭支持。

（3）疾病筛查与随访指导：新生儿疾病筛查（neonatal screening）一般是在新生儿出生72小时后、7天内，充分哺乳后足跟采血滴于干滤纸片上，用快速、敏感的实验方法对遗传代谢病、先天性内分泌异常及某些危害严重的遗传性疾病进行筛查，以早期诊断、早期治疗，避免患儿发生智力低下、严重疾病或死亡。护士应给予家长相应指导，告知新生儿疾病筛查的目的、项目及结果查询方法，并指导后期门诊随访等相关事项，为家长提供全方位、专业、长期的信息支持。

知识拓展

微量肠道营养

微量肠道营养（minimal enteral nutrition，MEN）适用于无肠道喂养禁忌证，但存在胃肠功能不全的新生儿（极早早产儿、外科术后患儿），其目的是促进胃肠激素释放，促进肠道结构、功能和动力恢复，增加肠道黏膜厚度和绒毛高度，改善喂养耐受性，缩短达到全胃肠道营养和静脉营养时间，减少住院天数，且具有免疫效用，不会增加新生儿坏死性小肠结肠炎的发病率。

MEN 应在出生后尽早开始，以输液泵持续或间歇输注法经鼻胃管输注母乳或配方奶，起始量一般从低于 10ml/(kg·d) 开始，缓慢加量，每天 10～20ml/kg，持续 3～5 天。加量过程中注意观察患儿对喂养的耐受性。

第二节　新生儿窒息

新生儿窒息（asphyxia of newborn）是指由于产前、产时或产后的各种病因使新生儿出生后不能建立正常的自主呼吸，导致低氧血症、高碳酸血症及全身多脏器损伤。

世界卫生组织的统计显示，新生儿窒息每年导致约 90 万人死亡，是导致全世界新生儿死亡、脑瘫和智力障碍的主要原因之一。近年来，随着新生儿复苏水平的提升，新生儿窒息的发生率和死亡率有了显著降低，2003—2014 年我国婴儿出生窒息死亡率由 513.8/10 万下降到 132.6/10 万，下降幅度达到 75.1%。

（一）概述

1. 病因　凡使胎儿、新生儿血氧浓度降低的任何因素都可引起窒息。

（1）孕母因素：孕母患有慢性疾病或妊娠期并发症，如糖尿病、高血压、心脏病等；感染、吸毒等；既往有死胎或新生儿死亡史；年龄 <16 岁或 >35 岁。

（2）胎儿因素：多胎；早产儿、巨大儿，胎儿大小与孕周不符；持续胎儿心动过缓；先天性畸形如肺发育不良、食管闭锁等；羊水或胎粪吸入气道；胎儿宫内感染等。

（3）胎盘、脐带与羊水因素：前置胎盘、胎盘早剥、胎膜早破；脐带绕颈、脐带脱垂；羊水过多、羊水过少、羊水胎粪污染、羊膜炎等。

（4）分娩因素：急诊剖宫产、早产、急产、滞产；产钳或胎头吸引助产；头盆不称、臀先露或其他异常先露；产程中药物使用（如麻醉药、镇痛药、催产素）。

2. 病理生理

（1）呼吸改变：①原发性呼吸暂停（primary apnea）：胎儿或新生儿缺氧初期，呼吸代偿性加深加快，如缺氧继续，随即转为呼吸停止、心率减慢，此为原发性呼吸暂停。此时患儿肌张力存在，血压稍升高，有发绀，如及时解除病因，经清理呼吸道、适当刺激或及时给氧即可恢复自主呼吸。②继发性呼吸暂停（secondary apnea）：如缺氧持续存在，则新生儿开始出现深度喘息样呼吸，心率、血氧饱和度、血压均持续下降，最后在一次深度喘息后进入继发性呼吸暂停。此时新生儿对外界刺激无反应，必须给予正压通气。

（2）各器官缺血缺氧改变：窒息开始时，缺氧和酸中毒会引起体内血液重新分布，肠、肾、肌肉、皮肤等非重要生命器官的血管收缩，以保证心、脑等重要生命器官的血流量。如低氧血症持续存在，无氧代谢导致代谢性酸中毒，体内储存糖原耗尽，血流代偿机制丧失，最终导致重要生命器官供血减少，各器官均因缺血、缺氧而受到损伤。

（3）血液生化和代谢改变：缺氧导致血 PaO_2、pH 降低和混合性酸中毒，出现糖代谢紊乱、高胆红素血症、低钠血症和低钙血症等。

（二）护理评估

1. 健康史 了解孕母孕期是否有慢性疾病或妊娠并发症，胎儿分娩期间分娩状况、胎儿自身因素等。

2. 身体状况

（1）胎儿宫内窘迫：早期胎动增加，胎心率≥160 次/分；晚期胎动减少，甚至消失，胎心率＜100 次/分；窒息可致胎儿肛门括约肌松弛，排出胎粪污染羊水。

（2）Apgar 评分：Apgar 评分是评估新生儿出生时生命状况和复苏效果的一种简捷、实用的初筛指标，内容包括皮肤颜色（appearance）、心率（pulse）、对刺激的反应（grimace）、肌张力（activity）和呼吸（respiration）五项指标，每项 0～2 分，总共 10 分（表 7－3）。应在新生儿出生后 1 分钟、5 分钟分别进行评分，如 5 分钟 Apgar 评分小于 7，则还需每隔 5 分钟评分一次，直至 20 分钟。1 分钟 Apgar 评分反映窒息严重程度，一般认为 0～3 分为重度窒息，4～7 分为轻度窒息，8～10 分为正常；5 分钟 Apgar 评分反映了复苏效果并有助于判断预后。但近 20 年来，国内外大多数学者认为单纯使用 Apgar 评分诊断新生儿窒息有一定局限性，尤其是早产儿、存在其他严重疾病或母亲使用镇静药时。Apgar 评分不应作为评估窒息及神经系统预后的唯一指标，与脐动脉血气结合可增加窒息诊断的准确性。

表 7－3 新生儿 Apgar 评分标准

体征	评分标准		
	0 分	1 分	2 分
皮肤颜色	青紫或苍白	四肢青紫	全身红润
心率	无	＜100 次/分	＞100 次/分
对刺激反应	无反应	有些动作，如皱眉	反应灵敏，哭声响
肌张力	松弛	四肢略屈曲	四肢活动
呼吸	无	慢，不规则	正常

（3）多脏器受损表现：各器官损伤的程度与缺氧的严重程度及不同组织细胞对缺氧的易感性密切相关，其中脑细胞最敏感，其次为心肌、肝和肾上腺，上皮、纤维及骨骼肌细胞的耐受性则相对较高。

1）中枢神经系统：缺氧缺血性脑病、颅内出血。

2）呼吸系统：羊水/胎粪吸入综合征、肺出血、呼吸窘迫综合征等。

3）心血管系统：持续性肺动脉高压、各种心律失常、心力衰竭、心源性休克等。

4）消化系统：应激性溃疡、坏死性小肠结肠炎。

5）泌尿系统：肾功能不全、肾衰竭、肾静脉血栓等。

6）血液系统：血小板减少、弥散性血管内凝血。

7）代谢方面：低氧血症、高碳酸血症、酸中毒、低血糖或高血糖、低钠血症、低钙血症、黄疸加重或时间延长等。

3. 心理－社会状况　主要评估家长对本病的知晓情况和焦虑、紧张情况，并对其展开针对性的心理护理。

4. 辅助检查　通常用血气分析体现患儿是否存在呼吸性酸中毒或代谢性酸中毒，监测的 pH、$PaCO_2$ 和 PaO_2，常作为使用碱性溶液和供氧的依据。

（三）治疗要点

1. 早期预测　结合病因预测胎儿娩出的窒息风险，提前做好预案，保证抢救物资、设备等处于备用状态。

2. 及时复苏　出生后立即进行复苏及评估。采用国际公认的 ABCDE 复苏方案：①A（airway）：清理呼吸道。②B（breathing）：建立呼吸。③C（circulation）：维持正常循环。④D（drug）：药物治疗。⑤E（evaluation and environment）：评估与环境（保温）。其中，ABC 三步最重要，A 是根本，B 是关键。E 贯穿于整个复苏过程中。评估主要基于呼吸、心率和脉搏血氧饱和度三项指标，其中心率是最重要的指标。严格按照 A→B→C→D 步骤进行复苏，顺序不可颠倒。大多数窒息患儿经过 A、B 步骤即可复苏成功，少数需要 A、B、C 步骤，极少数需要 D。

3. 复苏后处理　接受长时间正压通气或高级复苏（如气管插管、胸外按压或给予肾上腺素）的新生儿应在稳定后及时转入新生儿重症监护病房接受密切监护和治疗。评估和监测生命体征、经皮氧饱和度、肤色、尿量、动脉血气、血糖水平等，同时应进行各器官系统功能监测，并对症处理。

（四）主要护理诊断

1. 自主呼吸受损　与羊水、气道分泌物吸入有关。

2. 体温过低　与缺氧及抢救时过分暴露有关。

3. 潜在并发症　缺氧缺血性脑病、颅内出血、坏死性小肠结肠炎。

4. 焦虑（家长）　与病情危重及预后不良有关。

（五）护理措施

1. 复苏　复苏应由产科及新生儿科医生、护士、麻醉师共同协作进行。新生儿出生后即刻评估 4 项指标：①足月吗？②羊水清吗？③有哭声或呼吸吗？④肌张力好吗？以上任一项为“否”，则启动 ABCDE 复苏方案（图 7－1）。

（1）保暖（E）：将出生的新生儿立即用预热毛巾包裹、擦干，置于提前预热至中性温度的辐射保暖台上保暖。胎龄 <32 周和/或出生体重 <1500g 的早产儿可将其头部以下躯体和四肢包裹在清洁塑料袋内，或盖以塑料薄膜置于辐射保暖台上。维持新生儿头部轻度仰伸，呈鼻吸气位（图 7－2）。

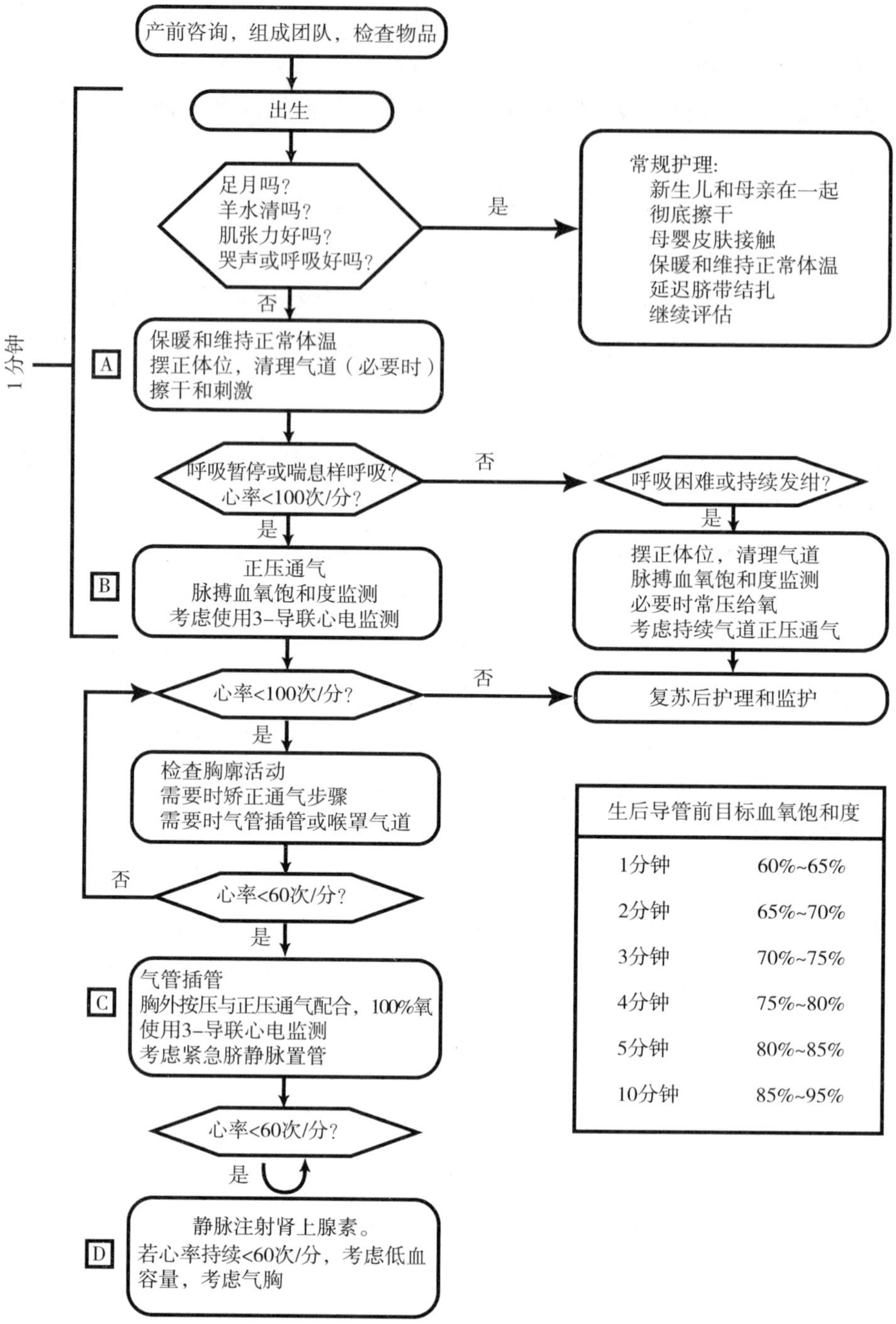

生后导管前目标血氧饱和度	
1分钟	60%~65%
2分钟	65%~70%
3分钟	70%~75%
4分钟	75%~80%
5分钟	80%~85%
10分钟	85%~95%

图7-1 中国新生儿复苏流程图（2021年）

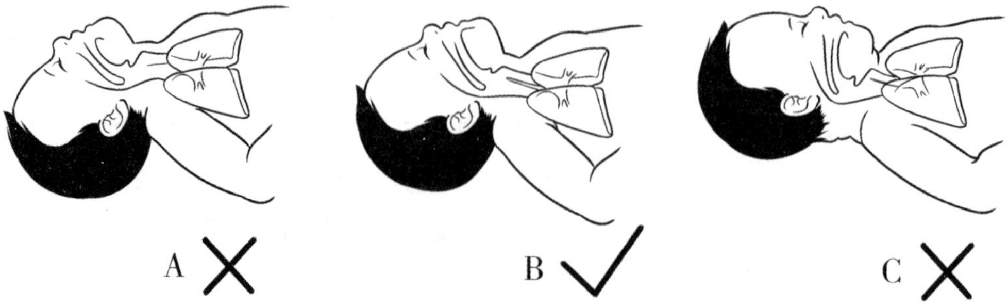

图7-2 鼻吸气位

（2）清理气道（A）：如新生儿气道有较多分泌物且呼吸不畅，可用吸引球或吸痰管先口咽、后鼻腔清理气道。

（3）建立呼吸（B）：彻底擦干新生儿，以刺激诱发自主呼吸，未成功者则用手拍打或轻弹足底或摩擦背部2次。如仍未建立自主呼吸或心率<100次/分，则应在黄金一分钟内使用新生儿复苏囊进行有效的正压通气，频率为40～60次/分，吸呼比1∶2，胸廓起伏良好、心率迅速增加视为通气有效。正压通气应在脉搏血氧饱和度仪的检测指导下进行，足月儿和胎龄≥35周早产儿开始用21%氧气进行复苏。胎龄<35周早产儿自21%～30%氧气开始，根据脉搏血氧饱和度调整给氧浓度，逐渐使脉搏血氧饱和度达到目标值。30秒有效正压通气后，如心率≥100次/分且自主呼吸好，可逐步减少并停止正压通气；如心率<100次/分，则需再次评估通气的有效性，必要时矫正通气。

（4）恢复循环（C）：有效正压通气30秒后如心率<60次/分，应给予气管插管正压通气，并同时开始胸外按压。采用双拇指法按压胸骨下1/3，深度为胸廓前后径的1/3，胸外按压与正压通气的比例为3∶1，即每2秒进行3次胸外按压和1次正压通气，达到每分钟约120个动作（图7－3）。胸外按压和正压通气60秒后再评估心率。

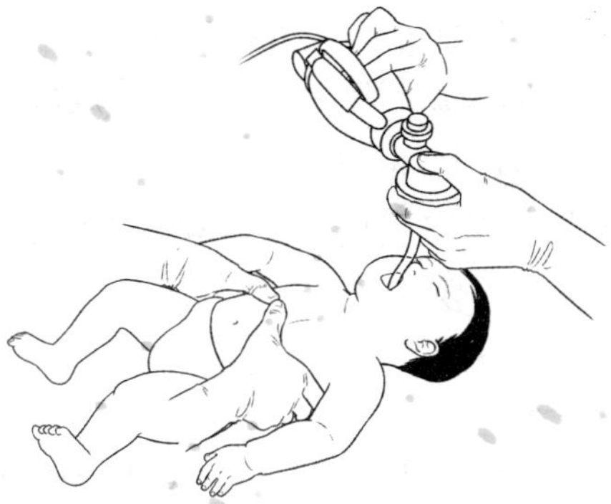

图7－3　复苏囊正压通气，双拇指法胸外按压

（5）药物治疗（D）：有效的正压通气和胸外按压60秒后，如心率持续<60次/分，应遵医嘱立即给予1∶10 000肾上腺素，首选脐静脉推注0.1～0.3ml/kg，或气管内注入0.5～1ml/kg。必要时间隔3～5分钟重复给药，可根据病情酌情使用扩容药，不推荐使用碳酸氢钠。

2. 复苏后监护　监测患儿的生命体征、经皮氧饱和度、肤色、尿量、动脉血气、血糖水平等，评估各器官系统功能，发现异常及时汇报医生，并做好相关记录。

3. 家庭支持　向家长及时、耐心地反馈病情，解答疑惑，告知患儿后续的治疗、护理措施及可能的预后，提供心理及信息支持。

第三节　新生儿缺氧缺血性脑病

新生儿缺氧缺血性脑病（hypoxic-ischemic encephalopathy，HIE）是指围生期窒息引起胎儿或新生儿脑缺氧缺血性损害，可出现一系列脑病表现。HIE病死率高，致残率高，存活者中20%～30%可能遗留不同程度的神经系统后遗症，如智力障碍、脑瘫等。

（一）概述

1. 病因

（1）缺氧：①围生期窒息。②严重的肺部疾病和反复呼吸暂停。③先天性心脏病等。

（2）缺血：①心搏骤停。②严重的心动过缓、心力衰竭。③周围循环衰竭。

2. 发病机制

（1）脑血流改变和脑血管自主调节功能障碍：胎儿、新生儿严重缺氧后，全身血流很快代偿性重新分布，以保证大脑血液供应；如缺氧持续，血液重新分布代偿机制失败，脑血流减少，会出现血流重新分布（脑内血液分流），即大脑半球的血流减少，以保证代谢最旺盛部位如丘脑、脑干和小脑的血流，而大脑皮质矢状旁区及其下面的白质（大脑前、中、后动脉灌注的边缘带）最易受损。缺氧还会造成脑血管自主调节功能受损，形成“压力被动性脑循环”，当血压过高时，可造成脑室周围毛细血管破裂出血；而血压过低时，脑血流量减少，又引起缺血性损伤。

（2）脑组织生化代谢改变：脑组织能量氧化供能99%来源于葡萄糖，而新生儿脑组织糖原储备极少，耗氧量却占全身耗氧量的1/2。缺氧后脑细胞有氧代谢减弱，无氧糖酵解增加、乳酸堆积，导致低血糖和代谢性酸中毒；缺氧使线粒体严重破坏，ATP产生减少，细胞膜钠、钙泵功能不足，使钠钙离子内流细胞内，自由基形成增多，从而破坏脑细胞膜的完整性及通透性，导致脑细胞水肿、凋亡和坏死。

（3）神经病理学改变：足月儿以皮质梗死及深部灰质核坏死为主要改变；早产儿则以脑室周围出血和脑室内出血为主要改变。

（二）护理评估

1. 健康史 了解是否有异常的孕母疾病史、妊娠史、分娩史、窒息复苏史，以及是否为早产儿；评估患儿有无意识障碍、惊厥、肌张力改变等症状。

2. 身体状况 临床表现为意识障碍、肌张力异常、原始反射异常、颅内压升高，严重者出现脑干功能障碍。根据病情严重程度分为轻、中、重三度（表7－4）。

表7－4 HIE临床分度

	分度		
	轻度	中度	重度
意识	易激惹	嗜睡	昏迷
肌张力	正常	减低	消失
原始反射	正常或活跃	减弱	消失
惊厥	可有肌阵挛	常有	可呈惊厥持续状态
中枢性呼吸衰竭	无	有	明显
瞳孔改变	正常或散大	缩小	不等大，对光反射迟钝
脑电图	正常	电压改变，可有癫痫样波	爆发抑制，等电位
病程及预后	症状在72小时内消失，预后良好	病程14天内消失，可有后遗症	症状可持续数周，病死率高，存活者多有后遗症

3. 心理－社会状况 因本病病死率高，存活者可留有后遗症，父母可能会产生焦虑和担忧，应评估父母对本病的认知及经济、心理承受能力。

4. 辅助检查

（1）实验室检查：血气分析了解缺氧情况，血生化了解全身代谢紊乱及脏器损害情况；磷酸肌酸激酶脑型同工酶、神经元特异性烯醇化酶（neuron specific enolase，NSE）可以反映脑组织和神经元受损情况。

（2）脑影像学检查：根据情况选择 B 超、CT、MRI。

（3）脑电生理检查：脑电图能反映脑损害的严重程度；振幅整合脑电图可连续监测脑功能，评估 HIE 程度及预后。

（三）治疗要点

1. 支持疗法　①氧疗：根据血气结果选择合适的氧疗方式，可给予鼻导管吸氧、头罩吸氧、高流量吸氧、机械辅助通气。②维持血压：可用血管活性药物如多巴胺、多巴酚丁胺等维持血压在正常范围，保证脑和全身良好的血流灌注。③维持血糖在正常范围，尤其注意防止高血糖。

2. 止惊　首选苯巴比妥，20mg/kg，于 15～30 分钟静脉滴入，若不能控制惊厥，1 小时后可加 10mg/kg，12 小时后给予维持量，每日 3～5mg/kg。顽固性惊厥者加用咪达唑仑，每次 0.1～0.3mg/kg 静脉滴注；或加用 10% 水合氯醛 50mg/kg 保留灌肠。

3. 降低颅内压　每日液体总量不超过 60～80ml/kg。颅内压增高时，首选利尿药呋塞米静脉注射，每次 0.5～1.0mg/kg；严重者可用 20% 甘露醇静脉注射，每次 0.25～0.5g/kg，每 6～12 小时给药 1 次，连用 3～5 天。

4. 亚低温治疗　是国内外证实安全有效治疗新生儿 HIE 的可靠措施，采用人工诱导方法将体温降低 2～4℃，以降低能量消耗、保护脑细胞。分为头部和全身亚低温 2 种。应用指征为中、重度 HIE 足月儿，早产儿不宜采用。

（四）主要护理诊断

1. 低效性呼吸型态　与缺氧缺血导致呼吸中枢受损有关。

2. 潜在并发症　颅内高压、颅内出血、呼吸衰竭。

3. 有废用综合征的危险　与缺氧缺血致后遗症有关。

4. 知识缺乏　家长对新生儿缺氧缺血性脑病认知不足。

（五）护理措施

1. 呼吸道管理　保持呼吸道通畅，及时有效地清除患儿呼吸道分泌物。遵医嘱给予正确的氧疗方式，用氧期间密切关注患儿的生命体征和缺氧情况，必要时给予呼吸机支持。

2. 密切监护和进行并发症的观察　密切监测患儿的生命体征，包括心率、呼吸、血压和血氧饱和度等，注意观察意识、瞳孔、肌张力、前囟张力及惊厥情况，注意有无颅内高压、颅内出血和呼吸衰竭的表现，遵医嘱及时调整补液和治疗方案，观察药物反应。

3. 预防颅内出血　保持患儿安静，尽量避免移动和刺激，动作轻柔，所有操作集中进行。

4. 亚低温治疗的护理

（1）降温阶段：应在出生后 6 小时内启动亚低温治疗，直肠温度应维持在 33～35℃，目标体温通常设为 33.5℃，应在 1～2 小时内达到目标温度。

（2）维持阶段：维持目标体温72小时，这期间应注意尽量减少对新生儿的刺激，根据需要提供疼痛管理或镇静，以减少压力和耗氧量。严格监测和记录出入量。

（3）复温阶段：通常采用渐进的方法，即在6～12小时内每1～2小时将婴儿体温升高0.5℃。复温期间如出现癫痫发作或临床脑病恶化，建议暂时停止复温过程并恢复冷却24小时，然后再恢复复温过程。

（4）全程监护：持续心电监护、血氧饱和度监测、核心体温监测、呼吸支持，持续核心体温监测时应注意，直肠温度探头插入深度以4cm为宜，避免婴儿排便反射时探头脱出。注意观察患儿的面色、反应、末梢循环情况、24小时的出入液量，每1小时测血压一次，并做好详细记录。

5. 早期康复训练 根据新生儿的病情早期给予适当的康复训练，如肢体被动运动、感官刺激和认知训练等，促进新生儿的神经发育和功能恢复。

6. 知识宣教 向家长介绍新生儿缺氧缺血性脑病的相关知识，包括病因、症状、治疗和护理等方面的内容，帮助家长更好地理解和照顾患儿。

知识拓展

脐带血干细胞治疗新生儿缺氧缺血性脑病

脐带血干细胞作为治疗新生儿缺氧缺血性脑病的一种治疗手段，近年来得到了广泛关注。干细胞的安全性在体内外试验中被广泛证实，尚无严重不良反应的报道，且脐带血接受者1年的无残疾生存率明显高于接受亚低温治疗的婴儿。研究者认为通过鼻内给药快速有效、安全无创，有益效果与颅内途径和腹腔给药没有显著差异，潜力巨大。其给药时间仍在探索，有研究显示脑损伤后24～72小时给药较脑损伤后24小时内早期给药的疗效更好。1×10^7/kg细胞是最常见且具有神经保护作用的剂量。总体而言，脐带血干细胞治疗新生儿HIE的修复和功能恢复具有一定的潜力，但目前仍需进行更多的研究来确定最佳的治疗方案和确保其安全性和有效性。

第四节 新生儿颅内出血

新生儿颅内出血（intracranial hemorrhage of the newborn）是一种在围生期常见的脑损伤，是导致新生儿死亡的重要原因之一，主要由缺氧或产伤引起。其中足月儿以硬膜下出血和蛛网膜下腔出血多见，而早产儿则更容易出现脑室周围－脑室内出血。

（一）概述

1. 病因 本病有多种病因，如胎盘早剥、窒息及产伤等，多见于早产儿。大多数患儿有异常的分娩史、窒息复苏史。

2. 发病机制

（1）早产：胎龄不足32周的早产儿，其脑室管膜下胚胎生发基层发育不完善，毛细血管网仅由内皮细胞构成，缺乏胶原和弹力纤维的支撑，导致容易发生脑室内出血。

（2）产伤：在分娩过程中，诸多不良因素，如胎头过大、胎位不正、产程过长或过短，以及产钳助产等，可能导致胎儿头部承受压力过大或局部压力不均，可能引发小脑幕、大脑镰的撕裂，以及脑表浅静脉的破裂，最终造成硬膜下出血。

（3）血流动力学异常：在缺氧和酸中毒状态下，毛细血管内皮细胞受损，导致通透性增加或破裂出血，脑血流的自主调节功能转变为“压力被动性脑循环”，压力波动作用于末梢毛细血管，诱发其破裂出血。

（4）其他：新生儿存在颅内先天性血管发育异常、全身性出血性病变或者治疗过程中不规范的输入高渗液体、负压吸引压力过大且过于频繁，以及机械通气压力过高等，亦可导致血管破裂出血。

（二）护理评估

1. 健康史 了解是否有异常的妊娠史、分娩史、窒息复苏史，以及是否为早产儿；目前有无拒乳、吐奶、烦躁不安、肌张力减弱、前囟膨隆等颅内出血早期症状。

2. 身体状况

（1）典型表现：与出血部位及出血量密切相关。

1）神志改变：情绪烦躁、过度兴奋、易激惹、脑性尖叫等，部分患儿可能表现出表情淡漠、嗜睡，甚至昏迷等状态。

2）呼吸改变：呼吸节律不规则、呼吸暂停等。

3）颅内压增高：包括前囟部位明显隆起、发出异常的脑性尖叫、出现无法控制的抽搐，以及身体呈现角弓反张的姿态等。

4）眼症状：凝视、斜视等。

5）瞳孔：不等大、对光反射消失。

6）肌张力改变：早期肌张力增高以后降低。

7）其他：黄疸、贫血等。

（2）各部位颅内出血的特点：见表7－5。

表7－5 各部位颅内出血的特点

出血部位	病因	临床表现	预后
硬脑膜下出血	产伤	出血量较多的患儿在出生后24小时内可能会出现一系列神经系统症状，包括但不限于惊厥、偏瘫及斜视等	严重出血可导致脑干受压，引发严重症状，甚至在生后数小时内死亡；部分患儿在出生初期可能无明显症状，但数月后可能会出现慢性硬脑膜下积液
原发性蛛网膜下腔出血	缺氧、酸中毒、产伤	大多数出血情况轻微，无明显表现；部分患儿在生后第2天会出现惊厥；极少数大量出血可引发反复的呼吸暂停、惊厥、昏迷，甚至死亡	大多数预后良好，部分患儿可能会出现交通性或阻塞性脑积水等后遗症
脑室周围－脑室内出血	早产	50%在出生后第1天，90%在出生后72小时内发病；初期表现为意识障碍、局限性“微小型”惊厥等，重症可深昏迷、对光反射消失、惊厥及去大脑强直状态	Ⅰ、Ⅱ级出血大部分预后相对良好；Ⅲ、Ⅳ级出血者死亡率相对较高；伴有出血性梗死的患儿，死亡率高达50%

续 表

出血部位	病因	临床表现	预后
脑实质出血	小静脉栓塞后毛细血管破裂出血	在疾病发展的早期，可能会出现瞳孔变化、呼吸不规则，以及心动过缓	脑瘫、癫痫，以及智力或运动功能发育迟缓是主要的后遗症表现
小脑出血	产伤、早产	严重情况下，除常见的神经系统症状外，还可出现脑干压迫症状，短时间内死亡	预后较差，特别是早产儿

3. 心理－社会状况 评估家长是否知晓本病的危险因素，了解患儿父母有无紧张、焦虑等情绪。

4. 辅助检查

（1）B 超：诊断脑室内出血的首选。

（2）头颅 CT：可准确显示颅内出血部位、出血量及是否对周围组织造成影响等。

（3）MRI：是诊断颅内出血及评估患儿预后的首选方法。

（4）脑脊液检查：可见血性或粉红色脑脊液。

（5）实验室检查：血红蛋白、血小板及血细胞比容水平均有所下降；凝血酶原时间延长，间接胆红素浓度也有所上升；血气分析结果示存在代谢性和呼吸性酸中毒的情况。

（三）治疗要点

1. 支持治疗 减少外源性刺激，维持内环境稳定。

2. 止血治疗 药物主要包括维生素 K_1、酚磺乙胺及巴曲酶等；血液制品包括新鲜冰冻血浆等。

3. 对症治疗 抗惊厥常用地西泮、苯巴比妥及咪达唑仑；颅内压增高常用呋塞米、小剂量甘露醇；脑水肿常用肾上腺皮质激素。

4. 外科治疗 浅层硬膜下出血，若症状明显时，可进行前囟穿刺手术以释放积聚的血液；如脑积水在早期阶段就出现明显的症状，可行侧脑室穿刺引流，如病情持续加重，应考虑脑室－腹腔分流手术。

（四）主要护理诊断

1. 潜在并发症 颅内高压。

2. 低效性呼吸型态 与颅内出血致呼吸中枢受损有关。

3. 有窒息的危险 与颅内出血诱发惊厥有关。

4. 知识缺乏 家长缺乏颅内出血的相关知识。

（五）护理措施

1. 密切观察病情，监测颅内压 严密监测患儿的各项生命体征，特别是神经系统的表现，如激惹、过度兴奋、烦躁不安、频繁震颤、惊厥等兴奋症状，淡漠、嗜睡、昏迷、木僵状态、肌肉松弛、呼吸抑制等抑制症状。密切监测新生儿的颅内压，及时识别阳性体征并进行处置，如降低颅内压、控制脑水肿等。

2. 减少外界刺激与移动 维持环境安静并降低外界刺激。头肩抬高 15°～30°。在护理过程中，尽量避免不必要的移动，特别是头部的搬动，以预防出血加剧和脑水肿的恶化；所有医疗护理操作需集中、有序且轻柔地进行，以最大限度地降低对患儿的影响；在进行静脉穿刺时，避免选择头皮作为穿刺点，同时尽量减少不必要的重复穿刺操作，以预防颅内出血状况的进一步恶化。

3. 保持呼吸道通畅　及时清除鼻腔和口腔分泌物，保持呼吸道畅通。密切观察患儿呼吸情况，必要时遵医嘱合理用氧，足月儿经皮血氧饱和度维持在85%～98%，早产儿经皮血氧饱和度维持在88%～93%，呼吸暂停或呼吸衰竭使用呼吸机辅助呼吸时，做好机械通气相关气道管理。

4. 控制惊厥　对于出现惊厥的患儿，详细记录患儿惊厥发生时间、部位，及时控制惊厥，可采取镇静止惊等措施。同时注意保护患儿，防止意外伤害。

5. 维持营养和水分摄入　根据患儿的进食情况，遵医嘱适当静脉营养支持，以维持患儿营养摄入和水电解质平衡。禁食期间，按医嘱静脉补液，严格控制输液速度，以防止因输液速度过快而加剧脑血管的压力，进而在缺氧环境下造成已经扩张的血管破裂，从而加重出血情况。在出血早期，避免采取直接哺乳的方式，以防止因吸吮用力导致出血量增加，使用奶瓶喂养的患儿，尽量避免抱起喂哺，以免加重出血情况。

6. 知识宣教　向家长介绍新生儿颅内出血的相关知识，如发病机制、症状表现、治疗方法及日常保健等。帮助家长更深入地理解新生儿的健康状况，掌握科学的照护方法，从而有效缓解他们的担忧与悲伤情绪，增强他们面对疾病、战胜困难的信心与勇气。

知识拓展

新生儿颅内出血与预防接种相关专家共识（2019）

预防接种在新生儿管理中具有重要意义。然而，颅内出血患儿的病情随时可能发生变化，疫苗接种作为一种外部刺激因素，存在诱发颅内出血并加重病情的风险。因此，在考虑是否为这类患儿进行疫苗接种前，必须进行全面的病情和感染风险评估：Ⅰ、Ⅱ级脑室周围－脑室内出血，蛛网膜下腔出血，以及硬膜下出血的新生儿，若其出血状况已得到有效控制，且生命体征稳定的情况下，则可以进行预防接种；Ⅲ、Ⅳ级脑室周围－脑室内出血的新生儿，若其病情严重，出现如空洞脑、脑软化等明显异常改变，并伴有进行性的神经系统后遗症，则建议暂时延缓预防接种。

第五节　新生儿呼吸窘迫综合征

新生儿呼吸窘迫综合征（neonatal respiration distress syndrome，NRDS）是肺表面活性物质（pulmonary surfactant，PS）缺乏所致，以出生后不久出现呼吸窘迫和呼吸衰竭为特点的临床综合征，多见于早产儿。肺病理特征为外观暗红，光镜下可见广泛的肺泡萎陷，肺泡壁至终末细支气管壁上附有嗜伊红透明膜，故又称新生儿肺透明膜病（hyaline membrane disease of the newborn，HMD）。

（一）概述

1. PS的成分与作用 PS由Ⅱ型肺泡上皮细胞合成和分泌，80%的成分为磷脂。PS常以单层分子的形式垂直排列于肺泡的液－气平面，主要作用是降低肺泡表面张力，防止肺泡萎陷和肺水肿。胎儿22周起，呼吸上皮细胞开始分化成Ⅰ型和Ⅱ型，PS开始产生，且主要储存在Ⅱ型肺泡上皮细胞里，分泌较少；胎儿35～36周PS合成和分泌迅速增加达到肺成熟水平。

2. 病因 任何影响PS合成和分泌的因素均可导致NRDS的发生，主要有以下几类。

（1）早产儿：早产儿由于肺发育未成熟，导致PS合成分泌不足，尤其是胎龄<35周的早产儿易发生NRDS，胎龄越小，发病率越高。

（2）母亲患糖尿病：母亲患糖尿病时，胰岛素分泌相应增加，胰岛素能拮抗肾上腺皮质激素对PS合成的促进作用。因此，母亲患糖尿病时新生儿的PS合成分泌受影响，即使为足月儿或巨大儿，仍可发生NRDS。

（3）择期剖宫产儿：择期剖宫产没有经过正常分娩的宫缩和应激反应，儿茶酚胺和糖皮质激素没有大量释放，PS分泌和释放不足。

（4）其他：围生期窒息、低体温、前置胎盘、胎盘早剥、母亲低血压等会导致胎儿血容量减少，均会诱发NRDS。

3. 发病机制 PS缺乏使肺泡表面张力增高，肺泡回缩力增强，肺顺应性下降，呼气末肺泡易萎陷，吸气时肺泡难以充分扩张，潮气量和肺泡通气量下降，肺通气与肺换气功能均受影响，导致缺氧和酸中毒发生。缺氧和酸中毒会使肺毛细血管通透性增加，血浆纤维蛋白渗出沉积于肺泡表面形成透明膜，进一步加重了气体弥散障碍，使缺氧和酸中毒更加严重，形成恶性循环（图7－4）。

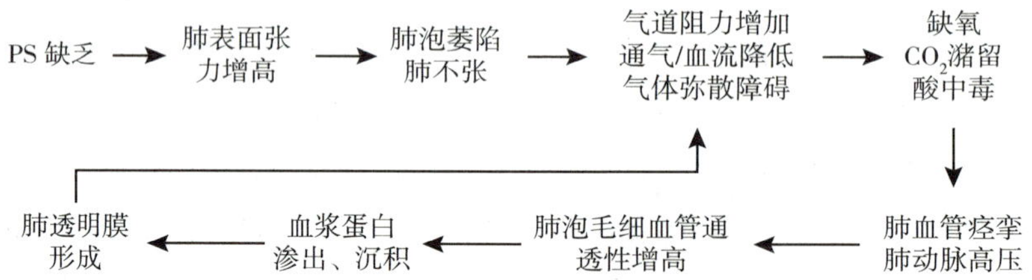

图7－4 NRDS的发病机制

（二）护理评估

1. 健康史 了解孕母妊娠期间是否有糖尿病、前置胎盘、胎盘早剥等情况，胎儿的胎龄、胎次、分娩情况等。

2. 身体状况 出生后不久（一般6小时内）出现呼吸窘迫，并呈进行性加重。主要表现为呼吸急促（>60次/分）、呼气性呻吟、鼻翼扇动、发绀及吸气三凹征。听诊两肺呼吸音减弱，肺泡有渗出时可闻及细湿啰音。通常于出生后24～48小时病情最重，病死率较高，72小时以后肺成熟度增加，病情逐渐好转。

3. 心理－社会状况 新生儿疾病通常为其父母带来焦虑、抑郁情绪，需评估患儿父母心理、家庭承受能力等。

4. 辅助检查

（1）血气分析：是最常用的检测方法，pH、PaO_2 降低，$PaCO_2$ 升高，HCO_3^- 减少。

（2）胸部 X 线：具有特征性表现，是目前确诊 NRDS 的最佳手段。按病情程度可分为 4 级：1 级为两肺普遍透明度降低，呈毛玻璃样改变，可见弥漫性均匀一致的细小颗粒和网状阴影；2 级为两肺透明度进一步降低，可见清晰充气的树枝状支气管影，即支气管充气征；3 级为肺野透明度更低，心缘、膈缘模糊；4 级为整个肺野呈白色，即白肺。

（3）其他：以往通过泡沫试验、测定羊水或新生儿气管吸引物中卵磷脂和磷脂比值（L/S）评估肺成熟度，目前临床已较少使用。

（三）治疗要点

1. 氧疗与辅助通气

（1）吸氧：根据患儿情况通过鼻导管、面罩、头罩给予吸氧，维持 PaO_2 50～80mmHg、经皮血氧饱和度（$TcSO_2$）90%～95% 为宜。

（2）持续气道正压通气（continuous positive airway pressure，CPAP）：使患儿在整个呼吸周期都能接受高于大气压的气体，以增加功能残气量，防止肺泡萎陷。多适用于轻、中度 NRDS 患儿，可通过鼻塞（最常用）、鼻咽管、鼻罩、面罩等进行。压力为 3～8cmH_2O，NRDS 至少保证 6cmH_2O，一般不超过 8～10cmH_2O，气体流量最低为患儿 3 倍的每分通气量或 5L/min，FiO_2 一般根据 SaO_2 进行设置和调整。

（3）常频机械通气（conventional mechanical ventilation，CMV）目前国内外尚无统一标准，参考指征：①$FiO_2 = 0.6$，$PaO_2 < 50$mmHg 或 $TcSO_2 < 85\%$。②$PaCO_2 > 60$～70mmHg 伴 pH < 7.25。③严重或药物治疗无效的呼吸暂停。具备上述任意一项者即可经气管插管应用机械通气。参数应根据患儿情况、目标 $TcSO_2$ 及动脉血气结果综合设置和调整。

2. PS 替代治疗 可明显降低 NRDS 病死率及气胸发生率，同时可改善肺顺应性和通气、换气功能，降低呼吸机参数。临床应用 PS 分为天然制剂、人工制剂、混合制剂等，目前使用最多的是从猪肺、小牛肺提取的天然型 PS。药物稀释或摇匀后，经气管插管缓慢注入肺内。近年来开展微创技术使用 PS，无须气管插管也可达到预期临床效果。

3. 其他 保温，保持液体和营养供应，排除败血症之前建议常规使用抗生素，维持酸碱平衡，动脉导管开放者可通过保守处理、药物或手术治疗予以关闭。

（四）主要护理诊断

1. 低效性呼吸型态 与 PS 缺乏导致的肺顺应性下降、气体弥散障碍有关。

2. 气体交换受损 与 PS 缺乏导致肺泡萎陷、透明膜形成有关。

3. 有感染的危险 与早产、疾病导致抵抗力低下有关。

4. 焦虑（家长） 与母婴分离、担心患儿病情有关。

（五）护理措施

1. 保持呼吸道通畅 保持患儿头部轻度仰伸位，打开气道。加强呼吸道管理，及时清除口腔、呼吸道分泌物。按需吸痰，吸痰前需要进行患儿的评估，包括听诊肺部痰鸣音、氧合变差的表现、气管插管管壁分泌物显现、患儿烦躁等。吸痰前可通过测量法预先确定吸痰管插入的深度，回抽时应间歇性放开压力，吸痰管堵塞气管的时间不应超过 5 秒，注意动作轻柔，防止损伤呼吸道黏膜。对于早产儿及吸痰时氧饱和度、心率、血压容易波动的患儿，尽可能采用密闭式吸痰法。

2. 用氧护理 根据患儿病情选择合适的给氧方式，并持续监测血氧饱和度，根据监测结果及时调整氧浓度，使 PaO_2 维持在 50～80mmHg，$TcSO_2$ 维持在 90%～95%。早产儿采用空氧混合装置给氧，避免氧中毒。

3. CPAP 护理 放置鼻塞前先清洁患儿鼻腔，清除呼吸道及口腔分泌物，采用“工”形人工皮保护鼻部皮肤和鼻中隔。CPAP 使用期间应经常检查装置各连接处是否严密、有无漏气，每小时观察 CPAP 的压力和氧浓度。吸痰时取下鼻塞，检查鼻部有无压迫引起皮肤坏死或鼻中隔破损等。

4. CMV 护理 妥善固定气管插管，每班测量并记录置管深度，检查接头有无松脱漏气、管道有无扭转受压。湿化器内蒸馏水至标准刻度线处，吸入气体应加温湿化。每次吸痰操作前、后要确认导管固定位置是否正确，听诊呼吸音是否对称，记录吸痰时间及痰液的颜色、性状、量。每次调整呼吸机参数后都应遵医嘱监测血气分析结果及血氧饱和度变化。

5. PS 给药护理 通常于出生后 24 小时内经气管插管注入给药。用药前应首先确定气管插管位置正确，彻底清除口、鼻腔及气道内的分泌物，置患儿于仰卧位，将 PS 复温后滴入气道，滴完后予复苏气囊加压通气，以协助药液充分弥散，再接呼吸机辅助通气。给药过程中严密监测患儿的血氧饱和度、心率、呼吸和血压变化，若出现呼吸暂停、PaO_2 及心率下降，应暂停注药，并迅速予以复苏囊加压给氧。给药 6 小时内禁止吸痰。呼吸机辅助通气的患儿使用 PS 后需将呼吸机参数适当下调。

6. 一般护理 始终为患儿提供中性温度环境。保证营养供给，不能吸吮、吞咽者可用鼻饲法或静脉补充营养。严格执行消毒隔离制度，加强洗手、无菌观念，做好气管插管患儿的口腔护理。

7. 健康教育 及时向家长反馈病情，解答疑惑，缓解其紧张焦虑情绪。开展以家庭为中心的探视模式，让家长了解患儿的治疗、护理过程，允许家长进入病房参与患儿的常规生活护理。教会父母新生儿居家照顾的相关知识，实现患儿从医院到家庭照护的无缝衔接。

知识拓展

微创给药技术

微创给药技术，即微创表面活性物质注射（less invasive surfactant administration，LISA）或微创表面活性物质治疗（minimally invasive surfactant therapy，MIST），是在应用无创通气条件下，直接或可视喉镜下，将细导管插入声门下进入气管，将 PS 注入肺内，主要适用于胎龄 25～32 周使用无创通气的 NRDS 患儿。临床研究显示，通过微创给药技术，无须气管插管即可达到预期临床效果，可减少机械通气、死亡或支气管肺发育不良发生风险，改善短期临床结局。微创给药技术对操作者要求较高，操作者应经过严格培训，熟练掌握给药技术，还需考虑适宜人群、技术细节、技术安全性等多方面问题。

第六节 新生儿黄疸与新生儿溶血病

新生儿黄疸（neonatal jaundice）又称新生儿高胆红素血症，是由多种原因引起胆红素在体内聚积，导致皮肤黏膜甚至巩膜呈黄染现象，是新生儿时期（尤其早期）常见症状之一。重症高胆红素血症可因损伤中枢神经系统，发生胆红素脑病，造成患儿死亡或严重后遗症。

（一）概述

1. 新生儿胆红素代谢特点

（1）胆红素生成较多：新生儿每日生成胆红素 145.4±39.3μmol/(L·kg)，超过成人产生量的 2 倍，其原因为如下。①红细胞数量过多：为适应宫内较低的氧分压，胎儿期红细胞生成较多；出生后，氧分压升高导致较多红细胞被破坏。②红细胞寿命短：足月儿红细胞寿命为 80～100 天，短于成人的 120 天，缩短了胆红素的生成周期。③其他来源胆红素增多：如骨髓内尚未发育的网织红细胞和幼红细胞被分解，肝和其他组织内含血红素的血红蛋白。

（2）运转胆红素的能力不足：胆红素需要与清蛋白联结后运转，新生儿刚出生时的酸中毒影响联结力，早产儿清蛋白含量低，导致运转能力不足。

（3）肝功能发育未完善：新生儿初生时肝功能不成熟，肝细胞内摄取胆红素的 Y、Z 蛋白含量极微，摄取胆红素能力低；肝细胞内尿苷二磷酸葡萄糖醛酸转移酶含量低，结合胆红素能力不足；肝细胞排泄胆红素的功能不成熟，可出现暂时性胆汁淤积。

（4）肠肝循环的特殊性：肝内形成的结合胆红素具有不稳定性，在肠内易被非酶性水解，或在 β 葡萄糖醛酸苷酶的作用下分解为未结合胆红素，重吸收回肝进入血液循环；新生儿肠道内细菌量微少，还原结合胆红素能力差，增加了胆红素的重吸收；当胎粪排出延迟时，肠肝循环的负荷加重。

2. 新生儿黄疸的分类 目前，临床学者多采取依据胎龄、出生后小时龄及是否存在高危因素综合评估。传统分类方法是依据血清胆红素水平分为生理性黄疸（physiological jaundice）和病理性黄疸（pathologic jaundice）。

（1）生理性黄疸：是新生儿早期正常发育过程中发生的一过性胆红素血症，患儿一般情况良好。

1）黄疸特点：①出现时间：足月儿出生后 2～3 天，早产儿出生后 3～5 天。②高峰时间：足月儿 4～5 天，早产儿 5～7 天。③消退时间：足月儿 7～10 天（不超过 2 周），早产儿 10～14 天（不超过 4 周）。

2）实验室检查：①血清胆红素，足月儿 < 220.6μmol/L（12.9mg/dl），早产儿 < 256.5μmol/L（15mg/dl）。②每日血清胆红素升高 < 85μmol/L（5mg/dl）。

高胆红血症
高危因素

（2）病理性黄疸

1）黄疸特点：①出现早：生后 24 小时内。②程度重。③持续时间长：足月儿 > 2 周，早产儿 > 4 周。④退而复现。

2）实验室检查：①血清胆红素，足月儿 > 220.6μmol/L（12.9mg/dl），早产儿 > 256.5μmol/L（15mg/dl）。②每日血清胆红素升高 > 85μmol/L（5mg/dl）。③血清结合胆

红素 >34μmol/L（2mg/dl）。

3）常见病因：①感染性：新生儿肝炎、新生儿败血症及其他感染。②非感染性：新生儿溶血症、胆道闭锁、母乳性黄疸、遗传性疾病及药物性黄疸等。

3. 新生儿溶血病 新生儿溶血病（hemolytic disease of the newborn）是由于母婴血型不合，孕母的血型抗体进入胎儿血液循环，导致胎儿或新生儿发生同族免疫性溶血性疾病。在目前已检测出的30余个血型系统中，新生儿溶血病以ABO血型系统不合溶血病最常见，其次为Rh血型系统不合溶血病。

（1）ABO溶血病发病机制：母亲多为O型血，婴儿为A型或B型血。母亲孕前接触过自然界中的A、B血型物质或妊娠期受胎儿异体血型抗原刺激后，产生IgG的抗-A或抗-B，通过胎盘进入胎儿血液循环发生免疫反应性溶血。因此，新生儿ABO血型系统不合溶血病第一胎即可发病。

（2）Rh溶血病发病机制：母亲多为Rh阴性型血，婴儿为Rh阳性型血。当母婴Rh血型不合时，孕早期胎儿血液通过胎盘进入母体循环，孕母发生原发免疫反应，历经数月产生不能通过胎盘的IgM抗体。因此，Rh溶血病第1胎的发生率极低。发生原发免疫反应的孕母再次怀孕后，即使胎儿微量血液输入，孕母也很快发生继发性免疫反应，迅速产生大量IgG抗体，进入胎儿循环引发严重溶血反应。

（二）护理评估

1. 健康史 了解孕母妊娠史、疾病史、父母血型；患儿出生时的胎龄、分娩方式、Apgar评分、体重、保暖措施；患儿血型、精神状态、喂养方式、进奶量、是否发热、是否有感染灶；患儿排便次数、便量，尿液和粪便的颜色；评估黄疸开始、加重和持续时间，黄染部位及范围；母婴应用药物治疗史。

2. 身体状况

（1）新生儿肝炎：多为宫内病毒感染引起，以巨细胞病毒最常见，其次为乙型肝炎病毒、风疹病毒、肠道病毒等。细菌感染时易引发中毒性肝炎，常见致病菌包括乙型溶血性链球菌、金黄色葡萄球菌、大肠埃希菌等。其他感染引起肝炎，也可见如李斯特菌、梅毒螺旋体、钩端螺旋体、弓形虫等。一般黄疸出现在出生后1~3周或1个月以上。随病情进展，粪便颜色逐渐变浅甚至灰白，尿色深黄，患儿食欲降低、呕吐、肝大。

（2）新生儿败血症：重症感染者可导致溶血，红细胞破坏增多，胆红素生成过多，引起未结合胆红素增高。

（3）胆道闭锁：根据近端肝外胆道闭塞的水平分为4型。黄疸于出生后2周出现，进行性加重且不可逆。皮肤颜色从初期金黄色，逐渐加深至黄绿色，晚期肤色晦暗。粪便颜色逐渐变浅至白陶土色，尿色深黄。肝脾大，由软变硬，最终发展为肝硬化。

（4）母乳性黄疸：根据发病时间分为早发型和迟发型。早发型又称母乳喂养性黄疸，指纯母乳喂养的足月新生儿出生后3~4天，出现排除其他病因的黄疸，持续时间和血清胆红素峰值均超过生理性黄疸。迟发型又称母乳性黄疸，一般黄疸始于出生后1周，血清胆红素峰值可持续至3个月。患儿一般情况良好，除皮肤黏膜及巩膜轻度至中度黄染外，无其他临床表现，不影响生长发育。停止哺喂母乳2~3天后，黄疸明显减轻，若再次哺喂母乳，黄疸复现。

（5）新生儿溶血病

1）胎儿水肿：ABO 溶血患儿极少发生；Rh 溶血患儿出生时因血红蛋白严重下降导致患儿全身水肿、苍白，呼吸窘迫，胸腔积液，腹水，以及心力衰竭等。

2）黄疸：评估黄疸出现时间，黄染部位、范围及进展情况。ABO 溶血患儿多在出生后 2～3 天发生皮肤黄染，且以未结合胆红素为主；Rh 溶血患儿一般 24 小时内出现皮肤及巩膜黄染并迅速加重。

3）贫血：ABO 溶血患儿一般仅轻度贫血；Rh 溶血患儿贫血出现早、程度重，达到重症贫血者易发生贫血性心力衰竭。

4）肝脾大：ABO 溶血患儿仅少数发生轻度肝脾大；Rh 溶血患儿因髓外造血导致不同程度肝脾大。

（6）胆红素脑病（bilirubin encephalopathy）：又称核黄疸，是游离胆红素通过血脑屏障进入中枢神经系统，导致神经细胞中毒变性，进而引起急性脑损伤。多发生在出生后 1 周内，迅速进展为重度黄疸。急性胆红素脑病：主要见于血清胆红素 >342μmol/L（20mg/dl）和/或每日升高 >8.5μmol/L（0.5mg/dl）、>35 周的新生儿。分为 4 期：①警告期。患儿反应略低下、嗜睡、活力下降、吸吮力弱、哭声稍高。②痉挛期。患儿易激惹、哭声高尖、呼吸不规则、惊厥，重症可昏迷，甚至中枢性呼吸衰竭导致死亡。③恢复期。1 周后肌张力由增高转为降低，吸吮力和反应力缓慢恢复，2 周后急性症状消失。④后遗症期（慢性胆红素脑病）：由四联症组成，即手足徐动、听力损害、眼球运动障碍、牙釉质发育异常。

3. 心理－社会状况　评估家长是否知晓本病的病因、尽早干预的重要性，是否能积极配合治疗和护理，对疾病预后的认知程度，有无焦虑心理等情况。

4. 辅助检查

（1）血生化检查

1）胆红素检测：血清总胆红素和/或直接胆红素升高，是诊断新生儿黄疸的直接指标。

2）肝功能检查：谷丙转氨酶反映肝细胞损害程度，甲胎蛋白升高提示肝功能受损。

（2）血常规和网织红细胞：溶血病时红细胞和血红蛋白减少，网织红细胞增多。

（3）血型：父母和新生儿的 ABO 血型，以及 Rh 血型。

（4）血清特异性免疫抗体检测：改良直接 Coombs’试验和/或抗体释放试验阳性，是确诊新生儿溶血病的主要依据。

（5）经皮胆红素仪检测：一般测量额正中和胸骨正中两部位，取其平均值。因简单、快捷、无损的检测优点，临床广泛应用于胆红素水平的动态监测中。

2022 版美国儿科学会新生儿高胆红素指南光疗阈值图

（三）治疗要点

主要治疗目的是降低血清胆红素，预防胆红素脑病的发生。

1. 尽早明确引发黄疸的病因，积极治疗原发病

2. 一般治疗　注意患儿保暖；尽早开奶，合理喂养，保证营养供给；保持大便通畅，促进胆红素的排出；根据患儿病情酌情补液治疗，避免发生脱水。

3. 光照疗法　是治疗新生儿黄疸最简单、有效、经济的方法（参见第二十一章第十二节）。

2022 版美国儿科学会新生儿高胆红素指南换血阈值图

4. 换血疗法　是治疗新生儿溶血病最迅速的方法，可纠正贫血，防止发生心力衰竭及胆红素脑病（参见第二十一章第十三节）。

5. 药物治疗 避免使用肝毒性药物。可输入血浆，静脉注射免疫球蛋白或酶诱导剂，降低胆红素。

（四）主要护理诊断

1. 潜在并发症 胆红素脑病。

2. 知识缺乏 与家长缺乏新生儿黄疸相关知识有关。

3. 焦虑 与家长担心患儿住院及疾病预后有关。

（五）主要护理措施

1. 密切观察病情变化 观察皮肤黏膜、巩膜黄染的色泽变化，了解黄疸的分度、范围及进展情况。密切观察患儿的神经系统表现，出现嗜睡、吸吮力下降、肌张力减退等胆红素脑病的早期表现时，立即通知医生。观察生命体征的变化，记录大小便的量、颜色、性质，若胎粪延迟排出，遵医嘱给予通便。

2. 饮食护理 尽早开奶，保证奶量的摄入。纯母乳喂养儿可少量多次哺喂，母乳是新生儿期最佳食品，母乳性黄疸不是母乳喂养的禁忌证。吸吮力下降、经口喂养困难时，耐心喂养，或遵医嘱给予鼻饲喂养。足量供给可刺激新生儿肠蠕动，促进胎粪排出，减少胆红素的肝肠循环。

3. 用药护理 合理安排药物输注顺序，严格控制输液速度，切忌高渗性液体的快速输入，避免发生输液外渗。

4. 抚触护理 抚触可以促进食物的消化和神经系统的发育，有利于粪便的排出和预防胆红素脑病的发生。病情平稳时，每日 1 次。

5. 光疗护理 遵医嘱实施蓝光治疗。认真完成光疗前设备、环境和患儿的准备工作；光疗过程中，注意保证患儿安全，妥善安置体位，监测体温，保证体液的平衡，密切观察光疗的效果和不良反应；光疗结束后做好记录（参见第二十一章第十二节）。

6. 换血护理 严格遵循新生儿换血指征实施换血治疗。换血前认真做好准备工作，双人核对血源，环境符合要求；换血过程中，严格执行无菌操作，配合医生完成操作，密切观察病情变化，以及是否发生换血并发症，发现异常立即通知医生采取相应措施；换血后完善护理记录（参见第二十一章第十三节）。

7. 健康宣教 相关护理诊断：知识缺乏。宣传新生儿黄疸的发病原因、预防知识和家庭护理措施，使家长正确认识疾病。满足家长获得住院患儿病情的需要，取得配合。确诊胆红素脑病者，使家长了解疾病预后，尽早给予康复护理干预。做好新生儿黄疸的出院后随访。

第七节　新生儿感染性疾病

一、新生儿脐炎

（一）概述

新生儿出生后，连接胎儿和胎盘之间的脐带被结扎，脐部形成开放性创口，易于病原微生物侵入。一般情况下，新生儿出生后 1 周左右脐带残端脱落，2 周左右创口愈合。脐带残端未脱落时，须每日进行脐部护理，若护理不当，轻者可导致局部感染、出血，重者可引发败血症，甚至死亡。

1. 定义　脐炎（omphalitis）指因断脐时或出生后处理不当，脐残端被细菌入侵、繁殖而引起的急性炎症，也可由于脐血管留置导管或换血时细菌污染造成炎症反应。

2. 病因　以金黄色葡萄球菌最常见，其次为大肠埃希菌、铜绿假单胞菌、溶血性链球菌等。

（二）护理评估

1. 健康史　了解脐带是否结扎完整，居家脐部护理的方式、方法；评估患儿精神状态，是否发热等。

2. 身体状况

（1）轻度脐炎：仅表现为脐轮与脐周皮肤轻度红肿，脐窝湿润，可伴少量血性或浆液脓性分泌物。

（2）重度脐炎：脐部与脐周皮肤明显红肿发硬，伴较多量的脓性分泌物，有臭味。处理不当时，炎症可向周围的皮肤、腹膜、脐血管等组织扩散蔓延导致腹壁蜂窝织炎、皮下坏疽、腹膜炎、脐静脉炎等。病情危重者可形成败血症，全身中毒症状明显，出现发热、拒奶、烦躁不安或精神萎靡等。

（3）慢性脐炎：常由于脐带创口被异物频繁刺激所致。脐部表面有脓性分泌物溢出，形成一个小的樱红色肿物，称为脐肉芽肿。经久不愈。

3. 心理－社会状况　评估家庭功能、家长的情绪（有无紧张、忧虑及自责等）、应对能力与照护能力。

4. 辅助检查　新生儿出生后，很快就有细菌定植脐残端，正常新生儿脐部也可培养出多种细菌。因此，绝不可仅依据脐部培养出致病菌而诊断为脐炎，必须有脐部炎症的临床表现。

（三）治疗要点

1. 轻度脐炎无扩散蔓延者　每日用消毒剂擦拭脐部 2～3 次，消毒剂可选用以下 2 种组合：①先用3%的过氧化氢，再用0.2%～0.5%的聚维酮碘。②先用2%的碘酒，再用75%的乙醇。

2. 有明显脓液、脐周扩散或全身中毒症状者　脐部除常规消毒处理外，每日擦涂莫匹罗星 2～3 次。根据涂片结果经验性选用适当抗生素治疗，再结合临床疗效及药敏试验调整用药。

3. 慢性肉芽肿　①小肉芽肿：硝酸银棒或10%的硝酸银溶液擦涂。②大肉芽肿：电灼、激光治疗或手术切除。

（四）主要护理诊断

1. 皮肤完整性受损　与脐部感染性炎性病灶有关。

2. 潜在并发症　腹膜炎、皮下坏疽、败血症。

3. 知识缺乏　家长缺乏有关脐部护理的相关知识。

（五）护理措施

新生儿脐炎与出生后脐部护理不当密切相关，因此，脐部护理是预防新生儿脐炎的有效措施。

1. 保持脐部清洁

（1）断脐时严格无菌操作：脐带结扎 24 小时内使用无菌纱布覆盖脐部，24 小时后可以暴露脐部。如使用非无菌方式断脐，应尽快就医，重新无菌断脐，并做好脐周封闭和脐炎的预防。

（2）脐血管置管的护理：置管时严格无菌操作。置管后注意观察局部有无渗血；每日按脐血管置管维护标准常规脐部护理；脐血管导管留置时间在 7 ~ 10 天。拔管后局部按压止血，止血后立即除去覆盖物，减少厌氧菌的感染。

（3）每日检查脐部有无红肿、渗血、渗出脓性分泌物或特殊气味，如有异常情况立即处理。进行脐部护理之前，严格执行手卫生。每日常规消毒局部 2 ~ 3 次。①消毒剂选择：选用 2 种消毒剂组合中的 1 种。先用 3% 的过氧化氢，再用 0.2% ~0.5% 的聚维酮碘，或者先用 2% 的碘酒，再用 75% 的乙醇。②消毒方法：一手提拉脐带残端，暴露脐窝；用棉签蘸取消毒剂从脐带根部，自下向上，由内而外，螺旋式擦拭脐窝、脐轮及脐带残端；分泌物较多时，可多次擦拭。

2. 保持脐部干燥　脐部干燥有利于脐带残端脱落。使用吸水性强且透气良好的尿片，勤换尿片，更换时将尿片前端反折，充分暴露脐部，促进脐部干燥，并减少脐带残端与尿片之间的摩擦，避免尿液污染局部。脐带未脱落前，沐浴时可使用防水脐带贴保护，沐浴结束立即去除。

3. 脐带延迟脱落的护理　应护理脐部至脐带残端自然脱落，不可用力拉扯脐带。若新生儿出生 3 周脐带仍未脱落，应就医检查原因；无特殊情况者，可继续常规护理并注意观察脐部至自然脱落。

4. 健康教育　向家长介绍新生儿脐炎的病因、临床特点和护理要点等相关知识，使家长掌握居家脐部护理知识。

二、新生儿破伤风

（一）概述

新生儿破伤风（neonatal tetanus）是因破伤风梭菌经脐部侵入人体，在创口繁殖产生外毒素而引起的一种急性严重感染性疾病。主要临床特征：全身骨骼肌强直性痉挛、牙关紧闭；常在出生后 7 天左右发病，故有“脐风”“七日风”“锁口风”“扁担风”之称。随着我国住院分娩的普及和医疗护理质量的提高，世界卫生组织于 2012 年宣布我国已基本消除新生儿破伤风，但在偏远地区因不洁接生仍可发生。

1. 病原菌　破伤风梭菌是革兰染色阳性厌氧菌，有繁殖体和芽孢两种形态。繁殖体极易死亡。芽孢抵抗力极强，主要存在于人畜粪便、土壤和肥料中，需高压消毒，含碘消毒剂或环氧乙烷可将其杀灭。破伤风梭菌产生的破伤风毒素在已知毒素中排第二位。

2. 感染方式　一般发生在接生时，操作者的手、断脐的剪刀、脐带结扎绳，以及包裹脐带残端的棉纱布等未经严格消毒，使破伤风梭菌经脐带残端侵入脐部。

3. 发病机制　脐带残端因坏死和棉纱布的包裹，氧化还原潜能降低，厌氧的破伤风梭菌芽孢易于生长、产生毒素。毒素经淋巴液和血循环到达中枢神经系统，与神经节苷脂结合，使其不能释放抑制性神经介质，脊髓神经元和脑干广泛去抑制，导致受支配的肌肉强烈持续收缩。由控制神经的轴突路径长短决定发病顺序，咀嚼肌最短最先受累，躯干和四肢次之，手和足最晚。此外，交感神经受毒素影响，可出现心动过速、血压升高、多汗等。

（二）护理评估

1. 健康史 了解患儿的出生地点、出生过程、断脐的消毒方式方法；评估患儿的日龄、精神状态、是否有破伤风梭菌的接触史等。

2. 身体状况

（1）潜伏期：绝大多数的新生儿在出生后 3～14 天出现症状，最常见的是在 6～8 天。潜伏期与出现症状到首次抽搐的时间越短，预后越差。

（2）典型症状：一般起病时以哭闹不安为主，患儿口张不大，吸吮困难。随后牙关紧闭，面肌痉挛，出现“苦笑”面容（眉举额皱，口角上牵）；双拳紧握，上肢过度屈曲，下肢伸直，呈角弓反张状。强直性痉挛阵阵发作，间歇期肌强直持续存在，声、光、轻触等轻微刺激即可诱发痉挛发作。咽肌痉挛表现为口溢白沫，易造成吸入性肺炎；呼吸肌与喉肌痉挛时表现为面色青紫，引发呼吸困难、窒息；膀胱与直肠括约肌痉挛导致尿潴留、便秘。患儿神志清楚，病程早期无发热，随着病情进展，可因肌肉反复强直性痉挛或继发肺炎导致发热。延误治疗者可因窒息或继发感染死亡。

3. 心理－社会状况 评估家长是否了解本病的发病原因，有无紧张、忧虑及自责等心理状况。

4. 辅助检查

（1）实验室检查：血常规、血生化、血气分析、脐分泌物培养及血培养检验等。

（2）其他检查：压舌板试验（用压舌板检查咽部，用力下压时，压舌板被咬紧，无法观察咽部，则为阳性，可确诊）、脑电图、CT、磁共振检查等。

（三）治疗要点

控制痉挛、预防感染、保证营养是治疗新生儿破伤风的三大要点，病程早期控制痉挛尤为重要。

1. 控制痉挛 是治疗本病的关键。

（1）地西泮：首选，按 0.1～0.3mg/kg 缓慢静脉注射，暂时控制痉挛后立即留置胃管，改用口服制剂，按 0.5～1.0mg/kg 鼻饲给药。

（2）咪达唑仑：强镇静药，按 0.05～0.10mg/(kg·h) 注射泵泵入。

（3）水合氯醛：具有安全性高、经济方便、不易引起蓄积中毒等优点。10% 溶液按 0.5ml/kg 灌肠或鼻饲给药。

2. 中和毒素 应尽早使用破伤风抗毒素，中和尚未与神经节苷脂结合的毒素。①马血清破伤风抗毒素（tetanus antitoxin，TAT）：使用前需做皮肤过敏试验，1 万～2 万单位肌内注射或静脉注射 1 次。②人破伤风免疫球蛋白（tetanus immunoglobulin，TIG）：500IU 肌内注射 1 次。

3. 抗菌药物 ①青霉素：能杀灭破伤风梭菌，按每公斤体重每天 10 万～20 万单位静脉滴注，每日 2 次，疗程 7～10 天。②甲硝唑：按首次剂量 15mg/kg，以后 7.5mg/kg 静脉滴注，每 12 小时 1 次，疗程 5～7 天。

4. 处理脐部 脐部用3%的过氧化氢清洗，再涂以聚维酮碘消灭残余破伤风梭菌。脐周封闭式注射破伤风抗毒素3000IU。

（四）主要护理诊断

1. 有窒息的危险 与呼吸肌、喉肌痉挛有关。

2. 喂养困难 与牙关紧闭、面肌痉挛有关。

3. 有受伤的危险 与反复抽搐有关。

4. 体温过高 与肌肉反复强直性痉挛产热、继发感染有关。

（五）护理措施

1. 控制痉挛

（1）减少刺激：患儿应尽可能单间安置，专人照护。病室内保持安静，避免不必要的刺激（如声、光、轻触等），必要的治疗和护理操作最好在止痉药效用最大时集中完成，动作轻柔敏捷。

（2）用药护理：为避免反复穿刺的刺激诱发或加重痉挛发作，尽量采用经外周中心静脉置管，遵医嘱用药，注意止痉药剂量精确、用药方式准确。

（3）密切观察病情变化：详细记录病情变化，如抽搐发生的时间、强度、频率和持续时间，抽搐发生时患儿的生命体征、面色等。一旦发生窒息等异常情况，立即组织抢救。

2. 保持呼吸道通畅 及时清除痰液。有缺氧、发绀表现时，给予氧气吸入；首选头罩给氧，避免流量过低时发生头罩内CO_2潴留，氧流量需要≥5L/min；鼻导管给氧时，患儿的鼻黏膜会受到导管的插入和氧气流的不断刺激，诱发或加重痉挛发作，不建议选用；必要时可使用呼吸机辅助通气治疗。无用氧指征时，应及时停止氧疗。

3. 营养支持的护理 病程早期暂时禁食时，给予静脉营养治疗，保证能量供给。痉挛减轻后，给予鼻饲喂养，根据喂养耐受情况合理调整奶量，喂后取侧卧位防止窒息发生。病情好转后，使用安慰奶嘴锻炼吸吮能力，缓慢过渡至经口喂养。

4. 预防感染

（1）口腔护理：咽肌痉挛时口溢白沫、禁食或鼻饲管喂养、肌肉痉挛导致体温升高等因素影响下，患儿唇常干裂，应及时清理分泌物，涂液状石蜡滋润口唇黏膜。

（2）皮肤护理：体温升高易至发热出汗，注意及时更换汗湿衣物用品，保持皮肤干燥。患儿痉挛发作时，可手心放置纱布块或大棉球，避免抓伤掌心皮肤。

（3）脐部护理：无菌操作下，用消毒剪刀剪除脐带残端并重新结扎。用3%的过氧化氢或1∶4000高锰酸钾溶液清洗脐部，再涂以聚维酮碘后覆盖无菌纱布。遵医嘱使用破伤风抗毒素做脐周封闭。

5. 维持体温正常 遵医嘱使用抗生素，患儿体温过高时，首选物理降温法。

6. 健康宣教 指导家长了解新生儿脐部护理的相关知识和注意事项。

三、新生儿败血症

（一）概述

败血症（septicemia）是指在血液（或者脑脊液等无菌腔隙）中培养出致病菌（包括细

菌和真菌）引起的全身炎症反应综合征。脓毒症（sepsis）是指各种病原体（包括细菌、病毒、原虫等）感染所引起的全身炎症反应综合征。在临床实践中，习惯用败血症而非细菌性脓毒症（bacteria sepsis），本节内容将沿用新生儿败血症。新生儿败血症在存活新生儿中的发病率为4.5‰~9.7‰，是威胁新生儿生命的重大疾病之一。

1. 分型 新生儿败血症根据发病时间的不同，分为早发败血症（early-onset sepsis，EOS）和晚发败血症（late-onset sepsis，LOS）。目前，EOS发病时间尚未定论。一般发病时间，EOS≤3日龄，LOS>3日龄，但国内多采用的标准是以7天为界。二者在高危因素、致病菌乃至治疗上均有差别。

2. 危险因素

（1）EOS：常见于早产和/或低出生体重儿、胎膜早破≥18小时、羊膜腔内感染（包括羊水、胎盘、绒毛膜感染）的新生儿，在产前或产时感染，源自母体病原菌的垂直传播。

（2）LOS：常见于早产和/或低出生体重儿、有创诊疗措施（如机械通气、各种静脉置管、肠外营养等）、不合理应用抗菌药物、不恰当的新生儿处理（如不洁处理脐带、挑“马牙”、挤乳房等），属于院内感染和社区获得性感染。

3. 病原菌 细菌仍是引起新生儿败血症的主要病原体。不同国家、不同地区的致病菌存在差异。

（1）EOS：我国常见的病原菌以肠杆菌属为主（如大肠埃希菌），但乙型溶血性链球菌逐年增多，李斯特菌的高致死率和并发症发生率也不容忽视。

（2）LOS：早产儿（尤其长期动/静脉置管儿）主要见于凝固酶阴性葡萄球菌（主要是表皮葡萄球菌）；皮肤化脓性感染患儿主要见于金黄色葡萄球菌；气管插管机械通气患儿主要见于革兰阴性菌（如铜绿假单胞菌、肺炎克雷伯菌、沙雷菌等）。

（二）护理评估

1. 健康史 了解孕母妊娠史、孕晚期感染史，患儿出生时的胎龄、分娩方式、Apgar评分、体重，患儿精神状态、是否发热、是否有感染灶、是否经历不恰当的新生儿处理，患儿有创诊疗方式、用药史。

2. 身体状况 EOS与LOS的临床表现相似，无特征性表现。

（1）全身表现：

1）体温改变：表现为发热、体温不升或体温每天波动≥1℃。发热或低体温可以是唯一表现，发热持续时间超过1小时提示发生感染。

2）一般状况：病程早期，患儿精神欠佳、食欲缺乏、哭声减弱、体重不增等；随病情进展，迅速表现为精神萎靡、面色差、不吃、不哭、不动。

3）黄疸：常表现为黄疸退而复现或胆红素值迅速升高，且排除其他病因导致时，应警惕是否发生新生儿败血症。有时黄疸是败血症的唯一表现。

（2）各系统表现：皮肤黏膜有感染灶（如皮下坏疽、蜂窝织炎、瘀斑等）；腹胀、呕吐、腹泻，严重者可发生中毒性肠麻痹或坏死性小肠结肠炎；呼吸困难、发绀，频繁发生呼吸暂停；有面色苍白、血压下降、尿少、四肢末梢凉、周身可见大理石花纹等外周微循环灌注改变表现。

3. 心理-社会状况 评估家长是否掌握新生儿基础护理方法，有无紧张、忧虑及自责等心理状况。

4. 辅助检查

（1）病原学检查：①血培养：是诊断败血症的金标准，但有检测结果时间长、敏感度低等缺点。②尿培养：使用清洁导尿或耻骨上膀胱穿刺抽取的尿液标本，更适用于晚期败血症的诊断。③核酸检测。

（2）血液非特异性检查：白细胞计数显著减少或增多均提示异常；C 反应蛋白≥10mg/L、降钙素原≥0.5mgl/L、红细胞沉降率≥15mm/h 提示异常。

（3）脑脊液检查：合并脑膜炎的患儿，腰椎穿刺检查在诊断中极为重要。

（三）治疗要点

1. 抗菌治疗 一旦怀疑败血症应立即使用抗菌药物。再根据血培养及药物敏感试验结果，以及其他非特异性检查结果，综合判断药物的使用。

（1）EOS：经验性选用广谱抗菌药物组合，如氨苄西林（或青霉素）+第三代头孢菌素。

（2）LOS：经验性选用苯唑西林、萘夫西林（针对表皮葡萄球菌）或者万古霉素联用第三代头孢。

（3）血培养阳性结果：根据药物敏感试验结果进行抗菌药物调整，能单用不联用；若原用药临床效果好可继续使用。一般采用静脉滴注，用药总疗程为 10～14 天。

2. 对症、支持治疗 保暖、供氧、纠正酸中毒及电解质紊乱；及时有效处理原发感染灶；保证液体和能量的供给；必要时可少量多次输血或输血浆，早产儿可静脉注射免疫球蛋白。

（四）主要护理诊断

1. 体温调节无效 与全身感染有关。

2. 皮肤完整性受损 与局部感染性病灶有关。

3. 营养失调，低于机体需要量 与拒乳、吸吮无力、摄入不足有关。

4. 潜在并发症 化脓性脑膜炎、休克。

（五）护理措施

1. 维持体温稳定 监测体温变化，每 1～2 小时测量一次。合理选用保暖措施，维持患儿体温在正常范围。体温过高时，首选物理降温（如松解包被），不宜药物降温。

2. 用药护理 遵医嘱使用抗菌药，保证用药剂量和方式准确。注意观察药物疗效和不良反应。

3. 消除局部感染灶 根据感染灶特点，采取有效措施，促进皮肤愈合。

（1）皮肤护理：保持皮肤清洁干燥，及时更换尿布，防止尿布皮炎的发生。

（2）口腔护理：无菌棉签蘸取生理盐水擦拭口腔，每日 2 次；气管插管患儿用 1% 碳酸氢钠擦拭，每 4 小时一次；保持口腔黏膜的完整性。

（3）脐部护理：用 0.5% 的聚维酮碘或 75% 的乙醇擦拭消毒局部，每日 2～3 次。保持脐部清洁、干燥。

4. 营养支持 保证能量和液体的摄入，保证营养供给；若经口喂养不能满足，应给予肠外营养支持。

5. 密切观察病情变化 监测生命体征，加强巡视。注意观察患儿的神志、肤色、前囟、瞳孔、肠鸣音、四肢肌张力、尿量等，如发现异常，立即通知医生及时处理。

6. 预防感染 保持环境清洁，严格执行手卫生。尽量使用一次性用品，做到一人一用一消毒。严格遵守无菌技术操作原则。

7. 健康教育 向家长讲解新生儿败血症的相关知识，指导家长随访时间和注意事项等。

四、先天性梅毒

（一）概述

先天性梅毒（congenital syphilis），又称胎传梅毒，是梅毒螺旋体（treponema pallidum，TP）通过孕妇胎盘进入胎儿血液循环引起流产、死胎或新生儿全身性感染的一种性传播疾病。可在儿童各个时期发病，2 岁以内发病者为早期先天性梅毒，2 岁以上发病者为晚期先天性梅毒。先天性梅毒在我国的发病率逐年上升。

1. 病原 病原为梅毒螺旋体，其有生活发育周期，繁殖一代平均需 30 小时。梅毒螺旋体对温度、干燥极其敏感，但对寒冷、潮湿耐受性强。

2. 传播途径 梅毒螺旋体可经胎盘直接进入胎儿血液循环，即血源垂直传播。

3. 病理生理 梅毒螺旋体可侵入胎儿肝脏、皮肤、肛门、口唇黏膜、骨骼和神经系统。主要病理改变为血管炎、组织坏死和纤维化，导致器官结构和功能受损。胎儿感染梅毒与母亲梅毒是否治疗，以及治疗的时机密切相关。

（二）护理评估

1. 健康史 了解孕母梅毒感染史和治疗史，患儿分娩方式、喂养方式。

2. 身体状况 多数梅毒患儿在出生时无明显的症状和体征，约 2/3 的患儿在生后 3 周至 3 个月逐渐出现症状。若孕母在妊娠早期感染梅毒且未接受治疗，则新生儿梅毒发病早且重。

（1）全身症状：患儿多呈营养障碍、消瘦状态。有发热、贫血、易激惹、肝脾大，伴黄疸和肝功能异常；部分患儿全身淋巴结肿大，滑车上淋巴结肿大有诊断价值。

（2）皮肤黏膜损害：占 30% ~60%，多在生后 2 ~3 周出现。皮疹散发、呈多形性，外围可见带有鳞屑的丘疹。轻者多见于口周、臀部、手掌、足跖，重者全身分布。掌跖损害表现为大疱或大片脱屑，称为梅毒性天疱疹。口腔黏膜可见红斑，口周病损呈放射状裂纹。

（3）骨损害：占 20% ~95%，长骨多发性、对称性损害，表现为骨干骺炎、骨膜炎、骨髓炎。梅毒假性麻痹表现为患儿四肢肌张力高、呈弯曲状、不能自然放松伸直、受牵拉时因剧烈疼痛而尖叫。

（4）鼻炎：梅毒性鼻炎表现为鼻塞、脓性分泌物。鼻前庭皮肤湿疹样溃疡，日后形成马鞍鼻。喉部发生喉炎，可见声音嘶哑。

（5）中枢神经系统梅毒：新生儿期少见，多出现在出生 3 个月后。急性梅毒性脑膜炎表现为发热、呕吐、前囟饱满、惊厥等；慢性梅毒性脑膜炎常有进展性交通性脑积水、脑神经瘫痪、视神经萎缩等。

（6）其他：非免疫性水肿、肺炎、脉络膜视网膜炎、心肌炎、出血倾向等。

3. 心理－社会状况 评估家长是否了解先天性梅毒的病因、治疗和护理相关知识，有无恐惧、焦虑及自责等心理状况。

4. 辅助检查

（1）梅毒螺旋体检查：在胎盘、脐带或皮损渗出物中发现病原体或螺旋体 DNA 阳性，有诊断价值。

（2）梅毒螺旋体抗体检测：①初筛试验：主要检测方法有性病研究实验室试验、不加热血清反应素试验、甲苯胺红不加热血清反应素试验和快速血浆反应素环状卡片试验等。②确认试验：主要包括荧光密螺旋体抗体吸收试验、梅毒螺旋体血细胞凝集试验、梅毒螺旋体明胶凝集试验等。③TP-IgM 检测：是诊断先天性梅毒的可靠且最可行的血清学诊断方法。

（3）脑脊液检查：先天性梅毒患儿应常规进行腰穿。脑脊液表现为淋巴细胞增加，蛋白增高，性病研究实验室试验阳性，可确诊中枢神经系统梅毒。

（4）X 线检查：新生儿检查阳性率低，随病情进展，婴儿期 X 线表现为先期钙化带增厚、致密、不规整，其下方横行透亮呈“夹心饼”征；胫骨可见温博格（Wimberger）征。

（三）治疗要点

1. 严格隔离梅毒患儿 避免感染其他疾病，谨防感染他人。

2. 抗梅毒治疗 首选水剂青霉素。①出生 7 日内，按每天每公斤体重 5 万单位静脉滴注，每 12 小时 1 次。②出生 7 日后，按每天每公斤体重 5 万单位静脉滴注，每 8 小时 1 次，疗程 10 天。③中枢神经系统梅毒儿，疗程延长至 14 天。

3. 先天性梅毒患儿的随访 完成全疗程后，应在 2、4、6、9、12 个月时，追踪监测血清学试验结果，直至非螺旋体抗体阴性。中枢神经系统梅毒应每 6 个月复查脑脊液 1 次，直至脑脊液细胞计数正常。

（四）主要护理诊断

1. 皮肤完整性受损 与皮肤黏膜受病原体损伤有关。

2. 疼痛 与骨骼系统损害有关。

3. 焦虑 与家长自责、担心预后有关。

4. 知识缺乏 患儿家长缺乏先天性梅毒相关知识。

（五）护理措施

1. 皮肤护理 患儿应穿着消毒后的纯棉内衣。脓疱疹溃烂处先用 0.5% 的聚维酮碘消毒，再涂抗生素软膏，最后创面覆盖单层纱布，每日换药 1 次；注意头皮内的皮损护理。在干裂明显的皮肤处涂抹鱼肝油，防止皮肤裂伤。定时翻身，用人工皮保护骨隆突处，防止压疮形成。重视基础护理，如眼部、口腔、脐部、臀部护理。

2. 梅毒假性麻痹护理 治疗护理操作应集中进行，减少不必要的刺激，动作轻柔，忌采取强制体位。

3. 用药护理 遵医嘱静脉给药，注意观察是否出现皮肤过敏等不良反应。

4. 预防感染 对梅毒患儿实行保护性和接触性隔离。进行有创穿刺时，严格执行无菌操作原则，选取无皮疹部位，避免破坏皮疹处皮肤。医护人员也应注意自我保护性隔离，操作时带隔离手套，遵守手卫生原则。患儿使用的一次性物品集中焚烧处理，其他物品应先消毒再清洗。

5. 密切观察病情变化　监测生命体征及一般情况。重视全身检查，及时发现皮疹、大疱、脱皮现象及皮肤变化，观察角膜、口腔黏膜和甲床有无炎症表现。注意观察梅毒性鼻炎、神经性梅毒及各器官系统的梅毒表现，早发现早治疗。

6. 健康宣教

（1）做好家长的心理护理：家长尤其孕母会产生恐惧、焦虑、自责等心理情绪，担心患儿的预后和影响将来的生活。医护人员应积极与家长沟通，针对性地讲解本病的相关知识，支持鼓励家长，消除不良情绪。同时注意保护患儿及家长的隐私。

（2）出院指导：向家长讲解先天性梅毒的相关知识和注意事项。指导家长带患儿定期随访和复诊检查。取得家长的配合和理解，保证患儿得到正确、全程、彻底的治疗。

五、新生儿巨细胞病毒感染

（一）概述

新生儿巨细胞病毒感染是指由巨细胞病毒（cytomegalovirus）引起的胎儿及新生儿全身多个器官损害并出现临床症状，是胎儿及新生儿最为常见的病毒感染性疾病之一。巨细胞病毒在人群中广泛存在、呈潜伏感染状态，宿主免疫功能低下时可呈活动性感染。

1. 病原　巨细胞病毒属疱疹病毒科乙组疱疹亚科，为 DNA 病毒。人是人巨细胞病毒的唯一传染源和宿主。

2. 感染类型

（1）先天性感染：指经母婴垂直传播，在胎儿期感染巨细胞病毒。其发病率存在地区差异。

（2）生后获得性感染：指经生殖道、母乳，以及输血或应用血液制品感染巨细胞病毒。感染的损伤程度与出生胎龄、出生体重密切相关。

3. 病理生理　巨细胞病毒主要存在于宿主咽部、唾液腺、子宫颈、阴道分泌物、尿液、精液、乳液及血液中；可导致感染细胞肿大变圆、核变大，以及核内出现嗜酸性包涵体。孕妇感染巨细胞病毒引起胎盘形态学改变，导致胎儿反复感染，生长发育受限，造成胎儿宫内发育迟缓、死胎、早产和死产等。新生儿感染巨细胞病毒可导致多系统、多脏器病变受损。

（二）护理评估

1. 健康史　了解孕母巨细胞病毒感染史，包括血液、尿液及乳汁等巨细胞病毒检验结果；患儿分娩方式、喂养方式。

2. 身体状况

（1）先天性感染损伤：约 90% 是无症状感染。

1）足月儿：缺乏特异性，主要表现为多器官受损。①早期：皮肤瘀点、瘀斑、出生时黄疸、肝脾大、小于胎龄儿、小头畸形、感音神经性听力损伤、嗜睡和/或肌张力过低、脉络膜视网膜炎、癫痫发作、溶血性贫血、间质性肺炎、脑室周围钙化。②远期：智力运动发育落后、听力障碍、学习障碍等。

2）早产儿：症状性感染发生率高于足月儿，更易发生多系统受累。常表现为肺炎、脓毒症及血小板减少等，胎龄越小临床表现越重。

（2）生后获得性感染损伤

1）足月儿或体重较大的早产儿：通常为亚临床感染，多为自限性。

2）早产儿特别是极低出生体重儿：可为脓毒症样表现。①早期：呼吸暂停、心动过缓、肺炎、肝脾大、肝炎、腹胀、肤色发灰、坏死性小肠结肠炎、出血性腹泻等。②远期：支气管肺发育不良、早产儿视网膜病、认知障碍等。

3. 心理－社会状况 评估家长是否了解巨细胞病毒感染的相关知识和注意事项，有无恐惧、焦虑及自责等心理状况。

4. 辅助检查

（1）病毒检查：病毒分离、血清学检查、组织病理学检查、pp65 抗原检测、病毒 DNA 定性和定量聚合酶链反应等。

（2）其他检查：脏器受损时对应选择检查项目，如脑脊液、脑干诱发电位、眼科检查等。

（三）治疗要点

（1）药物治疗：尽早、足量治疗。病情严重者首选静脉给药，病情稳定后改为口服给药。疗程不少于 4～6 周。

1）更昔洛韦：按每次 6mg/kg 静脉滴注，每 12 小时 1 次。

2）缬更昔洛韦：按每次 16mg/kg 口服，每 12 小时 1 次。

（2）随访：先天性感染和极低出生体重新生儿期感染者注意定期随访，发现异常尽早干预，改善预后。

1）听力复查：出生后 42 天、3 个月、6 个月、1 岁、1 岁半、2 岁。

2）神经发育评估：1 岁、2 岁和学龄期前后。

3）眼科检查：婴幼儿期每年至少 1 次。

（四）主要护理诊断

1. 体温过高 与病毒感染有关。

2. 营养失调，低于机体需要量 与摄入不足、消耗增加有关。

3. 焦虑 与家长自责、担心预后有关。

4. 知识缺乏 患儿家长缺乏新生儿巨细胞病毒感染相关知识。

（五）护理措施

1. 密切观察病情变化 监测患儿的生命体征，观察面色、意识和肌张力，注意体温波动≥1℃、呼吸暂停、心率减慢等情况的出现。

2. 预防感染 严格执行消毒隔离措施，防止交叉感染。病室工作人员固定，严格执行手卫生原则。保持室内空气新鲜，每日定时通风 2 次，每次半小时；有条件的医院可使用空气消毒机或采用层流洁净技术。严格遵守无菌技术操作原则。

3. 用药护理 静脉使用更昔洛韦时，应注意采用深静脉滴注，避免发生外渗和静脉炎。注意观察药物不良反应。

4. 保证营养供给 应尽早开奶，对喂养不耐受者应根据医嘱提供静脉营养支持，保证液体和能量的摄入。

5. 维持有效呼吸　在患儿颈肩部放置小软枕，使患儿处于鼻吸气位，保持气道通畅。病情允许时取俯卧位，提高氧合能力。定时翻身拍背，避免发生坠积性肺炎。根据病情遵医嘱给予氧疗。

6. 健康教育　向家长讲解新生儿巨细胞病毒感染的相关知识和注意事项。介绍患儿的住院情况，减轻家长的紧张情绪。指导家长出院随访方法，掌握患儿的生长发育及智力发育情况。

第八节　新生儿坏死性小肠结肠炎

坏死性小肠结肠炎（necrotizing enterocolitis，NEC）是新生儿期严重的胃肠道疾病，主要临床表现为腹胀、呕吐、腹泻、便血，可出现休克或多器官功能衰竭，腹部 X 线检查以肠壁积气为特征。NEC 的发病率和死亡率与胎龄和出生体重呈负相关，是新生儿重要的死亡原因之一。

（一）概述

本病的病因和发病机制尚未完全明了。

1. 病因　目前认为，早产、感染、喂养不当、缺氧缺血、损伤及免疫因素等与 NEC 的发生密切相关。

2. 发病机制　早产儿消化系统发育不成熟，胃酸分泌不足，肠蠕动弱，利于细菌侵入肠壁繁殖。感染时，被激活的免疫细胞因子会改变肠血管通透性，加重微生物产生的毒素损伤肠黏膜。人工喂养的奶量增加过快或奶液渗透浓度 >400mmol/L，均会损害肠黏膜。新生儿窒息、缺氧会导致肠道血流量减少，黏膜上皮细胞缺氧，引发肠黏膜受损。

（二）护理评估

1. 健康史　了解孕母妊娠史、疾病史，患儿出生时的胎龄、体重、分娩方式、是否有窒息史，患儿精神状态、是否发热、喂养方式、进奶量、是否有感染灶，患儿排便的次数、量、颜色，母婴应用药物治疗史。

2. 身体状况

（1）胃肠道症状：腹胀最早出现；胃潴留发生后，呕吐物逐渐从单纯奶液变为胆汁样或咖啡样物。随着病情的进展，全腹膨胀，肠鸣音减弱，可见肠型。后期出现腹泻，大便颜色加深，呈果酱样或鲜血便。

（2）全身非特异性败血症症状：患儿面色苍白，体温不稳定，呼吸暂停，心动过缓和嗜睡。

3. 心理－社会状况　评估家长是否知晓本病的发病原因、临床表现特点，以及禁食的重要性。评估家长对母乳喂养的了解，是否积极配合治疗和护理；了解家长尤其母亲有无紧张、忧虑及情绪低落等心理状况。

4. 辅助检查

（1）X 线检查：腹部平片是确诊 NEC 的诊断依据之一。其 X 线特征可显示肠壁间积气、黏膜下气泡征、门静脉积气、气腹征。

（2）腹部超声检查：具有无创、无辐射、可床旁动态监测等特点。可很好显示肠壁回声、肠蠕动、肠壁血流灌注、肠壁积气、腹水、游离气体等征象。

（3）血液检查：血常规显示白细胞计数异常增多或减少，淋巴细胞和血小板减少；C反应蛋白持续升高；重症时，血气分析提示酸中毒，血生化提示电解质紊乱。

（三）治疗要点

1. 禁食 停止喂养可减轻肠道的压力，是NEC治疗的关键措施之一。根据病情分期绝对禁食72小时，持续禁食7～10天。

2. 胃肠减压 NEC患儿早期行胃肠减压可促进肠道休息。

3. 抗生素治疗 选择覆盖新生儿败血症常见病原菌的抗生素，常规使用。

4. 外科治疗 内科保守治疗无效或病情进展，需要考虑手术治疗。对外科手术的绝对指征（如肠穿孔），应及时识别，为患儿争取最佳治疗时机以改善预后。

5. 重启喂养 首选人乳喂养，初始喂养量＜20ml/(kg·d)，根据患儿情况，可按照10～20ml/(kg·d)的速度增加喂养量。

（四）主要护理诊断

1. 体温过高 与微生物毒素有关。

2. 腹胀 与肠壁细胞代谢障碍、组织损伤有关。

3. 腹泻 与肠道炎症有关。

4. 体液不足 与肠液丢失过多有关。

（五）护理措施

1. 密切观察病情变化

（1）监测腹胀：观察并记录腹胀的变化，每日定时测量腹围，每班听诊肠鸣音。

（2）并发症的观察：监测生命体征，观察面色及皮肤颜色；根据体温监测结果，遵医嘱采取相应的降温措施；患儿频繁发生呼吸暂停、心动过缓和嗜睡时，及时通知医生，积极处理。

（3）记录出入量：记录呕吐和腹泻的次数，观察排泄物的性状、颜色及量；当其呈咖啡色、果酱样、血性性状时，及时正确留取标本送检。

2. 胃肠减压的护理 安全留置并妥善固定胃管，连接负压引流器，设置负压值在（－7～－5kPa)，负压过大易损伤胃肠黏膜而出血，负压过小易导致引流不畅。保持管路通畅，避免打折、受压。每班记录引流液的性状、颜色及量。

3. 保证营养供给

（1）肠外营养护理：严格无菌操作配制静脉营养液，使用输液泵控制输液速度；须长期肠外营养患儿，宜选用中心静脉导管。

（2）重启喂养护理：严格遵照循序渐进的原则重启喂养。有研究证明，母乳是预防NEC最理想的食品。重启喂养时首选亲母母乳，其次为捐献母乳、配方奶粉；避免因喂养不当造成病情反复或加重。

4. 基础护理 呕吐频繁的患儿，将头偏向一侧，及时清理呕吐物，做好口腔护理。禁食患儿应给予非营养性吸吮的支持。腹泻期间做好臀部护理，保持床单位清洁干净。

5. 健康教育 向家长介绍 NEC 的病因、临床特点和护理要点等相关知识，使家长及时了解患儿的病情，取得其理解和配合。

第九节 新生儿维生素 K 缺乏性出血症

新生儿维生素 K 缺乏性出血症，既往也称之为新生儿自然出血，是新生儿期较常见的出血性疾病。该疾病是由于体内维生素 K 缺乏，导致凝血因子活性低下而引起的出血性疾病。

（一）概述

1. 病因 新生儿出血症的病因复杂，主要包括以下 4 方面。

（1）维生素 K 储备不足：胎盘对维生素 K 的通透性低，通过胎盘进入胎儿体内的维生素 K 少。

（2）维生素 K 合成不足：喂养延迟或抗生素的使用导致肠道正常菌群建立被抑制。由于维生素 K 可以被肠道细菌合成，这也导致维生素 K 合成不足。

（3）维生素 K 摄入不足：新生儿营养供给来自母乳，但母乳中维生素 K 含量极低，导致维生素 K 摄入不足。

（4）维生素 K 吸收不足：各种疾病原因导致维生素 K 吸收减少，如胆道疾病、慢性腹泻等。

2. 发病机制 凝血因子Ⅱ、凝血因子Ⅶ、凝血因子Ⅸ、凝血因子Ⅹ依赖维生素 K 完成羧化反应，当体内维生素 K 缺乏时，这些凝血因子活性受到影响，故易发生出血。

（二）护理评估

1. 健康史 了解患儿母亲孕晚期服用抗癫痫、抗结核、抗凝血药物史。了解患儿喂养史、出生后维生素 K_1 注射史、有无腹泻、是否长期使用抗生素。

2. 身体状况 患儿有自发性反复出血的表现，根据发病时间分为 3 型（表 7－6）。

表 7－6 新生儿维生素 K 缺乏性出血症分型

分型	发病时间	出血部位	预后	影响因素
早发型	出生后 24 小时内	轻度：皮肤、脐部残端、头颅血肿 重度：消化道、颅内、胸腔、腹腔内出血	轻度多为自限性	孕妇用药
经典型	出生后 2～7 天；早产儿可于出生后 2 周	轻度：脐带残端、皮肤穿刺点、消化道、肺、阴道出血 重度：皮肤大片瘀斑、颅内出血	轻度多为自限性，重度死亡率高，遗留脑积水	纯母乳喂养、肠道菌群紊乱、肝功能发育不完善
迟发型	出生后 2～12 周	颅内、皮下、消化道出血	死亡率及后遗症发生率高	肝脏疾病、慢性腹泻、长期使用广谱抗生素、禁食或胃肠外静脉营养时未补充维生素 K

3. 心理－社会状况 评估家长是否知晓本病的危险因素，了解患儿父母有无紧张、焦虑等情绪。

4. 辅助检查

（1）凝血酶原时间（PT）：时间明显延长，比正常对照时间延长两倍以上即有诊断意义。

（2）血清维生素K缺乏诱导蛋白测定（PIVKA-Ⅱ测定）：阳性则提示缺乏维生素K。

（三）治疗要点

1. 药物治疗 维生素K_1静脉注射。

2. 对症治疗 ①止血，严重者可予新鲜冰冻血浆静脉滴注。②出现神经系统症状时应予镇静、降颅压等对症治疗。③颅内出血量大的患儿可行硬膜下穿刺术或腰穿术。

（四）主要护理诊断

1. 组织完整性受损 与出血导致皮肤黏膜受损有关。

2. 营养失调，低于机体需要量 与出血后导致的贫血有关。

3. 潜在并发症 颅内出血、肺出血、消化道出血、失血性休克等。

4. 知识缺乏 家长对新生儿出血症的认知不足，缺乏护理和预防知识。

（五）护理措施

1. 各种出血症状的护理

（1）出血的预防：遵医嘱使用维生素K_1。保持患儿安静，避免剧烈哭闹。减少刺激，各项护理操作集中有序进行，减少不必要的侵入性操作，侵入性操作后将按压时间延长，严密观察患儿有无各种出血症状，定期评估患儿的出血风险。

（2）脐带出血的护理：密切观察脐带渗血的情况，保持脐部清洁干燥，防止感染。

（3）皮下出血的护理：发现肿块或血肿，应准确测量和记录血肿或局部皮肤青紫的大小及颜色的变化，并观察有无新的出血点、瘀斑的出现。注意减少对患儿不必要的刺激，忌局部按摩或热敷。

（4）消化道出血的护理：观察记录患儿呕吐的次数及量，如出现失血性休克前兆（烦躁不安、面色苍白、肢冷、呼吸增快），及时通知医生，严密监测生命体征并做好抢救准备。

（5）肺出血的护理：密切观察患儿呼吸情况，如有发绀、反应差、呼吸困难、三凹征、气道内血性液体等表现，立即报告医生，并配合抢救。

（6）颅内出血的护理：严密观察病情，及时准确记录阳性体征。密切观察有无以下颅内出血的临床表现。①神志改变（情绪烦躁不安、容易激惹、表情淡漠，甚至出现嗜睡和昏迷。②呼吸改变（节律不规则、呼吸暂停）。③颅内压增高（前囟部位明显隆起、发出异常的脑性尖叫、出现无法控制的抽搐，以及身体呈现角弓反张的姿态）。④眼症状（凝视、斜视）。⑤瞳孔不等大、对光反射消失。⑥肌张力改变（早期增高以后降低）。

2. 保暖 维持室温在22～24℃，湿度55%～65%，保持新生儿体温正常。

3. 预防感染 加强新生儿房间的消毒通风，严格遵守消毒隔离规范，实行保护性隔离。保持患儿皮肤清洁干燥，避免摩擦、挤压等可能导致皮肤破损的动作，预防皮肤感染。

4. 补充营养 根据患儿病情和医嘱，给予适当的营养补充，如口服或静脉补充铁剂、维生素K等，以改善贫血症状。

5. 知识宣教　向家长普及新生儿出血症的相关知识，包括病因、症状、治疗和预防等方面的内容，提高家长的护理能力。

6. 定期复查　按照医生的建议定期带新生儿去医院复查，了解病情恢复情况。

知识拓展

肠外补充维生素 K 预防新生儿出血症

肠外补充维生素 K 已被证明是预防新生儿和婴幼儿维生素 K 缺乏性出血症最有效的方法，美国儿科学会的推荐如下。

1. 新生儿出生体重 >1500g 时，应在出生后 6 小时内单次肌内注射 1mg 维生素 K。

2. 新生儿出生体重≤1500g 时，应肌内注射 0.3～0.5mg/kg 维生素 K。不建议单次静脉注射维生素 K 作为预防措施。

3. 卫生保健工作者须向新生儿父母提供应用维生素 K 的好处，以及拒绝应用的风险等相关信息。

4. 半岁前纯母乳喂养的婴儿，出现出血性疾病，即使出生后已接受预防治疗，也应考虑维生素 K 缺乏性出血症。

第十节　新生儿糖代谢紊乱

新生儿糖代谢紊乱指由于各种异源性因素引起的新生儿静脉血中葡萄糖浓度过低或过高的代谢性疾病，其中包括新生儿低血糖和新生儿高血糖，是新生儿常见疾病，早产儿群体中发病率更高。无论是低血糖或高血糖，都可能对患儿造成严重不良影响，如低血糖可能造成患儿发生呼吸暂停、抽搐，甚至不可逆的脑损伤；而高血糖则可能会导致高渗性利尿、电解质紊乱、脑室出血、早产儿视网膜病变的发生，且显著增加患儿死亡的风险。

一、新生儿低血糖

新生儿低血糖的诊断标准存在争议，我国多数学者普遍认为不论胎龄和出生体重，血糖水平 <2.2mmol/L 即诊断为新生儿低血糖。

（一）概述

1. 病因　新生儿出现低血糖的病因复杂，主要与其发育不成熟有关，此外，一些遗传代谢性疾病也可以引起新生儿低血糖的发生，但相对较少见。

2. 发病机制　低血糖的发病机制主要是葡萄糖供应不足或葡萄糖消耗增加，导致葡萄糖生成率低于葡萄糖消耗率。

（1）糖原储备不足：糖原储存是在妊娠晚期，因此胎龄越小，糖原储备越少。

（2）葡萄糖生成受损：①糖异生关键酶发育不成熟。②母亲接受 β 受体阻断药和 β 拟交感神经药（如特布他林）治疗，晚期早产儿出生前给予倍他米松。③严重肝功能障碍，糖原分解和糖异生作用受损。

（3）遗传性代谢病：参与或调控糖原合成、降解的蛋白质编码基因突变引起的糖原代谢（糖原分解）障碍，某些基因突变（如贝－维综合征）等可刺激胰岛素分泌增加。

（4）内分泌失调：皮质醇和生长激素缺乏会引起低血糖。

（5）葡萄糖消耗增加：母亲高血糖，导致胰岛 B 细胞肥大和功能亢进，从而引起胎儿及新生儿高胰岛素血症。此外，新生儿同种免疫性溶血性疾病、胎粪吸入综合征、红细胞增多症、围生期窒息或应激、母亲分娩时使用了葡萄糖或降糖药等均可刺激胰岛素分泌增加。组织灌注下降、氧合不佳、干扰葡萄糖有氧代谢的生化缺陷，可导致机体无氧糖酵解，葡萄糖利用率下降。红细胞增多症、心力衰竭、围生期窒息、低体温可导致葡萄糖消耗增加。

（二）护理评估

1. 健康史 了解患儿母亲有无妊娠糖尿病史，评估患儿母亲妊娠糖尿病开始及持续时间、程度、是否应用药物治疗，患儿出生后是否有喂养困难。

2. 身体状况

（1）无症状性低血糖：低血糖患儿可能无任何显著的临床症状。

（2）症状性低血糖：常见的症状包括：颤动/震颤、发汗、易激惹、苍白、病理性喂养困难、哭声弱或音调高、意识水平改变（嗜睡或昏迷）、抽搐、肌张力过低、呼吸暂停、心动过缓、发绀、低体温等。

3. 心理－社会状况 评估家长是否知晓本病的危险因素，了解患儿父母有无紧张、焦虑等情绪。

4. 辅助检查

（1）血糖监测：①监测对象：表现符合低血糖症及有低血糖症风险的新生儿。②监测时机：有低血糖症状新生儿，即刻检测血糖浓度；有低血糖风险的新生儿在生后 1 小时内进行首次喂养后检测血糖浓度，若首次喂养延迟，推荐在生后 60～120 分钟内检测血糖浓度，出生后 24～48 小时内持续 3～6 小时 1 次监测喂养前血糖浓度，直到在出生后 48 小时内至少 3 次血浆葡萄糖浓度大于 2.8mmol/L。③监测方法：采用即时血糖检测仪对毛细血管血糖水平进行检测，是一种便捷且高效的血糖监测手段。相较于实验室检测，该方法的变异性较高，特别是在血糖浓度较低的情况下。因此，对于血糖仪测得血糖值较低或出现与低血糖相符体征的新生儿，应进行实验室检测以确认其血浆葡萄糖浓度。

（2）持续顽固性低血糖应做血胰岛素、胰高糖素、甲状腺功能、生长激素、皮质醇等检测。

（3）MRI：推荐对有低血糖症状的新生儿进行头部 MRI 检查。在脑损伤 6 天内 DWI 成像可发现病变，常见于顶枕叶皮质及皮质下白质的损伤。

（三）治疗要点

鉴于当前无法明确界定导致脑损伤的低血糖阈值，故对于低血糖患儿，无论是否出现症状，均应尽早采取治疗措施，避免导致远期神经发育不良结局。

1. 预防 早吸吮（产后 30～60 分钟内）、早期皮肤接触。

2. 无症状性低血糖 先进食，进食后低血糖不能纠正者，可静脉输注葡萄糖，按 6～

8mg/(kg·min) 速率输注。

3. 症状性低血糖 先给予一次剂量的10%葡萄糖200mg/kg(2ml/kg)，按每分钟1.0ml静脉注射；以后予6~8mg/(kg·min) 维持，以防低血糖反跳，正常24小时后逐渐减慢输注速率直至停止静脉输注葡萄糖。如上述方法仍出现持续性低血糖，可加用氢化可的松5~10mg/kg，静脉注射，每12小时1次；或泼尼松1~2mg/(kg·d) 口服。对于先天性高胰岛素血症首选二氮嗪，每日5~20mg/kg，分3次口服。如无效可用奥曲肽，5~25μg/(kg·d)，静脉注射。

（四）主要护理诊断

1. 营养失调，低于机体需要量 与摄入不足、消耗增加有关。

2. 潜在并发症 呼吸暂停。

（五）护理措施

1. 合理喂养 出生后尽早开奶或根据病情给予10%葡萄糖。早产儿应尽快建立静脉通路，保证葡萄糖的供给。

2. 监测血糖 遵医嘱监测血糖水平，根据血糖情况调节输液速度及糖浓度，采用输液泵控制输注速度。及时准确记录患儿血糖水平，发现异常及时报告医生，并采取相应措施。

3. 观察病情 观察患儿有无反应低下或烦躁、喂养困难、多汗、震颤、呼吸暂停等症状，并及时处理呼吸暂停，及时发现阳性体征并准确记录。

二、新生儿高血糖

国内多以全血血糖>7.0mmol/L作为新生儿高血糖诊断标准。

（一）概述

1. 病因 新生儿高血糖的最常见原因是医源性高血糖，特别是早产儿和极低出生体重儿。其他诱因包括：危重症时的应激反应、败血症及使用可导致高血糖的药物（如糖皮质激素和β肾上腺素能药物）。新生儿糖尿病是新生儿高血糖的罕见病因。

2. 发病机制

（1）胰岛素反应受损：胰岛素反应不适当可能与处理胰岛素原的胰岛B细胞功能缺陷有关。

（2）葡萄糖生成的不完全抑制：负氮平衡导致的蛋白质分解（在早产儿中更常见），若蛋白质摄入不足，机体会出现内源性蛋白质分解以满足基础代谢需求。

（3）应激相关的胰岛素反调节激素分泌增加：在窒息、感染、寒冷、硬肿等应激情况下，应激相关胰岛素反调节激素分泌增加，糖异生增强引起血糖升高。

（4）早产儿胰岛细胞功能不完善：对高血糖反应迟钝，胰岛素对葡萄糖反应低下，使肝脏产生葡萄糖与胰岛素浓度及输出之间失去平衡。

（二）护理评估

1. 健康史 评估患儿有无窒息、感染、硬肿等病史，了解患儿有无糖皮质激素、甲基黄嘌呤、苯妥英、多巴胺、肾上腺素、去甲肾上腺素等药物治疗史，评估患儿输注葡萄糖开始时间、持续时长及其输注速率。

2. 身体状况

（1）无症状性高血糖：多数患儿无症状。

（2）症状性高血糖：血糖显著增高可出现口渴、烦躁、多尿、体重下降、颅内出血、双眼闭合不严、惊厥等症状。

3. 辅助检查

（1）血糖监测：所有静脉输注葡萄糖的患儿都应常规监测血液葡萄糖浓度，通常一日监测 1 次即可，但以下情况需增加监测频率。①超低出生体重儿。②危重症、败血症或其他应激。③输注胰岛素或葡萄糖的患儿（开始输注的 30 分钟到 1 小时内，以及对葡萄糖或胰岛素的输注速率进行任何调整后，都应监测血糖水平。应每小时监测 1 次直至血糖水平稳定，随后减少监测频率）。

（2）尿糖、尿酮体检测：血糖增高时，常出现糖尿；真性糖尿病，尿酮体常为阳性。

4. 心理－社会状况 评估家长是否知晓本病的危险因素，了解患儿父母有无紧张、焦虑等情绪。

（三）治疗要点

1. 预防措施 控制葡萄糖用量及其输注速度。

2. 治疗

（1）提供其他能量摄入来源：对于通过肠外营养静脉输注葡萄糖的新生儿，给予氨基酸和脂肪乳以提供糖异生底物。尽快开始肠内喂养，以便逐渐减少和停止肠外营养。

（2）降低葡萄糖输注速率：对于多数高血糖新生儿，建议首先将葡萄糖输注速率降至 4～6mg/(kg·min)。

（3）胰岛素治疗：①时机。新生儿在降低葡萄糖输注速率后血糖仍持续 >14mmol/L，或因降低葡萄糖输注速率过低导致热量摄入减少而增重不良。②用法用量。普通胰岛素的初始静脉输注剂量为 0.05～0.1U/kg，输注 15 分钟。然后每 30～60 分钟监测 1 次血糖水平。可按需每 4～6 小时重复输注 1 次，最多 3 次。若输注 3 次后血糖仍高，则开始持续静脉输注胰岛素，初始剂量为 0.01～0.05U/(kg·h)。③目标血糖水平。对于大多数接受胰岛素治疗的新生儿，建议目标血糖范围为 8.3～11.0mmol/L，而非严格控制血糖（血糖 <7.0mmol/L）。

（4）去除潜在的基础病因：抗感染、抗休克等治疗，尽可能停用导致高血糖的药物。

（四）主要护理诊断

1. 有体液不足的危险 与排尿增多有关。

2. 有皮肤完整性受损的危险 与多尿、糖尿有关。

（五）护理措施

1. 严密监测血糖 监测血糖水平，采用输液泵控制输注速度。

2. 观察病情变化 注意观察患儿每日体重及尿量情况，遵医嘱及时补充电解质溶液，准确使用胰岛素，防止电解质紊乱。

3. 皮肤护理 观察患儿全身皮肤情况，注意保持皮肤清洁，及时更换纸尿裤，保持臀部皮肤清洁干燥。

4. 使用胰岛素的护理 胰岛素具有黏附于输液器管壁的倾向，这可能减少患儿实际接收的胰岛素剂量。为确保患儿能够接收到准确的胰岛素剂量，建议在使用胰岛素前，对输液装置进行至少20分钟的胰岛素预冲处理。

知识拓展

表7-7　不同指南对新生儿低血糖处理阈值推荐

指南	新生儿低血糖处理阈值推荐			
	出生后0~4小时	出生后4~24小时	出生后24~48小时	出生后>48小时
美国儿科学会，2015	血糖<1.39~2.22mmol/L	血糖<1.94~2.50mmol/L	血糖<2.5mmol/L	血糖<3.3mmol/L
美国小儿内分泌学会，2015	血糖<2.8mmol/L	血糖<2.8mmol/L	血糖<2.8mmol/L	血糖<3.3mmol/L
英国围生期医学协会，2017	血糖<1.0mmol/L或<2.5mmol/L且有临床症状，或者血糖<2.0mmol/L且有2个危险因素，但无临床症状			
加拿大儿科学会，2019	有临床症状或血糖<2.6mmol/L且有危险因素			
瑞典新生儿协会，2020	血糖<1.5mmol/L或<2.5mmol/L且有临床症状			

本章小结

思考题

1. 新生儿低血糖和高血糖的诊断值是多少？分别有哪些临床表现？

2. 新生儿颅内出血的常见症状有哪些？

更多练习

（唐慧婷　晏　玲　李古月）

第八章　消化系统疾病患儿的护理

教学课件

学习目标

1. 素质目标

(1) 能够真诚关爱患儿，以温暖的态度和专业的技能为其提供护理服务，有效减轻患儿的痛苦，缓解患儿及家长对疾病的恐惧和焦虑情绪。

(2) 能够以理解、友善、平等的心态与消化系统疾病患儿及其家庭进行交流，准确掌握患儿病情及家庭需求，提供有效的健康教育和支持，促进患儿生长发育。

(3) 能够尊重并保护消化系统疾病患儿及其家庭的隐私权。

2. 知识目标

(1) 掌握：口腔炎、腹泻病、炎症性肠病、急性胰腺炎、肠套叠、上消化道出血、阑尾炎的典型临床表现，治疗要点，常见护理诊断及措施；先天性肥厚性幽门狭窄的辅助检查特征性指标。

(2) 熟悉：不同原因腹泻病（轻型、重型）病因及发病机制；先天性肠旋转不良的治疗要点；先天性巨结肠、先天性胆管扩张症、先天性胆道闭锁的临床特点。

(3) 了解：儿童消化系统解剖生理特点；溃疡性结肠炎和克罗恩病的鉴别；先天性巨结肠、先天性胆管扩张症、先天性胆道闭锁患儿的护理要点。

3. 能力目标

(1) 能根据患儿的临床表现及辅助检查区别轻型腹泻与重型腹泻，辨别溃疡性结肠炎与克罗恩病。

(2) 能运用护理程序对消化系统疾病患儿实施整体护理，并对患儿及家长开展健康教育。

案例

【案例导入】

患儿，男，10个月，平素体重9.5kg。因反复腹泻半月余，发热2天入院。

患儿于半月前无明显诱因出现腹泻，呈黄色稀水样便，3～5次/天，量较多，无异常气味，无黏液脓血，无排便费力表现，2天前出现发热，最高体温39.2℃，无寒战，咳嗽，阵发性，不剧，无痰，无喘息，无气促及发绀，且腹泻加重，10余次/天，伴有呕吐，非喷射性，不含胆汁及咖啡样物。发病以来，患儿食欲缺乏，神志清，精神较差，尿量减少，睡眠不安，体重减轻。患儿系足月顺产，母乳喂养，7个月添加辅食。既往体健。

入院体格检查：体温38.8℃，脉搏128次/分，呼吸40次/分，血压85/55mmHg，体重8.5kg；神志清，精神萎靡，面色苍白，皮肤干燥，弹性较差，前囟及眼窝凹陷，哭时泪少，口唇干燥，肢端暖，心肺听诊无明显异常，腹部平软，肠鸣音10次/分，四肢活动自如，肌张力正常，指端发凉。辅助检查：血常规，白细胞11.2×10^9/L、中性粒细胞比例0.36、淋巴细胞比例0.6；血电解质，血钠140mmol/L、血钾3.2mmol/L；血气分析，pH 7.33、PaO_2 92mmHg、$PaCO_2$ 32mmHg、SaO_2 94%、HCO_3^- 16mmol/L。

【请思考】

1. 该患儿的腹泻是轻型还是重型？诊断依据有哪些？

2. 该患儿存在哪些主要护理诊断？

3. 该患儿护理措施有哪些？是否需要补液？在补液过程中，需要观察哪些内容？

【案例分析】

第一节　儿童消化系统解剖生理特点

（一）口腔

足月新生儿在出生时两颊脂肪垫发育良好，婴幼儿唾液腺发育不够完善，唾液分泌少，口腔黏膜薄嫩，血管丰富，因此容易损伤而引起局部感染。

（二）食管

新生儿和婴儿的食管呈漏斗状，食管下段括约肌发育不成熟，常发生胃食管反流。

（三）胃

婴儿胃略呈水平位，开始行走后逐渐变为垂直。胃分泌的盐酸和各种酶较成人少，酶活性较低，因而消化功能较差。胃排空的时间因摄入食物种类的不同而不同，早产儿胃排空更慢，易发生胃潴留。

（四）肠

与成人相比，儿童肠管相对更长，一般为身长的 5 ~ 7 倍。婴幼儿肠黏膜肌层发育差，肠系膜柔软而长，结肠无明显结肠带与脂肪垂，升结肠与后壁固定差，易发生肠扭转和肠套叠。肠壁薄，故通透性高，屏障功能差，口服耐受的免疫机制尚不完善，容易引起全身感染和过敏性疾病。由于婴儿大脑皮质功能发育不完善，进食时常引起胃 - 结肠反射，产生便意，所以大便次数多于年长儿。

（五）肝

儿童年龄越小，肝相对越大，儿童肝的上、下界随年龄而异，正常儿童肝上界在右锁骨中线第 5 肋间（婴儿在第 4 肋间），婴幼儿肝在右肋下可触及，6 ~ 7 岁后则不易触及。婴儿肝血管丰富，肝细胞再生能力强，但肝功能不成熟，解毒能力差，故在感染、缺氧、中毒等情况下易发生肝大和变性。婴儿胆汁分泌较少，对脂肪的消化和吸收功能较差。

（六）胰腺

新生儿胰液中所含脂肪酶活性不高，直到 2 ~ 3 岁时才接近成人水平，故对脂肪的消化和吸收不完善，婴幼儿时期胰液及其消化酶的分泌易受炎热天气和各种疾病的影响而被抑制，易发生消化不良。

（七）肠道细菌

在母体内，胎儿肠道内无细菌，出生后数小时细菌即从口、鼻、肛门侵入肠道，主要分布在结肠及直肠。肠道菌群受食物成分影响，单纯母乳喂养儿以双歧杆菌为主，人工喂养和部分母乳喂养儿肠道内的大肠埃希菌、嗜酸杆菌、双歧杆菌及肠球菌所占比例几乎相等。婴幼儿肠道正常菌群脆弱，易受许多内外因素的影响而致菌群失调，导致消化功能紊乱。

（八）粪便

1. 胎便　新生儿最初 3 天内排出的粪便，黏稠状，呈橄榄绿色，无臭味。内含脱落的肠上皮细胞、浓缩的消化液和咽下的羊水，2 ~ 3 天内转变为普通的婴儿粪便。

2. 母乳喂养儿粪便　呈黄色或金黄色、糊状、偶有细小乳凝块，或较稀薄、绿色、不臭，呈酸性反应。排便 2 ~ 4 次/天，一般在添加辅食后次数即减少。

3. 人工喂养儿粪便　呈淡黄色或灰黄色，较干稠，有臭味，呈中性或碱性反应，排便 1 ~ 2 次/天，易发生便秘。

第二节　腹泻病

腹泻病（diarrhea），是一组由多病原、多因素引起的以大便次数增多和大便性状改变为特点的消化道综合征，严重者可引起水、电解质和酸碱平衡紊乱。

（一）概述

1. 病因　引起婴幼儿腹泻病的病因可分为感染性及非感染性两类。

（1）感染性因素：①肠道内感染，可由病毒、细菌、真菌、寄生虫引起，以前两者多见，尤其是病毒。②肠道外感染，小儿患呼吸道感染、肾盂肾炎、皮肤感染等感染性疾病时，可引起腹泻。

（2）非感染性因素：①饮食因素，喂养不定时、食物的质和量不适宜、过早给予淀粉类或脂肪类食物等均可引起腹泻。个别婴儿对牛奶、大豆（豆浆）及某些食物成分过敏或不耐受而引起腹泻。其他包括原发性或继发性双糖酶缺乏，乳糖酶的活力降低，肠道对糖的消化吸收不良也会引起腹泻。②气候因素，气候突然变冷、腹部受凉使肠蠕动增加，天气过热致消化液分泌减少或口渴饮奶过多，都可诱发消化功能紊乱而引起腹泻。

2. 发病机制 导致腹泻发生的机制包括肠腔内存在大量不能吸收的具有渗透活性的物质（渗透性腹泻）、肠腔内电解质分泌过多（分泌性腹泻）、炎症所致的液体大量渗出（渗出性腹泻）及肠道运动功能异常（肠道功能异常性腹泻）等。但临床上大部分腹泻并非由某种单一机制引起，而是多种机制共同作用的结果。

腹泻的发病机制

（二）护理评估

1. 健康史 评估喂养史，如喂养方式、乳品种类、冲调浓度、喂哺次数及量、添加换乳期食物及断奶情况；有无不洁饮食史、食物过敏、饮水过多的情况；询问家长患儿粪便的性状，腹泻开始时间、次数、颜色、性状、量、气味，有无呕吐、腹胀、腹痛、里急后重等不适，仔细观察粪便性状；了解是否有上呼吸道感染、肺炎等肠道外感染病史；既往有无腹泻史，有无其他疾病及长期使用抗生素病史。

2. 身体状况

（1）轻型腹泻：多由饮食因素或肠道外感染引起。以胃肠道症状为主，表现为食欲缺乏，偶有溢奶或呕吐，大便次数增多，每天多在 10 次以内，水样便，量不多，呈黄色或黄绿色，有酸味，常见黄白色奶瓣和泡沫。一般无脱水及全身中毒症状。

（2）重型腹泻：多由肠道内感染引起，患儿腹泻频繁，每日大便从十余次到数十次，常伴有呕吐、腹胀、腹痛、食欲缺乏等。大便呈黄绿色水样或蛋花汤样、量多。除有较重的胃肠道症状外，还有明显的脱水、电解质紊乱及全身中毒症状。

1）脱水：由于腹泻与呕吐丢失大量的水和电解质，患儿食欲缺乏或拒食，使食物和液体摄入量均减少；患儿发热、呼吸加深加快，使不显性失水增加。根据水、电解质损失的量及性质不同可分为 3 种类型：等渗性脱水（血清钠浓度 130 ~ 150mmol/L）、低渗性脱水（血清钠浓度 <130mmo/L）及高渗性脱水（血清钠浓度 > 150mmol/L）。大多数急性腹泻患儿为等渗性脱水。一般表现为体重减轻，口渴不安，皮肤苍白或苍灰，弹性差，前囟和眼眶凹陷，黏膜干燥，眼泪减少，尿量减少。严重者可导致循环障碍。按脱水程度分为轻度、中度及重度。

2）代谢性酸中毒：主要原因为大量的碱性物质随粪便丢失，体内酸性代谢产物不能及时排出，严重脱水者组织灌注不足，组织缺氧，乳酸堆积。表现为精神萎靡、嗜睡、呼吸深长、口唇樱红，严重者意识不清。

等渗性脱水的分度及临床表现

3）低钾血症：主要原因为吐泻丢失过多，以及摄入不足。其症状多在纠正脱水与酸中毒、尿量增多时出现。病程在 1 周以上时逐渐出现低钾血症，营养不良者出现较早且较重。血清钾低于 3.5mmol/L 时，可出现精神萎靡、肌张力减低、腹胀、肠蠕动减弱或消失、心音低钝、腱反射减弱或消失等临床表现。严重者可危及生命。

（3）几种常见类型肠炎的临床特点

几种常见类型肠炎的临床特点

（4）迁延性和慢性腹泻：以急性腹泻未彻底治疗或治疗不当、迁延不愈最为常见。营养不良的婴幼儿患病率较高，营养不良患儿患腹泻时易迁延不愈，持续腹泻又加重了营养不良，两者互为因果，形成恶性循环，最终导致多脏器功能异常。

（5）生理性腹泻（physiological diarrhea）：可能为乳糖不耐受的一种特殊类型，或与食物过敏相关，多见于6个月以内的婴儿。患儿一般外观虚胖，常有湿疹，表现为出生后不久即出现腹泻，大便次数增多通常为唯一症状，食欲好，不影响生长发育，添加换乳期食物后，大便即逐渐转为正常。

3. 心理-社会状况 评估患儿家庭的居住环境、经济状况、卫生习惯等。评估家长对本病的了解程度、家长的文化程度、喂养及护理知识的知晓情况等。

4. 辅助检查

（1）血常规：细菌感染时白细胞总数及中性粒细胞增多。寄生虫感染和过敏性腹泻时嗜酸性粒细胞增多。

（2）大便常规：肉眼检查大便的性状如外观、颜色、是否有黏液脓血等。大便镜检有无脂肪球、白细胞、红细胞等。

（3）病原学检查：细菌性肠炎大便培养可检出致病菌，真菌性肠炎大便镜检可见真菌孢子和菌丝，病毒性肠炎可做病毒分离等检查。

（4）血液生化：测定血钠以判断脱水的性质，测定血钾以判断有无低钾血症，测定碳酸氢盐可了解体内酸碱平衡失调的性质及程度。

（三）治疗要点

治疗原则为调整饮食，预防和纠正脱水，合理用药，控制感染，预防并发症的发生。

1. 调整饮食 合理调整饮食，满足生理需要，补充疾病消耗，缩短腹泻后的康复时间。

2. 纠正水电解质及酸碱平衡紊乱

（1）有腹泻而无脱水的患儿：腹泻一开始就要给患儿口服更多的液体以预防脱水，可以选用以下液体中的一种。①米汤加盐溶液：米汤 500ml + 细盐 1.75g，随时口服。②低渗口服补液盐（RO-ORS）溶液：每腹泻一次口服 RO-ORS 溶液50～100ml，直至腹泻停止。

（2）腹泻伴轻至中度脱水的患儿：此类脱水约占90%，可用 RO-ORS 溶液纠正。

纠正累计损失最初 4 小时 RO-ORS 溶液的用量：

$$\text{RO}-\text{ORS 用量(ml)} = \text{体重(kg)} \times (50 \sim 75\text{ml/kg})$$

4 小时后评估脱水症状改善情况。

（3）腹泻伴重度脱水的患儿：需用静脉补液的方法尽快纠正低血容量，恢复肾脏调节功能。

（4）补钾：重度脱水患儿一般需采用氯化钾，每日 200～300mg/kg，分 3～4 次口服，或配成 0.15%～0.30% 深度静脉滴注，遵循“见尿补钾”的原则，且不可静脉推注。

一旦患儿能饮水，应尽量改用 RO-ORS 口服液，补液 6～7 小时后重新评估病情，选择合适的方案继续治疗。

重度脱水的补液

3. 药物治疗

（1）控制感染：急性水样便的腹泻患儿一般不用抗生素，只要做好液体疗法，患者可以自愈。伴有明显中毒症状的重症患儿，应选用抗生素治疗。

（2）肠道微生态疗法：对病毒感染性腹泻及抗生素相关性腹泻疗效显著，常用布拉氏酵母菌散、鼠李糖乳杆菌等制剂。

（3）肠黏膜保护剂：能吸附病原体和毒素，维持肠细胞的吸收和分泌功能，增强其屏障功能，常用蒙脱石粉。

（4）抗分泌治疗：对于分泌性腹泻，可使用脑啡肽酶抑制剂消旋卡多曲抑制肠道水及电解质的分泌。

（5）补锌治疗：锌能够加速肠黏膜再生，提高肠道功能，缓解腹泻症状，缩短病程。

（四）主要护理诊断

1. 体液不足 与腹泻、呕吐致体液丢失过多和摄入不足有关。

2. 营养失调，低于机体需要量 与腹泻、呕吐丢失过多和摄入不足有关。

3. 体温过高 与肠道感染有关。

4. 有皮肤完整性受损的危险 与大便刺激臀部皮肤有关。

5. 知识缺乏 家长缺乏腹泻病及喂养相关知识。

（五）护理措施

1. 饮食护理 调整并继续进食，喂食与患儿年龄相适应的易消化食物。母乳喂养者可继续哺乳，减少次数，缩短时间，暂停辅食添加；人工喂养者可喂米汤、低乳糖或无乳糖配方奶等，待腹泻次数减少后给予流质或半流质饮食，少量多餐，随着病情好转，逐步过渡到正常饮食。呕吐严重者，可暂时禁食4~6小时（不禁水），待好转后继续进食，由少到多，由稀到稠。

2. 维持水、电解质及酸碱平衡

（1）口服补液：可用于预防脱水及纠正轻、中度脱水。有明显腹胀、休克、心功能不全或其他严重并发症者，以及新生儿不宜口服补液。

（2）静脉补液：用于中、重度脱水或吐泻严重或腹胀的患儿。根据不同的脱水程度和性质，决定补给溶液的总量、种类和输液速度。输液速度遵循“先快后慢”的原则，若呕吐、腹泻缓解，可酌情减少补液量或改为口服补液。补钾时注意监测血清钾水平，有条件时给予心电监护。

3. 控制感染 严格执行消毒隔离，护理患儿前后认真洗手，指导家属对患儿用过的尿布、便盆分类消毒，排泄物消毒后再倒入便池中，勿随地大小便，避免交叉感染。

4. 保持皮肤完整性 婴幼儿选用柔软布类尿布，勤更换；每次便后用温水清洗臀部，女婴应注意会阴部的清洁；局部皮肤发红处涂以油膏（护臀膏、红霉素软膏等）并进行按摩。

5. 密切观察病情

（1）监测生命体征：体温过高时应给患儿多饮水、及时擦干汗液、更换衣服，并根据情况选择合适的降温措施。

（2）观察排便、排尿情况：记录大小便次数及大便颜色、气味、性状、量，及时送检。

（3）观察全身中毒症状：如发热、精神萎靡、嗜睡、烦躁等。

（4）观察水、电解质和酸碱平衡紊乱症状：如脱水情况及其程度、代谢性酸中毒表现、

低钾血症表现等。

6. 健康教育

（1）指导家长正确洗手并做好排泄物、污染尿布及衣物的处理；说明调整饮食的重要性；指导家长配制和使用家庭口服补液溶液，强调呕吐不是禁忌证；指导家长学会出入量的记录，以及脱水表现的观察。

（2）做好预防腹泻的宣教：①指导合理喂养，提倡母乳喂养，避免在夏季断奶，按时逐步添加换乳期食物。②注意饮食卫生，定期消毒奶具、食具、便器、玩具等。③加强体格锻炼，适当户外活动，注意防止受凉或过热。④避免长期滥用广谱抗生素。

知识拓展

关于 ORS

世界卫生组织 1978 年推荐标准 ORS，后因碳酸氢钠 ORS 容易潮解、变质且味道苦涩，1984 年世界卫生组织与联合国儿童基金会联合通知，改用枸橼酸钠 ORS，后者性质稳定，不易变质，且味道酸甜，便于小儿服用。以后又发现原 ORS 为 2/3 张，由于张力太高用于预防和治疗轻－中度脱水，有时会造成高钠血症。2002 年世界卫生组织建议采用低渗 RO-ORS（1/2 张），不仅能预防和治疗轻、中度脱水，还能减少大便量，降低呕吐率，缩短病程，并可防止出现高钠血症。

第三节　炎症性肠病

炎症性肠病（inflammatory bowel disease，IBD）是指原因不明的一组非特异性慢性胃肠道炎症性疾病，包括溃疡性结肠炎（ulcerative colitis，UC）、克罗恩病（Crohn's disease，CD）和未定型结肠炎（indeterminate colitis，IC）。儿童炎症性肠病患者的临床表现多以初发型为主，发病年龄越小，症状越严重。

（一）概述

1. 病因　IBD 病因至今仍不完全明确，但公认系多种原因引起，如遗传、环境及免疫因素。

2. 发病机制　至今尚不清楚，目前认为其发病机制可能是多种因素相互作用刺激肠黏膜相关淋巴组织，引起免疫反应活跃过度，在具有遗传易感性的人群中导致肠壁局部发生炎症反应，引起肠黏膜损伤。

（二）护理评估

1. 健康史　评估患儿家族史及喂养情况，日常摄入食物的种类，询问患儿近期有无发生肠道感染，腹泻持续的时间、次数，粪便的颜色、性状、量、气味，有无黏液脓血，有无乏力、呕吐、发热或其他全身中毒症状，有无肠道外其他症状，注意观察患儿腹痛的部位、性质、持续时间，患儿有无精神、心理及情绪异常。查看肢端循环，评估体重及生长发育情况，并进行营养风险筛查及营养评定。

2. 身体状况　患儿多呈亚急性或慢性起病，少部分呈急性暴发性起病。

（1）消化系统：主要的临床表现有腹胀、腹痛、腹泻，大便较稀，带有黏液，或呈黏液脓便或脓血便，甚至血水样便，可有里急后重现象。可并发消化道出血、急性肠穿孔、肠梗阻、中毒性巨结肠等。

（2）肠道外表现：包括口腔溃疡、关节炎、强直性脊柱炎、皮疹、虹膜睫状体炎等。

（3）全身表现：可出现不同程度发热，中、重度患儿活动期有低热和中低热，高热多提示有并发症或急性暴发。生长迟缓是生长期儿童的最独特的症状，常在婴儿期就已出现。

UC 和 CD 在临床表现上也有不同。

3. 心理－社会状况　评估家长对疾病的心理反应及认知程度、文化程度等，评估患儿家庭的环境、经济状况等。

4. 辅助检查

溃疡性结肠炎和克罗恩病的鉴别

（1）血常规、红细胞沉降率、C 反应蛋白、血清清蛋白等：活动期白细胞计数可升高，C 反应蛋白升高，红细胞沉降率增快。严重者血清清蛋白下降。

（2）大便常规与培养：肉眼可见稀便，可有黏液脓血，大便镜检可见白细胞、红细胞，病原学检查可排除感染性结肠炎，是本病诊断的一个重要步骤。大便钙卫蛋白检测高于 50μg/g，通常说明肠道存在感染性炎症。

（3）血清标志物：抗中性粒细胞胞质抗体和抗酿酒酵母抗体分别为 UC 和 CD 的相对特异性抗体，有助于 UC 和 CD 的诊断和鉴别诊断。

（4）胃肠道内镜检查：包括食管胃十二指肠镜和结肠镜检查及活检，尤其是小肠镜检查非常有助于 CD 的诊断。

（5）CT 或 MRI 肠道显像：是评估小肠炎性病变的标准影像学检查，可反映肠壁的炎症改变情况、病变分布部位和范围、肠腔外并发症等。

（6）腹部超声检查：对年龄较小患儿更具优势。

（三）治疗要点

儿童 IBD 治疗原则为尽早控制症状，诱导并维持临床缓解及黏膜愈合，防治并发症，尽可能减少对患儿生长发育的不良影响，改善患儿生存质量。

1. 营养支持　营养治疗是 IBD 治疗的重要措施之一。对轻中度儿童 CD 可以给予全肠内营养，可停止经口摄食，给予多聚配方或要素配方经鼻胃管喂养。

2. 药物治疗　①5-氨基水杨酸（5-ASA）：是目前轻中度 UC 患儿诱导缓解及维持治疗的一线药物，可口服和/或直肠给药，对于儿童结肠型、回（结）肠型 CD 患儿也可选用。②糖皮质激素：一般适用于 IBD 急性发作期且足量 5-ASA 治疗无效时，通常不用于维持缓解治疗。③免疫抑制剂：常用于氨基水杨酸类药物和激素治疗无效、激素依赖者。临床常用硫唑嘌呤。④抗生素：高热或实验室检查显示有严重感染者应给予广谱抗生素积极抗感染治疗。甲硝唑和环丙沙星为 CD 治疗中最常用的抗生素。⑤生物制剂：英夫利西单抗（infliximab，IFX）（肿瘤坏死因子单克隆抗体）是目前诱导和维持缓解 CD 最有效的药物。

3. 手术治疗　当 IBD 患儿出现危及生命的并发症，或内科治疗后症状不缓解、长期药物治疗不能耐受、出现难治性瘘管和窦道等情况时应及时手术。

（四）主要护理诊断

1. **疼痛** 主要是腹痛，与肠道炎症、溃疡刺激引起局部痉挛有关。

2. **排便异常** 主要是腹泻，与肠道炎症、肠道运动功能失常及继发性吸收不良有关。

3. **有体液不足的危险** 与肠道炎症致长期频繁腹泻有关。

4. **体温过高** 与肠道感染引起炎症反应有关。

5. **营养失调，低于机体需要量** 与长期腹泻及肠道吸收障碍有关。

6. **知识缺乏** 缺乏有关炎症性肠炎的护理及喂养知识。

（五）护理措施

1. 营养及饮食指导

（1）增加肠内营养：在疾病活动期，需要给予高热量、高蛋白、高维生素、低脂肪、少渣的饮食，但不宜同时进食多种蛋白。对于营养不良严重、食物营养明显不耐受的患儿，应首选肠内营养。

（2）日常饮食指导：①食物中的可能的抗原成分可诱发疾病活动，应避免摄入。②减少高糖食物的摄入，少食油炸食品，清淡饮食。③饮食定时定量、少量多餐，忌生冷、辛辣、粗糙食物，慎用含纤维丰富和增加产气的食物，以免造成肠穿孔。④激素的使用会导致CD患儿骨质疏松，可进食富含钙的食物或额外补充钙剂。⑤应注意给患儿提供良好的就餐环境，避免不良刺激，以增进患儿的食欲。

（3）营养监测：观察患儿进食情况，定期测量患儿体重及各项生长发育指标，监测血红蛋白、血清电解质和血清清蛋白的变化，了解营养状况的变化。

2. 用药护理 患儿服药时间长，而儿童服药的依从性较成人差，护士要向家长和患儿反复强调坚持正确服药的重要性，不能擅自停药、改药。

IBD 的用药护理

3. 对症护理

（1）发热护理：口服退热药前，如条件允许先喝温开水或者牛奶，减少退热药对胃黏膜的损伤。监测体温变化，观察热型及伴随症状。

（2）腹痛护理：观察患儿精神状态，面色，腹痛的部位、持续时间、性质，腹痛有无进行性加重，有无呕吐、便血，大便次数及尿量情况。

（3）便血护理：①注意观察患儿生命体征，询问有无头晕、心悸、恶心、呕吐，有无腹痛，大便次数、性状、颜色，警惕消化道大出血。②告知患儿及家长如何进行病情监测，并在每次血便后拍照，以助于后续病情的评估。③如果发现患儿出现面色苍白、乏力等不适，应及时复测生命体征并通知医生，并给予吸氧及心电监护。④遵医嘱用药：酚磺乙胺注射液及维生素 K_1，注意观察疗效。⑤如果继续排鲜血便应考虑禁食，给予全静脉营养。如大便性状好转改为流质饮食再过渡为半流质饮食。

4. 健康教育

（1）疾病知识指导：向患儿家长介绍本病的主要诱因和疾病的发展过程，教育患儿及家长积极配合治疗。

（2）生活指导：指导患儿及家长掌握饮食的相关知识，注意宜食少渣、易消化、低脂肪、高蛋白食物，对可疑不耐受的食物，如虾、蟹、牛奶、花生等尽量避免食用；注意多休息，适当进行体育锻炼，避免着凉，预防肠感染。

知识拓展

胶囊内镜在儿童患者中的应用

胶囊内镜全称“智能胶囊消化道内镜系统”，又称“医用无线内镜”，它突破了传统内镜对于小肠部位无法探查的局限。2001 年被美国 FDA 批准使用后，它开始在小肠疾病探索中发挥自己的作用。胶囊内镜对于儿童不明原因消化道出血具有非常重要的作用及意义，它能为患儿后续治疗手段提供一定的思路及线索。当接受检查的患儿吞下胶囊后，胶囊内镜随着胃肠道蠕动前进，安装在胶囊内的高清摄像头全程以 360°旋转拍摄胃肠道内情况，获取高清晰度图片，将图片资料无线发送到随身携带的便携式接收器内。胶囊内镜在肠道工作一段时间后，会随着大便排出体外。医生拿到接收器，就可以将所得数据，传至专用的高端诊断平台，进行精确分析与诊断。

第四节　急性胰腺炎

急性胰腺炎（acute pancreatitis）是多种病因引起的胰酶激活，继以胰腺及其周围组织局部炎症反应为主要特征，伴或不伴有其他器官功能改变的疾病。

（一）概述

1. 病因　小儿急性胰腺炎的常见病因是病毒感染、外伤、系统性疾病、代谢性疾病、药物、基因异常和胰胆管系统的先天畸形，也有一些病例无肯定的致病因素。

2. 发病机制　急性胰腺炎的病理生理是酶原在胰腺内被过早激活为有活性的消化酶，同时伴胰酶向肠腔内排泌受阻。

急性胰腺炎的发病机制

（二）护理评估

1. 健康史　评估患儿近期是否有上呼吸道感染、肺炎等感染病史，目前有无发热、乏力、头痛、呕吐及食欲缺乏等全身症状。询问患儿既往健康状况，有无糖皮质激素、免疫抑制药（门冬酰胺酶）、丙戊酸等药物的服用史，注意观察患儿腹痛的部位、性质、持续时间，近期有无外伤史。

2. 身体状况

（1）腹痛：急性胰腺炎的主要症状，多为急性发作，呈持续性，位于中上腹或左上腹，疼痛剧烈。进食会使疼痛加剧，患儿表现为急性病容，烦躁不安，常取弯腰蜷缩体位来缓解疼痛。

（2）呕吐：年龄较小的患儿常见的临床表现。进食会加剧呕吐，随腹痛加重，呕吐亦趋频繁。

（3）发热：常源于全身炎症反应综合征（systemic inflammatory response syndrome，SIRS）、坏死胰腺组织继发细菌或真菌感染。

（4）重症者可出现低血压、休克、呼吸困难、少尿或无尿、谵妄等其他器官受累表现。

（5）并发症：局部并发症包括急性胰周液体积聚、急性坏死物积聚、胰腺假性囊肿、包裹性坏死和感染性胰腺坏死。全身并发症主要包括器官功能衰竭、SIRS、脓毒症、胰性脑病。

3. 心理－社会状况 评估家长是否知晓本病的病因，是否了解禁食和胃肠减压对本病治疗的重要性，是否积极配合治疗和护理，有无焦虑心理等情况。

4. 辅助检查

（1）淀粉酶测定：淀粉酶测定为主要诊断依据，但淀粉酶升高的程度与炎症的危重程度不成正比。血清淀粉酶在发病3小时后即可增高，并逐渐上升，24～48小时达高峰以后又渐下降，尿淀粉酶的升高和下降时间均迟于血清淀粉酶。

（2）血清脂肪酶测定：脂肪酶是一个比淀粉酶更敏感和特异的指标，脂肪酶在发病6小时内开始升高，持续1周以上。其酶活性与疾病严重程度不呈正相关。

（3）C反应蛋白检测：发病72小时后C反应蛋白＞150mg/L提示胰腺组织坏死。

（4）动态监测血清IL-6水平：血清IL-6增高提示预后不良。

（5）血清电解质、血尿素氮、肌酐和全血细胞计数：对监测体液状态和肾功能非常重要。

（6）B超或增强CT/MRI扫描：在发病初期24～48小时行超声检查，可以初步判断胰腺组织形态学变化。发病1周左右的增强CT诊断意义更高。

（三）治疗要点

治疗的主要原则是通过禁食、胃肠减压及应用酶的抑制剂等减少胰腺酶的分泌，尽量停止胰腺的自身消化。此外，还需注意防止继发感染，缓解疼痛，纠正水、电解质紊乱，以及维持主要脏器功能。

1. 禁食 在患儿腹胀、腹痛减轻或消失、肠道动力部分恢复时可以考虑开始逐步开放饮食。开始以糖类为主，逐步过渡至低脂饮食，不以血清淀粉酶活性高低作为开放饮食的必要条件。

2. 胃肠减压 鼻胃管减压可以缓解呕吐、腹胀及麻痹性肠梗阻症状，减少胃液胃酸刺激胰酶的分泌。

3. 解痉镇痛 给予哌替啶等镇痛药，禁用吗啡，以防加重病情。

4. 补液治疗 应在最初12～24小时内即开始补液治疗，对于血容量严重不足的患儿，需要快速扩容。血清尿素氮下降是补液治疗有效的指标。

5. 抑制胰酶药物 ①抑肽酶：在早期使用有一定效果。②生长抑素合成衍生物：注射用生长抑素（施他宁）及奥曲肽，目前在临床上效果明显优于抑肽酶。

6. 抗生素使用 不建议预防性应用抗生素。当伴有胆管炎、尿路感染、肺炎等胰腺外感染时，应使用抗生素。可选用碳青霉烯类、三代头孢类抗生素，同时加用甲硝唑。

7. 营养支持 轻症患儿只需短期禁食，不需肠内或肠外营养。重症患儿常先施行肠外营养，待患儿胃肠动力能够耐受，及早（发病48小时内）实施肠内营养。鼻空肠管为肠内营养的首选方法。

（四）主要护理诊断

1. 疼痛 主要是腹痛，与胰腺及周围组织炎症、水肿或出血坏死有关。

2. 体温过高 与胰腺及周围组织炎症有关。

3. 营养失调，低于机体需要量　与呕吐、禁食及疼痛导致进食量减少有关。

4. 潜在并发症　休克、肺水肿、急性肾衰竭、脱水、低血钙等。

5. 恐惧　与腹痛剧烈及病情进展急骤有关。

（五）护理措施

1. 休息与体位　卧床休息，限制活动，协助患儿取弯腰、屈膝侧卧位，促进组织修复和体力恢复。

2. 饮食的护理　提倡早期进食，在液体复苏和疼痛控制24小时内进行肠内营养。轻症患儿可不需禁食，在能耐受的情况下准许进食。多数患儿需禁饮食1～3天，明显腹胀者需行胃肠减压。轻症患儿早期可进食无脂饮食，进食后无恶心、呕吐、腹胀、腹痛，则可进食低脂（脂肪摄入量<30g/d）、低蛋白、半流质饮食，逐渐过渡到普食。进食原则宜少量多餐，禁止暴饮暴食和进食脂肪多、刺激性强的食物。

3. 遵医嘱用药　遵医嘱给予抗胰酶的药物和抑制胰酶分泌的药物，腹痛剧烈者，可遵医嘱给予哌替啶等镇痛药，禁用吗啡，以防加重病情。注意监测用药前后效果，以及疼痛的性质和特点有无改变。

4. 严密监测病情变化

（1）严密监测患儿生命体征及腹部体征，注意有无多器官功能衰竭的表现，如尿量减少、脉搏细速、冷汗等低血容量性休克的表现，积极配合医生进行抢救。

（2）注意观察呕吐物的量及性质，行胃肠减压者，观察并记录引流液的量及性质。

（3）观察患儿皮肤黏膜的色泽与弹性有无变化，判断失水程度。准确记录24小时出入量，作为补液的依据。

（4）观察患儿腹痛的性质、范围和持续时间等，若患儿出现了长时间腹痛加剧、腹胀则提示患儿病情加剧。

5. 健康宣教

（1）向患儿及家属介绍本病的主要诱发因素和疾病的过程，教育其积极治疗，注意防治胆道蛔虫病。

（2）注意休息，劳逸结合，参加体育锻炼，避免受凉。

（3）指导患儿及家属掌握饮食卫生知识，患儿平时应养成规律进食习惯，避免暴饮暴食。腹痛缓解后，应从少量低脂低糖饮食开始，逐渐恢复正常饮食，应避免进食刺激性强、产气多、高脂肪和高蛋白食物，防止复发。

（4）遵医嘱用药，指导观察复发症状，出现不适及时就诊。按时随诊。

鼻空肠管肠内营养支持在儿童急性胰腺炎中的应用

第五节　上消化道出血

小儿消化道出血根据出血部位的不同，可分为上消化道出血及下消化道出血。上消化道出血系指十二指肠悬韧带以上的消化道，如食管、胃、十二指肠后或胰、胆等病变引起的出血；下消化道出血是指十二指肠悬韧带以下的消化道，如小肠、结肠、直肠及肛门的出血。据统计，小儿消化道出血80%位于上消化道。

（一）概述

1. 病因 不同年龄组常见的出血原因有所不同。

（1）新生儿：常见原因有吞入母亲产道的血液或者乳头破裂出血情况下吸食了乳汁、应激性溃疡、新生儿自然出血病，以及乳糖不耐受症等。

（2）婴儿：常见原因有吞入母血、反流性食管炎、应激性溃疡、胃炎、出血性疾病，以及食管贲门黏膜撕裂（Mallory-Weiss）综合征。

（3）儿童：常见原因有细菌性胃肠炎、溃疡病/胃炎、反流性食管类，以及 Mallory-Weiss 综合征。

（4）青少年：常见原因有溃疡病、炎症、胃底食管静脉曲张、反流性食管炎、Mallory-Weiss 综合征、胆道出血及胰腺炎。

2. 发病机制

（1）黏液损伤：各种原因所致消化道黏膜炎症、糜烂及溃疡，因黏膜充血水肿、红细胞渗出或溃疡侵蚀血管而引起出血。如严重感染、休克、大面积烧伤、消化道内镜检查及坚硬大便刺激。

（2）消化道血循环障碍：肠道循环回流受阻，使肠壁静脉明显充血破裂而致消化道出血，如食管裂孔疝及肠套叠。

（3）毛细血管通透性增加：感染中毒及缺氧等可引起毛细血管的通透性改变而致黏膜渗血，如过敏性紫癜、维生素 C 缺乏。

（4）出血、凝血功能障碍：凝血因子缺乏、血小板减少或功能障碍等均可引起消化道出血，如血友病及维生素缺乏等。

（二）护理评估

1. 健康史 询问患儿的基础疾病情况，判断出血的诱因，对出血的方式、速度、程度等进行了解；评估患儿是否出现头晕、黑便、恶心、呕血、上腹胀痛等表现，是否进食生硬食物；了解患儿有无生命体征异常，有无水肿及营养失调，有无意识障碍，有无排便异常。

2. 身体状况 消化道出血的症状与病变的性质、部位、失血量、速度及出血前的全身状况有关。

（1）呕血：呕血代表幽门以上出血，呕血颜色取决于血液是否经过酸性胃液的作用。若出血量大、出血速度快，血液在胃内停留时间短，呕血多呈暗红色或鲜红色。反之，由于血液经胃酸作用而形成正铁血红素，则呈咖啡色或棕褐色。呕血常伴有黑便，黑便可不伴有呕血。

（2）黑便与便血：黑便指大便颜色呈黑色、柏油样，当出血量较大、出血速度较快及肠蠕动亢进时，粪便可呈暗红色甚至鲜红色，酷似下消化道出血。便血指大便呈鲜红或深红褐色，在上消化道大量出血时，大便可呈鲜红色。

（3）其他症状：出血时间长者可有慢性失血性贫血表现，而短期内大量出血可引起低血容量性休克。

3. 心理－社会状况 评估家长是否因患儿呕血或黑便产生焦虑、恐惧的心理状况，是否积极配合治疗和护理，了解年长患儿对休息和禁食等治疗措施的配合情况，有无过度紧张、害怕的情绪表现。

4. 辅助检查

（1）胃液检查：利用鼻胃管抽吸胃液，上消化道出血胃液多为鲜红色或咖啡样。

（2）血尿素氮浓度与肌酐浓度比值测定：无论出血多少，上消化道出血比值比下消化道要高。利用此生化指标可简单区分上、下消化道出血。

（3）急症内镜检查：出血后 48 小时内进行者，其敏感度和特异度均较高，是上消化道出血的首选诊断方法。确定出血部位及原因的同时，可于内镜下进行止血治疗。

（3）放射性核素扫描：主要适应于急症消化道出血的定位诊断和慢性间歇性消化道出血部位的探测。

（4）X 线钡餐及钡灌肠检查：一般主张出血停止后 10～14 天进行，对某些出血病因如胃黏膜脱垂、食管裂孔疝等诊断价值优于内镜检查。

（三）治疗要点

1. 一般急救措施　①绝对卧床休息：去枕侧平卧，保持呼吸道通畅，避免呕血时将血液呛入气管引起窒息，并保持安静。②禁食：禁食时间应到出血停止后 24 小时。③吸氧：确保贫血情况下机体重要器官的供氧。④严密观察病情：观察患儿脉搏、血压、呼吸、体温、尿量、神态变化、肢体温度、皮肤与甲床色泽、周围静脉充盈情况；呕血及黑便的量、色泽；必要时行中心静脉压测定；监测血常规、出凝血时间、肝功能、肾功能及血电解质。

2. 积极补充血容量　活动性大出血时，应迅速输血或静脉补液，维持血容量。

3. 针对病因治疗　如为药物引起的消化道黏膜病变应及时停用药物；维生素 K 缺乏出血症应补充维生素 K；如门静脉高压症、溃疡病合并穿孔等应及早手术治疗；血液系统疾病应给予纠正出、凝血障碍机制药。

4. 药物治疗　①抑酸药：患儿仅有出血而无血流动力学改变，且出血能自行停止者，只需给予抑酸药，如 H_2 受体拮抗剂、质子泵抑制剂。②血管收缩剂：用于门静脉高压、食管胃底静脉曲张破裂出血者，如血管升压素及其衍生物、生长抑素及其衍生物。③血管扩张剂：如硝酸甘油、酚妥拉明。

5. 内镜治疗　适用于治疗患儿急性、持续性或再发性出血，食管静脉曲张破裂出血。

6. 三腔双囊管压迫止血　主要用于内科药物治疗失败或无手术指征者。

7. 外科手术治疗　①经内科药物治疗及内镜治疗 24 小时出血不止者。②呕血或便血较重，同时伴低血压再出血者。③出血量较多达血容量 25% 以上，内科综合抢救措施无效时。④胃肠道坏死穿孔、绞窄性梗阻、肠重复畸形及梅克尔憩室。

（四）主要护理诊断

1. 体液不足　与消化道出血有关。

2. 活动无耐力　与失血性周围循环衰竭有关。

3. 舒适改变　与呕血、排便习惯改变有关。

4. 有窒息的危险　与患儿频繁呕血致气道吸入有关。

5. 营养失调，低于机体需要量　与呕吐、禁食有关。

6. 潜在并发症　失血性休克。

7. 知识缺乏　患儿家长缺乏有关疾病护理的相关知识。

（五）护理措施

1. 休息与活动 少量出血患儿应卧床休息为主，大出血者绝对卧床。治疗护理操作集中进行，保证患儿充足的休息。呕血的患儿可将床头抬高10°～15°或将头偏向一侧，避免呕血时吸入引起窒息。

2. 饮食指导

（1）活动性出血的患儿遵医嘱绝对禁食水，必要时给予胃肠减压，出血停止后可给予流食，遵循由少到多、由稀到稠的原则，逐渐恢复半流食、软食、普食。

（2）少量出血无呕吐的患儿可进食温凉、清淡流质饮食，少量多餐，忌辛辣刺激食物和饮料，母乳喂养的母亲也要注意饮食。

（3）置入三腔管的患儿，出血停止24小时后可从胃管内注入流食。

3. 病情观察

（1）密切监测并记录生命体征，并注意观察和记录呕血和黑便的次数、性质及量。

（2）如呕血过程中出现呼吸急促、发绀、烦躁不安、精神极度紧张、有濒死感、口中有血块等情况时，说明患儿可能发生误吸，须立即进行抢救。

（3）当患儿出现黑便同时伴有口渴、烦躁、出冷汗、晕厥等症状时，应注意是否有新鲜出血，及时通知医生。

（4）应注意患儿有无头晕、心悸、恶心、口渴、黑矇与晕厥等失血性休克的表现，发现以上异常情况，及时通知医生，配合抢救。

4. 输血输液的护理 迅速建立有效的静脉通路，同时准确及时地采集血标本，做好血型及交叉配血试验，为输液、输血做好准备。

5. 心理护理 消化道出血的患儿病死率高，且医疗费用昂贵，给患儿和家长带来很大的心理压力，易产生焦虑、恐惧和不合作的心理，进行护理时应注意多沟通，做好心理疏导。

6. 健康宣教

（1）避免诱因：养成良好的饮食习惯，避免进食粗糙坚硬的食物，按时进餐。

（2）休息与活动：注意休息，适当活动，避免受凉。

（3）在服用刺激强的药物时应尽可能用最小的剂量和在餐后服用。

（4）出院后护理：嘱患儿出院后进食柔软易消化的食物，以清淡饮食为宜，特别注意避免进食刺激性、粗糙食物，避免剧烈活动，适当进行锻炼，增强体质，按医嘱继续服药，定期复查。

消化道出血严重程度的评估

第六节 肠套叠

肠套叠（intussusception）是指部分肠管及其肠系膜套入邻近肠腔内造成的一种绞窄性肠梗阻，占婴幼儿肠梗阻的首位。约60%的患儿年龄在1岁以内，约80%患儿年龄在2岁以内，但新生儿罕见；男孩发病率多于女孩，健康肥胖儿多见。

（一）概述

1. 病因 肠套叠分为原发性和继发性两类。婴幼儿肠套叠几乎均为原发性，其病因至今尚未完全明了。一般认为与婴幼儿回盲部系膜固定未完善、活动度大有关。另外，饮食改变和辅食刺激易发生肠蠕动紊乱，病毒感染或其他原因引起回盲部集合淋巴腺肿大等也会诱发肠套叠。继发性肠套叠多因肠壁或肠腔内器质性病变，如肠息肉、肿瘤、肠壁血肿、梅克尔憩室作为起点而引起肠套叠。

2. 发病机制　肠套叠多为顺行性套叠，与肠蠕动方向一致。痉挛的肠管随蠕动套入远端肠管内，同时远端肠管如果也发生痉挛，就会阻止套入的肠管退出，从而形成恶性循环，以致成为不可逆性肠套叠，并引发肠缺血，严重者可并发肠穿孔和腹膜炎。

（二）护理评估

1. 健康史　了解患儿发病前有无感冒、突然饮食改变及腹泻、高热等症状，询问既往有无肠套叠病史，观察腹痛性质、程度、时间、发作规律、伴随症状及诱发因素，有无腹部肿块及血便，评估呕吐情况，有无发热及脱水症状。

2. 身体状况　原发性肠套叠以6～12月龄最多见，为突然发病，典型表现如下。

（1）腹痛：小儿常表现为突然发作的阵发性哭闹、屈腿、面色苍白，拒食，每次发作数分钟至数十分钟，过后患儿全身松弛安静或入睡，约数十分钟后再发作，呈规律性反复发作，患儿精神渐差，腹痛表现反而减轻，而以嗜睡、面色苍白为主。

（2）呕吐：腹痛发作后不久就发生呕吐，初为乳汁、乳块或食物残渣，以后可带有胆汁，晚期则吐粪便样液体。

（3）血便：发病开始时，可有1～2次正常大便，8～12小时后即出现暗红色血便或果酱样便。部分婴儿在来院就诊时尚未有血便，在直肠指检时，手套上染有血迹，能自行排血便者占30%，直肠指检带出血便者占60%。

（4）腹部肿物：肠套叠肿物的部位依套入的程度而定，一般多在升结肠、横结肠或降结肠位置。肿物呈腊肠样光滑实性、有弹性略可活动，随套叠的进展，肿物可沿升结肠移至左腹部。多数患儿由于回肠末端及盲肠套入结肠内，右下腹比较松软而有空虚感。

3. 心理－社会状况　评估家长对小儿喂养的认知水平和对疾病的了解程度，以及对预后是否担心。

4. 辅助检查

（1）腹部B超：在套叠部位横断扫描可见“同心圆”或“靶环状”肿块图像，纵断扫描可见“套筒征”。

（2）B超监视下水压灌肠：可见靶环状肿块影退至回盲部，“半岛征”由大到小，最后消失，诊断治疗同时完成。

（3）空气灌肠：可见杯口阴影，能清楚看见套叠头的块影，并可同时进行复位治疗。

（4）钡剂灌肠：只用于慢性肠套叠的疑难病例。可见套叠部位充盈缺损和钡剂前端的杯口影，以及钡剂进入鞘部与套入部之间呈现的线条状或弹簧状阴影。

（三）治疗要点

小儿急性原发性肠套叠的基本治疗是非手术治疗，其他治疗方法，包括手术只适合特殊情况时使用。

小儿肠套叠的手术与非手术疗法适应证

（四）主要护理诊断

1. 疼痛　与肠系膜受牵拉和肠管强烈收缩有关。

2. 体液不足 与呕吐、便血有关。

3. 潜在并发症 肠坏死、腹膜炎。

4. 焦虑 与家长担忧疾病预后有关。

5. 知识缺乏 患儿家长缺乏有关疾病护理的相关知识。

（五）护理措施

1. 休息与生活护理 卧床休息，避免患儿哭闹和剧烈运动，一旦确诊，即给予禁食水，每日用生理盐水行口腔护理2次。

2. 补液护理 迅速建立静脉通路遵医嘱进行补液治疗，准确记录24小时出入量，保持水、电解质及酸碱平衡。

3. 密切观察病情

（1）应密切观察腹痛的特点及部位，健康婴幼儿突然发生阵发性腹痛、呕吐、血便、和腹部扪及腊肠样肿块时可确诊肠套叠。

（2）注意观察有无腹胀、腹水、腹肌紧张及压痛等情况，警惕肠坏死或腹膜炎的发生。

4. 非手术治疗护理 密切观察患儿腹痛、呕吐、腹部包块情况，观察大便颜色的变化。肠功能恢复后可先试饮水，如无不适，再逐渐过渡到流食、半流食、普食。

5. 心理护理 主动向家长说明病情、选择治疗方法的目的，消除其心理负担。

6. 健康宣教

灌肠复位的表现

（1）避免诱因：避免腹泻、上呼吸道感染、饮食不当、餐后过度活动。

（2）休息与活动：注意休息，避免餐后过度活动。

（3）饮食护理：宣传母乳喂养的好处，指导家长为患儿合理添加辅食及营养。

（4）出院后护理：告知家长注意小儿饮食卫生，防止腹泻及感冒，如遇小儿腹胀、呕吐、腹泻时，应暂停添加辅食；如再次出现肠套叠症状，及时就诊。按时复诊。

小儿肠套叠的灌肠疗法

第七节 急性阑尾炎

急性阑尾炎（acute appendicitis）是小儿最常见的急腹症，多见于6～12岁儿童，男孩发病率略高于女孩。

（一）概述

1. 病因 小儿急性阑尾炎的发病原因较复杂，目前仍未完全了解，通常认为阑尾腔梗阻和病原菌感染是主要原因。

2. 发病机制 小儿阑尾腔相对狭小，容易发生梗阻，梗阻后使腔内压力不断升高，阑尾壁的血运发生障碍，并有利于阑尾腔内感染的发展。同时，管腔梗阻和局部感染刺激阑尾神经感受器，引起肌肉、血管痉挛，进一步加剧阑尾腔梗阻和血液循环障碍，如此形成恶性循环。

（二）护理评估

1. 健康史 评估患儿有无腹痛、压痛、反跳痛和肌紧张，有无发热、脉搏加快、食欲缺乏、呕吐等现象，有无腹泻及感染性疾病史。

2. 身体状况 小儿急性阑尾炎可分为3型，即单纯性、化脓性和坏疽性。

（1）腹痛：转移性腹痛是小儿急性阑尾炎的主要症状。典型表现为起初脐周或上腹部疼，疼痛为持续性，数小时后转移至右下腹部。

（2）胃肠道症状：患儿可有食欲缺乏。于发病初期有恶心、呕吐，当阑尾穿孔形成弥漫性腹膜炎时则产生腹胀及频繁呕吐。患儿常有便秘。

小儿急性阑尾炎的腹痛特点

（3）发热：早期体温略上升，随病情发展可以很快上升到38～39℃，甚至更高，年龄越小体温上升速度越快。

（4）腹部体征：对诊断价值最大。麦氏点（脐至右髂前上棘连线中、外1/3交界处）固定性压痛是最可靠的体征。婴幼儿阑尾位置偏高，压痛点可高于麦氏点。

3. 心理－社会状况 评估患儿年龄及心理特点，家长对疾病的了解程度及心理状况。

4. 辅助检查

（1）直肠指检：对小儿阑尾炎及腹腔其他疾病具有诊断价值。

（2）血常规：大多数患儿白细胞及中性粒细胞增多，C反应蛋白明显升高。

（3）腹部B超检查：可发现肿大的阑尾或脓肿。

（4）CT检查：早期可发现阑尾增粗，有时可看到高密度粪石影，阑尾壁增厚。严重时阑尾周围可出现脓肿或炎性包块，并且有穿孔的风险。

（5）MRI检查：MRI检查可提供更详细的组织结构信息，有助于评估炎症程度。

（三）治疗要点

治疗原则包括处理病灶、控制症状、抗菌治疗。

1. 非手术治疗 ①腹痛、腹胀严重者应禁食、胃肠减压。②食欲缺乏、呕吐频繁者应静脉输液，补液治疗。③抗生素治疗：常用第三代头孢菌素及甲硝唑两药联合。

2. 手术治疗 手术以阑尾切除为主，可行腹腔镜下、结肠镜下逆行阑尾切除术。腹腔积脓，特别是有坏死组织者同时行腹腔引流。若局部浸润粘连严重，则只行引流，不做阑尾切除，但应通知家长于2～3个月后再行阑尾切除术，以防复发。

（四）主要护理诊断

1. 疼痛 与阑尾炎症刺激有关。

2. 体温过高 与疾病有关。

3. 体液不足 与禁食、胃肠减压、频繁呕吐、厌食等有关

4. 潜在并发症 腹腔脓肿（阑尾周围脓肿）、化脓性门静脉炎、感染性休克、穿孔或坏疽、弥漫性腹膜炎等。

（五）护理措施

1. 避免肠内压增高 非手术治疗期间禁食，必要时行胃肠减压，并给予肠外营养，禁服泻药及灌肠。

2. 缓解疼痛 根据疼痛评分采取相应的疼痛管理措施。协助患儿取舒适体位，诊断明确者可遵医嘱给予镇痛或镇静、解痉药物。

3. 阑尾脓肿者的护理 遵医嘱给予患儿芒硝外敷，并限制其活动，卧床休息，以防止脓肿破裂引起急性腹膜炎。

4. 术后护理

（1）监测生命体征及腹部体征的变化。

（2）全麻术后清醒或硬膜外麻醉平卧 6 小时后生命体征平稳者可取半卧位。

（3）鼓励患儿早期床上翻身，尽早下床活动。

（4）术后 1 ~2 天可根据情况逐渐恢复饮食。

5. 健康教育

（1）儿童居住环境经常开窗通风，保持室内空气清新。

（2）合理喂养，保证营养均衡。

（3）避免带儿童去人多拥挤的公共场所，避免交叉感染，应及时增减衣服。

（4）出院后护理：遵医嘱用药，观察患儿症状、体征，出现不适及时就诊，按时随诊。

慢性阑尾炎

第八节　先天性肥厚性幽门狭窄

先天性肥厚性幽门狭窄（congenital hypertrophic pyloric stenosis，CHPS）是由于幽门环肌增厚、造成胃出口梗阻而引起的疾病，主要表现为非胆汁性喷射性呕吐、胃蠕动波及右上腹橄榄样包块，是一种胃肠道疾病。发病率为 1/3000 ~ 1/1000，位居新生儿和婴幼儿期消化道畸形的第 3 位。第一胎患病风险更高，男性多见，男女发病率之比约为 5 : 1，多见于足月儿，未成熟儿较少见。

（一）概述

CHPS 是婴儿出生时就存在的幽门环型肌增厚所致的幽门狭窄。CHPS 的病因和发病机制目前尚不清楚，可能与遗传、环境、幽门肌间神经丛异常、胃肠激素及其他生物活性物质的异常等因素有关。本病为多基因遗传模式，在多个遗传因素的影响下在家族中聚集，家族成员患 CHPS 的风险增加。

（二）护理评估

CHPS 的可能影响因素

1. 健康史　评估患儿的出生情况，包括出生体重、身长、胎龄等。询问母亲妊娠期间是否有感染、用药等情况。询问家族中是否有类似病例，以判断是否存在遗传因素。

2. 心理 – 社会状况　评估家长对疾病的心理反应和认识程度、父母的文化程度、喂养及护理知识等；评估患儿的居住环境、家庭经济状况、卫生习惯等。

3. 身体状况　典型症状和体征为无胆汁的喷射性呕吐、胃蠕动波和右上腹肿块。对患儿进行全面的体格检查，重点观察右上腹肿块、胃蠕动波、营养状态，有无黄疸等症状，注意检查肛门周围的皮肤，以排除肛门畸形等问题。通过超声检查或其他影像学检查，评估幽门肌层的厚度，以确定狭窄的程度和范围。注意观察患儿的营养状况，如体重增长情况、皮肤弹性等。对于怀疑患有 CHPS 的患儿，应尽早进行详细的病史收集、体格检查和相应的辅助检查，以确诊并评估幽门狭窄的严重程度。

4. 辅助检查

（1）超声检查：超声检查是 CHPS 最常用的影像学检查方法，已成为诊断 CHPS 的金标准。主要包括幽门肌肉层的厚度、幽门管内径、胃排空时间、胆囊大小和形态等。幽门肌肉增厚是本病的主要表现之一，新生儿和婴儿的幽门肌层相对较薄，随着年龄的增长，逐渐增厚。如果幽门肌层厚度≥4mm，幽门管直径≥13mm，幽门管长度≥17mm，即可诊断为CHPS。

（2）上消化道造影：胃扩张，钡剂通过幽门排出的时间延长，胃排空的时间延长。幽门管延长，向头侧弯曲，幽门胃窦呈鸟嘴状改变，管腔变窄，十二指肠球部压迹呈“蕈征”“双肩征”等为诊断本病特有的X线征象。

（3）血液生化：血钾测定可了解有无低钾血症，碳酸氢盐测定可了解体内酸碱平衡失调的性质和程度。血氯测定可了解有无低氯血症。

（三）治疗要点

手术治疗为CHPS的主要治疗方式。手术治疗是通过切除幽门部位的肌层来解除狭窄，以恢复正常的胃肠道功能。腹腔镜下幽门肌切开术，对腹部外观的影响小，手术成功率高，恢复时间短，伤口并发症发生率低，是目前最常用的手术方式。经口内镜下幽门肌切开术（gastric peroral endoscopic pyloromyotomy，G-POEM），是基于隧道技术和自然腔道的内镜微创技术，使用超细电子胃镜，通过狭窄幽门进入十二指肠，电切刀沿幽门管纵轴，从十二指肠球部开始至胃窦部将幽门肥厚的黏膜和环形肌层逐步切开，切割狭窄幽门管前壁和后壁。

（四）主要护理诊断

1. 营养失调，低于机体需要量 与呕吐导致摄入不足有关。

2. 有窒息的危险 与溢奶和呕吐有关。

3. 焦虑 与家长担心患儿预后差有关。

4. 知识缺乏 与患儿家长缺乏本病护理的相关知识有关。

（五）护理措施

针对患儿的具体情况制订个性化的护理计划，包括饮食管理、疼痛管理、情绪支持等方面。对于手术治疗的患儿，还需注意术后伤口护理、并发症预防等。

1. 饮食护理 鼓励母乳喂养，母乳中含有丰富的营养物质和免疫因子，有利于抗感染和降低消化不良的发生。若无法母乳喂养，首先选择婴幼儿配方奶粉喂养。由于幽门肥厚性狭窄患儿的胃排空速度较慢，建议采用少而频繁的进食方式，每天分多次喂食，每次喂食量不宜过大。这样可以减轻胃肠负担，促进食物消化吸收。过度喂养容易导致患儿腹胀、呕吐等症状，加重病情。因此，在制订饮食计划时应根据患儿实际情况进行合理调整，尊重个体差异。

2. 预防窒息 将床头抬高30°，新生儿和小婴儿以前倾俯卧位为最佳，为防止发生窒息，睡眠时宜采取右侧卧位。严密观察患儿病情变化，一旦发生呕吐，及时清理呕吐物。

3. 手术护理

（1）术前护理：①用奥美拉唑改善CHPS患儿上消化道黏膜充血、水肿、糜烂等病变，为内镜手术提供良好的治疗环境，有利于术后黏膜恢复，术前用药6～10天。②补液，纠正脱水及电解质紊乱。③禁饮禁食，留置胃管，防止发生呕吐、窒息和吸入性肺炎，给予开塞露通便，减少肠道胀气，相对增大腹腔的空间。④全身麻醉后留置尿管，排空膀胱。⑤向家长说明手术的目的，消除其心理负担，争取对治疗和护理的支持与配合。

（2）术后护理：①密切监测患儿的生命体征，包括心率、呼吸、体温等。②定期测量体重和身长，以评估营养状况及生长发育情况，根据患儿的生长发育情况和营养状况来调整饮食计划，确保患儿得到足够的营养支持。③术后 6 小时开始喂葡萄糖水，术后第 1 天拔除胃管、尿管，逐渐加喂母乳或婴幼儿配方奶粉，并根据进食情况酌情给予补液、静脉营养支持治疗。④患儿免疫力低，需要加强个人卫生管理（定期进行口腔、皮肤和呼吸道的清洁护理），避免交叉感染。⑤向家长解释手术后的护理知识和注意事项，CHPS 患儿术后需要定期进行复查和监测。

第九节　先天性肠旋转不良

先天性肠旋转不良（malrotation）是一种先天性疾病，是新生儿上消化道梗阻的常见原因，目前病因不明确，可能与胚胎时期中肠旋转停顿有关。肠旋转不良可能会影响肠道的血液供应，导致肠坏死、肠梗阻、肠扭转等严重并发症。如果不及时治疗，可能会危及生命。肠旋转不良是一组旋转畸形的疾病谱，这种疾病可以在新生儿、婴儿、儿童及成人中有各种不同的临床表现。

（一）概述

1. 分类　肠旋转不良临床上最常见的 3 个病理类型：①肠旋转不良、十二指肠 Ladd 膜压迫。②肠扭转。③空肠上段膜状组织压迫。

2. 病因　肠旋转不良的病因目前尚不完全清楚，但可能与胚胎发育异常、遗传因素、环境因素等有关。

（二）护理评估

肠旋转不良的可能影响因素

1. 健康史　评估患儿出生史、既往医疗史、家族史、药物使用史等。询问母亲孕期健康状况。重点询问与肠旋转不良相关的重点信息，如出生时情况、喂养方式、排便情况，有无呕吐、腹痛等。

2. 心理－社会状况　根据家长关心的问题，提供必要的信息和支持。了解他们对疾病的理解程度，解答他们的疑虑，减轻他们的焦虑和压力。询问家长是否出现焦虑、抑郁等心理症状，观察他们的情绪表达和行为表现。提供必要的心理支持和建议，如心理咨询、心理治疗等。了解家长对本病的应对能力，包括疾病的认知、应对策略等。提供相关的教育和培训，帮助他们提高应对能力。

3. 身体状况　多因患儿年龄而异，新生儿期主要表现为胆汁性呕吐，由于反复呕吐，也可造成体重不增，营养不良造成低蛋白血症，也可表现为黄疸。非新生儿可表现为胆汁性呕吐、腹痛。观察是否有脱水的迹象，如口干、尿量减少等。触诊腹部以判断有无压痛、包块、肿胀等。听诊肠鸣音，注意其频率和强度。检查患儿的体重和身高，与正常值比较。询问饮食习惯和最近的摄入量变化。少数患儿合并肠扭转、肠坏死可表现为血便、腹胀。由于患儿缺乏特异性体征，早期诊断困难，腹部 X 线平片可提示十二指肠梗阻，但是腹部 X 线平片不能提示梗阻的具体病因。十二指肠梗阻常见于环状胰腺、肠旋转不良、十二指肠隔膜闭锁或者狭窄等疾病。

4. 辅助检查　肠旋转不良的辅助检查方式多样，有腹部 X 线平片、上消化道造影、钡剂灌肠、腹部 CT 或 B 超检查。消化道造影是目前诊断肠旋转不良的金标准，其他辅助检查方式也有其各自的优点。

（1）消化道造影：肠旋转不良的上消化道造影检查，可见十二指肠空肠连接处位于脊柱右侧。当对比剂下行达到小肠时，有时还可见第一组小肠位于脊柱右侧。如出现对比剂突然中断或者螺旋滴下时可见到“螺旋征”，此时说明患儿存在肠扭转。

（2）钡剂灌肠：肠旋转不良患儿行钡剂灌肠检查有时可发现回盲部不在右下腹，但并不是绝对的（图 8－1）。由于小婴儿的盲肠游离活动度大，有时虽为肠旋转不良，但钡剂灌肠却见到盲肠位置正常。因此，如果钡剂灌肠时显示盲肠位置正常，也不能除外肠旋转不良可能。

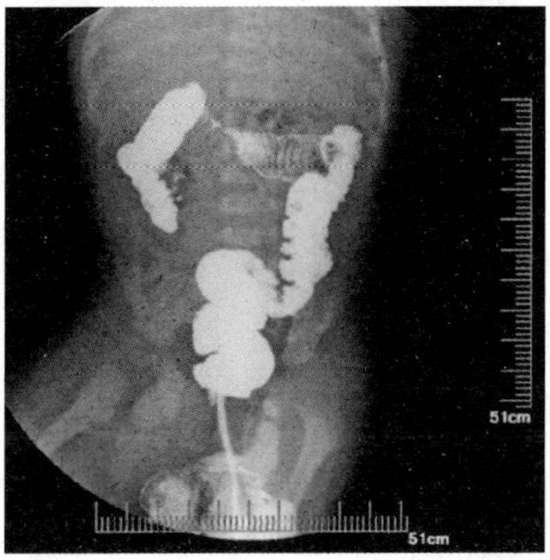

图 8－1　钡剂灌肠显示盲肠位置异常改变

（3）腹部超声检查：通过检查肠系膜上静脉和肠系膜上动脉的关系来诊断，是诊断肠旋转不良的常用方法之一。如果发现肠系膜上静脉位于肠系膜上动脉左侧，可诊断肠旋转不良，位于前方应怀疑本病，一旦探测到“漩涡征”，应诊断肠扭转。超声的优点是操作简便、价廉、无辐射，因此超声容易为患儿家长接受。超声可根据血流改变情况鉴别有无合并肠扭转。肠旋转不良合并肠扭转的典型声像学改变是“漩涡征”。

（4）增强 CT 扫描：增强 CT 扫描需禁食，紧急情况下，无法做该项检查；辐射暴露时间较长、检查费用较高是未能广泛应用的原因。

（5）血常规检查：检测有无感染、贫血等情况，有助于评估患儿的病情和治疗方案。

（三）治疗要点

肠旋转不良的治疗要点是早期发现、及时治疗，并进行全面的术后护理和长期随访，以保障患儿的生命安全和健康发育。手术是肠旋转不良唯一有效的治疗方法，有经典开腹 Ladd 手术、腹腔镜下 Ladd 手术两种常见的手术方式。

（四）主要护理诊断

1. 营养失调，低于机体需要量　与肠道长期不完全梗阻导致营养吸收障碍有关。

2. 生长发育迟缓　与营养素缺乏，影响蛋白质合成有关。

3. 疼痛　与异常肠道结构有关。

4. 有感染的危险　与营养缺乏导致免疫功能低下有关。

5. 知识缺乏　家长缺乏疾病治疗及护理的相关知识。

（五）护理措施

1. 术前护理　①静脉应用抗生素，一般用第三代头孢菌素。②其他术前准备同本章第八节先天性肥厚性幽门狭窄患儿术前准备。

2. 术后护理　①新生儿术后入暖箱，持续低流量吸氧，病情严重的术后入重症监护病房，等待患儿病情稳定后转回外科病房。对于重症患儿术后需监测24小时出入量。②患儿术后禁食持续1～5天。短肠综合征患儿术后需禁食时间较长。术后第1天即开始给予肠外营养，定期检测患儿的血生化，若肝功能异常，需减少营养液的用量或者暂停使用。③患儿因腹泻、呕吐，导致水、电解质失衡，遵医嘱给予静脉输液，并监测患儿的尿量和水、电解质、酸碱平衡。④短肠综合征患儿，需个性化制定静脉营养方案，以满足患儿热量与液量。⑤其他术后护理同本章第八节先天性肥厚性幽门狭窄患儿术后护理。

第十节　先天性胆道疾病

一、先天性胆道闭锁

先天性胆道闭锁（congenital biliary atresia）是先天性胆道发育障碍导致胆道梗阻，是新生儿胆汁淤积常见的病因之一。在亚洲，尤其是我国和日本发病率较高，女孩发病率高于男孩，约为3∶2。

（一）概述

1. 病因　本病病因尚未完全明确，主要有两种学说。①先天性发育畸形学说：胚胎期2～3个月时发育障碍，胆管无空泡化或空泡化不完全，造成胆道全部或部分闭锁。②病毒感染学说：胚胎后期或出生早期病毒感染，引起胆管上皮损伤、胆管周围炎及纤维性变等而引起胆道部分或完全闭锁。

2. 病理生理　肝内和/或肝外各级胆管闭锁所致的进行性胆汁淤积性肝硬化是本病的特点。由于胆汁排出受阻，肝脏体积逐渐增大为正常时的1～2倍，质地坚硬、呈结节状、暗绿色。

（二）护理评估

1. 健康史　了解母亲在妊娠期间有无病毒感染等异常妊娠史，评估患儿的病情严重程度。

2. 身体状况

（1）黄疸：为本病特征性表现。出生后黄疸延迟消退，或者黄疸消退后再次出现，并持续加重。巩膜、皮肤由黄色转为暗绿色，皮肤瘙痒严重。粪便渐成白陶土样。尿色随黄疸加重而呈浓茶样。

（2）肝脾大：腹部逐渐膨隆，肝脏随病情发展而呈进行性增大，质地渐硬，2～3个月即可发展为胆汁性肝硬化及门静脉高压。

（3）发育迟缓：未及时治疗者3个月后发育渐显迟缓，可维持8～12个月，终因营养不良、感染、门静脉高压、出血、肝衰竭、肝性脑病而死亡。

3. 心理－社会状况　评估家长有无自责、恐惧、疾病不确定感等负性心理，家长能否以积极的心态应对疾病带来的打击，评估家庭的承受能力和应对能力。

4. 辅助检查

（1）实验室检查：①血清直接胆红素持续升高。②碱性磷酸酶、γ-谷氨酰转肽酶亦可升高。③凝血功能障碍。④血清基质金属蛋白酶7（MMP-7）可应用于诊断，阈值高于

26.73ng/ml 时可以诊断胆道闭锁，准确率 95% 以上。

（2）影像学检查：超声显示肝门纤维斑块，胆囊形态改变，肝弹性数值高时，高度怀疑胆道闭锁。肝活组织病理检查可作为辅助诊断及鉴别诊断方法。胆囊和肠道中无放射性核素显影，可考虑胆道梗阻，但假阳性率高；可以考虑补充磁共振胰胆管造影及经内镜逆行胰胆管造影，腹腔镜手术探查及术中胆道造影是诊断胆道闭锁的金标准。

（3）大便比色卡：家长可利用大便比色卡（infant stool color card，ISCC）判断婴儿大便颜色正常与否，对胆道闭锁进行早期筛查，简单、有效、经济、方便，可以防止丧失最佳手术时机。

（三）治疗要点

手术治疗是唯一有效方法。肝门肠吻合术（Kasai 根治术）仍然是胆道闭锁的首选手术方法，而肝移植适用于晚期病例和肝门肠吻合术失败的患儿。肝门肠吻合术强调早期诊断和治疗，手术争取在出生后 2 个月进行，最迟不超过 3 个月，避免发展为不可逆性肝硬化。

二、先天性胆管扩张症

先天性胆管扩张症（congenital biliary dilatation，CBD）是胆总管和胰管连接部发育异常导致的先天性胆道畸形。一般认为亚洲人群发病率较欧美高，女孩发病率高于男孩，为（3～4）∶1，约 80% 病例在儿童期发病。

（一）概述

1. 病因 病因未完全明了。胆管壁先天性发育不良及胆管末端狭窄或闭锁是本病发生的基本因素，可能的原因如下。①先天性胰胆管合流异常：胰胆管共同通道过长，达 2～3cm 以上，胆总管与胰管未正常分离或呈直角汇入胰管。因胰管内压力较胆总管内压力高，胰液可反流入胆总管，破坏其黏膜、管壁平滑肌和弹性纤维，使管壁失去张力，从而发生扩张。②先天性胆道发育不良：胚胎发育过程中，原始胆管充实期后的空泡化在贯通过程发生障碍，远端出现狭窄，近端则发生扩张而形成本病。③遗传因素：女孩发病率高于男孩，可能与性染色体异常有关。

2. 病理生理 由于胆总管远端狭窄，致近端胆总管呈球囊状或梭状扩张，其内常因胆汁潴留而并发反复感染，致管壁增厚、纤维结缔组织增生、弹性纤维破坏，黏膜内皮消失，严重者可发生溃疡，甚至恶变；至成人期癌变率可达 10% 以上。扩张胆管内亦常并发结石。

（二）护理评估

1. 健康史 评估母亲孕期有无异常妊娠史。

2. 身体状况 典型临床表现为腹痛、黄疸和腹部肿块，呈间歇性发作。

（1）腹痛：以右上腹多见，多为钝痛，严重者出现绞痛，间歇性发作，患儿常采取屈膝俯卧位。

（2）黄疸：轻者临床上可无黄疸，但随腹痛、发热后出现黄疸，多呈间歇性发生，严重者粪便呈灰白色，小便赤黄。

（3）腹部肿块：约 80% 年长儿的右上腹可触及表面光滑的囊性肿块。腹痛发作并发感染、黄疸时，肿块可增大且有压痛；症状缓解后肿块可缩小。

（4）其他：合并急性感染时可有畏寒、发热等症状。晚期可出现胆汁性肝硬化和门静脉高压的表现。

3. 心理－社会状况 评估家长对本病的了解程度，以及经济、心理承受能力。

4. 辅助检查 生化检查肝功能、胰腺功能，有助于对黄疸的检测和鉴别；B超检查或放射性核素扫描可检出绝大多数囊肿，经皮肝穿刺胆管造影、经内镜逆行胰胆管造影、磁共振胰胆管造影等检查均有助于确诊。

（三）治疗要点

本病一经确诊应及早手术，完全囊肿切除术和胆肠 Roux-en-Y 吻合术是治疗本病的主要手段，疗效好。对于并发严重感染或穿孔等病情危重者，可先行囊肿造口外引流术，待感染控制、全身情况改善后再行胆道重建术。若肝内胆管扩张病变已累及全肝或已并发肝硬化，考虑肝移植手术。

三、先天性胆道疾病患儿的护理

（一）主要护理诊断

1. 营养失调，低于机体需要量 与肝功能受损有关。

2. 生长发育迟缓 与肝功能受损致消化吸收功能障碍有关。

3. 疼痛 与胆管扩张、胰胆液反流有关。

4. 有感染的危险 与肝功能受损致机体抵抗力下降有关。

（二）护理措施

1. 术前护理

（1）改善营养状况：由于肝功能受损，术前应积极纠正贫血、低蛋白血症、电解质及酸碱平衡紊乱。按医嘱静脉输注白蛋白、全血、血浆、脂肪乳或氨基酸以改善患儿营养状况及贫血。

（2）做好肠道术前准备。

（3）心理护理：向家长介绍预后及手术的必要性，使其对患儿的疾病及病情有所了解，增强对手术的信心，并能积极配合疾病的治疗和病情的观察。

2. 术后护理

（1）常规护理监测生命体征，麻醉清醒后即取头高位或半卧位。

（2）保持引流通畅：①适当约束患儿，妥善固定导管，严防脱出。②妥善连接导管与各型引流收集器具，维持其重力引流或负压引流状态。③观察并记录引流液量和性状，若有异常，应立即联系医生。④保持导管通畅，必要时按无菌原则疏通管腔。⑤如果发生导管脱出，应立即报告医生，防止损伤吻合口或脏器，导致出血、感染或吻合口瘘。⑥加强导管周围皮肤护理，可涂氧化锌软膏，及时更换敷料。⑦拔除导管须待组织愈合，或在体腔内导管周围形成纤维包绕，或经造影检查确定。

（3）饮食护理：术后应尽早恢复母乳喂养，指导产妇定时哺乳或挤出乳汁喂养婴儿。对贫血、低蛋白血症或术后并发胆瘘、肠瘘等患儿，应给予静脉补液，或短期内实施胃肠外营养支持。

（4）并发症护理：胆瘘及腹部切口裂开是术后主要的并发症，多发生在术后3～7天。患儿突然哭闹不安，腹肌紧张并有压痛，切口有胃肠液、胆汁样液溢出，应警惕胆、肠瘘，并立即报告医生。持续胃管、肛管减压，能促进肠蠕动尽早恢复；腹带保护等是减轻腹胀、防止切口裂开的有效方法。

（5）心理护理：给家长提供心理支持，鼓励家长参与护理过程。治疗和护理按计划按时集中进行，保证患儿充分的睡眠。

第十一节　先天性直肠肛管畸形

先天性直肠肛管畸形（congenital anorectal malformation）是新生儿常见病，居消化道畸形首位，我国的发病率约为1∶4000，男孩与女孩发病率大致相等，但仍以男孩居多。先天性直肠肛管畸形常伴有心血管、消化道、肢体等其他畸形，畸形并存率达50%。

（一）概述

1. 病因　直肠肛管畸形的发生是正常胚胎发育期发生障碍的结果。引起直肠肛管发育障碍的原因尚不明确。

2. 病理生理　胚胎4～5周，后肠与尿囊构成共同的泄殖腔，并向原肛移行。第5周，后肠与泄殖腔接合处的中胚层下移形成泄殖腔隔。第7周，后肠末端形成直肠与前方的尿生殖道完全分开。第8周，原始肛凹陷向头端发育与直肠末端相接，肛膜破裂，形成肛门。若肛门开通异常，则可形成各型闭锁、狭窄及异位肛门等畸形。

由于先天性发育障碍，造成排便功能不同程度的异常或失控。若未及时发现，新生儿可因完全性低位肠梗阻死亡。此外，直肠肛管畸形多伴发骶管发育不全或脊柱裂，造成排便功能障碍。

（二）护理评估

1. 健康史　评估母亲在孕期有无不良妊娠史。

2. 身体状况　由于在正常位置没有肛门，绝大多数患儿易被发现。

（1）一般表现：出生后24小时无胎粪排出，或仅有少量胎粪从尿道、会阴口排出，正常肛门位置无肛门开口。患儿早期即有恶心、呕吐，呕吐物初为胆汁，以后为粪便样物。2～3天后腹部膨隆，腹壁可见肠蠕动波，出现低位肠梗阻症状。

（2）无瘘型表现：闭锁位置较低者，如肛门膜状闭锁在原肛门位置有薄膜覆盖，通过薄膜隐约可见胎粪存在，啼哭时隔膜向外膨出。闭锁位置较高者，在原正常肛门位置皮肤略显凹陷，色泽较深，婴儿啼哭时局部无膨隆，用手指触摸无冲击感。

（3）有瘘型表现：瘘口狭小者，可有少量胎粪排出，但随着喂养，逐渐出现腹胀和呕吐，甚至粪样呕吐等低位肠梗阻症状；瘘口较大者，排便困难等肠梗阻症状出现较晚，可延迟数月始被发现。高位直肠闭锁，虽有肛门但无胎粪排出。男婴约5%为高位型畸形，且多伴有泌尿系瘘，由尿道排出胎粪及气体。女婴约8%为中间位或低位型畸形，多伴有阴道或前庭瘘。低位皮肤瘘口多位于会阴、阴囊中缝处，可见含有胎粪的瘘管通入狭窄的肛门。

3. 心理-社会状况　评估家长对本病的了解程度及心理承受能力、家庭经济状况等。

4. 辅助检查

（1）发现无肛门或异位瘘口即可确诊。直肠闭锁者，须肛门指诊确定。测定直肠盲端与肛痕皮肤间距，可采用穿刺法，有瘘者可用探针测试。间距较小者，患儿哭闹时，肛痕处有冲击感。

（2）影像学检查：①X 线检查，为常用方法。采用倒置位摄片法，可判断畸形位置高低。②B 超，可测出直肠盲端与肛痕皮肤间距。③CT 或 MRI，可显示直肠肛管畸形与邻近盆腔脏器及周围组织的关系。

（三）治疗要点

除少数肛门狭窄患儿可用扩肛疗法外，多数应经手术重建肛门位置和功能。低位闭锁型须争取在出生后 24 小时内急诊行肛门成形术；高位闭锁型可先行结肠造口，6 个月后再行肛门成形术。有瘘型，瘘管较粗，出生后排便无明显困难者可择期手术；有直肠、泌尿系瘘者，因有逆行感染的危险，应尽早手术。手术大致可分为经会阴肛门成形术、骶会阴肛门成形术和腹骶会阴肛门成形术

（四）主要护理诊断

1. 排便异常 与直肠肛管畸形有关。

2. 有感染的危险 与粪便经异常瘘口，造成逆行感染有关。

（五）护理措施

1. 术前护理 禁食，建立静脉通路，纠正水、电解质、酸碱失衡，腹胀明显给予胃肠减压；向家长说明选择治疗方法的目的，消除其心理负担，争取对治疗和护理的支持与配合。

2. 术后护理 可参见本章第十节先天性胆道疾病术后护理相关内容。肛门成形术后扩肛极为重要，它可防止肛门狭窄，减少肛门瘢痕形成。术后 10 天可用扩肛探子由小号始扩肛，每次半小时、每日一次，扩肛半年至一年。并应使家长掌握方法后方可出院。

本章小结

思考题

1. 作为责任护士，在腹泻患儿补液过程中，应如何进行护理？

2. 试述肠套叠患儿空气灌肠复位成功后的护理要点。

3. 试述先天性直肠肛门畸形的分型和临床特点。

更多练习

（李　琛　陈熠馨　崔　洁）

第九章　呼吸系统疾病患儿的护理

教学课件

学习目标

1. 素质目标

（1）能够主动关爱呼吸系统疾病患儿，展现对患儿的人文关怀。尊重患儿及其家长的权益，耐心倾听并了解他们的需求。

（2）以严谨的工作态度对待患儿护理工作，严格遵守护理规范。运用扎实的护理技能为患儿提供专业、细致的护理服务。

（3）主动采取有效的护理措施，缓解患儿的不适感。营造舒适的护理环境，减轻患儿的焦虑情绪，促进患儿身心康复。

2. 知识目标

（1）掌握：儿童呼吸系统解剖生理特点；急性上呼吸道感染、急性支气管炎、肺炎和支气管哮喘临床表现，护理诊断，以及护理措施。

（2）熟悉：急性上呼吸道感染、急性支气管炎、肺炎及支气管哮喘的发病机制及治疗原则；常见病原体所致肺炎的特点。

（3）了解：急性上呼吸道感染、急性支气管炎、肺炎的病因。

3. 能力目标

（1）能解释儿童易患呼吸系统感染性疾病的原因。

（2）能正确评估肺炎和支气管哮喘患儿情况，并为患儿提供整体护理。

案例

【案例导入】

患儿，男，4个月，因“发热、咳嗽4天，加重伴气促1天”入院。患儿4天前无明显诱因出现发热、咳嗽、有痰不易咳出，阵发性喘憋，曾服感冒药无效。近1天来患儿咳嗽渐加重，伴有喘憋，痰液黏稠、色黄，不易咳出，伴烦躁不安，精神萎靡，气促明显，即来就诊入院。体格检查：T 39.2℃，P 162次/分，R 60次/分。神志模糊，自动体位，营养一般，呼吸急促，伴呻吟，唇周发绀，鼻翼扇动，有轻度的三凹征，心音低钝，律齐，无杂音，肝右肋下2cm，肠鸣音正常。听诊双肺可闻及中、小水泡音及喘鸣音。血常规示 WBC 14×10^9/L，中性粒细胞比例 0.80，L 淋巴细胞比例 0.20。胸部 X 线片显示双肺下野点片状阴影。

【请思考】

1. 该患儿的入院医疗诊断是什么？
2. 该患儿存在哪些主要护理诊断？
3. 该患儿护理措施有哪些？

【案例分析】

第一节　儿童呼吸系统解剖生理特点

（一）解剖特点

呼吸系统以环状软骨下缘为界，分为上呼吸道（鼻、鼻窦、咽、咽鼓管、会厌、喉）和下呼吸道（气管、支气管、毛细支气管、呼吸性细支气管至肺泡）。

1. 上呼吸道　婴幼儿鼻腔较成人相对短，后鼻道狭窄，无鼻毛，黏膜柔嫩且血管丰富，易受感染；炎症累及时黏膜肿胀，易发生鼻塞与吸吮困难。鼻腔黏膜与鼻窦黏膜相延续，鼻窦口相对较大，急性鼻炎时可累及鼻窦，其中以上颌窦和筛窦最易感染。婴幼儿咽鼓管较成人宽、短、直，呈水平位，上呼吸道感染时易引起中耳炎。咽部较狭窄，且方向垂直，当咽后壁淋巴组织感染时，可发生咽后壁脓肿。扁桃体包括腭扁桃体和咽扁桃体，腭扁桃体 1 岁末逐渐增大，4～10 岁发育达高峰，14～15 岁时又逐渐退化，故婴儿扁桃体炎少见。咽扁桃体又称腺样体，位于鼻咽顶部和后壁交界处，6 个月时已发育，严重肥大者可导致阻塞性睡眠呼吸暂停综合征。喉部呈漏斗状，相对较窄，软骨柔软，黏膜柔嫩且富含血管及淋巴组织，轻微炎症即可引起喉部狭窄和喉梗阻。

2. 下呼吸道　婴幼儿的气管和支气管管腔较成人狭窄；软骨柔软，管腔缺乏弹力组织，支撑作用小；气道黏膜血管丰富，黏液分泌不足。纤毛功能相对较弱，炎症时易导致呼吸道阻塞症状。儿童右侧支气管粗短且走向垂直，似为气管的直接延伸，异物较易进入右侧支气管，引起肺不张或肺气肿。儿童肺泡数量较少，肺的弹力纤维发育差，血管丰富，间质发育旺盛，使肺含血量较多，而含气量相对较少，故易发生肺部感染，感染时易引起间质性炎症、肺不张或肺气肿等。

3. 胸廓和纵隔　婴幼儿胸廓上下径短，前后径较长，呈圆桶状；肋骨呈水平位，肋间肌欠发达，膈肌位置较高。胸腔较小而肺相对较大，呼吸时胸廓运动幅度小，肺不能充分扩张，影响通气和换气。儿童的纵隔体积相对较成人大，因而肺的扩张易受到限制。纵隔周围组织柔软疏松，富有弹性，在气胸或胸腔积液时易发生纵隔移位。

（二）生理特点

1. 呼吸频率和节律　儿童年龄越小，呼吸频率就越快。婴儿尤其是早产儿、新生儿，由于呼吸中枢发育尚不成熟，呼吸调节能力尚不完善，易出现呼吸节律不齐，呼吸暂停，早产儿更明显。不同年龄小儿呼吸频率见表 9－1。

表 9－1　不同年龄小儿呼吸频率

年龄	呼吸频率（次/分）
新生儿	40～45
1 岁以下	30～40
1～3 岁	25～30
4～7 岁	20～25
8～14 岁	18～20
14～18 岁	16～18

2. 呼吸类型　婴幼儿呼吸肌发育不全，胸廓活动范围小，呈腹式呼吸。随着年龄的增长，膈肌下降，肋骨逐渐变为斜位，7 岁以后出现胸腹式呼吸。

3. 呼吸功能　儿童的各项呼吸功能的储备能力均较低，肺活量、潮气量、每分通气量及气体弥散量均比成人低，但正常婴幼儿呼吸频率较快，若按体表面积计算，其每分通气量与成人相近，气道阻力大于成人，因此儿童罹患呼吸道疾病时比较容易发生呼吸功能不全。

4. 血气分析　新生儿和婴幼儿的肺功能检查难以进行，可通过血气分析了解气体交换情况，为诊断和治疗提供依据。儿童动脉血气分析正常值见表 9－2。

表 9－2　儿童动脉血气分析正常值

项目	新生儿	≤2 岁	>2 岁
pH	7.35～7.45	7.35～7.45	7.35～7.45
PaO_2(kPa)	8.0～12.0	10.6～13.3	10.6～13.3
$PaCO_2$(kPa)	4.00～4.67	4.00～4.67	4.67～6.00
SaO_2(%)	90～97	95～97	96～98
HCO_3(mmol/L)	20～22	20～22	22～24
BE(mmol/L)	−6～+2	−6～+2	−4～+2

（三）免疫特点

儿童呼吸道的非特异性和特异性免疫功能均较差，如咳嗽反射、纤毛运动功能差，不能有效清除吸入的尘埃和异物。婴幼儿的 SIgA、IgA、IgG 含量均低，同时乳铁蛋白、溶菌酶、补体、干扰素等的数量和活性不足，故婴幼儿易患呼吸道感染。

第二节　急性上呼吸道感染

急性上呼吸道感染（acute upper respiratory infection）俗称“感冒（common cold）”，指鼻、鼻咽、咽部的感染，是小儿最常见的急性呼吸道感染性疾病。根据感染部位的不同，常诊断为急性鼻咽炎、急性咽炎、急性扁桃体炎等。本病一年四季均可发生，以冬春季节及气候骤变时多见。

（一）概述

本病的病原体包括病毒、细菌及肺炎支原体等。大部分病原体是病毒，占90%以上，如鼻病毒、呼吸道合胞病毒、冠状病毒、流感病毒、副流感病毒、腺病毒、柯萨奇病毒、埃可病毒等。病毒感染后可继发细菌感染，最常见的细菌是溶血性链球菌，其次为肺炎链球菌、流感嗜血杆菌等。

上呼吸道感染的发生发展不仅取决于入侵病原体的种类、毒性和数量，而且与儿童自身的防御功能及环境因素密切相关。由于儿童呼吸道的解剖生理和免疫特点，婴幼儿易患上呼吸道感染。患有维生素D缺乏性佝偻病、营养不良、先天性心脏病、贫血等疾病，或者环境不良、护理不当、气候骤变等容易诱发本病。

（二）护理评估

1. 健康史 询问患儿近期是否有“受凉”史，有无反复上呼吸道感染史，是否有营养不良、先天性心脏病、贫血等病史。

2. 身体状况

（1）一般类型：病程一般3～5天。年长儿以局部症状为主，婴幼儿以全身症状为主。

1）局部症状：主要症状包括鼻塞、流涕、打喷嚏、干咳、咽痛、咽部不适等。常于受凉后或接触感冒患者1～3天发病。

2）全身症状：高热、呕吐、腹泻、食欲缺乏、烦躁不安等症状。体温可达39～40℃，甚至更高，持续2～3天至1周，部分患儿甚至出现热性惊厥。部分患儿早期伴有阵发性脐周疼痛，有的类似急腹症，可能与发热所致肠痉挛或肠系膜淋巴结炎有关。

3）体征：可见咽部充血，扁桃体肿大，颌下淋巴结肿大有触痛等。肺部听诊呼吸音多无异常。部分肠道病毒感染者可出现不同形态的皮疹。

（2）流行性感冒：简称流感，常有明显的流行病学史，主要由流感病毒、副流感病毒引起。起病急，全身症状重，常有发热、咽痛、头痛、肌肉酸痛、全身乏力等。

（3）特殊类型

1）疱疹性咽峡炎（herpangina）：好发于夏秋季节，主要由柯萨奇A组病毒感染引起。常表现为高热，咽充血，软腭、咽腭弓、悬雍垂等处可见灰白色疱疹，直径2～4mm，周围有红晕，疱疹破溃以后形成小的溃疡。病程约1周。

2）咽-结合膜热（pharyngo-conjunctival fever）：好发生于春夏季，病原体为腺病毒3、7型，通常于儿童集体机构中流行。临床表现为高热、咽痛、单侧或双侧眼结膜炎，以及颈部或耳后淋巴结肿大。病程1～2周。

（4）并发症：上呼吸道感染可波及邻近器官，引起中耳炎、鼻窦炎、咽后壁脓肿、颈淋巴结炎、喉炎，向下蔓延可引起支气管炎、支气管肺炎等。年长儿若患链球菌感染可引起急性肾小球肾炎、风湿热等。

3. 心理-社会状况 家长在患儿病初多不重视，在患儿出现严重表现后，担心病情恶化，可能产生焦虑、抱怨等情绪。有些上呼吸道感染与空气污染和被动吸烟有关，应该做好社区、家庭生活环境的评估。

4. 辅助检查

（1）病毒感染：白细胞计数正常或偏低，中性粒细胞减少，淋巴细胞计数相对增高。病毒分离、抗原和血清学检查可明确病原菌。

（2）细菌感染：白细胞计数及中性粒细胞增高，咽拭子培养可发现致病菌。C 反应蛋白升高。

（三）治疗要点

1. 一般治疗 普通感冒有一定自限性，无须特异性治疗，主要是注意休息、适当补充水分，注意呼吸道隔离，预防并发症的发生。

2. 病因治疗 ①抗病毒治疗：普通感冒目前缺乏特异性抗病毒药物。流行性感冒可在病初应用磷酸奥司他韦口服，疗程 5 天。病毒性结膜炎患儿，可用 0.1% 阿昔洛韦滴眼液滴眼。②抗菌治疗：常用青霉素类、头孢菌素类及大环内酯类抗生素，疗程 3 ~ 5 天。若证实为链球菌感染或既往有肾炎、风湿热病史者，青霉素疗程应为 10 ~ 14 天。

3. 对症治疗 高热者给予解热镇痛药，热性惊厥可给予镇静、止惊处理，咽痛可含服润喉片。

（四）主要护理诊断

1. 体温过高 与上呼吸道感染有关。

2. 舒适度减弱 与上呼吸道感染所致咽痛、鼻塞及乏力有关。

3. 潜在并发症 热性惊厥。

（五）护理措施

1. 一般护理 每日开窗通风至少 2 次，保持室内空气清新，保持室温在 18 ~ 22℃，相对湿度 50% ~ 60%，鼓励患儿多饮水，给予易消化、清淡和富含维生素的饮食。

2. 发热护理 发热患儿卧床休息，降低室内温度，适当减少穿着衣物等。2 个月以上患儿发热伴明显不适或高热者遵医嘱给予解热镇痛药，若有热性惊厥病史的患儿则应及早给予处置。

3. 促进舒适

（1）保持口腔清洁：婴幼儿饭后可以喂少量温开水以清洗口腔，年长儿饭后可多漱口，咽部不适患儿可给予润喉片或雾化吸入。

（2）保持呼吸道通畅：及时清除鼻腔分泌物及干痂，保持鼻孔周围的清洁，用凡士林等涂抹鼻翼部的黏膜及鼻下皮肤，减轻分泌物的刺激。若患儿鼻塞严重，嘱其不要用力擤鼻，防止引起鼻窦炎、中耳炎。如婴儿因鼻塞而妨碍吸吮，先清除鼻腔分泌物，再用 0.5% 麻黄碱液滴鼻，保证吸吮，但注意不要使用过频。

4. 密切观察病情变化 观察体温变化、有无皮疹等，以及时早期发现麻疹、猩红热等急性传染病；观察有无结膜炎、中耳炎；观察有无咽后壁脓肿，注意防止脓肿破溃后脓液进入气管引起窒息。

5. 健康指导

（1）儿童居室应宽敞、整洁、采光好，室内应采取湿式清扫，经常开窗通气，成人应避免在儿童居室内吸烟，保持室内的空气新鲜。

（2）合理喂养儿童，婴儿提倡母乳喂养，及时添加换乳期食物，保证摄入足量的蛋白质及维生素；要营养平衡，纠正偏食。

（3）多进行户外活动，多晒太阳，预防佝偻病的发生。加强体格锻炼，增强体质，加强呼吸肌的肌力与耐力，提高呼吸系统的抵抗力与适应环境的能力。

（4）在气候骤变时，应及时增减衣服，注意保暖，出汗后及时更换衣物。

（5）在上呼吸道感染的高发季节，避免带儿童去人多拥挤、空气不流通的公共场所。体弱儿童建议注射流感疫苗。

第三节　急性感染性喉炎

急性感染性喉炎（acute infectious aryngitis）是指感染造成喉部黏膜急性弥漫性炎症，临床特征为犬吠样咳嗽、声嘶，重者可伴有吸气性呼吸困难和喉鸣等气道梗阻表现。常见于婴幼儿，好发季节为冬春季。

（一）病因

本病多为病毒感染引起，以副流感病毒最为常见，其他有流感病毒、腺病毒、呼吸道合胞病毒等，亦可并发于流感、麻疹、百日咳等急性传染病。

急性感染性喉炎常发生于上呼吸道感染后，由于儿童喉部解剖特点，炎症时易充血、水肿，使呼吸道狭窄而出现喉梗阻。

（二）护理评估

1. 健康史　询问近期患儿有无上呼吸道感染、传染病接触史、过敏史；有无过度用声、异物及外伤史；有无受凉、机体抵抗力下降、过度劳累等诱因。

2. 身体状况　初期可有发热、流涕等上呼吸道症状，高峰多在起病后 3～4 天，表现为声音嘶哑、犬吠样咳嗽，严重者出现三凹征和吸气性喉鸣。哭闹、烦躁常使喉鸣及气道梗阻加重。一般白天症状轻，夜间症状加重。严重梗阻者可出现发绀、面色苍白、烦躁不安、心率加快等症状。喉梗阻者若不及时抢救，可因吸气性困难导致窒息死亡。间接喉镜检查可见声带有不同程度充血、水肿。按吸气性呼吸困难的轻重程度，将喉梗阻分为 4 度（表 9－3）。

表 9－3　喉梗阻分度

分度	症状	肺部呼吸音	心率、心律
Ⅰ度	活动或哭闹后出现吸气性喉鸣和呼吸困难	无改变	心率无改变
Ⅱ度	安静时亦出现喉鸣和吸气性呼吸困难	闻及喉传导音或管状呼吸音	心率加快
Ⅲ度	除上述症状外，因缺氧而出现烦躁不安、口唇及指、趾发绀，双眼圆睁，惊恐万状，头面部出汗	明显减弱	心率快，心音低钝
Ⅳ度	衰竭状态，昏睡或昏迷，面色苍白或发灰，由于无力呼吸，三凹征可不明显	几乎消失，仅有气管传导音	心律失常，心音低钝

3. 心理－社会状况　评估患儿是否因发热、呼吸困难而产生不适和恐惧；家长是否因缺乏相关疾病知识，对不能及时就诊及贻误治疗时机而产生悔恨心理；家长是否因患儿严重喉梗阻的表现而产生焦虑、恐惧情绪。

4. 辅助检查　参见本章第二节。

（三）治疗要点

治疗以防止喉阻塞、及时解除呼吸困难为主。

1. 保持呼吸道通畅　可给予糖皮质激素雾化吸入，消除黏膜水肿；痰多者可选用祛痰药；对于Ⅲ度喉梗阻患儿，必要时直接喉镜吸痰。

2. 控制感染　多为病毒感染，无须常规用抗菌药物。重症者难以排除细菌感染或混合感染，可适当使用抗菌药物。

3. 糖皮质激素肾上腺素治疗　糖皮质激素具有抗炎、抗过敏、免疫抑制等作用，能减轻喉水肿。Ⅰ度或Ⅰ度以上喉梗阻者可口服地塞米松或甲泼尼龙，重症者可肌内注射或静脉注射。明显喉梗阻患儿可同时进行肾上腺素雾化吸入治疗。

4. 对症治疗　予以吸氧，避免患儿剧烈哭闹。经上述处理仍严重缺氧或有Ⅲ度以上喉梗阻者，应及时行气管切开术。

（四）主要护理诊断

1. 有窒息的危险　与急性感染性喉炎所致喉梗阻有关。

2. 体温过高　与喉部感染有关。

3. 恐惧　与呼吸困难和窒息有关。

4. 知识缺乏　患儿及家长缺乏有关急性感染性喉炎护理和预防知识。

（五）护理措施

1. 改善呼吸功能，预防窒息的发生

（1）保持室内空气清新，温、湿度适宜，根据患儿情况，给予氧气吸入，及时清除口腔分泌物。

（2）遵医嘱给予雾化吸入，严格遵循用药时间及给药频次。

（3）置患儿于舒适体位，保持安静，尽量减少对患儿的刺激，合理安排护理操作。

（4）减少喉部刺激，避免直接检查咽部，防止喉部突然痉挛引起喉梗阻。

（5）遵医嘱应用糖皮质激素等，并观察药物的疗效和不良反应。

2. 维持体温正常　参见本章第二节。

3. 密切观察病情变化　密切观察是否有呼吸窘迫现象，并根据患儿喉鸣、发绀、烦躁及呼吸困难等表现，准确判断喉梗阻的程度。床边备气管切开包，随时做好气管切开准备。

4. 心理护理　急性感染性喉炎容易在夜里发生，易造成患儿焦虑与害怕，致呼吸更费力，无法保证足够的休息与睡眠。鼓励家长陪在患儿身边，通过抚摸背部、暗示、诱导等方法使患儿情绪逐渐趋于稳定。

5. 健康指导　指导家长正确护理患儿，向家长解释病情的发展和可能采取的治疗方案。出院后加强体格锻炼，适当进行户外活动，定期预防接种，积极防治上呼吸道感染及各种呼吸道传染病。发现患儿出现犬吠样咳嗽、吸气性喉鸣、声音嘶哑及呼吸困难等表现应立即送医院治疗，同时解开患儿衣领，使其头向后仰，保持气道通畅。

第四节　急性支气管炎

急性支气管炎（acute bronchitis）是发生于支气管黏膜的急性炎症，多继发于上呼吸道感染之后，同时气管常受累，又称为急性气管支气管炎，婴幼儿多见。

（一）概述

1. 病因　能引起上呼吸道感染的病原体皆可引起支气管炎，也可以是病毒及细菌的混合感染。

2. 易感因素　营养不良、佝偻病、慢性鼻窦炎、特异性体质、免疫功能失调等患儿常易反复发生支气管炎。空气污染、气候变化、化学因素的刺激也可诱发本病。

（二）护理评估

1. 健康史　询问患儿是否有上呼吸道感染史，有无营养不良、佝偻病、鼻窦炎等病史，既往有无本病反复发作史、湿疹或其他过敏史；询问是否接触过刺激性气体。

2. 身体状况　多先有上呼吸道感染症状，3～4 天后出现咳嗽，初为刺激性干咳，1～2 天以后有痰，小婴儿常有痰不易咳出，咽部或肺部闻及痰鸣音。婴幼儿症状较重，常有发热，伴随咳嗽后的呕吐及腹泻等。全身症状常不明显。体检听诊双肺呼吸音粗糙，可闻及不固定的散在干、湿啰音，一般无气促、发绀。

3. 心理－社会状况　评估家长对患儿疾病的重视程度及当地的环境卫生、空气污染情况。评估家长对该病的病因、护理和预防知识的了解程度，评估家长是否有焦急、抱怨的心理反应。

4. 辅助检查　胸部 X 线检查正常，肺纹理增粗或肺门影增浓。

（三）治疗要点

1. 一般治疗　经常变换体位，多饮水，适当进行气道湿化，使呼吸道分泌物易于咳出。

2. 控制感染　婴幼儿如有发热、黄痰、白细胞增多时，须考虑细菌感染，适当选用抗菌药物。

3. 对症治疗　一般不用镇咳药或镇静药，以免抑制咳嗽反射，影响黏痰的咳出。对于咳嗽剧烈或有痰者，可适当给予镇咳、化痰治疗。喘息明显时可使用支气管舒张剂或糖皮质激素雾化吸入，严重时可加用糖皮质激素短期口服。

（四）主要护理诊断

1. 清理呼吸道无效　与痰液黏稠不易咳出有关。

2. 体温过高　与病毒和细菌感染有关。

（五）护理措施

1. 保持呼吸道通畅

（1）保持室内空气清新，温度在 18～22℃，湿度在 50%～60%。减少活动，注意休息，避免剧烈活动和游戏，防止咳嗽加重。

（2）经常更换体位，鼓励并教会患儿有效咳嗽，使呼吸道分泌物易于排出。对咳嗽无力及卧床患儿，定时为患儿拍背，促使痰液排出。

（3）保证充足的水分和营养的供给，鼓励患儿进食，少量多餐。鼓励患儿多饮水以稀释痰液易于咳出。

（4）遵医嘱采用雾化吸入，如果分泌物多影响呼吸时，可用吸引器吸痰。

（5）遵医嘱给予镇咳药、平喘药并注意观察疗效及不良反应。

（6）若有呼吸困难、发绀，应给予吸氧，并协助医生积极处理。

2. 维持体温正常　参见本章第二节。

3. 用药护理　观察药物的疗效及不良反应。口服止咳糖浆后不要立即大量喝水，以使药物更好地发挥疗效。

4. 病情观察　注意观察呼吸变化，若出现呼吸困难、发绀，应给予吸氧，协助医生积极处理。

5. 健康指导　加强营养，增强体质。开展户外活动，进行体格锻炼。预防营养不良、佝偻病、贫血及各种传染病，按时预防接种，增强机体免疫力。

第五节　肺　　炎

肺炎（pneumonia）系由各种不同的病原体及其他因素所引起的肺部炎症。临床以发热、咳嗽、气促、呼吸困难和肺部固定湿啰音为主要表现。

肺炎目前常用以下几种分类方法。

1. 按病理分类　大叶性肺炎、小叶性肺炎（支气管肺炎）、间质性肺炎。

2. 按病因分类　感染性肺炎如病毒性肺炎、细菌性肺炎、支原体肺炎、衣原体肺炎、真菌性肺炎、原虫性肺炎等。非感染病因引起的肺炎如吸入性肺炎、坠积性肺炎、嗜酸性细胞性肺炎、过敏性肺炎等。

3. 按病程分类　病程在1个月以内为急性，1～3个月为迁延性，3个月以上者慢性。

4. 按病情分类　轻症者以呼吸系统症状为主，无全身中毒症状；重症者除呼吸系统严重受累外，其他系统亦受累，全身中毒症状明显。

5. 按临床表现分类　典型肺炎（肺炎链球菌、流感嗜血杆菌、金黄色葡萄球菌及其他革兰阴性杆菌）；非典型肺炎（常见病原体为肺炎支原体、衣原体、军团菌、病毒等）。

6. 按感染地点分类　社区获得性肺炎，指无明显免疫抑制的患儿在院外或住院48小时内发生的肺炎；院内获得性肺炎指住院48小时后发生的肺炎，又称医院内肺炎。

本章节重点介绍小叶性肺炎即支气管肺炎。

支气管肺炎（bronchopneumonia）是婴幼儿时期最常见的肺炎，全年均可发生，以冬、春寒冷季节多见。

（一）概述

1. 病因　最常见的病原体为细菌和病毒。其中肺炎链球菌、流感嗜血杆菌和金黄色葡萄球菌是国内重症肺炎的主要病因，常见病毒有呼吸道合胞病毒、鼻病毒和副流感病毒等。肺炎支原体为年长儿童肺炎的主要病原。

2. 病理生理　病原体常由呼吸道侵入，少数经血行入肺。病原体进入肺部后，引起支气管黏膜水肿，管腔狭窄；肺泡壁因充血、水肿而增厚，肺泡腔内充满炎性渗出物，导致肺通气和肺换气障碍。

（1）呼吸功能不全：通气不足主要引起 PaO_2 降低（低氧血症）及 $PaCO_2$ 增高（高碳酸血症）；换气功能障碍主要引起低氧血症。为代偿缺氧，患儿呼吸与心率增快；为增加呼吸深度，呼吸辅助肌参与活动，出现鼻翼扇动和三凹征，重症者可产生呼吸衰竭。缺氧、二氧化碳（CO_2）潴留及毒血症，可导致机体代谢及器官出现一系列功能障碍（图 9－1）。

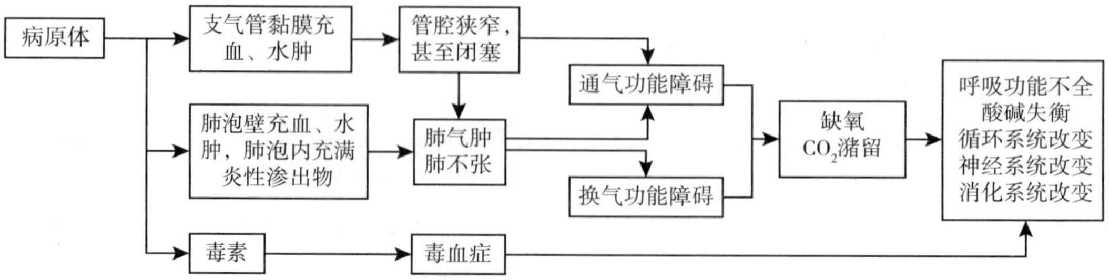

图 9－1　支气管肺炎的病理生理

（2）循环系统：病原体和毒素侵袭心肌可引起中毒性心肌炎；缺氧和 CO_2 潴留可引起肺小动脉反射性收缩，使肺循环的阻力增高，出现肺动脉高压，增加右心室负荷，导致心力衰竭。中毒性心肌炎和肺动脉高压是诱发心力衰竭的主要原因。重症患儿可出现微循环障碍、休克及 DIC。

（3）神经系统：缺氧和 CO_2 潴留可使脑毛细血管扩张，血流减慢，血管壁的通透性增加而致脑水肿。严重缺氧使脑细胞无氧代谢增强，乳酸堆积，ATP 生成减少，Na-K-ATP 酶的活性降低，引起脑细胞内钠、水潴留形成脑细胞水肿。病原体和毒素的作用也可引起脑水肿，导致颅内压增高。

（4）消化系统：低氧血症和毒血症可使胃肠黏膜受损，发生黏膜糜烂、出血、上皮细胞坏死脱落等，致黏膜屏障功能破坏，胃肠功能紊乱，患儿出现食欲缺乏、呕吐、腹泻，严重者可出现中毒性肠麻痹和消化道出血。

（5）酸碱平衡失调和水、电解质紊乱：严重缺氧时体内无氧酵解增加、酸性代谢产物增加，加以高热、呕吐、腹泻、饥饿等，常引起代谢性酸中毒；CO_2 潴留可导致呼吸性酸中毒。重症肺炎者可出现混合性酸中毒。缺氧和 CO_2 潴留还可以导致肾小动脉痉挛，引起水钠潴留，且缺氧明显时抗利尿激素分泌增加，此外，缺氧使细胞膜通透性改变、钠泵功能失调，钠离子进入细胞内，可造成稀释性低钠血症。

（二）护理评估

1. 健康史　询问出生史，是否有缺氧、羊水、胎粪吸入史；了解近期有无上呼吸道感染，有无麻疹、百日咳等呼吸道传染病接触史；询问发病时间、起病急缓、病情轻重及病程长短等。询问有无营养不良、维生素 D 缺乏性佝偻病、先天性心脏病、免疫功能缺陷等病史。

2. 身体状况

（1）一般症状：起病较急，多见于 2 岁以下的婴幼儿。发病前数日多数患儿有上呼吸道感染。其他表现可有拒乳、呕吐、呛奶。

（2）呼吸系统症状及体征

1）发热：热型不定，多为不规则热，也可为弛张热或稽留热，新生儿、重度营养不良患儿也可不发热或体温不升。

2）咳嗽：较频繁，初期干咳为主，后期有痰。新生儿咳嗽可不明显，仅表现为口吐泡沫。

3）气促和呼吸困难：呼吸增快，可达 40～80 次/分；呼吸急促，可有呼吸困难，表现为鼻翼扇动、三凹征、唇周发绀等，重者出现点头状呼吸。

4）肺部体征：早期不明显，仅呼吸音粗糙，可闻及固定的中、细湿啰音，背部两肺下方及脊柱旁较多，深吸气末更为明显；叩诊多正常。

呼吸急促

（3）其他系统症状及体征

1）循环系统：重症肺炎可合并心肌炎、心力衰竭。前者主要表现面色苍白、心音低钝、心动过速、心律不齐，心电图示 ST 段下移、T 波低平或倒置。心力衰竭主要表现为安静状态下呼吸突然加快，超过 60 次/分；心率突然增快，超过 180 次/分；心音低钝，奔马律，颈静脉怒张；骤发极度烦躁不安，明显发绀，面色苍白或发灰，指/趾甲微血管充盈时间延长；肝脏迅速增大；尿少或无尿，眼睑、颜面或双下肢水肿。具有前 5 项即可诊断心力衰竭。重症革兰阴性杆菌肺炎患儿还可发生微循环障碍。

2）神经系统：表现为精神萎靡、烦躁不安或嗜睡；严重时出现意识障碍、惊厥、前囟隆起，可有脑膜刺激征，呼吸不规则，瞳孔对光反射迟钝或消失。

3）消化系统：轻症表现为食欲缺乏、呕吐、腹泻等。重症出现中毒性肠麻痹，表现为严重腹胀致呼吸困难加重，肠鸣音消失；出现消化道出血，可呕吐咖啡渣样物，大便隐血试验阳性或有柏油样便。

（4）并发症：早期合理治疗者并发症少见，若延误诊断或病原体致病力强，可引起脓胸、脓气胸、肺大疱等并发症。

3. 心理－社会状况　评估患儿是否因发热、咳嗽、缺氧等不适及因住院治疗对环境陌生、与父母分离等因素而产生焦虑和恐惧心理；家长是否有因患儿住院时间长、对肺炎的预防知识缺乏等产生焦虑不安、自责的情绪。

4. 辅助检查

（1）实验室检查

1）血常规：病毒性肺炎白细胞总数正常或降低，以淋巴细胞为主，有时可见异型淋巴细胞；细菌性肺炎白细胞总数及中性粒细胞常增高，并有核左移。

2）C 反应蛋白：细菌感染和肺炎支原体感染者 C 反应蛋白浓度常升高，细菌感染时更明显；病毒感染者则大多正常。

3）病原学检查：采用细菌涂片、细菌培养、病毒分离、病毒抗原的检测、病原的核酸检测等明确病原体。冷凝集试验对肺炎支原体感染有较高的诊断价值。

（2）胸部 X 线检查：早期可见肺纹理增粗，以后出现大小不等的斑片状阴影，可融合成片，以双肺下野、中内带多见。可有肺气肿及肺不张。

（三）治疗要点

应采用综合治疗，原则为控制炎症、改善肺通气功能、防治并发症。

1. 控制感染 初期可根据患儿者年龄、病情等综合判断可能的病原体并进行经验性用药。病原菌明确后，应根据病原菌种类和药敏试验结果选择合适的抗菌药物。

（1）肺炎链球菌：青霉素敏感者首选青霉素或阿莫西林，耐药者首选头孢曲松、头孢噻肟、万古霉素；青霉素过敏者选用大环内酯类抗生素，如红霉素等。

（2）金黄色葡萄球菌：甲氧西林敏感者首选苯唑西林或氯唑西林，耐药者选用万古霉素或联用利福平。

（3）流感嗜血杆菌：首选阿莫西林/克拉维酸、氨苄西林/舒巴坦。

（4）肺炎支原体和衣原体：首选大环内酯类抗生素，如阿奇霉素、红霉素及罗红霉素。

抗生素一般用至热退且平稳、全身症状明显改善、呼吸道症状改善后3~5天。一般肺炎链球菌肺炎疗程7~10天，支原体肺炎、衣原体肺炎疗程在10~14天，个别严重者可适当延长。葡萄球菌肺炎在体温正常后2~3周可停药，一般总疗程6周。

病毒感染者，除流感病毒感染外，其他呼吸道病毒感染目前尚无理想的抗病毒药物。

2. 对症治疗 缺氧者及时给氧，烦躁者可适当镇静，发热者给予退热，咳嗽、痰多者及时祛痰止咳等治疗。

3. 糖皮质激素的应用 全身中毒症状明显、严重喘憋、脑水肿、感染性休克、呼吸衰竭者，可短期应用地塞米松，一般为3~5天。

4. 防治并发症 合并心力衰竭者应积极处理，给予吸氧、镇静、强心、利尿、应用血管活性药物；合并中毒性脑病者应给予镇静、止惊、降颅压和促进脑细胞恢复等药物；合并中毒性肠麻痹时，给予禁食、胃肠减压，可给予酚妥拉明等；并发脓胸、脓气胸者宜应及时胸腔闭式引流。

（四）主要护理诊断

1. 气体交换受损 与肺部炎症所致的通气、换气功能障碍有关。

2. 清理呼吸道无效 与呼吸道分泌物过多，痰液黏稠、无力排痰有关。

3. 体温过高 与肺部感染有关。

4. 营养失调，低于机体需要量 与摄入不足、消耗增加有关。

5. 潜在并发症 心力衰竭、中毒性脑病、中毒性肠麻痹、脓胸等。

（五）护理措施

1. 改善呼吸功能

（1）环境与休息：保持室内空气流通，室温应在18~20℃，相对湿度55%~60%为宜。患儿应卧床休息，减少活动。注意被褥要轻暖，内衣应宽松，以免影响呼吸。勤换尿布，使患儿感觉舒适。治疗及护理应集中进行，尽量使患儿安静，以减少机体的氧耗。

（2）氧疗：有低氧血症表现，如烦躁、呼吸气促、发绀等应尽早给氧。一般采用鼻前庭导管给氧，氧流量为0.5~1.0L/min，氧浓度不超过40%；缺氧明显者可用面罩或头罩给氧，氧流量为2~4L/min，氧浓度50%~60%。若出现呼吸衰竭，应使用高流量温湿化给氧或人工呼吸机。

（3）遵医嘱给予抗生素治疗，促进气体交换，改善呼吸功能。

2. 保持呼吸道通畅 根据病情采取相应的体位，以减少肺部淤血，促进炎症吸收。指导患儿进行有效咳嗽，排痰前协助转换体位，帮助清除呼吸道分泌物。进行雾化吸入使痰液变稀薄利于咳出。上述方法不能有效咳出痰液者，可用吸痰器吸出痰液。

3. 维持体温正常 密切监测体温变化，采取相应的护理措施（参见本章第二节）。

4. 补充营养及水分 保证营养充足，给予易消化的流质或半流质饮食，少食多餐，哺喂时应耐心，以免呛入气管发生窒息。重症不能进食者，可遵医嘱给予静脉补充营养。鼓励患儿多饮水，以利于痰液的咳出，同时防止发热导致的脱水。对重症患儿应准确记录 24 小时液体出入量。严格控制输液量及速度，以免发生心力衰竭。

5. 密切观察病情

（1）注意观察患儿神志、面色、生命体征等变化。如患儿出现烦躁不安、面色苍白、呼吸 >60 次/分、心率 >180 次/分、心音低钝、奔马律、肝脏在短时间内急剧增大等心力衰竭表现，应立即报告医生，减慢输液速度，给予氧气吸入，给予镇静、强心、利尿等药物。

（2）观察有无烦躁或嗜睡、惊厥、昏迷、呼吸不规则等高颅压表现，应立即报告医生，遵医嘱给予镇静、止惊和减轻脑水肿等药物。

（3）观察有无腹胀、肠鸣音是否减弱或消失、呕吐物的性质、是否有便血，以及时发现中毒性肠麻痹及胃肠道出血。

（4）观察有无烦躁不安、剧烈咳嗽、呼吸困难、发绀、胸痛及患侧呼吸运动受限等，考虑是否并发了脓胸、脓气胸，应及时报告医生并配合进行胸腔穿刺或胸腔闭式引流。

6. 健康指导 指导家长合理喂养，提倡母乳喂养，多进行户外活动。婴幼儿应少去人多的公共场所，避免与呼吸道感染患者接触。教会家长呼吸道感染的处理方法，使患儿在疾病早期能得到及时处理。积极治疗营养不良、佝偻病、贫血及先天性心脏病等，增强抵抗力。定期健康体检，按时预防接种。

（六）几种不同病原体所致肺炎的特点

1. 呼吸道合胞病毒肺炎（respiratory syncytial virus pneumonia） 呼吸道合胞病毒是引起 5 岁以下儿童急性下呼吸道感染的最常见的病因，直接侵害肺引起肺间质的炎症。多见于 3 岁以下婴幼儿，尤以 1 岁以内的婴儿多见。临床特点为起病急、干咳，低、中度发热，突出表现为喘憋。中、重症患儿出现明显呼吸困难及缺氧症状。肺部听诊以喘鸣音为主，肺底可闻及细小或粗、中湿啰音。X 线表现为两肺可见小点片状薄阴影，部分患儿有不同程度的肺气肿。白细胞总数大多正常。

2. 腺病毒肺炎（adenovirus pneumonia） 腺病毒感染引起，多见于 6 个月至 2 岁婴幼儿，病死率较高，是婴幼儿肺炎中最严重的类型之一。临床主要特点为起病急，全身中毒症状重，多呈稽留高热，咳嗽频繁，可出现喘憋、呼吸困难、发绀等表现，易发生心肌炎、心力衰竭、中毒性脑病等。肺部啰音出现较晚，多在发病 3 ~4 天后才开始出现，多伴有肺气肿体征。肺部 X 线改变较肺部体征早，可见大小不等的片状阴影或融合成大病灶，应强调早期摄片。

3. 金黄色葡萄球菌肺炎（staphylococcal pneumonia） 多见于新生儿及婴幼儿，冬、春季多发，大多并发于葡萄球菌败血症，本病起病急，病情重，进展快，全身中毒症状明显。呈弛张热，皮肤可见猩红热样皮疹或荨麻疹样皮疹，严重者出现惊厥，甚至休克。肺部体征出现较早，可闻及散在中、细湿啰音，病程中易出现小脓肿、脓气胸、肺大疱。胸部 X 线表现可出现小片浸润影、小脓肿、肺大疱或胸腔积液等。

4. 肺炎支原体肺炎（mycoplasma pneumoniae pneumonia） 肺炎支原体感染所致。以学龄期儿童高发，但近年来学龄前期甚至婴幼儿发病也不少见。年长儿常以发热起病，发热热型不定，热程1~3周。以刺激性咳嗽为突出表现，部分可呈百日咳样咳嗽，可有咽痛、乏力等表现。肺部体征常不明显。部分患儿有多系统受累，如心肌炎、肝炎、脑膜炎、肾炎等。胸部X线改变大体分为4种：①以肺门阴影增浓为主。②支气管肺炎。③间质性肺炎。④大叶性或节段性肺炎。体征轻微而胸片阴影显著是本病特征之一。

第六节 支气管哮喘

支气管哮喘（bronchial asthma）简称哮喘，是一种以慢性气道炎症和气道高反应性为特征的疾病，临床上以反复发作的喘息、咳嗽、气促、胸闷为主要表现。常在夜间和/或凌晨发作或加剧，多数患儿可经治疗缓解或自行缓解。

（一）概述

1. 病因 本病发病与遗传和环境因素相互作用有关，为多基因遗传性疾病，遗传过敏体质与本病的形成关系很大，多数患儿有婴儿湿疹、过敏性鼻炎和/或食物（药物）过敏史，部分病儿伴有轻度免疫缺陷。约20%的患儿有家族史。

2. 发病机制 哮喘的发病机制尚未完全明确，目前主要认为免疫、神经调节和遗传等多种机制共同参与了气道炎症的启动、慢性炎症持续过程及气道重塑。

（二）护理评估

1. 健康史 询问最近是否有呼吸道感染、家中是否养宠物、家具及玩具的类型。询问过去的发作情况、严重程度及曾用过的药物；询问是否有湿疹、过敏史及家族史；询问运动后是否有呼吸短促及喘鸣现象。

2. 身体状况

（1）典型症状：反复发作的喘息和呼气性呼吸困难，咳嗽、气促和胸闷，常在夜间和/或清晨发作或加重。婴幼儿起病较缓，发病前1~2天常有上呼吸道感染；年长儿大多起病较急，且多在夜间。

（2）不典型症状：可表现为运动或体力劳动时乏力、气促或胸闷。婴幼儿在哭闹或玩闹后出现喘息或喘鸣音，或仅有夜间和清晨的咳嗽。儿童慢性或反复咳嗽有时可能是支气管哮喘的唯一症状，即咳嗽变异性哮喘（cough variant asthma，CVA），常在夜间和清晨发作，运动可加重咳嗽哮喘发作，一般可自行缓解或用平喘药物后缓解。若哮喘严重发作，经合理应用缓解药物后仍有严重或进行性呼吸困难者，称作哮喘危重状态（哮喘持续状态）。

哮喘诊断标准、严重程度分级、症状控制水平分级

（3）典型的体征：肺部听诊闻及广泛的呼气相哮鸣音，呼气相延长。严重发作者气道广泛堵塞，气流受阻，哮鸣音反而减弱，甚至消失，称“闭锁肺”。

3. 心理-社会状况 评估患儿有无因反复哮喘而产生焦虑、抑郁或恐惧。评估家长对本病的了解情况和应对的心态，有无因患儿哮喘发作导致不能正常进食及睡眠而出现紧张、焦虑、不知所措等状况。评估家庭有无良好的居住环境及经济状况。

4. 辅助检查

（1）肺功能测定：第 1 秒用力呼气量（FEV_1）、第 1 秒用力呼气量/用力肺活量（FEV_1/FVC）、呼气峰流速（PEF）均下降。

（2）气道炎症指标检测：通过诱导痰嗜酸性粒细胞分类计数和呼出气一氧化氮水平等无创检测手段，评估嗜酸性粒细胞性气道炎症状况。

（3）过敏状态评估：可采用变应原做皮肤点刺试验或血清变应原特异性 IgE 测定，检测患儿过敏状态，有助于病因诊断。

（4）胸部 X 线检查：急性发作期表现为双肺透亮度增高，呈过度通气状态。非急性发作期，无明显异常表现。

（三）治疗要点

坚持长期、持续、规范、个体化的治疗原则。治疗哮喘的常用药物有 β_2 受体激动药（SABA）、糖皮质激素、抗胆碱药物及茶碱类药物等。首选吸入给药。急性发作期以抗感染、平喘、快速缓解症状为治疗重点；慢性缓解期应坚持长期抗感染、降低气道高反应性，避免触发因素，加强自我管理。

（四）主要护理诊断

1. 低效性呼吸型态 与支气管痉挛气道阻力增加有关。

2. 活动无耐力 与缺氧有关。

3. 潜在并发症 呼吸衰竭、心力衰竭。

4. 焦虑 与哮喘反复发作有关。

5. 知识缺乏 缺乏有关哮喘的防护知识。

（五）护理措施

1. 维持气道通畅，缓解呼吸困难

（1）置患儿于坐位或半卧位，以利于呼吸；呼吸困难者给予鼻导管或面罩吸氧。定时进行血气分析，根据结果及时调整氧流量，血氧饱和度维持在 94% 以上。

（2）遵医嘱给予支气管扩张药和糖皮质激素，观察其效果和不良反应。可采用吸入疗法、口服、皮下注射或静脉滴注等方式给药。其中吸入治疗是首选的药物治疗方法。使用时嘱患儿及家长充分摇匀药物，按压喷药于咽喉部后，闭口屏气 10 秒，然后用鼻呼气，最后清水漱口。

（3）保证患儿摄入足够的水分，以降低分泌物的黏稠度，防止痰栓形成。

（4）教会并鼓励患儿做深而慢的呼吸运动。

2. 环境与休息 保持室内空气清新，温湿度适宜，避免有害气味及强光的刺激。给患儿提供一个安静、舒适的环境以利于休息，护理操作应尽可能集中进行。

3. 密切观察病情 监测生命体征及动脉血气变化。注意观察喘息、咳嗽、胸闷及呼吸困难有无缓解，若出现意识障碍、呼吸衰竭等及时给予机械通气。若患儿出现发绀、大汗、心率增快、呼吸音减弱、血压下降等表现，应及时报告医生并积极抢救。

4. 心理护理 哮喘发作时，守护并安抚患儿，鼓励患儿将不适及时告诉医护人员，尽量满足患儿合理的要求。向患儿家长解释哮喘的诱因、治疗过程及预后，指导他们以正确的态度对待患儿，并发挥患儿的主观能动性，采取措施缓解患儿的恐惧心理。

5. 健康指导

（1）指导患儿进行呼吸运动，以增强呼吸肌肌力。常见呼吸运动方法如下。①腹部呼吸运动：平躺，双手平放在身体两侧，膝部弯曲，脚平放，用鼻连续吸气，放松上腹部，但胸部不扩张，缩紧双唇，慢慢吐气直到吐完。重复以上动作 10 次。②向前弯曲运动：坐在椅子上，将背伸直，头向前向下，低至膝部，收缩腹肌，慢慢抬起躯干，由鼻吸气，扩张上腹部，胸部保持直立不动，由口将气慢慢吹出。③胸部扩张运动：坐在椅子上，将手掌放在两侧最下面的肋骨上，吸气，扩张下肋骨，由口吐气，收缩上胸部和下胸部，再用手掌下压肋骨，将肺底部的空气排出。重复以上动作 10 次。

（2）预防感染指导：指导患儿进行户外活动，多晒太阳，增强体质，预防呼吸道感染。

（3）饮食指导：给予易消化、富含营养、高热量饮食，嘱患儿多饮水，少食多餐，多摄入新鲜蔬菜和水果。避免接触可能诱发哮喘的食物，如鱼、虾、奶及蛋类等。少饮咖啡、浓茶，限制晚餐摄入量，睡前避免进食。

知识拓展

中国儿童哮喘行动计划临床应用专家共识（2021）

哮喘行动计划是哮喘自我管理的重要工具，可协助患儿及家庭做好哮喘的长期管理。中国儿童哮喘行动计划采用了国际上通用绿、黄、红 3 种交通信号灯的动态管理模式。该模式是根据患儿症状轻重程度（5 岁以上患儿同时依据峰流速测试结果），将患儿哮喘控制状态依次划分为绿色、黄色和红色 3 个区域。“绿色”代表规范使用控制药物，哮喘获得并维持良好控制；“黄色”代表哮喘未控制、部分控制或病情不稳定，出现哮喘发作或加重表现，须及时识别，采取措施，控制症状，防治恶化，减少紧急就医；“红色”代表哮喘发作已十分严重，须紧急处理和立即就医。3 个区域有不同的评判指标和应对治疗方案，可协助患儿家长准确掌握孩子病情，及时发现“黄色警告”采取应对措施，避免出现“红色危险”。

本章小结

思考题

1. 轻症肺炎的主要临床表现有哪些？

2. 对肺炎患儿进行病情观察，出现哪些表现要考虑发生心力衰竭？

更多练习

（刘　新）

第十章 心血管系统疾病患儿的护理

教学课件

学习目标

1. 素质目标

（1）能够主动关爱心血管系统疾病患儿，珍视患儿生命，将救死扶伤、守护生命的职业精神贯穿护理工作的始终，为患儿提供及时、有效的护理服务。

（2）能够主动与心血管系统疾病患儿及其家长进行有效沟通，了解他们的需求和担忧，通过耐心倾听、温暖的语言和专业的解释，缓解他们的恐惧和焦虑情绪。

2. 知识目标

（1）掌握：不同年龄小儿心脏位置、心率、血压的正常范围；小儿常见先天性心脏病（室间隔缺损、房间隔缺损、动脉导管未闭、法洛四联症）、病毒性心肌炎、心率失常的临床表现，并发症，以及护理措施。

（2）熟悉：胎儿血液循环的特点和出生后的改变，小儿常见先天性心脏病、病毒性心肌炎、心率失常的治疗原则。

（3）了解：小儿常见先天性心脏病、病毒性心肌炎、心率失常的病因及发病机制。

3. 能力目标

（1）能根据临床表现结合辅助检查结果区别各种先天性心脏病。

（2）能运用护理程序对心血管系统疾病患儿实施整体护理，并开展健康教育。

案例

【案例导入】

患儿，女，1岁5个月，因“咳嗽、气促2天，发热1天”入院。患儿出生后1个月发现心脏杂音，哺乳期喂养困难，体重增加缓慢，多汗，易患上呼吸道感染和肺炎，剧烈活动后易气促，无晕厥和青紫。患儿系 G_1P_1，足月顺产，无窒息抢救史。出生体重3.3kg，母乳喂养。母孕早期有感冒病史，孕期无放射线接触史与用药史，家族中无先天性心脏病患者。

入院查体：体温37.5℃，脉搏124次/分，呼吸30次/分，血压96/44mmHg，体重11.2kg，身高84cm。患儿神志清，精神稍差，咽红，呼吸稍促，全身皮肤、黏膜未见青紫。双肺呼吸音粗，未闻及干、湿啰音；心前区稍隆起，心率124次/分，律齐，心音有力，胸骨左缘第2肋间闻及Ⅲ级连续性机器样杂音，向左上颈背部传导，伴震颤，肺动脉瓣区第二音稍增强；腹软，肝脾未及肿大。双下肢无水肿，无杵状指（趾）；股动脉枪击音、毛细血管搏动征阳性。

【请思考】

1. 该患儿的入院医疗诊断是什么？
2. 该患儿存在哪些主要护理诊断？
3. 该患儿护理措施有哪些？

【案例分析】

第一节　儿童循环系统解剖生理特点

一、心脏的胚胎发育

心血管系统是胚胎最早形成的具有功能的系统。在胚胎发育的第2周开始形成原始心脏，原始心脏是一个纵直管道，在遗传基因的作用下，心管扭曲生长，逐渐发育形成动脉总干、心球、心室、心房与静脉窦。由于心室的扩展和伸张较快，向腹面突出，使心球、动脉总干都位于心脏前端，心房和静脉窦移至心室背上方，心脏外形基本形成。

心房和心室最早是共腔的，其划分是在房室交界处的背、腹面各长出一心内膜垫，然后两垫相接将心脏分为心房和心室。胚胎约在第8周形成房室间隔，成为四腔心脏。

因此，心血管系统发育的关键时期是胚胎发育的第2～8周，在此期间如受到各种致畸因素的影响，易发生心血管发育畸形。

二、胎儿血液循环和出生后的改变

1. 正常胎儿血液循环　胎儿期通过胎盘的物质交换，来自胎盘富含氧和营养物质的血液经脐静脉进入胎儿体内后与下腔静脉血液经右心房后，约1/3通过卵圆孔进入左心房、左心室、升主动脉，供应心、脑及上肢；其余2/3进入右心室，与上腔静脉回流到右心室的血进入肺动脉，其中约80%的血液经动脉导管进入降主动脉，供应腹腔脏器及下肢，最后通过脐动脉回流至胎盘。因此胎儿期供应心、脑、肝及上肢的血氧含量远高于躯体及下肢。

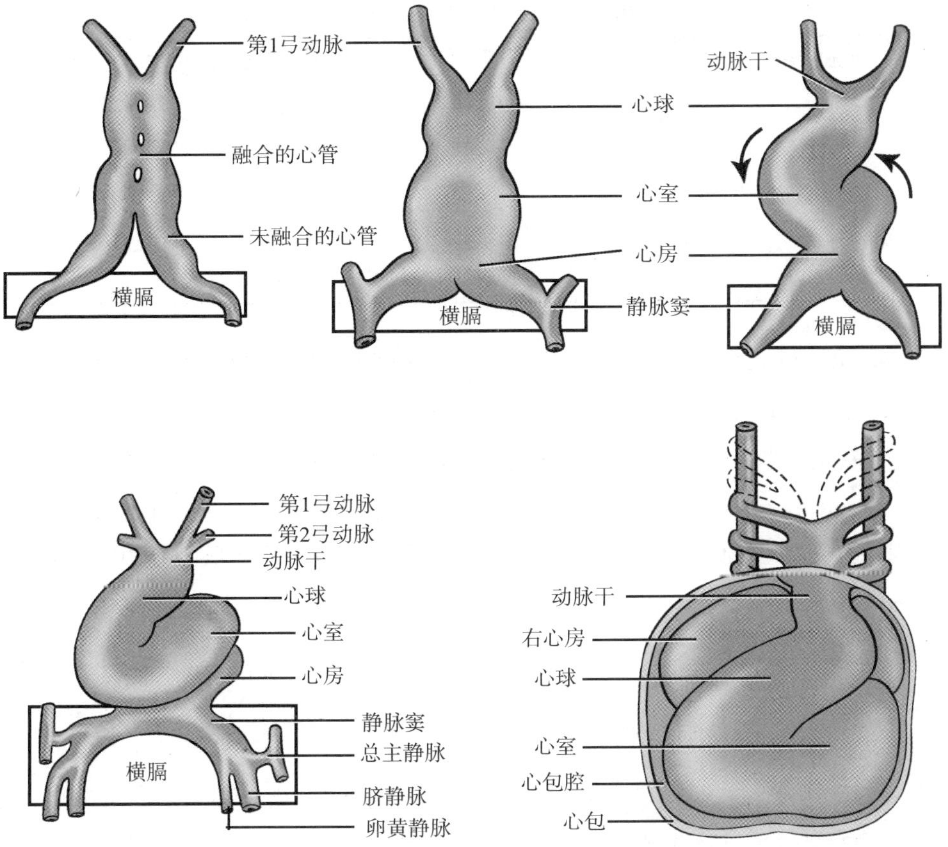

图 10－1　心脏外形的演变

2. 出生后血液循环的改变　出生后随着脐带结扎，新生儿自主呼吸建立，肺泡扩张，肺循环阻力下降，流经肺脏血液增多，左心房压力增高，致使卵圆孔发生功能上的关闭，出生后 5～7 个月，大部分完成解剖上的闭合。出生后由于体循环阻力升高，肺循环阻力降低，使流经动脉导管的血流减少，自主呼吸建立使得血氧含量增高，以及出生后体内前列腺素 E 浓度降低，使动脉导管收缩、闭塞，形成动脉韧带，80% 的婴儿在出生后 3～4 个月、95% 的婴儿在 1 岁时完成。

三、不同年龄儿童心脏位置、心率和血压

1. 心脏位置　新生儿心脏位置较高并呈横位，2 岁以后心脏逐渐转为斜位。不同年龄小儿心尖搏动位置和心尖构成，见表 10－1。

表 10－1　不同年龄小儿心尖搏动位置和心尖构成

年龄	心尖搏动位置	心尖构成
新生儿和 <2 岁婴幼儿	胸骨左缘第 4 肋间锁骨中线外侧 1～2cm	右心室
2～7 岁	胸骨左缘第 5 肋间锁骨中线处	左心室
>7 岁	锁骨中线内 0.5～1.0cm	左心室

2. 心率　儿童交感神经兴奋性高和新陈代谢旺盛，心率较快，随着年龄增长，心率逐渐减慢，见表 10－2。

表 10-2 小儿各年龄段心率正常值

年龄	心率（次/分）
新生儿	120～140
1 岁以内	110～130
2～3 岁	100～120
4～7 岁	80～100
8～14 岁	70～90

小儿心率受多种因素影响，发热、进食、活动和哭闹可使心率增快，因此，测量心率和脉搏应在儿童安静或睡眠时进行。

3. 血压 新生儿收缩压为 60～70mmHg，1 岁为 70～80mmHg，2 岁以后收缩压计算公式：收缩压（mmHg）= 年龄 ×2 +80，舒张压约为收缩压的 2/3。收缩压高于或低于此标准 20mmHg 分别为高血压和低血压。一般情况下，儿童上肢血压比下肢血压低 20mmHg。

知识拓展

胎儿结构性心脏病宫内介入治疗进展

随着科学技术的不断发展，先天性心脏病的介入治疗，如动脉导管、房间隔缺损和室间隔缺损封堵术，以及球囊扩张术、支架植入术等广泛应用于临床。近年来胎儿先天性心脏病介入技术在国内也取得突破性发展。2016 年 9 月，广东省人民医院与国外专家合作为 1 例孕 28 周合并肺动脉瓣闭锁伴完整室间隔（PA/IVS）的胎儿施行国内首例胎儿主动脉瓣球囊成形术（FAV）手术。2018 年 7 月，上海交通大学附属新华医院独立完成亚洲首例单中心 FAV 手术。同年 8 月，青岛市妇女儿童医院也独立完成孕 26 周 PA/IVS 胎儿 FPV 治疗，实现了国内胎儿心脏介入治疗（FCI）最小孕周的突破。为了进一步规范胎儿心脏介入治疗的干预指征、操作技术规范等，2019 年中华医学会儿科学会心血管学组出台了《胎儿结构性心脏病介入治疗专家指导意见》。

第二节　先天性心脏病

先天性心脏病（congenital heart disease）简称先心病，是胎儿时期心脏血管发育异常导致的心血管畸形，是我国因出生缺陷致婴幼儿死亡的首要原因，发生率为 0.6%～0.8%。患儿可因严重缺氧、心力衰竭等并发症而死亡。

一、概述

1. 病因 先天性心脏病的病因尚未明确，目前认为其发病主要受遗传和环境因素及其相互作用影响。遗传因素主要包括染色体异常、单基因突变和多基因病变等。如 40% 的 21-三体综合征患儿合并有心血管畸形，以室间隔缺损最为多见。环境因素主要包括妊娠早期感染、孕期接触大剂量放射线史或服药史、孕母有糖尿病、高钙血症等代谢紊乱性疾病或缺乏叶酸、宫内缺氧、妊娠早期饮酒或吸毒等。因此，加强孕期保健，特别是孕早期适量补充叶酸，积极预防病毒感染，避免接触放射线、慎用药物，保持健康的生活方式对预防先天性心脏病具有重要意义。

2. 分类　根据左、右心腔及大血管间有无直接分流和临床有无青紫分三大类。

（1）左向右分流型（潜伏青紫型）：常见房间隔缺损、室间隔缺损、动脉导管未闭等。一般情况下，左心和体循环压力高于右心和肺循环，由于异常通路的存在，血液自左向右分流，临床不出现青紫。当病变发展致使右心和/或肺动脉压力增高并超过左心和/或主动脉压力时，血液自右向左分流出现暂时性青紫，因此又称潜伏青紫型。

（2）右向左分流型（青紫型）：如法洛四联症、大动脉错位等。由于畸形的存在，致使大量静脉血进入体循环，引起全身持续性青紫。

（3）无分流型（无青紫型）：如肺动脉狭窄、主动脉缩窄等。心脏左、右两侧或动、静脉之间无异常分流存在，一般无青紫现象。

常见先天性心脏病主要包括房间隔缺损、室间隔缺损、动脉导管未闭及法洛四联症等。

二、房间隔缺损

房间隔缺损（atrial septal defect，ASD）占先天性心脏病发病总数的5%～10%，男女比例1∶2。根据胚胎发育和解剖位置，房间隔缺损可以分为原发孔型、继发孔型、静脉窦型和冠状静脉窦型。其中继发孔型最为常见，约占75%。

（一）病理生理

ASD时分流量的大小取决于缺损的大小及左、右心房的顺应性。出生后随着体循环压力逐渐增高，左心房的压力超过右心房，出现左向右分流，分流导致体循环血量减少，肺循环血量增多，致使右心舒张期负荷过重，引起右心房和右心室增大。随着肺循环血流量增加，肺小动脉痉挛，管腔狭窄，形成肺动脉高压。当右心房压力超过左心房，出现右向左分流，临床出现青紫（图10－2）。

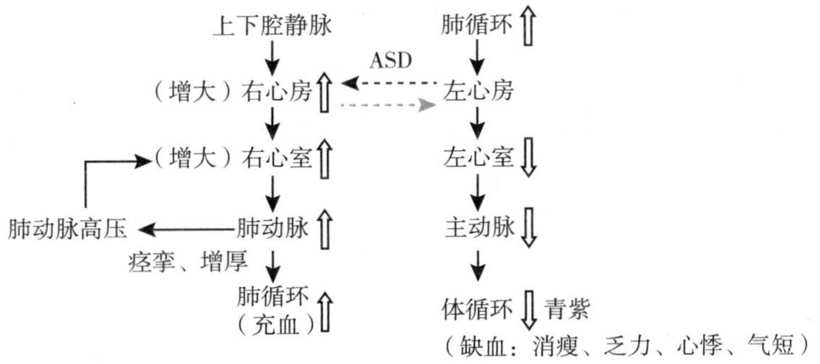

图10－2　ASD血流动力学改变

（二）临床表现

ASD缺损小者可无症状，常在体检时闻及心脏杂音而发现。缺损大时分流造成体循环血量减少而影响生长发育，表现为发育迟缓、易疲乏、活动后气促，由于肺循环充血易致反复呼吸道感染、肺炎，甚至心力衰竭。当哭闹、肺炎或心力衰竭时，右心房压力超过左心房，产生右向左分流，出现暂时性青紫。疾病晚期，分流量大的患儿可出现艾森门格综合征，表现为持续性青紫。

ASD 肺动脉瓣区第二心音呈固定分裂原因

多数患儿在婴幼儿期无明显体征。随着年龄增长，体检可表现为消瘦，心前区隆起。胸骨左缘第 2、3 肋间闻及Ⅱ～Ⅲ级收缩期喷射性杂音，肺动脉瓣区第二心音增强或亢进，并呈固定分裂。

ASD 常并发肺炎、心力衰竭、心律失常和亚急性细菌性心内膜炎等。

（三）辅助检查

1. 胸部 X 线检查 心影扩大，以右心房、右心室增大为主，肺动脉段突出，肺野充血，主动脉影缩小，透视下可见肺门舞蹈征。

2. 心电图 电轴右偏，右心房、右心室肥大，可有不完全性右束支传导阻滞。

3. 超声心动图 二维 B 超及多普勒超声心动图可直接显示缺损的位置、分流的方向及大小。

4. 心导管检查 右心导管可经缺损由右心房进入左心房，右心房血氧含量高于上、下腔静脉平均血氧含量。

（四）治疗要点

本病一般预后较好。小型 ASD 1 岁以内有自然闭合的可能，较大的缺损易并发严重心力衰竭和肺动脉高压，宜在学龄前期进行修补。ASD 可通过介入性心导管术封闭缺损（如通过心导管植入扣式双盘堵塞装置、蚌状伞或蘑菇伞封堵房缺），也可通过外科手术修补。

三、室间隔缺损

室间隔缺损（ventricular septal defect，VSD）约占我国先天性心脏病的 50%，是儿童最常见的先天性心脏病。根据缺损部位，VSD 可分为膜周部缺损、漏斗部缺损和肌部缺损，其中膜周部缺损最为常见，占 60%～70%。根据缺损的大小，VSD 可以分为小型缺损（Roger 病）、中型缺损和大型缺损。

VSD 大小的分类

（一）病理生理

由于左心室压力高于右心室压力，血液自左向右分流，临床一般无发绀。缺损大，分流量大，刺激肺小动脉痉挛、收缩，管壁增厚，管腔狭窄，进一步发展成梗阻性肺动脉高压。此时，右心室压力超过左心室，出现双向分流或右向左分流，患儿出现持续性发绀，即艾森门格综合征（Eisenmenger syndrome），见图 10－3。

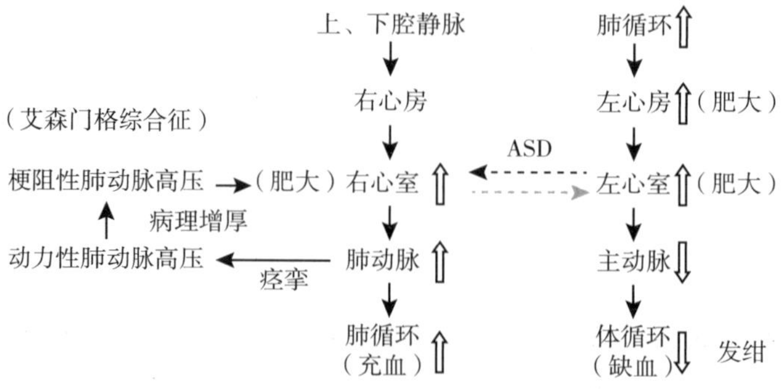

图 10－3 VSD 血流动力学改变

（二）临床表现

临床表现多取决于缺损大小及肺循环的阻力。小型缺损 VSD，患儿仅体检时发现心脏杂音。缺损大，分流量多，体循环血量显著减少而肺循环血量增加者，婴儿期即可出现症状，表现为喂养困难、多汗、气促、生长发育迟缓、反复呼吸道感染，甚至发生心力衰竭等。显著肺动脉高压或发生艾森门格综合征时，患儿出现发绀，并进行性加重。

体检可见心前区隆起、心界向左下扩大，胸骨左缘第 3、4 肋间闻及Ⅲ～Ⅴ级粗糙全收缩期杂音，伴震颤，肺动脉第二心音增强。

VSD 常并发支气管肺炎、充血性心力衰竭和感染性心内膜炎等。

（三）辅助检查

1. 胸部 X 线检查　以左心室增大为主，有时见左心房增大，肺野充血，肺动脉段突出，透视下搏动强烈，主动脉弓影缩小。

2. 心电图　以左心室肥大为主，大型 VSD 表现为双心室肥大。

3. 超声心动图　二维超声及多普勒超声心动图可显示缺损的位置、数目、大小及分流的方向、速度。

4. 心导管检查　心导管检查示右心室血氧含量明显高于右心房，右心室和肺动脉压力增高。

（四）治疗要点

40% 的 VSD 可在 3～4 岁内自然闭合。中小型 VSD 可门诊随访至学龄前期，积极防治肺部感染、心力衰竭和感染性心内膜炎。中大型 VSD 和有难以控制的充血性心力衰竭患儿，肺动脉压力超过体循环压力的 1/2 或肺循环：体循环量大于 2∶1 时，应及时手术处理。

四、动脉导管未闭

动脉导管未闭（patent ductus arteriosus，PDA）约占先天性心脏病的 10%，约 80% 的婴儿在出生后 3～4 个月内动脉导管闭合，成为动脉韧带，若动脉导管持续开放并出现左向右分流，称为 PDA。根据未闭的动脉导管的大小、长短和形态，可以分为管型、漏斗型和窗型。

（一）病理生理

PDA 分流量的大小取决于导管的粗细和主、肺动脉之间的压力差。由于主动脉压力始终高于肺动脉，因此主动脉血液经动脉导管持续分流至肺动脉，致使肺循环血量增加，回流到左心房、左心室血量也增加，左心负荷加重。长期大量分流，导致肺动脉高压。当肺动脉压力超过主动脉时，产生右向左分流，患儿出现下半身发绀，偶见左上肢轻度发绀，而右上肢正常，称为差异性发绀（differential cyanosis），见图 10－4。

（二）临床表现

动脉导管细，分流量小，仅在体检时发现心脏杂音。动脉导管粗，分流量大，患儿表现为气促、喂养困难、多汗、生长发育迟缓，易合并呼吸道感染；扩大的肺动脉压迫喉返神经还可引起声音嘶哑；肺动脉高压的患儿可出现差异性发绀，严重病例可进一步发展为艾森门

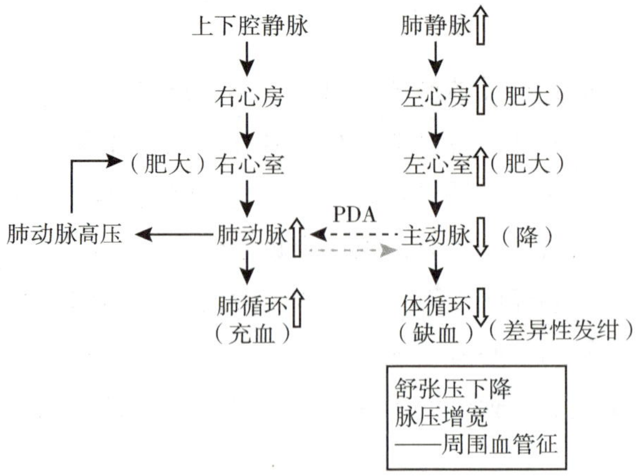

图 10－4　PDA 血流动力学改变

格综合征。

体检心前区隆起、心尖搏动增强并向左下移位，心浊音界向左下扩大。胸骨左缘第 2 肋间闻及粗糙响亮、连续性、机器样杂音，伴震颤，并向左锁骨下、颈部和背部传导，肺动脉瓣区第二心音增强。由于主动脉分流使舒张压降低，脉压增大，临床可出现周围血管征，如水冲脉、毛细血管搏动征、血管枪击音等。

PDA 常并发肺炎、心力衰竭、感染性心内膜炎等。

（三）辅助检查

1. 胸部 X 线检查　左心室增大，左心房轻度增大；肺纹理增粗，肺动脉段突出，主动脉结正常或突出。

2. 心电图　主要表现为左心室肥大，偶有左心房肥大；显著肺动脉高压者，左、右心室肥厚。

3. 超声心动图　可直接探查到未闭合的动脉导管。

4. 心导管检查　心导管可以通过动脉导管从肺动脉进入降主动脉，肺动脉血氧含量高于右心室。

（四）治疗要点

早产儿由于动脉导管平滑肌发育不良，PDA 的发生率约为 20%，可于出生后 1 周内应用吲哚美辛（消炎痛）等诱导其自然闭合。反复发生肺炎、心力衰竭的婴幼儿应及时手术，无症状者多主张学龄前期择期手术。目前大多首选介入治疗，可选择螺旋弹簧圈或蘑菇伞等封堵器关闭动脉导管，也可进行外科手术结扎等。

五、法洛四联症

法洛四联症（tetralogy of Fallot）约占先天性心脏病的 12%，是 1 岁以后小儿最常见的青紫型先天性心脏病。主要由以下 4 种畸形组成：①肺动脉狭窄，是最主要的病理生理变化，决定着病情严重程度及预后，以右心室漏斗部狭窄最为多见。②室间隔缺损。③主动脉骑跨。④右心室肥厚，是由于肺动脉狭窄导致右心室负荷加重所致。

（一）病理生理

由于肺动脉狭窄，右心压力增大，导致右心室代偿性肥厚及压力增高，当超过左心室时，血液通过 VSD 自右向左分流。主动脉骑跨在室间隔之上，接收来自左、右两心室的混合血，临床表现为持续性发绀。由于肺动脉狭窄，流经肺脏的血流量减少，导致血液氧合不足，进一步加重发绀的程度。

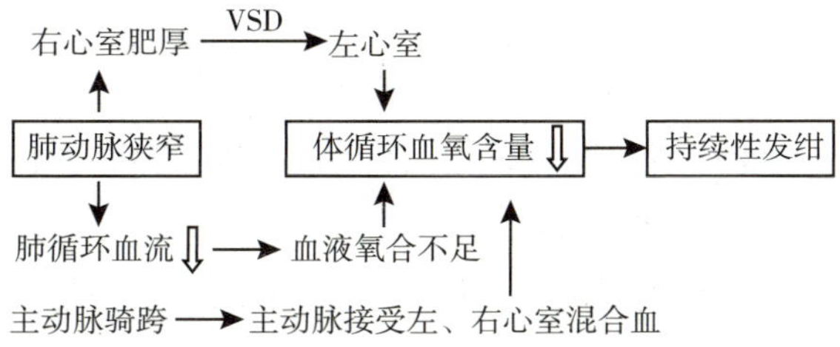

图 10－5 法洛四联症血流动力学改变

（二）临床表现

1. 发绀 是法洛四联症患儿的主要临床表现，其严重程度和出现早晚与肺动脉狭窄程度密切相关。一般于出生后 3～6 个月逐渐明显，多见于毛细血管丰富的浅表部位如口唇、甲床、球结膜等。由于血氧含量下降，患儿活动耐力差，啼哭、活动、情绪激动时可出现气短及发绀加重。

2. 蹲踞症状 年长儿每于行走、活动或站立过久时会主动下蹲片刻，称为蹲踞症状。此时下肢屈曲，静脉回心血量减少，而体循环阻力增加，减少右向左分流量，缓解缺氧症状。婴儿则喜竖抱，双膝屈曲，大腿贴腹部。

3. 缺氧发作 多见于婴儿，常在晨起吃奶、哭闹后突然出现阵发性呼吸困难、发绀加重，严重者突然昏厥、抽搐。这是由于肺动脉漏斗部的肌肉突然发生痉挛，引起一过性肺动脉梗阻，导致脑缺氧加重。每次发作持续数分钟至数小时，可自行缓解。年长儿常诉头晕、头痛。

4. 杵状指（趾） 长期缺氧致使指（趾）端毛细血管扩张增生，局部软组织和骨组织增生肥大，导致杵状指（趾）。

体检可见患儿体格发育落后、发绀、杵状指（趾）。胸骨左缘第 2～4 肋间闻及Ⅱ～Ⅲ级喷射性收缩期杂音，肺动脉第二心音减弱或消失。

法洛四联症患儿由于长期缺氧导致红细胞代偿性增加，血液黏稠度增高，血流缓慢，易导致脑血栓、脑脓肿。此外，还可并发感染性心内膜炎。

（三）辅助检查

1. 血液检查 周围血红细胞计数、血红蛋白浓度和血细胞比容增高，凝血酶原时间延长。

2. 胸部 X 线检查 心影呈“靴形”，肺门血管影缩小，肺纹理减少，透亮度增加。

3. 心电图 电轴右偏，右心室肥大，狭窄严重者，可见右心房肥大。

4. 超声心动图 二维超声心动图显示主动脉骑跨于室间隔之上，室间隔连续性中断，右心室流出道及肺动脉狭窄，右心室、右心房内径增大，左心室内径缩小。

5. 心导管检查 导管容易从右心室进入主动脉和左心室。测量肺动脉和右心室之间的压力差，根据压力曲线可辨别肺动脉狭窄的类型。

6. 心血管造影 可显示肺动脉狭窄部位、程度和肺血管的情况，对制定手术方案具有重要价值。

（四）治疗要点

1. 内科治疗　保障液体的摄入，防治脱水，避免脑血栓；预防感染，防治感染性心内膜炎。

2. 缺氧发作的处理　①置膝胸卧位，轻症者可立即缓解。②吸氧并保持患儿安静。③静脉注射普萘洛尔（0.1mg/kg）减慢心率。④吗啡（0.1～0.2mg/kg）皮下注射减轻呼吸急促。⑤5%碳酸氢钠纠正代谢性酸中毒。

3. 外科治疗　以根治手术治疗为主。对年龄过小的婴幼儿及显著肺动脉发育不良的患儿宜先行姑息手术（体－肺动脉分流术），增加肺血流量，改善缺氧，待患儿年长后一般情况改善，再做根治术。

六、先天性心脏病患儿的护理

（一）护理评估

1. 健康史　详细询问病史，了解母亲妊娠史，尤其是孕早期有无病毒感染、用药、放射线接触史等，有无代谢紊乱性疾病及引起宫内缺氧的慢性疾病，是否吸烟、酗酒、吸毒等；了解患儿发现心脏杂音的时间，有无青紫，青紫出现的时间、部位、程度及与活动的关系；详细了解患儿生长发育情况，有无消瘦、生长发育迟缓、喂养困难、活动后心悸、气促、苍白、多汗、哭声嘶哑等，是否喜欢蹲踞、有无阵发性呼吸困难或突然昏厥史；既往有无反复肺炎、心力衰竭史；家族中有无先天性心脏病病史。

2. 身体状况　评估患儿生长发育情况，有无消瘦、生长发育落后；评估青紫情况，有无杵状指（趾）；检查有无呼吸急促、心率增快，以及颈静脉怒张、肝大等心力衰竭表现。检查胸廓有无畸形，听诊心脏杂音位置、时期、性质和响度，有无震颤，肺动脉瓣区第二心音是否增强或减弱，有无分裂；检查有无水冲脉、毛细血管搏动征、血管枪击音等周围血管征。

3. 心理－社会状况　评估患儿是否因疾病导致生长发育落后，影响正常活动与学习而出现情绪低落、抑郁、焦虑、自卑等心理。了解家长对疾病检查、治疗、护理的知晓程度，家庭经济状况，是否因疾病治疗风险大、预后难以预测、费用高而出现焦虑与恐惧情绪等。

4. 辅助检查　了解血液检查、胸部X线、心电图、超声心动图检查的结果及临床意义，必要时进行心导管检查和心血管造影。

（二）治疗要点

一般主张学龄前期手术，包括心脏介入治疗和外科手术治疗。临床症状明显、反复发生肺炎、难以控制的心力衰竭及显著的肺动脉高压，应及时手术。

（三）主要护理诊断

1. 活动无耐力　与体循环缺血和/或血氧饱和度下降有关。

2. 营养失调，低于机体需要量　与喂养困难、体循环缺血、组织缺氧有关。

3. 生长发育迟缓　与体循环缺血和/或血氧饱和度下降影响生长发育有关。

4. 有感染的危险　与肺血多及心内膜缺损易引起肺部感染和心内膜炎有关。

5. 潜在并发症　肺炎、充血性心力衰竭、感染性心内膜炎、脑血栓。

6. 知识缺乏　与家长及年长患儿缺乏先天性心脏病的相关知识有关。

7. 焦虑　与家长及年长患儿担心疾病威胁生命及预后有关。

（四）护理措施

1. 休息与活动　合理安排患儿的活动与休息，保证良好的睡眠，保护心功能。治疗和护理操作尽量相对集中，避免引起患儿情绪激动和哭吵。病情严重的患儿应卧床休息。

2. 饮食护理　营养均衡，给予高蛋白、高维生素、易消化的食物，保证营养需求，增强体质，提高对手术的耐受性。喂养困难的患儿要耐心喂养，少量多餐，避免引起呛咳和呼吸困难；婴儿可给予斜抱位喂奶，必要时喂奶前后吸氧。心功能不全者有水钠潴留时，应根据病情，给予无盐饮食或低盐饮食。幼儿饮食增加膳食纤维的摄入，保持大便通畅，以免加重心脏负担。

3. 预防感染　注意保暖，避免受凉，按气温变化及时增减衣物，以免引起呼吸系统的感染。注意保护性隔离，不去人多拥挤的公共场所，以免交叉感染。拔牙及扁桃体、咽部手术时，应给予足量抗生素，以防感染性心内膜炎的发生。按时完成预防接种。

4. 病情观察　监测生命体征，注意观察患儿有无面色苍白、发绀、呼吸困难、心率增快、肺部啰音、肝大、水肿等心衰表现，详细记录24小时出入量，水肿者每周测体重2次；注意听诊心脏杂音，有无增强或减轻；法洛四联症患儿注意观察有无阵发性呼吸困难、青紫加重、头晕、头痛、意识障碍、偏瘫等，早期发现缺氧发作或脑血栓、脑栓塞等。

5. 并发症的护理

（1）充血性心力衰竭的护理：先心病患儿若突然出现心率增快、呼吸困难、发绀、肝脏进行性增大、心音低钝、奔马律，应考虑心力衰竭，立即置患儿于半卧位、吸氧，使患儿保持安静，并立即通知医生，配合急救。

（2）缺氧发作的护理：法洛四联症患儿注意观察有无阵发性呼吸困难、烦躁、青紫加重，甚至突然晕厥、抽搐等，一旦发生应将患儿置于膝胸卧位，同时给予吸氧，遵医嘱给予吗啡及普萘洛尔等进行抢救治疗。平时注意保持患儿情绪稳定，避免哭吵，保持大便通畅。明显气促、呼吸困难者予低流量鼻导管吸氧，改善缺氧，哭闹、吃奶时可适当提高氧流量。

（3）脑血栓的护理：法洛四联症患儿血液黏稠度高，尤其在发热、出汗、吐泻、脱水时，易发生血液浓缩而形成血栓。因此，要保证液体摄入量，注意供给充足的液体，必要时可给予静脉输液。注意观察患儿神志意识改变及有无肢体偏瘫等。

6. 用药护理　心力衰竭患儿应遵医嘱给予强心、利尿、扩血管药物，注意观察药物疗效和不良反应。洋地黄药物给药前要监测心率，年长儿<60次/分，幼儿<80次/分，婴儿<100次/分需暂停用药。洋地黄中毒的常见反应有心律失常、胃肠道反应、神经系统症状等，用药期间注意观察有无心律失常、恶心、呕吐、食欲缺乏、黄绿视等，监测药物浓度，一旦中毒立即停用洋地黄和利尿药，同时补充钾盐。使用利尿药要注意观察尿量、水肿消退情况，监测电解质，防止电解质紊乱。使用血管扩张药时要严密监测心率和血压，避免血压过度下降，给药时避免药液外渗，硝普钠使用或保存均应避光，药液现用现配。

7. 心理护理　关心爱护患儿、稳定患儿情绪。向家长解释患儿病情和检查、治疗的目的和意义，减轻患儿及家长的担心、焦虑与恐惧，使其树立信心，积极配合治疗。

新生儿先天性心脏病筛查

8. 健康教育

（1）指导家长和患儿建立合理的生活制度，合理安排活动与休息，保护心功能。

（2）指导家长及患儿勿到人多的公共场所，避免交叉感染，注意预防感冒；合理用药，预防其他并发症。

（3）定期复查，按时服药，适时调整药物剂量。

第三节　病毒性心肌炎

病毒性心肌炎（viral myocarditis）是病毒侵犯心肌，引起心肌细胞变性、坏死和间质炎症，病变也可累及心包或心内膜，是小儿心血管系统常见疾病。本病临床表现不一，多数患儿预后良好，少数重症患儿可发生心源性休克、急性心力衰竭、严重心律失常，甚至猝死。

（一）概述

1. 病因　多数病毒都可引起心肌炎，尤其是呼吸道病毒和肠道病毒，柯萨奇病毒（B组和A组）最为多见，约占半数以上，其中以柯萨奇B6病毒最多见。其他还有埃可病毒、脊髓灰质炎病毒、腺病毒、肝炎病毒、流感和副流感病毒、麻疹病毒、单纯疱疹病毒、流行性腮腺炎病毒等。

2. 发病机制　本病的发病机制尚不完全清楚。一般认为病毒直接侵犯心肌引起急性炎症反应，导致心肌变性、坏死和溶解，同时病毒感染后产生的变态反应和自身免疫反应也造成心肌的损害。

（二）护理评估

1. 健康史　评估患儿起病前1～3周是否有前驱感染史（上呼吸道或胃肠道病毒感染史），目前有无发热、咽痛、肌痛、全身不适等症状；有无胸闷、胸痛、心悸、乏力、头晕、面色苍白、面色发灰、腹痛等症状；近期有无剧烈运动、过度疲劳等诱因。

2. 身体状况　本病临床表现轻重不一。轻症患儿可无自觉症状或仅有轻微非特异症状，如乏力、胸闷、一过性心动过速等；少数重症患儿可因急性充血性心力衰竭、严重心律失常（如Ⅲ度房室传导阻滞、室性心动过速、心室颤动等）或突发心源性休克而死亡。

典型病例在起病前1～3周内多有病毒感染史，如上呼吸道感染或肠道感染等。常伴有发热、全身不适、咽痛、肌痛、腹泻和皮疹等症状；心肌受累时患儿常诉疲乏无力、胸闷、心悸、心前区不适或胸痛等。部分患儿呈慢性经过，发展为扩张型心肌病。

3. 心理－社会状况　评估患儿及家长对本病的了解程度，有无焦虑、恐惧等不良心理反应；了解患儿及家长对休息和药物治疗重要性的认识；评估家长对患儿的照护能力及患儿的配合情况。

4. 辅助检查

（1）病原学检查：可从咽拭子、粪便、血液、心包液或心肌中分离出病毒。

（2）心脏生物标志物：①血清心肌酶谱测定：急性期血清肌酸激酶（CK）及其同工酶（CK-MB）、乳酸脱氢酶（LDH）及其同工酶（LDH_1）、谷草转氨酶（GOT）、α-羟丁酸脱氢酶均可升高，其中CK-MB水平升高可作为早期诊断依据。②心肌肌钙蛋白测定：心肌肌钙蛋白（cTnI 或 cTnT）升高，是心肌损伤的特异性标志，其灵敏度和特异性均高于 CK-MB 和 LDH_1。

（3）抗心肌抗体检测：部分患儿血清抗心肌抗体阳性。

（4）心电图检查：部分患儿可见严重心律失常，包括各种期前收缩、室上性和室性心动过速、心房颤动和心室颤动、Ⅱ度或Ⅲ度房室传导阻滞。心肌受累明显可见 ST 段下移和 T 波低平、倒置等。

（5）超声心动图检查：可显示心房、心室的扩大，室壁水肿、增厚等。

（6）心肌活体组织检查：心肌炎诊断的金标准，但由于取样的风险性，目前应用有限。

（三）治疗要点

病毒性心肌炎目前尚无有效治疗方法，一般多采取综合性治疗措施以减轻心脏负担、改善心肌代谢和心功能，促进心肌修复。

1. 休息　急性期卧床休息，减轻心脏负荷。

2. 药物治疗

（1）抗病毒治疗：对处于病毒血症阶段的早期患儿，可选用抗病毒治疗，但疗效不确定。

（2）改善心肌营养：①大剂量维生素 C 和能量合剂：维生素 C 能清除氧自由基，改善心肌代谢及促进心肌恢复；能量合剂可加强心肌营养、改善心肌功能。②辅酶 Q_{10}：保护心肌和清除自由基。③1,6 二磷酸果糖（FDP）：改善心肌代谢、减轻心肌细胞钙负荷并清除自由基。④中药：在常规治疗的基础上加用中药，如生脉饮、丹参或黄芪等。

（3）大剂量免疫球蛋白：通过免疫调节作用减轻心肌细胞损害。

（4）肾上腺皮质激素：改善心肌功能、减轻心肌炎性反应和抗休克作用，一般病程早期和轻症者不用，重症患儿合并心源性休克、致死性心律失常，应足量、早期应用。

3. 重症治疗　①心力衰竭：根据病情联合应用洋地黄、利尿药及血管活性药，由于心肌炎患者对洋地黄制剂比较敏感，使用时洋地黄饱和量应较常规剂量减少，并注意补充氯化钾，以避免洋地黄中毒。重症患儿加用利尿药时，尤应注意电解质平衡，以免引起心律失常。②心源性休克：镇静、给氧、静脉大剂量滴注肾上腺皮质激素或静脉注射大剂量维生素 C，必要时给予多巴胺、异丙肾上腺素、间羟胺等，加强心肌收缩、维持血压和改善微循环。

（四）主要护理诊断

1. 活动无耐力　与心肌收缩力下降、组织供氧不足有关。

2. 潜在并发症　心力衰竭、心律失常、心源性休克。

3. 知识缺乏　与患儿与家长缺乏疾病相关预防、保健知识有关。

（五）护理措施

1. 休息与活动　一旦确诊为心肌炎，建议避免体育活动至少 6 个月。急性期卧床休息 4～6 周，减轻心脏负荷。心脏扩大及并发心力衰竭者应延长卧床休息时间至少 3～6 个月，病情好转、心脏缩小后方可逐步开始活动。有胸闷、心悸、气促者应立即休息，必要时可给予吸氧，烦躁不安者可遵医嘱给予镇静药。

2. 病情观察 密切观察和记录患儿精神状态、面色、心率、心律、呼吸、体温、血压、尿量，有无胸闷、心悸、气促；有无呼吸困难、咳嗽、颈静脉怒张、水肿、肝大、奔马律、肺部湿啰音等心力衰竭表现；有无突然面色苍白、四肢厥冷、脉搏细弱、出冷汗、血压下降或测不出等心源性休克表现；有无头晕、乏力、晕厥等房室传导阻滞表现。

3. 并发症的护理

（1）心律失常：有明显心律失常者应给予连续心电监护，严格卧床休息，严密病情观察，一旦发现Ⅲ度房室传导阻滞、室性心动过速、心室颤动等应立即报告医生，协助采取紧急处理措施。

（2）心力衰竭：发生心力衰竭时应置患儿于半卧位、吸氧，严格控制输液速度和输液量，进行心电监护和血氧饱和度监测，密切观察心率、呼吸、血压变化。使用洋地黄时剂量应偏小，注意观察有无心率过慢，有无新的心律失常或恶心、呕吐等消化系统症状，如有上述症状应暂停用药并与医生联系处理，避免洋地黄中毒。

（3）心源性休克：一旦发生立即给予心电监护、血氧饱和度监测、吸氧，遵医嘱给予血管活性药物（多巴胺、毛花苷C、异丙肾上腺素等）及大剂量肾上腺皮质激素或维生素C，同时在一个通道输注多种药物时要注意药物配伍禁忌，密切观察用药效果，及时进行评价。

4. 心理护理 向患儿及家长介绍本病的病因、治疗过程和预后，解释卧床休息和病情观察的重要性，减少患儿和家长的焦虑、恐惧心理。关心、理解、支持患儿和家长，鼓励患儿积极配合治疗，积极做好健康教育，提升家长照护能力，减轻其心理焦虑。

5. 健康教育

（1）强调休息对病毒性心肌炎恢复的重要性，使患儿能自觉配合治疗。

（2）营养与饮食指导：指导家长为患儿提供高蛋白、高维生素（尤其是维生素C）、清淡易消化的食物。

（3）注意预防呼吸道、胃肠道感染，疾病流行期间尽量少去公共场所，恢复期适当锻炼身体，增强抵抗力。

（4）教会家长测量脉搏、心率，注意节律，发现异常要及时复诊。

（5）带抗心律失常药物出院的患儿，应告知患儿和家长药物的名称、使用方法、剂量及其不良反应。

（6）定期复查，避免后遗症的发生。

病毒性心肌炎的分期

第四节 心律失常

正常心脏激动起源于窦房结，通过心脏传导系统，按一定的频率、顺序及速度播散，使心脏进行收缩和舒张活动。如果心脏激动的形成、传导或自律不正常，都可导致心律失常（cardiac arrhythmia）。小儿的心律失常可以是先天性的，也可以是获得性的。大多数心律失常并无生命危险，但严重心动过缓或心动过速可导致心排血量降低，引起晕厥或猝死，威胁生命。

（一）概述

心律失常的病因及诱因繁多而复杂。可见于各种器质性心脏病，如先天性心脏病、心肌炎、风湿性心脏病等。心脏以外引起心律失常最常见的原因有电解质紊乱、药物反应或中毒、内分泌及代谢性疾病、自主神经失调及情绪激动。此外，心脏手术、心导管检查及麻醉过程中也会引起心律失常。新生儿及婴儿早期心律失常可能与孕母妊娠期疾病、用药等有关。感染为常见诱因，也可因疲劳、精神紧张、缺氧等诱发。心律失常是由于心脏活动的起源和/或传导障碍导致心脏搏动的频率和/或节律异常。

（二）护理评估

1. 健康史　了解患儿既往有无心脏病史，有无洋地黄制剂、利尿药、抗心律失常药物等用药史等，近期有无心脏手术、心导管检查等；有无心悸、乏力、头晕、心前区不适等自觉症状或晕厥、休克史；新生儿及婴儿早期心律失常还应询问母亲孕期疾病和用药史。

2. 身体状况　心律失常常由于心率过快、过慢，以及房室收缩不协调而引起心排血量改变，常见症状有心悸、乏力、头晕，严重的可发生晕厥、休克和心力衰竭，婴儿可突然出现面色苍白、拒食、呕吐和嗜睡等。儿童常见的心律失常如下。

（1）期前收缩：小儿时期最常见的心律失常。按其起搏点的部位可分为房性、房室交界性及室性，其中以室性最为多见。多数患儿无明显症状，年长儿可有心悸、胸闷、心搏不规则等。心脏听诊两次距离很近的心搏之后有较长的间歇，与脉搏间歇一致。

（2）阵发性室上性心动过速：是小儿最常见的异位快速心律失常。临床特点为阵发性发作，突然发作、突然停止。发作时患儿突然烦躁不安、面色青灰、呼吸增快、脉搏细弱、皮肤湿冷，常伴干咳或拒食、呕吐；年长儿自诉心前区不适、心悸、胸痛及头晕。发作时心率可达160～300次/分，持续数秒至数日。若发作持续较久，达24小时以上可出现心力衰竭，但发作一旦停止，心力衰竭多快速好转。心动过速骤发骤停是本病的特点。

（3）室性心动过速：是一种严重的快速心律失常。患儿表现为烦躁不安、心悸、胸闷、头晕，严重病例可发生心室颤动、心力衰竭、心源性休克、晕厥，甚至猝死等。

（4）房室传导阻滞：包括Ⅰ度房室传导阻滞、Ⅱ度房室传导阻滞和Ⅲ度房室传导阻滞。①Ⅰ度房室传导阻滞：可见于正常儿童，临床没有症状，听诊第一心音较低钝。②Ⅱ度房室传导阻滞：由于窦房结的冲动不能全部传达心室，因而造成不同程度的漏搏。临床表现为心动过缓引起胸闷、心悸，甚至眩晕和晕厥。③Ⅲ度房室传导阻滞：因心排血量减少而出现乏力、眩晕、活动时气短，严重病例可发生阿-斯综合征，知觉丧失，甚至死亡。

3. 心理-社会状况　评估患儿及家长的心理状态，对病情、治疗及预后等知识的了解程度。关心、爱护患儿，鼓励患儿积极配合治疗。

4. 辅助检查　心电图是诊断各种心律失常最重要的方法。

心电图诊断心律失常

（三）治疗要点

明确心律失常的性质和心功能状态，查明病因和诱因并积极治疗，适当应用抗心律失常药物。

1. 期前收缩　若期前收缩次数不多，无自觉症状，活动后减少或消失，则不需要用药。器质性心脏病基础上出现的期前收缩或有自觉症状或心电图上呈多源性，应给予抗心律失常药物治疗。

2. 阵发性室上性心动过速　①兴奋迷走神经终止发作：对无器质性心脏病、无明显心力衰竭患儿，可采用刺激咽部后深吸气屏气、压迫颈动脉窦、潜水反射法等兴奋迷走神经，延缓房室传导，终止发作。②应用抗心律失常药。③电学治疗：包括同步直流电复律和心房调搏复律（包括经食管心房调搏或经静脉右心房内调搏）。④射频消融术。

3. 室性心动过速 室性心动过速严重者可发生心室颤动，致心脏猝死，应及时诊断，去除病因、诱因，积极治疗。伴有血流动力学障碍如血压下降或心力衰竭者首选同步直流电复律，转复后再用药物维持；无血流动力学障碍者，用药物复律，常用药物包括利多卡因、普罗帕酮、美西律、苯妥英钠、普萘洛尔、胺碘酮等，一般首选利多卡因，无效时换用其他药物。

4. 房室传导阻滞 ①Ⅰ度房室传导阻滞：注重病因治疗，基本无须特殊治疗。②Ⅱ度房室传导阻滞：在治疗原发病的基础上，心率过缓而无晕厥或心力衰竭可口服阿托品、异丙肾上腺素。③Ⅲ度房室传导阻滞：有心功能不全症状或阿－斯综合征表现需积极治疗，药物治疗包括阿托品、麻黄碱、异丙肾上腺素等，同时纠正缺氧与酸中毒，改善心脏传导功能。反复发生阿－斯综合征、药物治疗无效或伴心力衰竭，安装起搏器。

（四）主要护理诊断

1. 活动无耐力 与心律失常导致心排血量下降，组织供氧不足有关。

2. 潜在并发症 心力衰竭、心源性休克、猝死。

3. 知识缺乏 与患儿与家长缺乏疾病相关知识有关。

（五）护理措施

1. 休息与活动 指导患儿养成良好的生活和作息习惯，确保足够的休息。症状轻或无症状的患儿，在保证足够休息的情况下鼓励其正常生活；明显胸闷、心悸的患儿，协助其选择舒适体位，如半卧位、高枕卧位，忌左侧卧位，以免加重对心脏的压迫，加重心律失常的症状；患儿出现抽搐或意识障碍时，取平卧位，头偏向一侧，避免发生窒息。

2. 饮食护理 给予清淡、低脂、高营养且易消化的饮食，少食多餐，忌暴饮暴食，指导患儿养成良好的饮食习惯。保持大便通畅，心动过缓的患儿避免用力排便，预防屏气用力引起迷走神经兴奋，加剧心动过缓。

3. 病情观察 密切观察患儿是否出现心悸、胸闷、头晕、乏力、心前区不适等症状，并详细记录相关症状的严重程度及持续时间。定时测量患儿的脉搏、心率，注意观察心律，及时发现心律失常。脉搏短绌者，应同时测心率和脉率1分钟。

4. 并发症的护理 如出现严重心律失常、心力衰竭、心源性休克或阿－斯综合征等，应密切观察病情变化，积极配合抢救，给氧、纠正酸碱平衡紊乱、控制心力衰竭，同时做好胸外心脏按压、电复律及人工心脏起搏器准备。

5. 用药护理 严格遵医嘱使用抗心律失常药物，掌握正确的用法、剂量，观察疗效及不良反应。指导家长严格保管药物，不可让患儿触碰。静脉注射抗心律失常药物要控制速度，密切注意输液过程中患儿心电图、心律和脉率变化，以便及时发现和处理药物的不良反应。

6. 心理护理 向患儿及家长普及疾病的相关知识，缓解其紧张和焦虑情绪，同时对患儿进行安抚，给予足够的心理支持和情感支持，帮助其建立一个良好的心态，积极配合治疗。

7. 健康教育

（1）强调休息和卧位的重要性，作息规律，保证充足的休息，减轻心脏负担。

（2）告知患儿及家长遵医嘱用药的重要性，不能自行增减或停用药物。

（3）注意预防感染，饮食清淡、易消化、营养均衡，预防便秘。

（4）定期复查，如有症状及时复诊。

小儿心源性晕厥

本章小结

思考题

1. 简述法洛四联症患儿缺氧发作的急救。

2. 如何指导病毒性心肌炎患儿的休息？

3. 简述心律失常患儿的病情观察的内容。

更多练习

（陆旭亚）

第十一章　泌尿系统疾病患儿的护理

教学课件

学习目标

1. 素质目标

（1）能够展现出科学严谨的用药态度，严格遵循医嘱，确保患儿用药的准确性和安全性。

（2）能够主动关爱泌尿系统疾病患儿，深入了解患儿及其家庭的痛苦和困扰，通过温暖的语言和体贴的护理行为，及时给予安抚和支持，缓解患儿和家长对疾病的恐惧和焦虑情绪。

2. 知识目标

（1）掌握：儿童正常尿量范围、少尿及无尿判定标准；急性肾炎的病因、临床表现及护理措施；肾病综合征的临床表现、护理诊断及护理措施；儿童尿路感染的临床表现、护理诊断及护理措施。

（2）熟悉：急性肾炎和肾病综合征的治疗原则；儿童尿路感染的病因及治疗原则。

（3）了解：急性肾炎及肾病综合征的病理变化及发病机制；常见泌尿生殖系统畸形患儿的护理。

3. 能力目标

（1）能根据儿童排尿及尿液特点判断其排尿及尿液检查是否正常。

（2）能利用辅助检查结果区别肾炎和肾病综合征。

（3）能运用护理程序对泌尿系统疾病患儿实施整体护理，并开展健康教育。

案例

【案例导入】

患儿，男，6岁，因“血尿、眼睑及下肢水肿2天”而入院。患儿2周前患“感冒”；3天前出现眼睑水肿、尿量减少，近2日眼睑水肿加重，下肢出现水肿，尿量明显减少，发现肉眼血尿。患儿既往无住院史，无高血压史，家长对疾病相关知识不知晓。入院检查：体温36.5℃，脉搏100次/分，呼吸25次/分，血压160/100mmHg。患儿神志清楚，精神稍差，眼睑、面部及双下肢水肿，呈非凹陷性，双肺未闻及啰音，心律规则，无杂音，肝脾未触及，移动性浊音（-）。尿常规示蛋白（+++），红细胞满视野；血常规正常；红细胞沉降率45mm/h；血清抗链球菌溶血素“O”抗体（ASO）800U，C3 0.33mg/L。

【请思考】

1. 该患儿的入院医疗诊断是什么？
2. 该患儿存在哪些主要护理诊断？
3. 该患儿护理措施有哪些？

【案例分析】

第一节 儿童泌尿系统解剖生理特点

（一）解剖特点

1. 肾脏 肾脏呈蚕豆形，左右各一，位于腹膜后脊柱两侧。婴儿期肾脏位置较低，下极平第4腰椎，2岁以下健康儿童腹部触诊时肾脏易触及。年龄越小，肾脏相对越重，出生时两肾重量约为体重的1/125。

2. 输尿管 婴幼儿输尿管长而弯曲，管壁肌肉和弹力纤维发育不良，容易受压、扭曲而导致梗阻，易发生尿潴留而诱发感染。

3. 膀胱 婴儿膀胱位置比年长儿高，尿液充盈时，膀胱顶部常在耻骨联合之上，腹部触诊时容易触及；随年龄增长逐渐降入盆腔内。

4. 尿道 新生女婴尿道长度仅为1cm（性成熟期3~5cm），且外口暴露而又接近肛门，易受细菌污染。男婴尿道虽较长（5~6cm），但常有包茎和包皮过长，尿垢积聚时也易引起上行性细菌感染。

（二）生理特点

肾脏生理功能包括排泄机体代谢产物，调节水、电解质、酸碱平衡，以及内分泌功能等。

1. 肾小球的滤过功能 新生儿肾小球滤过率约为成人的1/4，早产儿更低，3~6个月时为成人的1/2，6~12个月时是成人的3/4，2岁时可达成人水平，故婴儿不能有效地排出过多的水分和溶质。

2. 肾小管的重吸收及排泄功能 新生儿及婴幼儿肾小管的重吸收功能较低，对水及钠的负荷调节较差，对营养物质重吸收也不充分。

3. 尿的浓缩和稀释功能 新生儿及婴幼儿在应激状态下保留水分的能力低于年长儿及成人，在体液丢失或入量不足时，易发生脱水，甚至诱发急性肾功能不全。而尿稀释功能接近成人，可将尿渗透压稀释至40mmol/L，但因肾小球滤过率较低，大量水负荷或输液过快时易发生水肿。

4. 酸碱平衡 新生儿及婴幼儿对酸碱平衡的调节能力差，易发生酸中毒。

5. 内分泌功能 新生儿的肾脏已具有内分泌功能，其醛固酮、血浆肾素和血管紧张素均等于或高于成人水平，出生后数周内逐渐降低。新生儿肾血流量少，合成前列腺素的速率较低。

6. 儿童排尿及尿液特点

（1）排尿次数：新生儿出生后前几日内，因摄入量少，每日排尿仅为4～5次；1周后因新陈代谢旺盛，进水量较多而膀胱容量小，每日排尿增至20～25次；1岁时每日排尿15～16次；学龄前期和学龄期减至每日6～7次。

（2）排尿控制：婴儿期由脊髓反射完成，以后建立脑干－大脑皮质控制，至3岁已能控制排尿。在1.5～3.0岁，儿童主要通过控制尿道外括约肌和会阴肌控制排尿，若3岁后不能控制膀胱逼尿肌收缩，则出现不稳定膀胱，表现为白天尿频、尿急，偶尔尿失禁和夜间遗尿。

（3）每日尿量：见表11－1。

表11－1 儿童每日尿量

年龄	正常尿量	少尿	无尿
新生儿出生后48小时	1～3ml/(kg·h)	<1.0ml/(kg·h)	<0.5ml/(kg·h)
新生儿出生后2天内	30～60ml/d	<1.0ml/(kg·h)	<0.5ml/(kg·h)
新生儿出生后3～10天	100～300ml/d	<1.0ml/(kg·h)	<0.5ml/(kg·h)
2个月婴儿	250～400ml/d	<200ml/d	<50ml/d
1岁婴儿	400～500ml/d	<200ml/d	<50ml/d
幼儿	500～600ml/d	<200ml/d	<50ml/d
学龄前儿童	600～800ml/d	<300ml/d	<50ml/d
学龄期儿童	800～1400ml/d	<400ml/d	<50ml/d

（4）尿的性质

1）尿色：新生儿出生后2～3天尿色深，稍浑浊，放置后有红褐色沉淀，为尿酸盐结晶，数日后尿色变淡。婴幼儿正常尿液呈淡黄色且透明，但在寒冷季节放置后可有盐类结晶析出而变浑浊。

2）酸碱度：新生儿出生后前几日因尿内含尿酸盐多而呈酸性，以后接近中性或弱酸性，pH为5～7。

3）尿渗透压和尿比重：新生儿尿渗透压平均为240mmol/L，尿比重为1.006～1.008。随年龄增长逐渐增高，婴儿尿渗透压为50～600mmol/L。1岁后接近成人水平，儿童尿渗透压为500～800mmol/L，尿比重通常为1.011～1.025。

4）尿蛋白：正常儿童尿中仅含微量蛋白，通常≤100mg/(m^2·24h)，定性为阴性。24小时尿蛋白定量大于150mg/(m^2·24h)或>4mg/(m^2·h)或>100mg/L，定性为阳性，均为异常。

5）尿细胞：正常情况下，儿童新鲜尿液离心后沉渣显微镜下检测，红细胞 <3 个/高倍视野，白细胞 <5 个/高倍视野，透明管型偶见。

第二节　急性肾小球肾炎

急性肾小球肾炎（acute glomerulonephritis）简称急性肾炎，是一组由不同病因所致的感染后免疫反应引起的急性弥漫性肾小球炎性病变。主要临床表现为急性起病，多有前驱感染，水肿、少尿、血尿、高血压和不同程度的蛋白尿。本病可分为急性链球菌感染后肾炎和非链球菌感染后肾炎，本节介绍前者。该病多发生于 5～14 岁儿童，2 岁以下少见，男女比例约为 2∶1。

（一）概述

1. 病因　本病有多种病因，最常见的是 A 组乙型溶血性链球菌急性感染后引起的免疫复合物性肾小球炎症。发病前 1～3 周多有呼吸道或皮肤感染，以上呼吸道感染最多见。

2. 发病机制　链球菌感染后，刺激机体产生相应抗体，形成免疫复合物，沉积于肾小球基底膜上，并激活补体，引起一系列肾小球炎性病变，使肾小球基底膜损伤，血液成分漏出，出现血尿、蛋白尿和管型尿；炎症刺激肾小球内皮细胞肿胀和增生，使肾小球毛细血管腔变窄甚至闭塞，导致肾小球滤过率下降，体内水钠潴留，出现高血压、水肿、少尿，严重者可发生严重循环充血、高血压脑病和急性肾功能不全，见图 11－1。

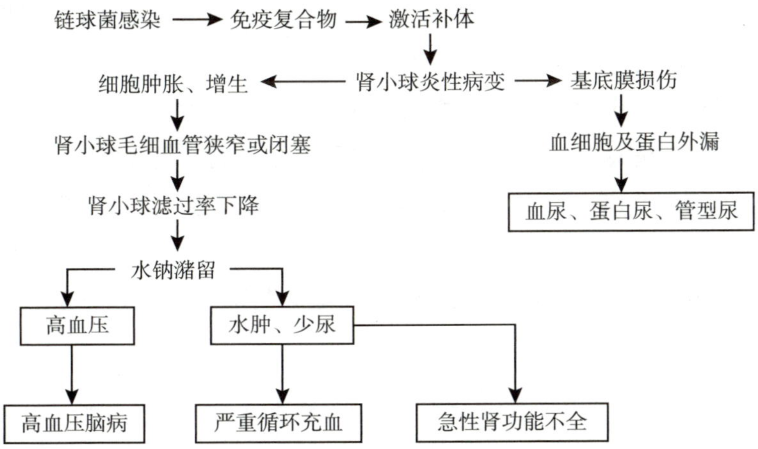

图 11－1　急性肾小球肾炎的发病机制

（二）护理评估

1. 健康史　了解患儿发病前 1～3 周有无上呼吸道或皮肤感染史；目前有无发热、乏力、头痛、呕吐及食欲缺乏等全身症状；评估水肿开始及持续时间、发生部位、发展顺序及程度；患儿排尿次数、尿量及尿色；目前是否应用药物治疗。

2. 身体状况

（1）典型表现：急性期可有发热、头痛、头晕、咳嗽、气促、恶心、呕吐、腹痛、食欲缺乏、乏力、全身不适等非特异性症状。特异性症状见以下 4 种。

1）水肿：是最早出现及最常见的症状。70% 患儿有水肿，一般仅累及眼睑及颜面部，重者2~3天内遍及全身，呈非凹陷性。水肿同时多伴有少尿或无尿。

2）血尿：起病即有，50%~70%患儿有肉眼血尿，尿色如洗肉水样或烟灰水样，持续1~2周后转为镜下血尿，镜下血尿可持续数月。

3）高血压：30%~80%患儿有血压增高，学龄前儿童血压≥120/80mmHg，学龄儿童血压≥130/90mmHg，1~2周内可随尿量增加而恢复正常。

4）蛋白尿：程度不等，20%患儿可达到肾病综合征水平。

（2）重症表现：少数患儿在发病2周内可出现下列严重症状。

1）严重循环充血：由于水钠潴留，血浆容量增加所致。可见端坐呼吸、气短、咳嗽、咳粉红色泡沫痰、肺部湿啰音、颈静脉怒张、肝大压痛、心脏扩大、心率增快，甚至出现奔马律、水肿加剧等。少数患儿可突然发生，导致病情急剧恶化。

2）高血压脑病：由于脑血管痉挛，导致缺血、缺氧、血管通透性增高而发生脑水肿，血压通常在150~160mmHg/100~110mmHg以上。临床表现为剧烈头痛、呕吐、复视或一过性失明、嗜睡或烦躁，严重者突然出现惊厥、昏迷。

3）急性肾功能不全：严重少尿或无尿患儿可出现氮质血症、电解质紊乱和代谢性酸中毒。一般持续3~5天（不超过10天），尿量逐渐增多后病情好转。

急性肾小球肾炎
非典型表现

3. 心理-社会状况 评估家长是否知晓本病的诱发因素、急性期休息和饮食的重要性，是否积极配合治疗和护理，有无焦虑心理等情况；了解患儿对治疗和休息的配合情况，有无紧张、忧虑及情绪低落等心理状况。

4. 辅助检查

（1）尿液检查：镜下可见不同程度的红细胞增多，还有透明、颗粒或红细胞管型。尿蛋白为（+）~（+++），且与血尿程度相平行。

（2）血常规：有轻、中度贫血，红细胞沉降率增快。

（3）血清补体：血清总补体及C3可明显下降，6~8周恢复正常。

（4）血清ASO：10~14天开始升高，提示近期链球菌感染，是诊断链球菌感染后肾炎的主要依据。

（5）肾功能：少尿、无尿者可有血尿素氮和肌酐升高。

（三）治疗要点

本病无特异性治疗，主要是休息、调节饮食、控制感染和对症治疗。

1. 休息与饮食 急性期卧床休息，给予低盐饮食，严重水肿或高血压者需无盐饮食。有氮质血症者限制蛋白摄入，有严重循环充血者限制水的摄入。

2. 控制感染 对仍有感染灶者，应用青霉素10~14天清除感染病灶，青霉素过敏者用红霉素，避免使用肾毒性药物。

3. 对症治疗

（1）利尿：轻度水肿患儿可给予氢氯噻嗪每日1~2mg/kg，分2~3次口服，重者给予呋塞米每日2~5mg/kg，分次口服或每次1~2mg/kg静脉注射。

（2）降压：经休息、控制水盐摄入、利尿处理后血压仍高者（舒张压>90mmHg）应给予降压药。首选硝苯地平（钙通道阻滞药），初始剂量为每日0.25mg/kg，最大剂量为每日1mg/kg，分3次口服或舌下含服。

（3）重症患儿治疗：①严重循环充血，严格限制水盐摄入量，应用呋塞米、硝普钠等利尿降压药，严密监测血压，必要时可给予腹膜透析或血液净化治疗。②高血压脑病，首选硝普钠，辅以镇静止痉和利尿脱水药。③急性肾功能不全，应用呋塞米，有氮质血症、电解质紊乱及酸中毒严重者，应尽早采用透析治疗。

（四）主要护理诊断

1. 体液过多　与肾小球滤过率降低，水钠潴留有关。

2. 活动无耐力　与肾小球病变及其对身体各系统的影响有关。

3. 潜在并发症　严重循环充血、高血压脑病、急性肾功能不全。

4. 知识缺乏　与家长及年长患儿缺乏急性肾小球肾炎相关知识有关。

（五）护理措施

1. 休息与活动　起病2周内应卧床休息；待水肿消退、血压正常、肉眼血尿消失后，可下床轻微活动或户外散步；尿常规红细胞减少、红细胞沉降率正常可上学，但应限制活动量，避免剧烈运动；尿沉渣细胞绝对数正常后可恢复体力活动。

2. 饮食护理　有水肿、高血压、少尿的患儿给予低盐饮食，钠盐限制在每日60mg/kg，严重水肿和高血压患儿应无盐饮食，水肿消退后每日可给钠盐3～5g。严重少尿或循环充血时，须限制水的摄入量，入量一般为前一天尿量加500ml。有氮质血症者，限制蛋白质入量，每日可给予优质动物蛋白0.5g/kg，肾功能正常后，尽早恢复蛋白供给，以保证儿童生长发育。

3. 病情观察　加强巡视，观察生命体征的变化，尤其是血压，每8小时测量1次，根据病情可增加监测次数；观察尿量、颜色、性质的变化；准确记录24小时液体出入量，定期测体重，每周检查尿常规2次；注意观察患儿有无咳嗽及粉红色泡沫痰、有无血压突然升高、剧烈头痛、尿量持续减少等，以防严重循环充血、高血压脑病、急性肾衰竭等并发症发生。

4. 并发症的护理

（1）严重循环充血伴明显咳嗽咳痰时，需及时拍背、雾化吸入、吸痰，较大患儿可指导有效咳嗽咳痰；呼吸困难时应采取半卧位、及时吸氧，并做好抢救准备。

（2）高血压脑病时，需严密监测血压变化，呕吐时取侧卧位，及时清除口腔呕吐物，以防误吸。抽搐患儿及时止痉，固定四肢，防止外伤；牙关紧闭者，用裹有纱布的压舌板置于上下磨牙之间，防止舌咬伤。使用床档保护，防止坠床。

（3）急性肾功能不全时，需准确记录液体出入量，限制水、盐、钾、磷和蛋白质入量，供给足够的热量，以减少组织蛋白的分解。透析治疗患儿因丢失大量蛋白，不需限制蛋白质入量。

5. 用药护理　遵医嘱给予利尿药和降压药，注意观察疗效和不良反应。利尿药的不良反应主要有胃肠道反应和电解质紊乱（尤其是钾离子紊乱），用药期间注意观察有无恶心、呕吐，监测血钾浓度，补充含钾丰富的食物。呋塞米静脉注射剂量过大时可出现一过性耳聋，用药时需监测患儿听力。硝普钠的不良反应有恶心、呕吐、情绪不稳、头痛及肌肉痉挛等，需严密监测血压和心率。由于硝普钠遇光易分解，应现用现配，整个输液系统要避光，配制4小时后未用完应及时更换。

6. 心理护理 理解、支持患儿及家长，做好解释、安慰工作，使患儿树立战胜疾病的信心，消除患儿及家长焦虑、紧张等情绪，及时向家长介绍疾病的相关知识。

7. 健康教育

（1）加强体育锻炼，增强体质，提高抵御感染能力。

（2）避免接触感染性疾病患儿，季节变换和呼吸系统疾病高发期少到公共场所，预防交叉感染。

（3）保持口腔、皮肤等部位清洁，积极预防感染。

（4）向家长说明休息的重要性，强调急性期限制患儿活动是控制病情进展的重要措施，指导正确的休息方法。起病 2 周内应卧床休息；待水肿消退、血压正常、肉眼血尿消失后，可下床轻微活动或户外散步；尿常规红细胞减少、红细胞沉降率正常可上学，但应限制活动量，避免剧烈运动；尿沉渣细胞绝对数正常后可恢复体力活动。

（5）指导正确用药，掌握常用药物的剂量、用法、不良反应及用药注意事项。

（6）指导家长每周为患儿检查尿常规 1 次，病程 2 个月后改为每月检查 1 次，随访时间为半年。

知识拓展

人类免疫缺陷病毒相关性肾小球肾炎

人类免疫缺陷病毒（HIV）相关性肾脏疾病是一个全球性的问题，导致慢性肾脏病的发病率明显升高。最近一项综述对不同肾小球滤过率估算公式定义的 HIV 相关肾脏疾病进行了研究，结果表明，西太平洋地区根据肾病饮食调节（MDRD）定义的 HIV 相关慢性肾脏病占 5. 7%，根据 Cockcroft – Gault 公式定义的 HIV 相关慢性肾脏病占 9. 6%。对这部分患者应行肾脏活检，以评估 HIV 相关性肾脏疾病的形态学特征，指导治疗。导致 HIV 相关性肾小球肾炎的因素很多，包括病毒持续性复制、患者对抗病毒治疗的反应、肾小球损伤的遗传易感性（如 *APOL*1 风险等位基因）、合并其他病毒感染，以及免疫复合物疾病或血栓性微血管病的发展。因此，难以对患者个体的预后进行准确估计。

第三节 肾病综合征

肾病综合征（nephrotic syndrome），是一组由多种病因所致的肾小球基底膜通透性增高，导致大量血浆蛋白质从尿中丢失的临床综合征。具有大量蛋白尿、低蛋白血症、高脂血症及明显水肿四大特点，其中大量蛋白尿、低蛋白血症是诊断必备条件。本病是儿童泌尿系统多发疾病，3～5 岁为发病高峰期，男女比例为 3. 7∶1。按病因可分为原发性、继发性和先天性三种类型。本节主要叙述原发性肾病综合征。

（一）概述

1. 病因和发病机制 本病致病原因尚不明确。原发性肾病综合征按其临床表现可分为单纯型和肾炎型，前者的发病可能和T细胞免疫功能紊乱有关，后者的肾脏病变中常可发现补体成分沉积和免疫球蛋白，提示可能与免疫病理损伤有关（图11－2）。

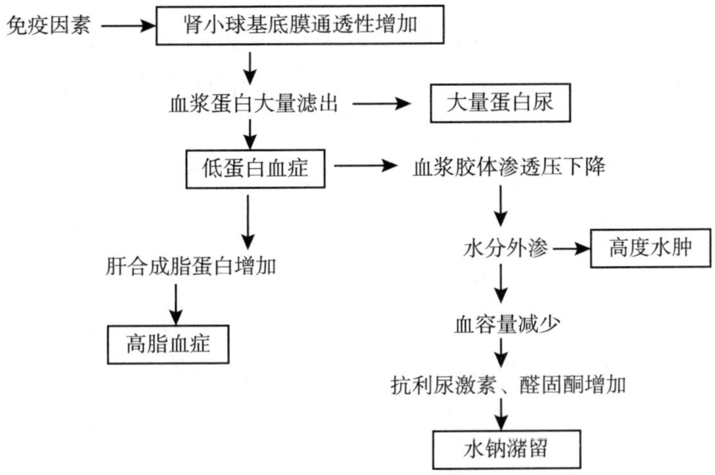

图11－2　肾病综合征的发病机制

2. 病理生理　本病基本病变是肾小球通透性增高，导致大量蛋白尿。低蛋白血症、高脂血症及明显水肿是继发病理生理改变。

（1）蛋白尿：由于基底膜构成改变，使血浆中分子量较大蛋白经肾小球滤出；此外，基底膜负电荷位点减少，使带负电荷的蛋白大量通过，从而出现大量蛋白尿。

（2）低蛋白血症：大量血浆蛋白从尿中丢失和从肾小球滤出后被肾小管吸收分解是造成本病低蛋白血症的主要原因。

（3）高脂血症：低蛋白血症促进肝脏合成脂蛋白增加，导致血清总胆固醇、甘油三酯、低密度脂蛋白和极低密度脂蛋白增高，形成高脂血症。

（4）水肿：低蛋白血症使血浆胶体渗透压降低，血管内水分向组织间隙转移出现水肿。当血浆清蛋白低于25g/L时，液体将潴留在间质区；血浆清蛋白低于15g/L则有腹水或胸腔积液形成。

（二）护理评估

1. 健康史　评估患儿起病缓急，有无明显诱因；近来有无预防接种史；是否为过敏性体质；既往有无相同病史，是首发还是复发。详细询问本次发病原因，目前接受检查及治疗情况，所用药物名称、剂量、用药时间及不良反应等。

2. 身体状况

（1）单纯性肾病综合征：常起病隐匿，无明显诱因。水肿最常见，多为首诊症状。由眼睑开始，逐渐遍及全身，呈凹陷性，男孩阴囊水肿明显，严重者可有腹水、胸腔积液或心包积液，伴有尿量明显减少。一般无血尿和高血压。

（2）肾炎性肾病综合征：水肿一般不严重。除具有肾病综合征四大典型临床特征外，还有血尿、高血压、氮质血症或血清补体下降。

（3）并发症

1）感染：易合并各种感染，如呼吸道、皮肤、尿路感染和原发性腹膜炎等，其中以上呼吸道感染最多见，院内感染以呼吸道感染和尿路感染最多见。感染可造成疾病加重和复发。

2）电解质紊乱和低血容量：电解质紊乱常有低钠、低钾、低钙血症。患儿如有食欲缺乏、乏力、疲倦、嗜睡、血压下降，甚至出现休克、抽搐等表现，提示低钠血症；因应用激素、排钾利尿药等原因可致低钾血症；因维生素 D 结合蛋白经尿中丢失致维生素 D 不足，影响钙的吸收，出现低钙血症。由于低蛋白血症、血浆胶体渗透压下降、显著水肿导致血容量不足，尤其在低钠血症时易出现低血容量性休克。

3）血栓形成：肾病高凝状态易致动、静脉血栓形成，以肾静脉血栓形成常见，表现为突发腰痛，出现血尿或血尿加重、少尿，甚至发生肾衰竭。临床可见不同部位血管血栓形成，两侧肢体水肿程度差别明显提示下肢深静脉血栓形成，下肢疼痛和足背动脉搏动消失提示下肢动脉血栓形成；出现不明原因的咳嗽、咯血或呼吸困难而无肺部阳性体征警惕肺栓塞；突发偏瘫、面瘫、失语或神志改变等神经系统症状考虑为脑栓塞。

4）急性肾衰竭：少数微小病变型肾病综合征因血容量减少可并发急性肾衰竭，多为肾前性。

3. 心理－社会状况 评估患儿及家长对本病的认识程度和心理状态。住院婴幼患儿是否存在分离性焦虑；年长儿是否因激素治疗导致自我形象改变而产生自卑心理，或因疾病反复发作而产生紧张、忧虑心理；家长有无抑郁、焦虑、失望等心理。

4. 辅助检查

（1）尿液分析：尿蛋白定性（+++）~（++++），24 小时尿蛋白定量 >50mg/kg，肾炎性肾病综合征可有镜下血尿。

（2）血浆蛋白：血浆总蛋白低于正常，清蛋白下降更明显（<30g/L 或≤25g/L），达到低蛋白血症诊断标准。

（3）血脂：血清胆固醇明显增高（>5.7mmol/L），其他脂类也可增高。

（4）肾功能检查：单纯性肾病综合征尿量极少时可有暂时性氮质血症；肾炎性肾病综合征可伴持续性氮质血症。

（5）血清免疫球蛋白和补体测定：IgG 和 IgA 水平降低，单纯性肾病综合征血清补体正常，肾炎性肾病综合征可有补体下降。

（三）治疗要点

以肾上腺糖皮质激素治疗为主，控制水肿、维持水电解质平衡、供给营养、预防和控制感染等。

1. 糖皮质激素 是目前治疗本病的首选药物，初诊病例应尽早选用治疗。

（1）短程疗法：泼尼松每日 2mg/kg，全日最大量 60mg，分 3 次口服，共 4 周。4 周后改为泼尼松 1.5mg/kg，隔日晨起顿服，继续用药 4 周，总疗程 8 周。

（2）中、长程疗法：适用于各种类型的肾病综合征。先以泼尼松每日 2mg/kg，全日最大量 60mg，分 3 次口服；如 4 周内尿蛋白转阴，2 周后开始减量，改为隔日 2mg/kg 早餐后顿服，继续用药 4 周，以后每 2~4 周减量 2.5~5.0mg 直至停药，疗程 6 个月（中程疗法）；若 4 周内尿蛋白未转阴，继续用药至转阴后 2 周减量，最长不超过 8 周，然后改为隔日早餐后顿服，继续用药 4 周，减量方法同上，疗程 9 个月（长程疗法）。

2. 对症治疗 水肿严重、合并高血压者可给予利尿药，氢氯噻嗪每日 2mg/kg 或螺内酯每日 3mg/kg，分 3 次口服，必要时静脉给予呋塞米。

3. 免疫抑制剂治疗　环磷酰胺有助于延长缓解期及减少复发，改善激素耐药者的反应；环孢素 A 适用于不能耐受激素治疗者及部分激素耐药者。

4. 其他治疗　抗凝治疗、纤溶药物治疗、应用血管紧张素转换酶抑制剂及受体拮抗剂等。

（四）主要护理诊断

1. 体液过多　与低蛋白血症及水钠潴留有关。

2. 营养失调，低于机体需要量　与大量丢失蛋白质有关。

3. 有感染危险　与免疫力低下有关。

4. 潜在并发症　电解质紊乱、药物不良反应、血栓形成、急性肾衰竭。

5. 焦虑　与疾病反复、病程长和担心预后有关。

6. 自我形象紊乱　与长期服用激素致库欣面容、身材改变有关。

（五）护理措施

1. 活动与休息　一般不需严格限制活动，但要避免劳累和剧烈运动。严重水肿、高血压者应卧床休息，经常变换体位，预防血管栓塞等并发症，病情缓解后可逐渐增加活动量。重度胸腔积液、腹水时宜采取半坐卧位。

2. 饮食护理　水肿患儿应低盐（每日≤2g）饮食，适当限水；严重水肿、高血压者应予短期无盐饮食，限钠＜1g/d，供给优质蛋白（乳、鱼、蛋、禽、牛肉等）、低脂肪、高热量、高维生素、易消化饮食；大量蛋白尿时，蛋白质摄入量控制在每日 1.5～2.0g/kg，以动物蛋白为宜，尿蛋白消失后长期应用糖皮质激素者多补充蛋白、少食脂肪（以植物性脂肪为宜），补充维生素 D（400U/d）、钙剂及含钾食物。

3. 预防感染

（1）加强皮肤护理：保持皮肤干燥、清洁，及时更换内衣，保持床铺整洁、被褥松软，经常翻身；水肿严重时，臀部、四肢等受压部位使用棉圈或气垫床；颜面眼睑水肿者应垫高枕头，下肢水肿明显者可抬高肢体，阴囊水肿者可用棉垫或吊带托起；防止搔抓致皮肤损伤，皮肤感染、破损处及时处理。输液过程中加强巡视，防止药液外渗继发感染。

（2）环境与卫生管理：做好保护性隔离，本病患儿与感染性疾病患儿分室收治，严格执行探视管理制度，病室定时开窗通风，定期消毒。注意个人卫生，加强口腔护理，保持外阴、尿道口清洁；及时增减衣被，防止感冒，避免去公共场所；接触麻疹、水痘者，激素减量并注射丙种球蛋白。

4. 病情观察　监测生命体征、观察水肿变化，每日晨起测体重，记录 24 小时出入液体量，腹水明显者观察腹围变化；观察尿量、外观、性状变化，有无蛋白尿、肉眼血尿；观察有无并发症的发生。

5. 用药护理

（1）应用利尿药期间应密切观察尿量、体重、血压和血清电解质变化，预防水、电解质紊乱及出现低血容量性休克或静脉血栓形成。

（2）注意观察糖皮质激素的疗效及不良反应，观察尿蛋白、血浆蛋白变化情况，是否出现库欣综合征、高血压、消化道溃疡、骨质疏松等表现。

（3）注意观察环磷酰胺的不良反应，如白细胞减少、脱发、胃肠道反应、出血性膀胱炎等。多饮水，预防出血性膀胱炎，用药期间定期检查血常规。

（4）应用抗凝或溶栓类药物时要观察有无出血情况，监测凝血功能。

6. 心理支持 本病病程长、病情易反复，患儿常出现抑郁焦虑，情绪不宁。护士应关心体贴、爱护患儿，积极疏导不良情绪，帮助患儿坚定治疗信心。指导家属给予患儿心理支持，培养其兴趣爱好，营造良好的康复环境。

7. 健康教育

（1）在恢复期可组织一些轻松的娱乐活动，适当安排学习，以增强患儿信心，积极配合治疗；活动时注意安全，避免奔跑、打闹，以防摔伤、骨折等。

（2）告知患儿家长感染是导致病情复发的重要原因，指导预防各种感染的有效措施，患感染性疾病需及时治疗。

（3）介绍激素对治疗本病的重要性，指导患儿及家长严格遵医嘱坚持用药，不可随意减量和停药。

（4）预防接种需待临床症状缓解并停药 3 个月后进行。

（5）指导患儿及家长及时到医院复查。

第四节　尿路感染

尿路感染（urinary tract infection）是指病原体直接侵入尿路，在尿液中生长繁殖，并侵犯尿路黏膜或组织而引起的炎性损伤。临床上可分为上尿路感染（肾盂肾炎）和下尿路感染（膀胱炎或尿道炎）。由于儿童时期感染局限在尿道某一部位者较少，且临床定位困难，故常统称为尿路感染。根据患儿有无临床症状，分为症状性尿路感染和无症状性菌尿。尿路感染是儿童泌尿系统常见的感染性疾病，占儿童泌尿系统疾病的 12.5%。

（一）概述

1. 病因 引起尿路感染多数为革兰阴性杆菌，如大肠埃希菌、变形杆菌、肺炎克雷伯菌、铜绿假单胞菌等。其中，大肠埃希菌是尿路感染最常见的致病菌，占 60% ~80%。

2. 发病机制

（1）感染途径

1）上行感染：是儿童尿路感染的最主要途径。致病菌从尿道口上行并进入膀胱，引起膀胱炎，膀胱内的致病菌再经输尿管移行至肾脏，引起肾盂肾炎。

2）血源性感染：主要见于新生儿和小婴儿，经此途径侵袭尿路的致病菌主要是金黄色葡萄球菌。

3）淋巴感染和直接蔓延：结肠内的细菌和盆腔感染可通过淋巴管感染肾脏，肾脏周围邻近器官和组织的感染也可直接蔓延。

（2）易感因素

1）尿道周围细菌种类及尿液性状的改变，为致病菌入侵、繁殖创造了条件。

2）细菌黏附于尿路上皮细胞是其在尿路增殖引起感染的先决条件。

3）患儿尿中分泌型 IgA 浓度降低，可增加尿路感染的机会。

4）其他因素：先天性或获得性尿路畸形，新生儿或小婴儿抗感染力差，患慢性疾病及长期使用激素等均可增加尿路感染的发病率。

（3）细菌毒力：除个体因素外，入侵微生物的毒力是决定细菌能否引起上行性感染的主要因素。

（二）护理评估

1. 健康史　评估患儿健康状况，了解其家庭卫生习惯，既往有无类似疾病的发生。患儿有无留置导尿、尿道损伤的病史，男孩有无包茎或包皮过长，慢性感染者有无尿路结石或尿路畸形。

2. 身体状况

（1）急性尿路感染：临床表现因患儿年龄不同而存在差异。

1）新生儿：临床局部症状不典型，多以全身症状为主，如发热或体温不升、皮肤苍白、吃奶差、呕吐、腹泻等。多数患儿有生长发育停滞、体重不增或增长缓慢、伴有黄疸表现等。部分患儿可有嗜睡、烦躁，甚至惊厥等神经系统症状。

2）婴幼儿：临床局部症状也不典型，常以发热为突出表现，拒食、呕吐、腹泻等全身症状也较明显。有排尿时哭闹不安、尿布臭味和顽固性尿布疹等。

3）年长儿：上尿路感染全身症状多较明显，以发热、寒战、腹痛等症状为主，常伴有腰痛和肾区叩击痛、肋脊角压痛等。下尿路感染尿路刺激症状明显，患儿可出现尿频、尿急、尿痛、尿液浑浊，偶见肉眼血尿。

（2）慢性尿路感染：病程迁延或反复发作，常伴有贫血、消瘦、生长迟缓、高血压或肾功能不全。

（3）无症状性菌尿：在常规尿筛查中，可见有意义的菌尿，但无临床症状。

3. 心理－社会状况　评估患儿及家长对本病的认识程度和心理状态。住院婴幼患儿是否存在分离性焦虑，年长儿是否因担心尿失禁被他人嘲笑而产生紧张不安、抑郁、沮丧的心理；家长有无焦虑、烦躁、愧疚或抱怨等心理。

4. 辅助检查

（1）尿常规：清洁中段尿离心沉渣镜检中白细胞≥5 个/高倍视野，即可怀疑为尿路感染，也常见血尿；肾盂肾炎患儿有蛋白尿、白细胞管型尿，尿比重、渗透压降低。

（2）尿培养细菌学检查：尿细菌培养及菌落计数是诊断尿路感染的主要依据。清洁中段尿细菌培养：菌落计数 $>10^5$/ml 可确诊，$10^4 \sim 10^5$/ml 为可疑，$<10^4$/ml 为污染，应结合患儿性别、有无症状、细菌种类及繁殖力等综合评价临床意义。

（3）影像学检查：检查泌尿系统有无畸形、慢性肾损害、瘢痕情况及辅助上尿路感染诊断等，常用 B 超检查、静脉肾盂造影加断层摄片、排泄性膀胱造影等。

（三）治疗要点

1. 一般治疗　急性期应卧床休息，鼓励患儿多饮水，勤排尿；女孩应注意外阴部的清洁卫生。加强患儿营养，供给足够的碳水化合物、丰富的蛋白质和维生素。

2. 对症治疗　对高热、头痛、腰痛的患儿给予解热镇痛药；对尿路刺激症状明显者，可用阿托品等抗胆碱类药物治疗或口服碳酸氢钠碱化尿液。

3. 抗菌治疗 在留尿送检后尽早进行抗菌药物治疗。婴幼儿难区分感染部位且有全身症状者均按上尿路感染用药。选用抗生素原则如下。①根据感染部位：肾盂肾炎选用血浓度高的药物，膀胱炎选用尿浓度高的药物。②根据感染途径：上行性感染，首选磺胺类药物治疗。全身症状明显或血源性感染者，多选用青霉素、氨基糖苷或头孢菌素治疗。③根据尿培养及药物敏感试验结果，结合临床疗效选用抗生素。④选用对肾功能损害小的药物。

4. 积极矫治尿路畸形。

（四）主要护理诊断

1. 体温过高 与细菌感染有关。

2. 排尿障碍 与膀胱炎、尿道炎有关。

3. 知识缺乏 与家长及年长患儿缺乏本病的防护知识有关。

（五）护理措施

1. 休息与饮食

（1）休息：急性期需卧床休息，症状消失后可正常活动。加强皮肤、口腔清洁护理。鼓励患儿大量饮水，通过增加尿量起到冲洗尿道作用，促进细菌和毒素的排出；还可降低肾髓质及乳头部组织的渗透压，阻碍细菌生长繁殖。

（2）饮食：鼓励患儿进食，给予足够碳水化合物、富含蛋白质和维生素的清淡、易消化饮食，增强机体抵抗力。

2. 对症护理

（1）降温：监测体温变化，高热或伴不适者给予降温处理。

（2）排尿异常的护理：①保持会阴部清洁，便后及时冲洗外阴，擦洗时应从前向后（女孩），避免污染尿道口。小婴儿勤换尿布，尿布用开水烫洗晒干或煮沸高压消毒。②减轻尿路刺激症状：因尿道刺激症状明显导致患儿烦躁、哭闹时，可遵医嘱给予抗胆碱药物解痉或口服碳酸氢钠碱化尿液。③正确收集尿标本：严格无菌操作，用无菌试管留取中段尿。④观察患儿排尿频率、尿量、排尿时的表情及尿液性状等，并做好记录。

3. 用药护理

（1）严格遵医嘱应用抗生素药物，密切观察药物不良反应，如有无恶心、呕吐、食欲缺乏等症状。

（2）服用磺胺类药物时应多饮水，注意有无血尿、少尿、尿闭、过敏等不良反应。

4. 健康教育

（1）介绍本病的预防知识。如加强卫生意识，婴儿勤换尿布，便后及时清洗臀部，幼儿不穿开裆裤，勤换内裤，保持外阴部清洁。清洗外阴时的洁具须专用，不与家长共用。勤洗澡，不用盆浴，少去公共游泳池游泳。

（2）指导及示范对患儿的护理操作。教会家长为男孩清洗尿道口时轻轻向上翻起包皮，为女孩清洗外阴时由前向后擦洗。

（3）用药指导，定期复查，防止复发与再感染。一般急性尿路感染于疗程结束后每月随访 1 次，除尿常规外，还应做中段尿培养，连续 3 个月，如无复发可认为治愈，反复发作者每 3 ~6 个月复查一次，共 2 年或更长时间。

第五节　儿童泌尿生殖系统畸形

尿道下裂（hypospadias）是男性下尿路及外生殖器常见的先天性畸形，尿道口出现在正常尿道口近侧至会阴部途径上，多数病例伴阴茎下弯。尿道下裂是儿童泌尿生殖系统最常见的畸形之一，我国男婴发病率为3/1000。

隐睾（cryptorchidism）是睾丸未能按照正常发育过程自腰部腹膜后经腹股沟管下降达阴囊底部，包括睾丸异位及睾丸下降不全。发病率早产儿为30%，足月儿为4%，1岁为0.66%。

包茎（phimosis）指包皮口狭小，紧包着阴茎头，不能向上翻开使阴茎头外露。包皮过长（redundant prepuce）指包皮冗长，完全遮盖阴茎头，但可随意上牵及翻转露出阴茎头。正常婴幼儿常有包皮过长，不认为是病理性的。嵌顿包茎（paraphimosis）指包皮被向上翻至阴茎头上后方，未及时予以复位，狭小的包皮环口嵌顿于冠状沟，循环受阻而引起水肿，甚至坏死。

（一）病因

1. 尿道下裂

（1）遗传因素：家族中有本病患者，再生男婴中患病风险至少上升10%。

（2）内分泌因素：内分泌缺陷、紊乱及其他多种原因导致尿道沟融合不全，停顿于不同发育阶段，而发生不同类型的尿道下裂。

2. 隐睾症

（1）内分泌失调：促性腺激素刺激睾丸激素分泌，母亲孕期促性腺激素刺激不足，导致患儿睾丸激素产生和睾丸下降动力不足。

（2）解剖上的机械障碍：如睾丸与腹膜粘连、精索过短、腹股沟管过窄、皮下环过紧等可使睾丸正常下降受阻。

3. 包茎及嵌顿包茎

（1）先天性包茎：婴儿出生时包皮与阴茎头粘连，为正常生理现象。儿童出生后2～3年，由于阴茎的发育和勃起，包皮自行向上退缩，露出阴茎头。但部分男童的包皮口非常细小，使包皮不能向上退缩，形成包茎。

（2）后天性包茎：多继发于阴茎头、包皮的损伤或炎症。

（3）嵌顿包茎：多为儿童出于好奇心，上翻包皮后未及时复位，或家长给男孩洗澡时翻洗包皮未及时复位所致。

（二）护理评估

1. 健康史　评估患儿有无家族患病史、泌尿生殖系统先天性发育畸形、尿道机械性损伤及炎症等，患儿母亲孕期有无性激素分泌异常、患儿及家长有无上翻包皮习惯等。

2. 身体状况

（1）尿道下裂

1）异位尿道口：分为4型。Ⅰ型，尿道口位于阴茎头、冠状沟，约占50%；Ⅱ型，位于阴茎体，占20%；Ⅲ型，位于阴茎阴囊交界部；Ⅳ型，位于会阴部。Ⅲ、Ⅳ型属重度尿道下裂，约占30%。常有阴囊对裂，形似阴唇，若合并隐睾则似女性外阴易被误认。因异位尿道口前方有阻碍，站立位排尿易尿湿裤子，患儿多采用蹲位排尿。

2）阴茎下弯：阴茎向腹侧弯曲，阴茎海绵体背、腹两侧不对称。

3）包皮异常分布：龟头腹侧包皮未在中线融合，包皮系带缺如，全部包皮集中在龟头背侧呈帽状堆积。

（2）隐睾症：可发生于单侧或双侧，以单侧多见。右侧隐睾发生率略高于左侧。一般无自觉症状，主要表现为患侧阴囊明显发育不良。单侧隐睾者左右阴囊不对称，双侧者阴囊小而扁平，缺乏皮肤皱褶，色素浅。病变侧阴囊内空虚，不能扪及睾丸。儿童因睾提肌反射相对活跃，受刺激后收缩可使睾丸上提或进入腹股沟管内，与隐睾相似，注意鉴别。隐睾并发睾丸损伤，扭转及恶变概率较高，还可致不育。

（3）包茎及嵌顿包茎：包皮口细小者，排尿时尿流缓慢、歪斜，尿线细，包皮隆起。婴幼儿严重者因在排尿时用力而哭闹不安。长期排尿困难可引起上尿路损害及脱肛。包皮垢呈乳白色豆腐渣样自包皮口排出，或呈小块状堆积于阴茎头的冠状沟部，隔着包皮似小肿物，常被误认为肿瘤。

包皮上翻后未及时复位，形成嵌顿，水肿的包皮翻在阴茎头冠状沟上，发生充血、肿大、疼痛。如果不及时处理，严重者狭窄的远端可发生糜烂、溃疡，嵌顿日久可致坏死、脱落。

3. 心理－社会状况 评估患儿及家长对本病的认识程度和心理状态。患儿是否因泌尿系发育畸形而产生自卑心理，是否因担心手术而出现紧张不安、恐惧等心理；家长有无焦虑、烦躁、愧疚或抱怨等心理。

4. 辅助检查

（1）尿道下裂：合并双侧隐睾时应鉴别有无性别异常，可进行细胞染色体核型检查及X性染色体检查、尿17酮类固醇的排泄量测定。

（2）隐睾症：①B超、CT、MRI检查有助于发现未被触及的睾丸。②人绒毛膜促性腺激素（hCG）刺激试验对诊断睾丸功能衰退及促性腺激素缺乏有重要意义。③腹腔镜和睾丸血管造影可判断患侧有无睾丸及睾丸的位置。

（三）治疗要点

1. 尿道下裂 手术治疗是最佳的方法。手术应在学龄前完成，如阴茎发育不良，可试用1～2个疗程的hCG治疗，待阴茎增大后再手术。手术方法：多为一期完成阴茎下弯矫正术及尿道成形术，也有分两期或三期完成。术后并发症：尿漏形成（10%～30%），尿道口狭窄、尿道憩室样扩张。

2. 隐睾症 最佳治疗年龄在2岁以内。①激素疗法：位于腹股沟外环的隐睾使用hCG，刺激睾丸下降。②手术治疗：激素治疗失败者睾丸固定术是唯一的选择。目前认为在1～2岁手术为宜。

3. 包茎及嵌顿包茎 ①婴幼儿期大多数先天性包茎不需治疗，家长可将包皮重复上翻，清除包皮积垢，并涂液状石蜡润滑，再将包皮复原。②嵌顿包茎可先手法复位，如失败，可做包皮背侧切开术。③先天性包茎粘连不能剥离及后天性包茎应做包皮环切术。

（四）主要护理诊断

1. 排尿障碍 与尿道开口异常或包皮嵌顿有关。

2. 有感染的危险　与外生殖器畸形和手术切口易被污染有关。

3. 焦虑　与家长或患儿担心手术安全性及预后有关。

（五）护理措施

1. 尿道下裂

（1）术前护理：①保持局部清洁卫生，指导家长每日用温水清洗患儿会阴部，轻柔上翻包皮，清除污垢；术前 3 日可用 0.1% 氯己定（洗必泰）湿敷。②协助患儿练习床上排便。③心理护理，尊重患儿自尊及隐私，增强信心。向家长说明手术目的、方法及安全性。④术前 8 小时禁肉类、淀粉类食物，6 小时禁配方奶，2 小时禁水。

（2）术后护理：①保持会阴部切口干燥清洁，随时清除排泄物，一旦污染立即更换敷料。必要时暴露切口，注意观察阴茎、阴囊肿胀情况，可用 50% 硫酸镁湿敷。②严密观察龟头部位血运情况，若颜色发紫、明显肿胀，及时通知医生。③保持留置导尿管通畅，妥善固定防脱落。观察尿液性状、颜色和量。术后 12～28 天拔除尿管，观察尿线粗细，有无尿漏、尿道狭窄等。④排除一切增加腹压的因素，必要时使用镇静药、缓泻药。⑤每日用 0.5% 聚维酮碘或 0.1% 氯己定清洁龟头处分泌物 2 次。⑥鼓励患儿多饮水，采取平卧位。

（3）健康教育：①向年长儿及家长进行性生理知识教育，帮助患儿克服心理障碍。②培养良好的会阴部卫生习惯。③鼓励患儿多饮水，加强尿管护理宣教，拔除后注意观察排尿情况。④如有尿道瘘者，须于半年后行修补术。⑤穿着宽松、柔软内衣，半年至一年内避免剧烈运动、碰撞会阴部及阴茎。

2. 隐睾症

（1）术前护理：同尿道下裂患儿术前护理。

（2）术后护理：①给予舒适卧位，保持呼吸道通畅，观察生命体征变化。②给予易消化、富含纤维素的食物；多饮水，多食蔬菜、水果，保持大便通畅。③观察伤口渗血、渗液情况，保持伤口清洁干燥。④观察阴囊及睾丸下降情况，阴囊有无红肿、发紫，疼痛剧烈等，水肿严重者，予以适当抬高。⑤术后 1 个月避免剧烈活动。

（3）健康教育：①保持创口清洁干燥 2 周。②定期门诊随访，复查睾丸 B 超。如阴囊外观发紫、疼痛剧烈时，及时来院就诊。

3. 包茎及嵌顿包茎

（1）术前护理：同尿道下裂患儿术前护理。

（2）术后护理：①观察病情、生命体征、意识等变化，2 小时后可进食。②体位，给予支架被保护，尽量平躺，少下床活动。③预防出血，避免剧烈活动，保持大便通畅。④嘱患儿自行小便，观察排尿情况。⑤疼痛，遵医嘱给予利多卡因软膏外涂或使用吲哚美辛（消炎痛）栓塞肛。⑥会阴护理，保持会阴部干燥清洁，5% 聚维酮碘外涂消毒一日 2 次。⑦心理护理，指导家长转移哭闹、剧烈活动患儿注意力。

（3）健康教育：①多饮水，进食粗纤维食物，保持大便通畅。②出院后 1 个月内避免剧烈活动、骑跨运动。③保持会阴部清洁，出院后 1～2 周采用 5% 聚维酮碘消毒阴茎及龟头。④观察龟头血运。⑤术后 1 周内避免淋浴，穿包茎保护内裤。⑥定期复诊，遵医嘱用药。

本章小结

思考题

1. 急性肾小球肾炎水肿与肾病综合征水肿有何区别？

2. 试述如何安排急性肾小球肾炎住院患儿的活动情况。

更多练习

（鲁俊华）

第十二章 血液系统疾病患儿的护理

教学课件

学习目标

1. 素质目标

（1）能够深刻理解和践行“大医精诚”的职业精神，体现对血液系统疾病患儿的同情与关爱，通过日常护理行为展现无私奉献、救死扶伤的使命感。

（2）能够积极参与护理实践活动，体现个人服从整体、服从组织的螺丝钉精神，并通过实际行为表达对护理职业的价值认同感和行业自豪感。

2. 知识目标

（1）掌握：骨髓外造血、生理性贫血的概念；缺铁性贫血和营养性巨幼红细胞贫血的概念、临床表现、治疗要点和护理措施。

（2）熟悉：儿童造血的特点及不同年龄阶段儿童的血液特点；原发性免疫血小板减少症和血友病的临床表现、治疗要点和护理措施。

（3）了解：缺铁性贫血、营养性巨幼细胞贫血、原发性免疫血小板减少症、血友病的病因及发病机制。

3. 能力目标

（1）能应用相关知识识别血液系统疾病患儿血象特点。

（2）应用护理程序对血液系统疾病患儿实施整体护理，并提供有针对性的健康教育。

案例

【案例导入】

患儿，男，6个月28天，因“面色苍黄2周余，发现血常规异常3天”入院。查体：贫血貌，皮肤苍黄，巩膜轻微黄染，双肺呼吸音粗，肝脾肋下未及。个人史：患儿为35周$^{+1}$剖宫产，出生体重1.97kg，出生后住院15天，诊断为新生儿呼吸窘迫综合征、黄疸、贫血。生后母乳喂养，未补充铁剂，6个月添加辅食。化验检查：血常规，红细胞4.3×10^{12}/L，血红蛋白47g/L，平均红细胞体积50fl，平均血红蛋白含量11.7pg，平均血红蛋白浓度234g/L，

白细胞 6×10^9/L，血小板 216×10^9/L；血生化，血清铁 2.2μmol/L，未饱和铁结合力 117.3μmol/L，总铁结合力 119.5μmol/L，转铁蛋白 5.5g/L，铁蛋白 3ng/L。骨髓红细胞系增生尚可，以中幼红为主，粒红细胞比值降低，部分中幼红细胞胞质少，成熟红细胞普遍偏小，中空明显，可见变形红细胞。

【请思考】

1. 该患儿的入院医疗诊断是什么？
2. 该患儿的主要护理诊断是什么？
3. 该患儿护理措施有哪些？

【案例分析】

第一节　儿童造血和血液特点

一、儿童时期的造血分为胚胎期造血和出生后造血两个阶段

（一）胚胎期造血

根据造血组织发育和造血部位发生的先后不同，胚胎期造血（fetal hematopoiesis）分为3个时期。

1. 中胚叶造血期（mesoblastic hematopoiesis）　约自胚胎第3周开始，在卵黄囊壁上的中胚层间质细胞分化聚集成细胞团，称为血岛。血岛中间的细胞分化成初级原始红细胞。自第6～8周后血岛开始退化，至第12～15周消失。

2. 肝脾造血期（hepatic hematopoiesis）　于胚胎第6～8周，肝开始造血，并成为胎儿中期的主要造血部位，胎儿期第4～5个月肝造血达高峰，6个月后逐渐减退，约于出生时停止造血。主要产生有核红细胞、少量粒细胞和巨核细胞。约于胚胎第8周，脾参与造血，主要生成红细胞、粒细胞、淋巴细胞和单核细胞。5个月后脾造血功能逐渐减退，仅生成淋巴细胞并维持终身。胸腺是中枢淋巴器官，于胚胎第6～7周出现胸腺，并于第8周开始生成淋巴细胞，功能维持终身。淋巴结自胚胎第11周开始生成淋巴细胞，以后淋巴结成为终身造淋巴细胞及浆细胞的器官。

3. 骨髓造血期（medullary hematopoiesis）　胚胎第6周开始出现骨髓，至胎儿4个月时开始造血，并迅速成为主要的造血器官，直至出生2～5周后成为唯一的造血场所。

（二）出生后造血

出生后造血（postnatal hematopoiesis）为胚胎期造血的延续，主要是骨髓造血，生成各种血细胞；淋巴组织产生淋巴细胞；特殊情况下出现髓外造血。

1. 骨髓造血　出生后主要是骨髓造血，婴幼儿所有骨髓均为红骨髓，全部参与造血，5～7 岁开始，脂肪组织（黄骨髓）逐渐代替长骨中的造血组织，至 18 岁时红骨髓仅分布于颅骨、锁骨、胸骨、肋骨、肩胛骨等短骨或不规则骨及长骨的近端，但黄骨髓具有潜在的造血功能，当造血需要增加时，可转变为红骨髓重新造血。

2. 髓外造血　婴幼儿时期由于缺少黄骨髓，造血的代偿能力不足，当发生严重感染、溶血、贫血或骨髓异常细胞浸润等造血需求增加时，肝、脾和淋巴结可随时恢复到胎儿时期的造血状态，表现为肝、脾、淋巴结肿大，同时外周血中可出现有核红细胞和/或幼稚的中性粒细胞，儿童造血器官的这种特殊反应称为“髓外造血”。当病因去除后，即可恢复正常。

二、血液特点

1. 红细胞计数与血红蛋白量　胎儿期处于相对缺氧状态，故红细胞计数和血红蛋白量较高，出生时红细胞计数为（5.0～7.0）$\times 10^{12}$/L，血红蛋白量为 150～220g/L。出生后由于自主呼吸的建立，血氧含量增加，红细胞生成素减少，骨髓造血功能暂时下降，加之新生儿生理性溶血、婴儿期生长发育迅速、循环血量迅速增加等因素，红细胞计数和血红蛋白量逐渐下降，至 2～3 个月时，红细胞计数约为 3.0 $\times 10^{12}$/L，血红蛋白含量约为 100g/L，出现轻度贫血，称为“生理性贫血”。早产儿此种贫血出现早，程度重。3 个月后，红细胞计数和血红蛋白含量逐渐上升，约 12 岁时达到成人水平。

2. 白细胞计数与分类　出生时白细胞总数为（15～20）$\times 10^{9}$/L，出生后 6～12 小时可达到（21～28）$\times 10^{9}$/L，之后逐渐下降，1 周时平均为 12 $\times 10^{9}$/L，婴儿期白细胞计数维持在10 $\times 10^{9}$/L 左右，至 8 岁后接近成人水平。出生时中性粒细胞占 60%～65%，淋巴细胞占 35%。随着白细胞总数下降，中性粒细胞比例也相应下降，出生后 4～6 天两者比例相等；随后淋巴细胞比例逐渐上升，约占 60%，中性粒细胞占 35%，至 4～6 岁时两者又相等，此后以中性粒细胞为主，逐渐达到成人水平。

3. 血小板计数　与成人接近，为（150～250）$\times 10^{9}$/L。

4. 血容量　相对较成人多，新生儿血容量约占体重的 10%，平均 300ml，儿童占体重的 8%～10%，成人占体重的 6%～8%。

第二节　营养性缺铁性贫血

缺铁性贫血（Iron deficiency anemia）是由于人体缺铁影响血红蛋白合成所致的一种小细胞低色素性贫血，为世界范围内最常见的贫血类型。一般起病隐匿，进展缓慢，常见症状包括面色苍白、乏力、活动后气促、精神萎靡、食欲缺乏、头晕等。6 个月至 2 岁为营养性缺铁性贫血发病高峰，多为轻、中度贫血。

（一）概述

1. 病因　缺铁是引起贫血最重要和最常见的原因，具体包括以下几个方面。

（1）先天储铁不足：胎儿最后 3 个月从母体获得的铁最多，故早产、双胎或多胎、胎儿失血或孕母严重缺铁等均可使胎儿储铁减少。

（2）铁摄入不足：是缺铁性贫血的主要原因，人乳、牛乳、谷物中含铁量均低，如不及时添加含铁丰富的转换期食物，较易发生本病。

（3）铁吸收障碍：食物搭配不当可影响铁吸收，肠道疾病如慢性腹泻可使铁吸收减少、排泄增加。

（4）铁需求量增加：早产儿、婴儿及青春期儿童生长发育迅速，铁需要量增加，如不及时添加含铁丰富的食物，容易缺铁。

（5）铁丢失增加：长期慢性少量失血，如肠息肉、钩虫病、溃疡病、青春期女性月经增多等可致缺铁。用不经加热处理的鲜牛乳喂养婴儿，可能因对牛乳过敏而致少量肠出血。

2. 发病机制

（1）缺铁对血液系统的影响：铁是合成血红蛋白的原料，缺铁时血红素生成不足，进而血红蛋白合成减少，导致红细胞内血红蛋白含量不足，细胞质减少，细胞变小。而缺铁对细胞核的分裂、增殖影响较小，故红细胞数量减少的程度不如血红蛋白减少明显，从而形成小细胞低色素性贫血。

（2）缺铁对其他系统的影响：缺铁影响肌红蛋白合成、细胞色素和含铁酶的活性，影响细胞代谢和功能，引起注意力减退、疲乏、运动功能和胃肠道功能降低等。细胞免疫功能异常使儿童易于反复呼吸道感染。婴幼儿期缺铁影响神经元增殖、轴突生长、突触形成和髓鞘形成等，导致神经功能紊乱出现精神神经行为。

（二）护理评估

1. 健康史 了解母亲的孕产史，如母亲孕期有无严重贫血，是否有早产、双胎、多胎及胎儿出血等，评估患儿是否有先天性储铁不足；了解患儿的喂养方法和饮食习惯，有无按时添加含铁辅食，食物搭配是否合理；年长儿是否挑食、偏食、厌食等；有无生长发育过快；有无慢性疾病如消化道畸形、慢性腹泻、肠道寄生虫、吸收不良综合征、反复感染等；青春期少女有无月经量过多。

2. 身体状况

（1）一般表现：皮肤黏膜逐渐苍白，以唇、口腔黏膜和甲床较明显，易疲乏，不爱活动，年长儿可诉头晕、耳鸣、眼前发黑等。体重不增或增长缓慢。

（2）骨髓外造血表现：肝、脾轻度肿大。年龄越小，病程越长，贫血越重者，肝脾大越明显，但肿大程度很少有超过中度者。淋巴结肿大较轻。

（3）非造血系统表现

1）消化系统：食欲缺乏，少数有异食癖（嗜食泥土、煤渣、墙皮等），呕吐、腹泻，口腔炎、舌炎或舌乳头萎缩，严重者可出现萎缩性胃炎或吸收不良综合征等。

2）神经系统：常有烦躁不安、易激惹或精神不振，注意力不集中，记忆力减退，学习成绩下降，多动、智力多较同龄儿低，语言、思维活动能力受影响而影响心理的正常发育。

3）心血管系统：严重贫血时心率加快、心脏扩大，甚至发生心功能不全。

4）其他表现：如皮肤干燥，毛发枯黄易脱落，反甲，易感染。

（4）贫血的力度：据外周血红细胞和/或血红蛋白含量可将贫血分为四度，见表12－1。

表 12－1 贫血的分度

分度	红细胞计数（$\times 10^{12}$/L）	血红蛋白（g/L）
轻度	3.00～4.00	91～120
中度	2.00～3.00	60～90
重度	1.00～2.00	30～60
极重度	<1.00	<30

3. 心理－社会状况 评估家长对本病病因及防护知识的了解程度，以及家庭社会经济背景等。评估年长儿是否有自卑、焦虑、厌学等心理反应。

4. 辅助检查

（1）血常规：血红蛋白含量降低较红细胞计数减少明显，呈小细胞低色素性贫血。血涂片可见红细胞大小不等，以小细胞为多，中央淡染区扩大。网织红细胞正常或轻度减少。红细胞寿命缩短，白细胞、血小板一般无特殊变化。

（2）骨髓检查：增生活跃，以中、晚幼红细胞增生为主。各期红细胞均较小，胞质含量少，染色偏蓝，胞质成熟落后于胞核。粒细胞系和巨核细胞系多无明显异常。骨髓铁染色检查细胞外铁减少或消失，铁粒幼细胞<15%。

（3）铁代谢检查：血清铁（SI）<10.7μmol/L，总铁结合力（TIBC）>62.7μmol/L，转铁蛋白饱和度（TS）<15%即可诊断缺铁性贫血；血清铁蛋白（SF）是体内贮铁的敏感指标，SF<16μg/L时提示缺铁。红细胞内游离原卟啉（FEP）：红细胞内缺铁时FEP升高，当FEP>0.9μmol/L时提示红细胞内缺铁。

（三）治疗要点

1. 去除病因 如有慢性失血性疾病应积极治疗原发病。

2. 饮食治疗 饮食不当者应及时纠正不合理的饮食习惯，偏食挑食者应给予矫正，合理喂养，及时添加含铁丰富及富含维生素C的食物，以增加铁的吸收。

3. 铁剂治疗

（1）口服铁剂：临床一般使用二价铁盐制剂，常用口服制剂有硫酸亚铁、富马酸亚铁、葡萄糖酸亚铁、琥珀酸亚铁、多糖铁复合物等。口服铁剂的剂量为元素铁4～6mg/(kg·d)，分2～3次餐间服用。

（2）注射铁剂：注射铁剂较容易发生不良反应，甚至可发生变态反应致死，使用时应谨慎。常用的药物有右旋糖酐铁复合物、山梨醇枸橼酸铁复合物，蔗糖铁近年来应用较为普遍，可以静脉滴注或缓慢推注的方式静脉给药。

4. 输血治疗 一般患儿无须输血。重症贫血或合并感染者，以及急需外科手术者可输注浓缩红细胞。输血时应注意输注的量和速度，速度宜慢，应少量分次输注。

（四）主要护理诊断

1. 活动无耐力 与贫血致组织器官缺氧有关。

2. 营养失调，低于机体需要量 与铁的供应不足、吸收不良、丢失过多或消耗增加有关。

3. 有感染的危险 与缺铁导致机体免疫功能低下有关。

4. 知识缺乏 家长与患儿缺乏营养知识和本病的防护知识。

（五）护理措施

1. 休息与活动 生活要有规律，保证足够睡眠。轻至中度贫血，不必严格限制日常活动，但应避免剧烈运动，活动间歇应让患儿充分休息；重度贫血患儿应根据其活动耐力下降情况，安排活动计划，以不感到疲乏为度；对活动后有明显心悸、气短等表现者，应严格限制活动量，必要时卧床休息、吸氧。

2. 饮食护理

（1）提供含铁丰富的饮食：婴儿提倡母乳喂养，6 月龄前纯母乳喂养；混合喂养和人工喂养儿选择铁强化婴儿配方奶喂养。6 月龄后及时添加辅食，首先添加肉泥、肝泥、强化铁的婴儿谷粉等富含铁的泥糊状食物，逐渐加入多种动物类食物及富含维生素 C 的食物。早产儿及低出生体重儿喂养时应注意从出生后 4 周开始遵医嘱给予铁剂预防。1 岁内不选择蛋白粉、豆奶粉。培养儿童养成良好的饮食习惯，纠正偏食、挑食等。1 ~5 岁儿童每天饮用的牛奶量应不超过 600ml，并进食 2 ~3 种富含铁的食物。动物肝脏、动物血、瘦肉、牡蛎、贝类、大豆及其制品等含铁量多，可根据患儿年龄进行相应补充。鲜牛奶必须加热处理后喂养婴儿，以减少因过敏而致肠出血。

（2）增进食欲：贫血患儿多有食欲缺乏，应采取增进食欲的措施，如创造良好的进食环境，鼓励年长儿主动进食，经常更换饮食品种，注意食物色、香、味的调配；根据医嘱给患儿服用助消化药物，促进消化、增进食欲；进食前不做引起疲劳的活动及进行不愉快、引起疼痛和不适的检查、治疗和护理。

3. 指导正确应用铁剂，观察疗效及药物不良反应

（1）口服铁剂：宜从小剂量开始，在两餐之间服用，以减少对胃肠道的刺激。维生素 C、稀盐酸、氨基酸、果糖可促进铁的吸收，可与铁剂或含铁食品同时进食；茶、咖啡、牛奶、蛋类、麦麸、植物纤维、草酸和抗酸药物可抑制铁的吸收，应避免与含铁食品同食。铁剂可使牙齿变黑，应使用吸管服用。服铁剂后大便变黑，停药后会恢复正常，向家长做好宣教。

（2）注射铁剂：一般在口服铁剂无效、无法进行或反应重时应用。要深部肌内注射，每次更换注射部位。注射前更换新针头或留置气泡法注射，以避免药液进入皮下组织，造成注射部位皮肤着色、疼痛，产生硬结及炎症。蔗糖铁首选滴注的方式，只能与 0.9% 氯化钠注射液混合使用，稀释后的药液在 12 小时内使用，也可不经稀释缓慢静脉推注，推荐速度为每分钟 1ml。第一次治疗前应先进行小剂量测试，无不良反应，继续给药。

（3）观察疗效：铁剂有效者在用药 2 ~3 天网织红细胞开始上升，5 ~7 天达高峰，2 ~3 周后下降至正常，血红蛋白通常 3 ~4 周恢复正常。一般血红蛋白达到正常水平后仍继续服用 2 个月左右再停药，以增加铁的储存。如治疗 3 ~4 周仍无效，注意寻找病因。

（4）观察药物不良反应：口服铁剂可致胃肠道反应如恶心、呕吐、腹泻或便秘、食欲缺乏、胃部不适及疼痛等。可根据医嘱减量或停药几天，症状好转后再从小剂量开始重新补充。注射铁剂可引起荨麻疹、发热、关节痛等不良反应，甚至发生过敏性休克，应注意观察。蔗糖铁输注速度过快，可引起低血压。

4. 预防感染 适当增加户外运动，增强体质。勿与感染性疾病患儿接触，按时接种各种疫苗，以防传染病。

5. 健康教育　向家长及年长患儿讲解疾病有关知识和护理要点。指导合理喂养，提倡母乳喂养，及时添加含铁丰富且吸收率高的食物。指导正确用药。定期体检，发现贫血及时治疗。因缺铁性贫血导致智力降低、成绩下降者，应与其父母沟通，制订学习计划，减轻患儿自卑心理。

知识拓展

饮食中铁的分类

饮食中铁分为血红素铁和非血红素铁两种形式。植物性食物（如蔬菜和谷物）仅含有非血红素铁，而肉类（如鱼和家禽等）同时含有血红素铁和非血红素铁。血红素铁比非血红素铁具有更高的生物利用度。富含维生素 C（抗坏血酸）的食物（如柑橘、菠萝、西蓝花、番茄等）有助于非血红素铁的吸收。含血红素铁与非血红素铁的食物（如肉和菠菜）、富含铁的食物与富含维生素 C 的食物相结合，均可提高儿童通过合理膳食获得的铁量。

儿童常见贫血特点

第三节　出血性疾病

一、原发免疫性血小板减少症

原发免疫性血小板减少症（primary immune thrombocytopenia，ITP）是因体液和细胞免疫介导的血小板过度破坏及血小板生成不足，导致血小板减少的一种获得性自身免疫性出血性疾病。主要临床特点是皮肤黏膜自发性出血及血小板数量减少。ITP 是小儿常见的出血性疾病，约占儿童出血性疾病的 1/3。

（一）概述

1. 病因　越来越多的数据表明，ITP 是一组具有不同病因且治疗反应不同的异质性疾病。

（1）感染：ITP 患儿多在发病前 6 周内存在上呼吸道感染史，病毒感染如风疹、麻疹、水痘、流感、EB 病毒感染或疫苗接种史，且病毒感染往往无法明确诊断。

（2）遗传因素：有报道 ITP 可发生于同卵双胞胎和部分家族，遗传因素可能影响到 ITP 的发展，以及对治疗的反应。

（3）免疫反应异常：体液免疫和细胞免疫介导了血小板过度破坏。

2. 发病机制　病毒感染后机体产生相应的血小板相关免疫球蛋白 G（PAIgG），PAIgG 与血小板膜发生交叉反应，使血小板受到损伤而被单核 - 巨噬细胞系统清除。血小板数量减少是导致出血的主要原因，附着有 PAIgG 的血小板不同程度功能异常及抗体损伤血管壁致毛细血管脆性和通透性增加，是出血的促进因素。

（二）护理评估

1. 健康史 详细询问患儿发病前6周内是否有上呼吸道感染、流行性腮腺炎、风疹等病史，近期有无接种疫苗；有无皮肤、黏膜自发性出血表现。

2. 身体状况

（1）出血：是ITP患儿最常见的首发症状，主要表现为皮肤紫癜（瘀斑和出血点）、鼻出血、月经量过多和牙龈出血，少数可见血尿、咯血和胃肠道出血，颅内出血的发生率占0.1%～1.0%，常发生于血小板低于$10\times10^9/L$的患儿；血疱可发生于口腔黏膜，多反映急性重度血小板减少。

（2）疲劳：是常见但常常被忽视的主诉之一，ITP患儿中有20%有疲劳症状，疲劳随着血小板计数的升高而消退。

3. ITP临床分型 根据国际指南和中华医学会儿科学分会血液学组2019年《儿童原发性免疫性血小板减少症诊疗建议》，推荐标准如下。

（1）新诊断ITP：病程持续<3个月。

（2）持续性ITP：指确诊后3～12个月血小板持续减少的ITP患儿。

（3）慢性ITP：指血小板减少持续超过12个月的ITP患儿。

（4）重症ITP：指血小板计数$<10\times10^9/L$，且就诊时存在需要治疗的出血症状或常规治疗中发生了新的出血症状，且需要用其他升高血小板药物治疗或增加现有治疗的药物剂量。

（5）难治性ITP：指满足以下所有3个条件的患儿。①脾切除后无效或复发者。②仍需要治疗以降低出血的危险。③除外其他引起血小板减少症的原因，确诊为ITP。

4. ITP临床分度

（1）轻度：血小板计数$\geq50\times10^9/L$，一般无出血征，仅外伤后易出血或术后出血过多。

（2）中度：血小板计数$\leq50\times10^9/L$，且$>25\times10^9/L$，皮肤黏膜瘀点或外伤性瘀斑，血肿和伤口出血时间延长，但无广泛出血。

（3）重度：具备下列一项者。①血小板计数$\leq25\times10^9/L$，且$>10\times10^9/L$，皮肤黏膜广泛出血点、瘀斑、大量鼻出血或多发血肿。②消化道、尿路或生殖道暴发出血，或发生血肿压迫症状。③视网膜或咽后壁出血和/或软腭瘀点，明显血尿、黑便或鼻出血，头痛及眩晕等。④外伤处出血不止，经一般治疗无效。

（4）极重度：具备下列一项即可。①血小板计数$\leq10\times10^9/L$或几乎查不到，伴皮肤黏膜广泛自发出血、血肿及出血不止。②危及生命的严重出血。

5. 心理－社会状况 评估患儿及家长的心理状态及对本病的认知程度，了解家庭环境及经济状况。

6. 辅助检查

（1）外周血常规检查和血涂片：外周血常规，血小板计数$\leq100\times10^9/L$，多在$20\times10^9/L$以下，慢性型一般在$(30\sim80)\times10^9/L$。血涂片常见血小板大小不均、平均血小板体积和血小板分布宽度增大。血块收缩不良，凝血功能正常，束臂试验阳性。

（2）骨髓检查：巨核细胞正常或增多，幼稚巨核细胞比例增加，产生血小板的成熟巨核细胞减少。

（3）血小板抗体的监测：部分 ITP 患儿血小板相关免疫球蛋白（PAIg）水平增加，PAIg 的类型有 PAIgG、PAIgM、PAIgA，其中 PAIgG 升高多见。

（三）治疗要点

1. 观察等待　大部分儿童 ITP 患者可以观察等待，而不选择药物治疗，在观察等待的同时应该限制可能引发出血的活动。

2. 新诊断 ITP 的药物治疗　①大剂量免疫球蛋白，为一线治疗方案。②糖皮质激素，为治疗 ITP 的首选药物。③抗 D 免疫球蛋白治疗，在目前美国血液学会的 ITP 指南中作为糖皮质激素有禁忌证患者的一线治疗药物。

3. 一线治疗无效/持续性/慢性 ITP 患儿的治疗　①药物治疗：利妥昔单抗，血小板生成素，环孢素 A，硫唑嘌呤，长春新碱，达那唑。②脾切除术。③危急重症治疗 ITP 获得缓解前，辨识危及生命、需要紧急治疗的出血。④难治性/多重难治性 ITP 患儿可以采取分层治疗、探索个体化治疗方案。

（四）主要护理诊断

1. 皮肤黏膜完整性受损　与血小板减少致皮肤黏膜出血有关。

2. 有感染的危险　与糖皮质激素和/或免疫抑制剂应用致免疫功能下降有关。

3. 潜在并发症　内脏出血。

4. 恐惧　与严重出血有关。

（五）护理措施

1. 防治出血

（1）避免损伤：①急性期应减少活动，避免受伤，有明显出血时应卧床休息。②尽量减少肌内注射及深静脉穿刺，必须操作时，要延长局部压迫时间，防止深部血肿形成。③禁食坚硬、多刺食物，使用软毛牙刷。④避免接触坚硬、锐利的用具，床头、床栏、家具的尖角要用软垫包好，限制剧烈活动，避免摔倒、磕碰等损伤。⑤保持大便通畅，避免用力排便导致腹压增高从而诱发颅内出血。

（2）止血：鼻腔少量出血可以局部按压止血，给予患儿坐位或半卧位，立即用拇指、示指捏紧两侧鼻翼压迫鼻中隔前下方，持续 5～10 分钟。若出血较多可请耳鼻喉科医生会诊，局部以油纱条填塞止血。遵医嘱给予止血药，必要时输注血小板。

2. 预防感染　注意保持患儿个人卫生良好，出血部位皮肤清洁，严格无菌操作，应与感染患儿分室居住。

3. 病情观察

（1）监测血小板计数：监测血小板数量变化，对血小板低者应严密观察有无出血情况发生。

（2）监测生命体征和病情变化：监测体温、脉搏、呼吸、血压，观察神志、面色，记录出入量。如面色苍白，呼吸、脉搏增快，出汗，血压下降提示可能有失血性休克；若患儿烦躁、嗜睡、头痛、呕吐，甚至惊厥、昏迷提示可能有颅内出血；如呼吸变慢或不规则，双侧瞳孔不等大，对光反射迟钝或消失提示可能合并脑疝；如有腹痛、便血提示消化道出血；

如有血尿、腰痛则提示肾脏出血。

4. 心理护理 出血及止血技术操作均可使患儿产生恐惧心理，表现为不合作、烦躁、哭闹等，进而使出血加重。应关心、安慰患儿，向其讲明道理，以取得合作。

5. 健康教育 指导患儿及家长学会预防损伤，如避免接触锐器、避免进行剧烈对抗性运动，常剪指甲，选用软毛牙刷等。学会自我保护，预防感冒，避免与感染者接触，禁服阿司匹林等药物。教会家长及年长儿识别出血征象，学会压迫止血方法，发现出血，立即到医院诊治。

ITP 治疗疗效判断

二、血友病

血友病（hemophilia）是一组 X 连锁隐性遗传出血性疾病，分为两类。血友病 A（hemophilia A，HA）是一种由于凝血因子Ⅷ（FⅧ）基因突变所引起的 X 连锁隐性遗传性疾病；血友病 B（hemophilia B，HB）是由于凝血因子Ⅸ（FⅨ）基因突变引起。HA 和 HB 临床表现相同，自幼反复发生异常出血是血友病的主要表现，终身可出现自发、轻微外伤后或手术后过度出血，重症者可在出生后即发生出血，出血频率、严重程度与凝血因子水平相关。血友病为男性发病，女性携带，HA 发病率在活产男婴中约为 1/5000，HB 的发病率约为 1/25 000。大多数患者为 A 型血友病，占到 80% ~85%。

（一）概述

1. 病因 HA、HB 均为 X 连锁隐性遗传，由女性传递，男性发病。HA 为 FⅧ缺乏，HB 为 FⅨ缺乏，分别由相应的凝血因子基因突变所致。多数有家族史，约 30% 无明确家族史，可能为基因突变或家族中轻型病例未被发现。

2. 发病机制 FⅧ、FⅨ缺乏，均使凝血过程第一阶段中的凝血活酶生成减少，引起血液凝固障碍，导致出血倾向。根据血浆中凝血因子活性不同，其病情可分为轻型（5 ~40IU/dl）、中间型（1 ~5IU/dl）、重型（ <1IU/dl），其中重型患者会自发性出血。骨骼肌肉系统出血最常见，占总出血事件的 80% ~90%。关节肌肉的反复出血，导致慢性滑膜炎、骨关节病变、肌肉萎缩、关节挛缩等并发症，是血友病患者残疾的主要原因。

（二）护理评估

1. 健康史 评估患儿娩出方式、第二产程时长、是否使用了产钳和胎头吸引器，以及娩出和/或剪断脐带等任何出血情况。评估患儿是否有自幼轻微外伤时较难止血，或反复膝/肘等关节出血肿痛史，询问患儿及家长母系家族中男性成员有无异常出血疾病史。

2. 身体状况 出血症状是本病主要临床表现，患儿有终身自发、轻微损伤或手术后出血倾向。

（1）皮肤黏膜出血：并不是血友病的特征性表现，但是十分常见，其中拔牙后延迟出血是血友病的特征性出血症状，应注意防护。

（2）关节出血：是血友病患儿最常见的表现，出血常发生于外伤、长时间行走、运动之后，多见于负重的大关节（如膝、肘、踝、肩、腕、髋等）。

（3）肌肉出血：发生率仅次于关节出血，常见于用力肌群，如腰大肌、腹膜后肌群及臀部肌群等。表现为肿胀，疼痛及压迫症状。

(4) 危及生命的严重出血：包括内脏出血、神经系统出血。常见的内脏出血有泌尿道出血、消化道出血和咯血。中枢神经系统出血是血友病患儿死亡的常见原因之一，周围神经的损伤多由血肿压迫引起。

3. 心理－社会状况　评估患儿及家长对本病的了解程度，了解家庭环境及经济状况，家庭可获得的社会支持。

4. 辅助检查

(1) 个人史和家族史采集：疑似血友病的患儿，评估患儿出血程度，对患儿个人出血史和家族史进行全面回顾。

(2) 实验室检查

1) 筛查试验：活化部分凝血活酶时间（APTT）延长，延长的 APTT 可以被等量正常新鲜血浆纠正。出血时间（BT）、血浆凝血酶原时间（PT）、凝血酶时间（TT）、纤维蛋白原含量（Fib）、血小板计数均正常。

2) 确诊试验：测定 FⅧ：C、FⅨ：C 活性，正常 FⅧ：C、FⅨ：C 活性为 50% ~150%。

3) 基因诊断：适用于大多数患儿，基因结果有助于预测患儿的抑制物形成风险及致病基因携带者诊断。

4) 抑制物检测：常用检测方法为 Bethesda 法和改良 Nijmegen 法。

（三）治疗要点

1. 一般防护　参加适宜的体育活动，防止外伤；注意口腔卫生，正确刷牙，防止龋齿；尽量避免手术，必要时补充凝血因子；尽量避免肌内注射；一般情况下禁用含有抗血小板功能的药物。

2. 出血的治疗　替代治疗是目前唯一有效的治疗措施，输注凝血因子制品，HA 首选基因重组 FⅧ制剂或病毒灭活的血源性 FⅧ制剂，无上述条件时也可应用新鲜冰冻血浆、冷沉淀等，对于严重出血的患儿，可选用重组人活化凝血因子Ⅶ制品。HB 可选择 FⅨ浓缩制剂、凝血酶原复合物、新鲜冰冻血浆。

3. 预防治疗　是血友病患儿最佳的治疗方式，是指在出血发生前，定期输注凝血因子制品，最大限度防止或减少出血的发生。

4. 非因子类产品　艾美赛珠单抗作为唯一一个已经获批的新药，在美国和欧美获批用于合并或不合并 FⅧ抑制物的 HA 的常规预防治疗，国内已获批用于合并 FⅧ抑制物的 HA 患者的预防治疗。推荐给药方案为前 4 周给予负荷剂量 3mg/kg，每周 1 次，皮下注射，第 5 周给予维持剂量 1.5mg/kg，每周 1 次。

5. 其他药物辅助治疗　去氨基-D-精氨酸血管升压素（DDAVP）、抗纤溶药物（氨基己酸）可用于轻型患者，亦可与替代治疗同时使用。

6. 并发症治疗　抑制物的发生是目前替代治疗最严重的并发症之一，应尽早进行免疫耐受诱导（immune tolerance induction，ITI）治疗。

（四）主要护理诊断

1. 潜在并发症　出血。

2. 组织完整性受损　与凝血因子缺乏致出血有关。

3. 疼痛　与关节腔出（积）血及皮下、肌肉血肿有关。

4. 躯体活动障碍 与关节腔积血，肿痛、活动受限及关节畸形、功能丧失有关。

5. 有长期低自尊的危险 与疾病终身性有关。

（五）护理措施

1. 休息与活动 非出血期患儿可进行常规活动，根据患儿年龄和活动能力进行体育锻炼，控制体重以减轻关节的负担。可选择游泳、散步、骑自行车、羽毛球、乒乓球等，避免摔跤、拳击等对抗性运动。活动前做好保护措施防止运动意外。有出血倾向时应限制活动，卧床休息，出血停止后逐渐增加活动量。

2. 饮食护理 饮食应清淡易消化，少食或忌食辛辣刺激性食品。多饮水，多吃富含维生素C的蔬菜和水果，避免便秘。注意营养合理搭配，避免进食过热食物，以免损伤牙龈或烫伤黏膜，食用鱼、肉、虾制品应尽量去骨、刺、壳，以防尖锐食物刺伤口腔黏膜引起出血。合并急性消化道出血伴恶心、呕吐者应禁食水，少量出血无呕吐者，可进温凉、清淡流食与半流食，少食多餐。

3. 防治出血

（1）预防出血：①养成良好的生活习惯，动作轻柔，剪短指甲，衣着宽松，防止外伤及关节损伤。②尽可能采用口服给药，避免或减少肌内注射，必须注射时采用细针头，并延长时间。③避免各种手术，必须手术时，应在术前、术中、术后补充凝血因子。

（2）局部止血：①皮肤、口、鼻黏膜出血可局部加压或冷敷止血，也可用肾上腺素等药物止血。②关节、肌肉出血时应根据“PRICE”法进行管理。“P”保护，早期上肢保护主要是制动，可减少流入损伤部位的血液，有效减轻疼痛和组织出血，防止再次活动而加重损伤程度；“R”休息，根据出血程度患肢休息12～24小时或更长时间；“I”冰敷，以帮助控制肿胀、减轻疼痛、减少炎症的发生；“C”加压包扎，在受伤部位用弹性绷带十字形包扎压迫，以帮助收缩血管和减缓出血；“E”抬高患肢，将受伤的肢体用枕头、靠垫垫起，高于心脏的位置有助于降低血管内压力，减缓出血。③其他脏器严重出血时应及时补充血容量，补充凝血因子进行紧急处理。

（3）药物治疗：及时遵医嘱输注含有FⅧ或FⅨ的凝血因子制剂，药物现用现配，避免剧烈震荡，首选表浅的手背、足背静脉或头皮静脉进行静脉穿刺，尽可能避免深静脉穿刺，血管条件差的患儿鼓励置入外周中心静脉导管（PICC）或输液港等中心静脉导管。

4. 病情观察 观察生命体征，神志，皮肤黏膜瘀点、瘀斑增减及血肿消退情况，记录出血量，及时发现内脏及颅内出血。当患儿出现易怒、嗜睡、头痛、意识混乱、恶心、呕吐等症状时，应怀疑为颅内出血并组织抢救。

5. 心理护理 血友病是需要终身治疗的遗传性疾病，患儿及家长承受着极大的心理压力。应尊重理解患儿和家长，认真倾听、解释，维护患儿自尊，了解其心理动态，鼓励年长儿参与自我护理，掌握家庭自我注射技能，以增强自信心和社会归属感。对因反复出血，不能根治而悲观、焦虑的患儿给予安慰和鼓励。

6. 健康教育

（1）指导患儿和家长的自我保护意识，营造舒适、安全的居住环境，减少或避免外伤出血，告知学校和幼儿园老师患儿的情况，避免剧烈对抗性运动。

（2）向患儿和家长传授血友病相关知识，教会家长判断出血的程度、范围，掌握基本的止血方法，讲解预防及恢复期的注意事项。指导患儿和家长掌握家庭治疗的原则和方法，正确记录出血及治疗情况。

（3）鼓励指导患儿规律、适度的体格锻炼和运动，增强关节周围肌肉的力量和强度，控制体重以减轻关节的负重。

血友病患儿功能评估与常见并发症康复治疗

（4）告知患儿及家长，禁用抗凝药物和含有影响血小板功能的药物。

（5）指导家长了解本病的遗传规律和筛查基因携带者的重要性，基因携带者孕妇应进行产前检查，做到优生优育。

本章小结

思考题

1. 营养性缺铁性贫血口服铁剂的注意事项？

2. ITP患儿如何避免损伤出血？

更多练习

（王春立）

第十三章　神经系统疾病患儿的护理

教学课件

学习目标

1. 素质目标

（1）能够展现出高度的责任感和严谨的工作态度，坚持科学严谨的态度，确保药物使用的准确性和安全性，展现出强烈的职业认同感和爱岗敬业的精神。

（2）能够主动关心爱护患儿，将细心、耐心、爱心贯穿整个护理过程中，积极与家长沟通，及时解答他们的疑虑，通过专业的解释和指导，有效缓解患儿和家长对神经系统疾病预后的焦虑和恐惧。

2. 知识目标

（1）掌握：细菌性脑膜炎、病毒性脑膜炎、癫痫发作和癫痫的概念，临床表现，护理诊断，以及护理措施。

（2）熟悉：细菌性脑膜炎患儿脑脊液改变的特点、治疗要点；癫痫发作和癫痫的辅助检查及治疗要点。

（3）了解：儿童神经系统解剖生理特点；脑性瘫痪、吉兰－巴雷综合征的临床特点。

3. 能力目标

（1）能对神经系统常见疾病患儿进行全面评估，并运用所学知识为患儿提供整体护理。

（2）能对癫痫发作患儿提供急救护理，并为家长提供健康教育。

案例

【案例导入】

患儿，男，10个月，因“发热、呕吐2天，抽搐1天”入院。患儿2天前出现发热，体温波动在38.5～40.0℃，伴有喷射性呕吐，1天前出现抽搐，表现为意识丧失、双目凝视、颜面及口唇青紫、四肢强直，持续约3分钟缓解，共发作4次。发病以来精神、饮食差，大小便正常。病前1周有“上呼吸道感染”病史，于当地某医院治疗后好转。入院检查：T 39.4℃，R 50次/分，P 149次/分，体重10kg。精神萎靡，四肢肌张力高，双膝反射活跃，克尼格征和布鲁津斯基征阳性。辅查：血常规：WBC 22×10^9/L。脑脊液检查结果：压力 225mmH_2O，外观浑浊；WBC 960×10^6/L，N 0.85，L 0.13；蛋白 0.9g/L，糖 1.9mmol/L，氯化物 108mmol/L。

【请思考】

1. 该患儿的医疗诊断是什么？
2. 该患儿的主要护理诊断有哪些？
3. 该患儿的护理措施有哪些？

【案例分析】

第一节　儿童神经系统解剖生理特点

神经系统由中枢神经系统与周围神经系统两部分组成，中枢神经系统包括脑和脊髓，周围神经系统包括脑神经、脊神经及躯体神经等，其相互协调，以完成对躯体、智力和情绪活动的控制。在儿童各系统生长发育过程中，神经系统发育最早、最快，不同年龄阶段神经系统的发育各具特点。

1. 脑　是中枢神经系统的核心，小儿脑的发育迅速，年龄越小，生长发育速度越快。新生儿时期脑的平均重量约为 370g，占体重的 10% ~12%，2 岁时脑重量约为 1000g，4 ~6 岁时脑重量接近成人约为 1500g。儿童出生时，大脑表面已经有一些浅而宽的沟回，但脑的发育尚不完善，细胞分化还不成熟，脑皮质相对较薄，髓鞘的形成也不完全，灰质和白质之间的分界不明显。到 1 岁时已经完成了大约 50% 的脑发育，3 岁时完成了大约 75% 的脑发育，6 岁时完成了大约 90% 的脑发育。在出生后的 3 个月，神经纤维开始形成髓鞘，但婴幼儿的神经活动不够稳定，下丘脑皮质下方的中枢兴奋性较高，对外界刺激反应较慢且容易泛化。这种情况下，表现为肌张力较高。当遇到强刺激时，婴幼儿容易出现昏睡或惊厥的症状。在基础代谢状态下，儿童的脑耗氧量约占机体总耗氧量的 50%，而成人约为 20%。因此，相对于成人，儿童对缺氧的耐受性更差。随着年龄增长，儿童的脑发育逐渐成熟和复杂化。

2. 脊髓　是脑部神经冲动上下传递的重要通道，它在人体中起着许多简单反射的中枢作用。出生时脊髓的结构已较完善，重 2 ~6g，功能基本成熟。到 2 岁时，脊髓的结构已接近成人水平。出生后脊髓的发育与脊柱的发育不平衡，胎儿 3 个月时两者的长度相等，新生儿时脊髓的下端位于第 2 腰椎下缘，4 岁时位于第 1、2 腰椎之间。因此，在对婴幼儿进行腰椎穿刺时，应选择较低的位置，取第 4、5 腰椎间隙为宜，以免损伤脊髓。对于 4 岁以上的儿童，应选择第 3 至第 4 腰椎间隙进行穿刺。脊髓的功能发育与运动发展是相平行的。随着年龄增长，脊髓的功能不断完善，运动功能也变得更加成熟。

3. 脑脊液 是一种透明无色的液体，填充在大脑腔隙、蛛网膜下隙和脊髓中央管内。它包含特定的化学物质，并且产生一定的压力，以保持颅内压力的相对稳定。年龄不同，脑脊液的量、压力、常规及生化指标的正常值也会有所不同。颅内常见感染性疾病的脑脊液特点见表 13－1。

表 13－1 颅内常见感染性疾病的脑脊液特点

表现	压力	外观	白细胞	蛋白	糖	氯化物
正常	新生儿 0.29～0.78kPa 儿童 0.69～1.96kPa	清亮透明	新生儿（0～34）×10^6/L 婴儿（0～20）×10^6/L 儿童（0～10）×10^6/L	新生儿 0.2～1.2g/L 儿童 0.2～0.4g/L	婴儿 3.9～5.0mmol/L 儿童 2.8～4.5mmol/L	婴儿 110～122mmol/L 儿童 117～127mmol/L
化脓性脑膜炎	不同程度增高	米汤样，浑浊	数百至数千，多核细胞为主	明显增高	明显降低	多数降低
病毒性脑膜炎	不同程度增高	清亮	正常至数百，淋巴细胞为主	正常或轻度增高	正常	正常
结核性脑膜炎	不同程度增高	微浊，毛玻璃样	数十至数百，淋巴细胞为主	增高	降低	降低
隐球菌脑膜炎	高或很高	微浊	数十至数百，淋巴细胞为主	增高	降低	多数降低

小儿神经反射

4. 神经反射 小儿神经系统发育不完善，神经反射包括终身存在的反射、暂时性反射（原始反射）和病理反射。

第二节 急性细菌性脑膜炎

急性细菌性脑膜炎（acute bacterial meningitis）又称化脓性脑膜炎（purulent meningitis），系由各种化脓性细菌感染所引起的中枢神经系统急性感染性疾病，常见于婴幼儿时期。临床上以急性发热、颅内压增高、惊厥、意识障碍、脑膜刺激征及脑脊液脓性改变为特征，若不及时治疗可遗留各种神经系统后遗症。

（一）概述

本病主要与致病菌入侵及儿童机体免疫能力弱有关。多种化脓性细菌均可引起本病，致病菌类型与年龄有密切关系，因儿童机体免疫能力弱、血－脑屏障功能差，致病菌易侵入机体而引起细菌性脑膜炎。不同年龄细菌性脑膜炎的常见致病菌见表 13－2。

表 13－2 不同年龄细菌性脑膜炎的常见致病菌

年龄	致病菌
新生儿	大肠埃希菌、B 组链球菌、李斯特菌、脑膜炎奈瑟菌
1～3 个月	大肠埃希菌、B 组链球菌、肺炎链球菌
3～6 岁	肺炎链球菌、流感嗜血杆菌、金黄色葡萄球菌
>6 岁	脑膜炎奈瑟菌、李斯特菌

（二）护理评估

1. 健康史　评估患儿发病前有无呼吸道、消化道、皮肤、脐部等部位感染史。

2. 身体状况

（1）典型表现

1）感染中毒貌及急性脑功能障碍：常表现为发热、烦躁不安、惊厥及进行性意识障碍。随着病情加重，患儿逐渐从精神萎靡、嗜睡、昏睡至深度昏迷，部分患儿出现全身或局限性惊厥发作，也可表现出局灶体征，如偏瘫、感觉异常等。

2）颅内压增高：年长儿表现为剧烈头痛、喷射性呕吐；婴儿表现为激惹、意识改变、前囟饱满、张力增高、头围增大、双眼凝视、惊厥等。合并脑疝时，则会出现中枢性呼吸衰竭并危及生命。

3）脑膜刺激征：颈项强直最为明显，其他如克尼格征和布鲁津斯基征阳性。但在某些囟门未闭的1.5岁以下的患儿中，这些表现相对不典型。

（2）非典型表现：新生儿及小于3个月的婴儿，临床症状不典型，具体表现在以下3个方面。

1）体温表现不明显：体温可高可低，正常或不升。

2）颅高压增高症状不明显：可能仅表现为吐奶、尖叫或颅缝分离。

3）惊厥不明显：表现为面部及肢体轻微抽搐、眨眼、口唇青紫、呼吸不规则等。

（3）并发症

1）硬脑膜下积液：30%～60%的细菌性脑膜炎并发硬脑膜下积液，1岁以下小儿多见，常发生于起病1周以内。有效治疗48～72小时后体温不降或退而复升；或一般症状好转后又出现进行性颅内高压症状，出现神经系统症状或体征时应考虑是否并发硬脑膜下积液。头颅透光检查、颅脑CT有助于诊断；硬脑膜下穿刺，若穿刺液>2ml，蛋白定量>0.4g/L，则可确诊。

2）脑积水：由于脑膜炎症导致脑脊液循环障碍所致，可引起交通性或梗阻性脑积水。患儿可出现烦躁不安、嗜睡、呕吐、头围增大、颅缝开裂、频繁惊厥、前囟扩大饱满等症状。疾病晚期出现“落日眼”（图13－1），部分患儿可发生智力倒退、视听觉损伤、继发癫痫等。

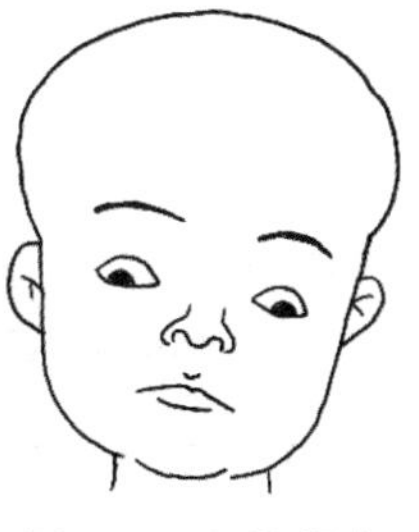

图13－1　脑积水

3）脑室管膜炎：多见于治疗被延误的婴儿，表现为经积极治疗后仍持续高热、前囟饱满、频繁惊厥，甚至出现中枢性呼吸衰竭。脑脊液检查始终显示异常，以及CT显示脑室扩大，需考虑本病，侧脑室穿刺检查可确诊。本症治疗困难，病死率及致残率高。

4）抗利尿激素异常分泌综合征：由于炎症刺激神经垂体致抗利尿激素过量分泌，引起低钠血症和血浆低渗透压，从而加重脑水肿，表现为惊厥、意识障碍程度加重等。

5）其他神经功能障碍：1.56%～12.00%的细菌性脑膜炎可并发听力受损，其他如智力障碍、继发性癫痫、脑性瘫痪、视力障碍及行为异常等。

3. 心理－社会状况　评估患儿家长对疾病的认识程度、心理状况及护理知识的掌握情况，评估患儿家庭对治疗的经济承受能力及社会支持水平。

细菌性脑膜炎发病机制

4. 辅助检查

（1）脑脊液检查：脑脊液培养可明确病原菌，细菌学检查阳性为确诊本病的重要依据。典型病例表现为脑脊液压力增高，外观浑浊；白细胞总数≥1000×10^6/L，分类以中性粒细胞为主，但有20%的病例白细胞总数可能在250×10^6/L以下，分类以中性粒细胞为主；糖含量常有明显降低（<1mmol/L），蛋白质含量显著增高（>1.0g/L），氯化物含量降低。

（2）血培养：疑似本病均应做血培养检查，以帮助寻找致病菌。应在起病早期，未使用抗生素时进行。

（3）血常规：白细胞总数明显增高，可达$(20\sim40)\times10^9$/L，以中性粒细胞为主。重症患儿特别是新生儿可见白细胞总数减少。

（4）皮肤瘀点、瘀斑涂片：是发现脑膜炎奈瑟菌简便而重要的方法。

（5）头颅影像学检查：对疑有硬脑膜下积液、脑水肿、脑室管膜炎等并发症时可选用头颅影像学检查。

（三）治疗要点

1. 抗生素治疗 早期、合理使用抗生素，选择对病原菌敏感并有良好血－脑屏障通透性的药物，力求24小时内杀灭脑脊液中的致病菌，急性期要足量、足疗程、联合静脉用药。病原菌未明确时，首选头孢曲松100mg/(kg·d)或头孢噻肟200mg/(kg·d)，病原菌明确后，针对性地选择抗生素及疗程。

2. 肾上腺糖皮质激素治疗 糖皮质激素可抑制炎症反应，降低血管通透性，减轻脑水肿，降低颅内高压。常用地塞米松0.15mg/(kg·d)，6小时一次静脉用药，连用2～4天。

3. 对症和支持治疗 监测生命体征，及时处理发热、惊厥及颅内高压，惊厥发作时选用地西泮、水合氯醛、苯巴比妥等，高颅压时给予20%甘露醇脱水治疗，维持体内水、电解质和酸碱平衡。

4. 并发症治疗

（1）硬脑膜下积液：积液量少无须处理，积液量大并引起颅内压增高时，可行硬脑膜下穿刺放液，每次、每侧放液量应少于15ml。若出现硬脑膜下积脓时须局部注入抗生素，个别迁延不愈者，须外科手术引流。

（2）脑积水：主要依赖外科手术治疗，常用的手术方式包括正中孔粘连松解、导水管扩张和脑脊液分流术。

（3）脑室管膜炎：可行侧脑室穿刺引流缓解症状，并可选择抗生素进行脑室内注入。

（4）感音神经性听力损失：在患儿病情稳定后出院前进行听力筛查。若出现听力损失，由耳鼻喉科专科医生评估患儿耳蜗情况，耳蜗无纤维化的中重度及以下听力损失，行助听器验配和听觉言语康复训练，并定期评估听力；双耳重度听力损失，评估耳蜗有无纤维化和骨化后，再决定人工耳蜗植入术时间。

（5）抗利尿激素异常分泌综合征：以治疗低钠血症为主。低钠血症的治疗通常采用液体疗法（参见第四章第七节）。

（四）主要护理诊断

1. 体温过高 与化脓性细菌感染有关。

2. 潜在并发症 颅内压增高、脑疝、听力损失。

3. 有受伤的危险　与惊厥发作有关。

4. 营养失调，低于机体需要量　与摄入不足、机体消耗增多有关。

5. 焦虑　与家长担心患儿病情及预后有关。

（五）护理措施

1. 发热护理　密切监测患儿体温变化，高热患儿卧床休息，每 4 小时测量体温一次，指导患儿多饮水，体温下降出汗时及时更换衣裤，注意保暖，保持患儿皮肤的清洁舒适。当体温超过 38.5℃时，及时给予物理降温或者遵医嘱药物降温，并记录降温效果。病室每日开窗通风 3 ~4 次，保持空气流通，维持病室温度在 18 ~20℃，湿度为 50% ~60%。

2. 病情观察

（1）生命体征监测：密切监测患儿体温、脉搏、呼吸、血压等生命体征，观察意识状态、神志、面色、囟门等变化，做好护理记录。患儿若出现意识障碍、囟门隆起、频繁呕吐及躁动不安，应警惕惊厥发作；患儿若出现意识障碍程度加重、瞳孔变化（瞳孔忽大忽小或两侧瞳孔不等）、呼吸节律改变等表现，需高度警惕脑疝、中枢性呼吸衰竭，及时报告医生并配合抢救。

（2）并发症观察：患儿积极治疗后仍发热不退或体温退而复升、并伴有前囟隆起、颅缝开裂、剧烈呕吐及惊厥等表现，可能并发硬脑膜下积液；若出现高热不退、前囟饱满、颅缝开裂、频繁惊厥、张力增高，出现“落日眼”现象，提示脑积水的发生。发生上述情况，立即报告医生，并做好急救物品、药品准备，配合抢救处理。

3. 用药护理　遵医嘱及时给予抗生素、退热药、脱水药、镇静药等药物治疗，了解药物配伍要求、适应证及禁忌证，观察药物不良反应，告知家长及患儿使用药物相关注意事项。控制输液速度，以免加重脑水肿。

4. 安全护理

（1）日常生活护理：保持病室环境安静，减少刺激，家属 24 小时陪护，进行护理操作时应集中进行、动作轻柔。加强基础护理，协助患儿洗漱、大小便及个人卫生等生活护理，做好口腔护理，保持口腔清洁；保持皮肤清洁干燥，及时清理大小便，防止皮肤破溃及压力性损伤发生。

（2）防止窒息及受伤：患儿呕吐时协助头偏向一侧，及时清理呕吐物，保持呼吸道通畅，防止窒息和误吸的发生。患儿惊厥发作时立即使其头偏向一侧，予以口腔保护以免舌咬伤，拉好床档，防止坠床，可适当约束患儿，防止其躁动或惊厥时受伤。

5. 饮食护理　给予患儿高热量、高蛋白、易消化的流质或半流质饮食。频繁呕吐的患儿应少食多餐，必要时予鼻饲或静脉输液；意识障碍的患儿，采取鼻饲或静脉高营养，以维持水、电解质平衡。定期监测患儿体重，评估营养状态。

6. 心理护理　给予患儿及家长关心、关爱，积极倾听和尊重家长的感受和意见，表达理解、支持，并进行心理疏导，消除其焦虑、恐惧心理。根据患儿及家长对疾病接受程度，讲解疾病相关知识、告知治疗及护理的方式和方法，使其主动配合，增强战胜疾病的信心。

7. 健康教育　利用多种方式讲解细菌性脑膜炎的预防知识，告知积极防治上呼吸道、消化道、皮肤等部位的感染，生活中加强看护以防颅脑外伤、颅骨骨折等意外发生。定期接种疫苗。因患儿年龄小，不能主观表述听力损失，建议在患儿病情稳定后出院前进行听力筛查。已经发生听力损失的患儿应及时评估耳蜗有无纤维化，并尽快行人工耳蜗植入术或佩戴助听器，定期康复训练。对于恢复期及遗留神经系统后遗症的患儿，指导家长及时对其进行功能训练，促进机体康复。

第三节　病毒性脑炎

病毒性脑炎（viral encephalitis）指由多种病毒感染引起的颅内脑实质炎症。仅有脑膜感染受累时称为病毒性脑膜炎；大脑实质感染受累时称为病毒性脑炎；同时累及脑实质和脑膜者则称为病毒性脑膜脑炎。本病病程多具有自限性，危重者可发生后遗症，甚至死亡。

（一）概述

多种病毒感染均可引起本病，目前仅能在 1/4 ~ 1/3 的中枢神经病毒感染病例中明确识别导致该疾病的病毒，其中以肠道病毒最常见（80% 以上），其次为腺病毒、虫媒病毒、疱疹病毒、腮腺炎病毒和其他病毒等。

（二）护理评估

病毒性脑炎的发病机制

1. 健康史　评估患儿发病前 1 ~ 2 周有无呼吸道、消化道感染史，有无蚊虫叮咬史。

2. 身体状况　测量患儿生命体征，评估其神经系统体征（包括神志、瞳孔、前囟、肢体肌张力及脑膜刺激征等）。注意观察面色变化、精神和饮食情况，检查前囟大小、瞳孔变化、有无张力增高及脑膜刺激征是否阳性。

（1）病毒性脑膜炎：急性疾病，病前多有呼吸道或消化道感染史。主要表现为发热、恶心、呕吐和脑膜刺激征阳性。年长儿可自诉头痛，婴幼儿则表现为烦躁不安、易激惹。病程 1 ~ 2 周，较少出现严重意识障碍、惊厥及局限性神经系统体征。

（2）病毒性脑炎：急性起病，主要表现为发热、惊厥、意识障碍和颅内压增高症状。临床表现因脑实质受累的部位、范围和严重程度的不同而有所不同。

1）前驱症状：非特异性全身感染症状，如发热、头痛、呕吐及腹泻等。

2）中枢神经系统症状：①多数患儿表现为发热、惊厥、意识障碍和颅内压增高症状。②若病变主要累及额叶皮质运动区，常表现为反复惊厥发作。③若病变主要累及额叶底部及颞叶边缘系统，可出现幻觉、躁狂及定向力、记忆力障碍等神经精神障碍。④如受累脑实质为局灶性病变，则引起受累部位对应的局灶性症状与体征，如出现偏瘫、失语等。

3）病程：一般 2 ~ 3 周，轻症患儿可完全恢复，重症者可遗留继发性癫痫、肢体运动功能障碍、认知障碍等后遗症。

3. 心理－社会状况　本病多数患儿可完全恢复，但部分重症者死亡率高，且可能遗留神经精神后遗症，需评估患儿家长对疾病的认识程度、护理知识的掌握及心理状况，有无因担心预后而出现精神紧张和焦虑情绪。

4. 辅助检查

（1）脑脊液检查：外观清亮，压力正常或稍高；白细胞正常或轻度增多，早期以中性粒细胞为主，后期以淋巴细胞为主；生化表现为蛋白正常或轻度增高，糖和氯化物正常。

（2）脑电图：主要表现为弥漫性或局限性异常慢波活动，部分患儿脑电图也可完全正常。

（3）病原学检查：病毒分离和血清学检查有助于明确病因。部分患儿脑脊液病毒培养及特异性抗体检测阳性。恢复期特异性抗体效价较急性期高4倍以上具有诊断意义。病原未明的脑（膜）炎患儿可通过PCR检测脑脊液病毒DNA或RNA，帮助明确病原。

（4）头颅影像学检查：CT和MRI可协助诊断。MRI较CT更有优势，可发现脑组织弥漫性水肿，皮质、基底节、脑桥、小脑的局灶性异常。存在行为轻度改变的患儿、临床怀疑有轻微运动发作或亚临床发作，以及疑似患有慢性病毒性脑炎的患儿，可行脑电图检查。

（三）治疗要点

本病病程呈自限性，无特异性治疗方法，主要为抗病毒治疗及对症支持治疗，以降低病死率及致残率。

1. 抗病毒治疗　单纯疱疹病毒感染首选阿昔洛韦，巨细胞病毒感染选用更昔洛韦，其他病毒感染可酌情选用干扰素。

2. 免疫治疗　静脉注射免疫球蛋白。

3. 对症和支持治疗　包括降温、止惊、脱水降颅压，维持水、电解质平衡，卧床休息及保证营养供给等，头痛严重者，遵医嘱使用镇痛药。

4. 康复治疗　对于恢复期患儿或有后遗症者，可给予针灸、按摩、高压氧等治疗，并进行功能锻炼。

（四）主要护理诊断

1. 体温过高　与病毒感染有关。

2. 急性意识障碍　与脑实质炎症有关。

3. 有受伤的危险　与惊厥发作有关。

4. 营养失调，低于机体需要量　与摄入不足、机体消耗增多有关。

5. 躯体活动障碍　与意识障碍、脑实质受损致肢体瘫痪有关。

6. 潜在并发症　脑疝、颅内压增高。

7. 焦虑　与家长担心病情预后有关。

（五）护理措施

1. 发热护理　密切监测患儿体温变化，出汗时及时更换衣裤，注意保暖。体温超过38.5℃时，及时给予物理降温或遵医嘱药物降温，并记录降温效果。病室每日开窗通风3～4次，保持空气流通，维持病室温度在18～20℃，湿度为50%～60%。

2. 意识障碍护理

（1）密切观察患儿生命体征及神志、瞳孔的变化。发生急性意识障碍时，配合医生抢救。

（2）保持呼吸道通畅，取头侧位，必要时给予氧气吸入，痰液堵塞时立即给予吸痰清理呼吸道。若出现呼吸衰竭，必要时给予气管插管及呼吸机辅助通气治疗。

（3）遵医嘱使用营养脑细胞药物，促进脑功能恢复。

（4）做好基础护理，保持患儿口腔、皮肤、会阴部清洁，定时翻身拍背，预防坠积性肺炎发生。按时变换患儿体位，指导家长进行四肢按摩，以促进血液循环，防止压力性损伤及血栓的发生。

3. 安全护理 保持病室环境安静，减少刺激，家属24小时陪护，进行护理操作时应集中进行、动作轻柔。患儿惊厥发作时立即使其头偏向一侧，予以口腔保护以免舌咬伤，拉好床档，防止坠床，适当应用约束带，防止其躁动或惊厥时受伤。

4. 饮食护理 给予高热量、高蛋白、高维生素、易消化的清淡饮食，呕吐患儿，少食多餐。因昏迷不能进食的患儿予鼻饲或静脉高营养治疗，以保证能量供应。若患儿出现脱水症状，及时补液，以保证摄入足够液体量。

5. 康复护理 保持患儿肢体呈功能位，病情稳定后尽早给予患儿肢体功能被动、主动训练，语言认知功能的训练。训练时要循序渐进，采取保护措施，给予患儿帮助及鼓励，以促进患儿康复。

6. 并发症护理

（1）密切监测患儿神志、瞳孔的变化，惊厥发作的情况，以及呼吸节律有无改变，如出现以上表现立即告知医生并配合抢救。

（2）保持呼吸道通畅，及时清理呼吸道分泌物，必要时行气管插管或气管切开。

（3）遵医嘱使用止惊药、脱水药。保持病室安静，避免不良刺激。

7. 心理护理 向患儿及家长讲解疾病相关知识、告知治疗及护理的方式和方法，做好心理护理，减轻家长焦虑，帮助其树立战胜疾病的信心。

8. 健康教育 告知患儿平时注意饮食卫生，勤洗手，适度运动，保证充足睡眠，以提高机体免疫力；按时接种疫苗；遗留神经系统后遗症的患儿，指导家长坚持对患儿进行肢体功能锻炼及言语认知功能锻炼；继发癫痫的患儿，指导长期、正规服用抗癫痫药物，并定期复诊。

第四节　癫痫和癫痫发作

癫痫（epilepsy）是一种以具有持久性的产生癫痫发作倾向为特征的慢性脑疾病，可合并认知、精神状态及社会适应性行为障碍。癫痫发作（seizures）是由于脑神经元异常放电所造成的一过性临床症状和/或体征，异常放电所累及的脑功能区域不同，临床上发作形式也多种多样，包括全身性和局限性肌肉抽搐、感知觉异常、认知功能及行为异常等，大多数癫痫发作持续时间短暂且呈自限性。

（一）概述

癫痫的病因目前分为遗传性、结构性、感染性、免疫性、代谢性，以及未明确的病因。癫痫发作主要与遗传因素、脑内结构异常及诱发因素等有关。

1. 遗传因素 遗传因素在癫痫发病中起重要作用，大多数为单基因遗传，是致病基因导致神经细胞膜上的离子通道发生异常，降低了发作阈值而患病。多基因遗传和染色体异常也可致癫痫发生。

2. 脑内结构异常 先天或后天性脑损伤，如脑发育畸形、脑血管疾病（颅内出血、血管畸形等）、颅内感染、产伤等，均可产生异常放电的致病灶，或降低癫痫发作阈值而导致癫痫发生。

3. 诱发因素　饥饿、疲劳、睡眠不足、饮酒等均可诱发癫痫发作。

（二）护理评估

1. 健康史　评估患儿有无家族遗传史，包括单基因遗传病、多基因遗传病、染色体异常及线粒体脑病等。评估患儿有无脑发育畸形及后天性脑损伤。

2. 身体状况　评估患儿癫痫发作的诱因、类型、频率、发作的形式、持续时间及有无发作后症状等。根据发作时的临床表现和相伴随的脑电图特征，可将癫痫发作分为局灶性发作和全身性发作。

（1）局灶性发作：神经元过度放电通常起源于脑部的特定区域，其临床症状和脑电图异常会从局部开始，表现为局灶性发作。在局灶性发作时，异常的神经元放电可以扩散到脑部其他区域，甚至波及整个大脑，引发全身性发作。根据发作期间的意识状态是否清楚，局灶性发作可以分为单纯局灶性发作和复杂局灶性发作。

1）单纯局灶性发作：临床上以局灶性运动性发作最常见。患儿在发作时会出现面部、颈部或四肢某个部位的强直或阵挛性抽动，同时伴有头部和眼睛向同侧倾斜，但无意识丧失，整个发作通常持续 10～20 秒。部分患儿在发作后可能会出现短暂的肢体麻痹，持续几分钟到几小时后自行消失，这种现象被称为托德（Todd）瘫痪。

2）复杂局灶性发作：表现为部分意识丧失、精神行为异常，如吞咽、噘嘴、拍手、摸索、舔唇、解衣扣等。

（2）全身性发作：两侧大脑半球同时过度异常放电，发作时均伴有不同程度的意识丧失。

1）强直－阵挛发作：临床上最常见的发作类型之一，又称为大发作。表现为突然而强烈的全身骨骼肌的强直性收缩，随后出现肢体的阵挛。在发作期间，患儿会伴有意识丧失、呼吸暂停，以及全身发绀的情况。发作可以持续几十秒甚至更长时间，通常在发作结束后出现嗜睡、疲乏、头痛等症状。

2）强直发作：发作时全身肌肉强烈收缩，并伴有意识丧失。患儿可能会固定在某种姿势中，如出现头部和眼睛的偏斜、双上肢的弯曲或伸直、呼吸暂停，以及角弓反张（手掌和足弓弯曲），时间持续 5～20 秒或更长。

3）阵挛发作：发作时仅表现为肢体、躯干或面部肌肉的节律性抽动，而没有强直成分。

4）肌阵挛发作：表现为突发的全身或局部骨骼肌电击样短暂收缩，患儿可出现点头、躯干前倾或后仰、两臂抬起等动作，整个发作过程大约 0.2 秒。

5）失张力发作：表现为突发的全身或局部肌肉肌张力丧失，导致患儿无法维持正常姿势，出现跌倒、头和肢体下垂样动作。

6）失神发作：表现为患儿在进行某项活动时，突然出现意识丧失、双眼凝视，但不摔倒，这种发作通常持续几秒后缓解。患儿对发作期间的情况无法回忆，过度换气可以诱发其发作。

癫痫持续状态（status epilepticus，SE）：全面性惊厥发作超过 5 分钟，或者非惊厥性发作或部分性发作持续超过 15 分钟，或者 5～30 分钟内两次发作间歇期意识未完全恢复者，称为癫痫持续状态。临床以强直－阵挛持续状态最常见，为儿科常见急症。

3. 心理－社会状况　评估患儿家长的心理状况，包括是否存在焦虑和恐惧的情绪；了解家长对癫痫疾病相关知识的掌握程度；评估患儿家庭经济承受能力及社会支持水平。

4. 辅助检查

（1）脑电图：是癫痫诊断和分型最重要的检查手段。

（2）影像学检查：常选用头颅 CT、MRI 等，有利于寻找癫痫发作的病因。

（3）其他实验室检查：必要时根据病情选择进行，包括染色体检查、遗传代谢病筛查、基因分析等。

（三）治疗要点

1. 病因治疗　可根据病因进行针对性治疗。如放化疗治疗脑瘤、特殊奶粉治疗苯丙酮尿症等。

2. 药物治疗　合理使用抗癫痫药物是癫痫的最主要治疗方法。用药前应充分评估患儿情况，根据其癫痫类型和发作特点进行个体化治疗。先选择单药治疗，从小剂量开始直至完全控制发作，若效果不理想或存在多种发作类型者，再联合用药。疗程期内应规则、不间断服药，观察药物疗效及不良反应，按时复查血常规、肝肾功能、血药浓度及脑电图。常用抗癫痫药物有丙戊酸钠、氯硝西泮、卡马西平、左乙拉西坦等。常用抗癫痫药物的使用和不良反应见表 13－3。

表 13－3　常用抗癫痫药物的使用和不良反应

常用药物	剂量 [mg/（kg・d）]	每日使用次数/次	有效血药浓度 (mg/L)	常见不良反应
苯巴比妥	3～5	1～3	15～40	嗜睡、共济失调
卡马西平	10～20	2～3	4～12	过敏、白细胞减少
丙戊酸钠	20～30	2～3	50～100	肝功能损害、血小板减少
氯硝西泮	0.1～0.2	2～3	—	嗜睡、共济失调
苯妥英钠	4～8	2～3	10～20	牙龈增生、多毛
托吡酯	3～6	2	4～25	注意力受损、青光眼、低热
奥卡西平	20～30	2	12～24	过敏、低钠血症
拉莫三嗪	2～10	1～2	5～18	过敏、肝肾衰竭

3. 手术治疗　适用于有明确局部致病灶，抗癫痫药物治疗无效的难治性癫痫，在进行充分的术前评估后可考虑手术治疗，常用手术方法有颞叶病灶切除术、非颞叶皮质区病灶切除术、迷走神经刺激术等。

4. 其他疗法　可给予生酮饮食、大剂量免疫球蛋白免疫治疗。

（四）主要护理诊断

1. 有窒息的危险　与喉痉挛、呼吸道分泌物增多有关。

2. 有受伤的危险　与癫痫发作有关。

3. 潜在并发症　癫痫持续状态、脑水肿、酸中毒、呼吸衰竭、循环衰竭。

4. 知识缺乏　患儿家长缺乏癫痫发作时的急救处理知识及正确服用抗癫痫药物的知识。

5. 焦虑　与家长担心疾病预后有关。

（五）护理措施

1. 维持呼吸道通畅　患儿癫痫发作时，立即取平卧位，解开衣领，协助其头偏向一侧，清理口腔分泌物；舌后坠者，使用舌钳将舌拉出，防止窒息；保持呼吸道通畅，若分泌物较多，及时使用吸引器清理，给予低流量吸氧，并准备好开口器和气管插管所需物品。详细记录癫痫发作的类型、持续时间、有无发作后症状等。

2. 安全护理　保持病室环境安静，减少声光刺激，家属24小时陪护，进行护理操作时应集中进行、动作轻柔。患儿癫痫发作时，注意保护发作的肢体，防止骨折或脱臼，同时拉起床档，避免患儿坠床。癫痫发作缓解后，嘱家长注意看护患儿，避免患儿因剧烈活动、精神紧张等再次引起癫痫发作。

3. 病情观察　密切监测患儿生命体征及意识状况；若患儿出现癫痫发作，观察其瞳孔大小、对光反射，伴随症状及持续时间；观察患儿有无呼吸节律的改变，监测动脉血气分析；定时监测患儿心率、血压，观察四肢末端血运，病情变化时及时通知医生并配合处理。

4. 用药护理　癫痫发作时，遵医嘱使用地西泮0.3mg/kg或咪达唑仑0.2mg/kg静脉注射；口服抗癫痫药物应长期规律且不间断，服药期间注意观察其疗效及不良反应。护理人员应对家长进行长期服药指导，使其知晓规律服药的重要性，督促患儿按时服药，定期复查。

5. 饮食护理　给予患儿高蛋白、高热量、高纤维、易消化饮食。伴有意识障碍者，遵医嘱进行鼻饲。

6. 心理护理　给予患儿及家长关心、关爱及鼓励，评估不同年龄患儿的心理状态，有针对性地进行心理疏导；帮助他们建立信心，克服自卑、孤独等心理，树立战胜疾病的信心。

7. 健康教育

（1）对癫痫相关知识进行健康宣教，指导家长合理安排患儿的日常生活，规律作息，避免过度劳累、情绪激动、感染、暴饮暴食等。

（2）加强用药指导，告知家长规律服药，观察药物不良反应，按时复查。

（3）教会家长癫痫发作时的紧急护理措施，必要时将患儿送往医院救治。

知识拓展

国际癫痫关爱日

2006年10月，中国抗癫痫协会发起了创办“国际癫痫关爱日”的倡议，与会者选定以1997年在爱尔兰都柏林举行的国际癫痫大会通过“全球抗癫痫运动”的日期，即6月28日为“国际癫痫关爱日”。国际癫痫关爱日通过各种活动传播关于癫痫的知识和信息，包括公众教育活动、座谈会、健康咨询、义诊、志愿者服务等。此外，通过社交媒体、网络平台和传统媒体等渠道，人们可以分享他们的故事、经验和观点，帮助减少大众对癫痫的歧视和误解。

第五节　脑性瘫痪

脑性瘫痪（cerebral palsy），简称脑瘫，是一组持续存在的中枢性运动和姿势发育障碍、活动受限综合征，是由于发育中的胎儿或婴幼儿脑部非进行性损伤所致。常伴有感觉、知觉、认知、交流和行为障碍，以及癫痫和继发性肌肉骨骼问题。本病在全球范围内报道的发病率为1.5‰~4.0‰，我国为2.0‰左右。

（一）概述

脑瘫的病因包括出生前因素、围生期因素和出生后的因素。

1. 出生前因素 包括母体因素及遗传因素。母亲孕期不良因素（如先兆流产、多胎、宫内感染、吸烟、酗酒、糖尿病、智力障碍、甲状腺功能亢进症等）与脑瘫的发生相关。近年来研究认为，遗传因素对脑瘫的影响很重要，双胞胎同时患脑瘫、家族中已有脑瘫患儿再发脑瘫的概率偏高。

2. 围生期因素 包括早产、围生期感染、出生时窒息、产伤、低出生体重等。

3. 出生后因素 颅内出血、脑积水、颅内感染、胆红素脑病、低血糖症等均可导致脑部循环障碍，从而引起脑损伤。

（二）护理评估

1. 健康史 评估患儿出生前、围生期及也出生后有无引起脑瘫的相关危险因素。

2. 身体状况 评估患儿运动发育水平，根据其年龄特点选择相应量表，结合影像学检查、神经电生理检查综合评估患儿的运动障碍特点及有无认知、语言、听视觉障碍及癫痫等。

3. 心理－社会状况 评估患儿家长对疾病的认识程度、康复知识的需求及掌握情况；该病病程长，需终身康复治疗，动态评估家长及患儿心理状况的变化；评估家庭经济能力及社会支持水平。

脑瘫的身体状况评估

4. 辅助检查

（1）影像学检查：包括头颅CT、MRI，可确定病变部位、性质及程度，有助于脑瘫病因的诊断和预后判断。

（2）功能障碍评定：运用各类量表对患儿进行运动、认知功能评估。常用量表有粗大运动功能评估量表、精细运动功能评估量表、Gesell评估量表、韦氏学龄前/学龄儿童智力量表等。

（3）神经电生理检查：合并癫痫发作时进行脑电图检查；疑有视觉、听觉损害者，行脑干视觉、脑干听觉诱发电位检查。

（三）治疗要点

临床应早发现、早干预、早治疗，根据患儿具体的障碍特点制定个体化康复方案。主要康复治疗方法有运动疗法、物理因子疗法、作业疗法、语言训练、药物治疗、手术治疗、中医康复及辅助器具应用等。学龄前期脑瘫患儿可医教结合，即将医疗康复手段与教育方法相结合，为患儿入学打下基础。

（四）主要护理诊断

1. 有失用综合征的危险 与运动功能障碍有关。

2. 有受伤的危险 与运动功能障碍有关。

3. 有窒息的危险 与吞咽功能障碍、癫痫发作有关。

4. 自理缺陷 与脑瘫有关。

5. 营养失调，低于机体需要量 与脑瘫造成的进食困难有关。

6. 焦虑 与病情重、预后不良有关。

（五）护理措施

1. 功能训练　根据患儿功能障碍的特点，遵循从简单到复杂、从被动训练到主动训练的原则，以促进肌肉和关节活动，改善肌张力。配合医生、治疗师实施相应的功能训练，制定个体化的康复训练方案，全面改善患儿症状，提高生活质量。

（1）运动功能训练：依据患儿的年龄及脑瘫类型，协助治疗师对患儿进行头控训练、支撑抬起训练、翻身训练、坐位训练、立位训练及步行训练等，达到促进运动发育、纠正异常姿势和运动模式、降低肌张力，以及提高肌力的目的。

（2）抱姿管理：脑瘫患儿由于肌力、肌张力的异常，常出现姿势发育障碍，正确的抱姿（图 13－2～图 13－4）有助于抑制异常姿势，降低肌张力、强化躯干稳定性、促进正常的运动模式等。根据患儿病情，指导并教会家长采用正确的抱姿，维持患儿的功能位，控制异常姿势。

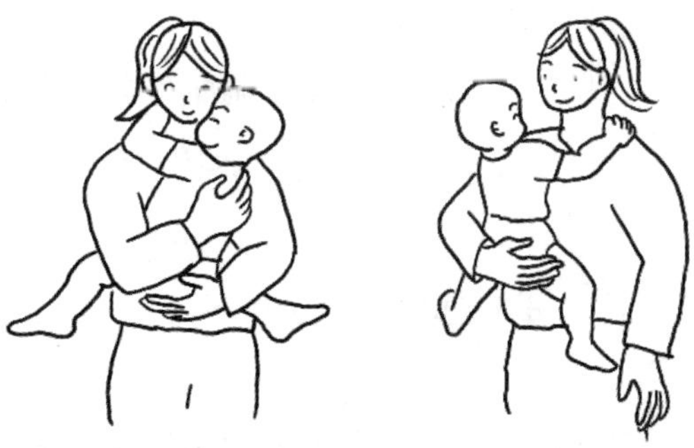
（a）　（b）

图 13－2　痉挛型抱姿

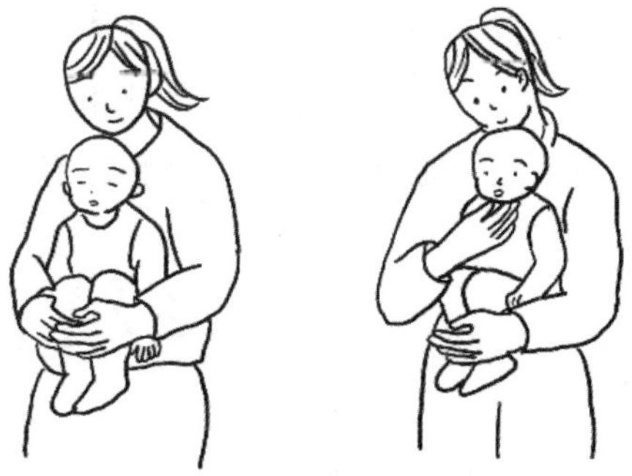
（a）　（b）

图 13－3　不随意运动型抱姿

（3）作业疗法：脑瘫患儿可出现精细运动发育障碍，护理人员可配合作业治疗师对患儿进行精细协调动作的锻炼，如指导患儿抓握玩具、用小毛巾擦嘴、穿脱衣物鞋袜等训练方式，以改善患儿的精细运动功能障碍。

（4）其他功能训练：合并语言发育迟缓、构音障碍、认知功能障碍、听视觉障碍的患儿，配合治疗师进行言语、认知及感觉统合训练，以提高患儿言语表达、认知水平和适应性反应。下肢佩戴矫形器能够改善患儿踝关节跖屈、膝关节反张、膝关节屈曲等异常姿势，提高运动能力。

2. 安全管理　构建宽敞、安全的病区环境，家长 24 小时陪护，病床需要使用床档，防止跌倒、坠床等意外伤害的发生。患儿发生窒息时，立即将其头偏向一侧，及时清理呼吸道，备齐抢救物品，保持呼吸道通畅，防止舌后坠及舌咬伤。

3. 日常生活能力训练　协助、指导患儿进行生活自理能力训练，包括进食、如厕、修饰、穿脱衣物及鞋子等，以提高患儿的生活自理能力。鼓励患儿主动参与活动，训练中根据患儿表现，适时适当地给予帮助和指导，并反复训练。

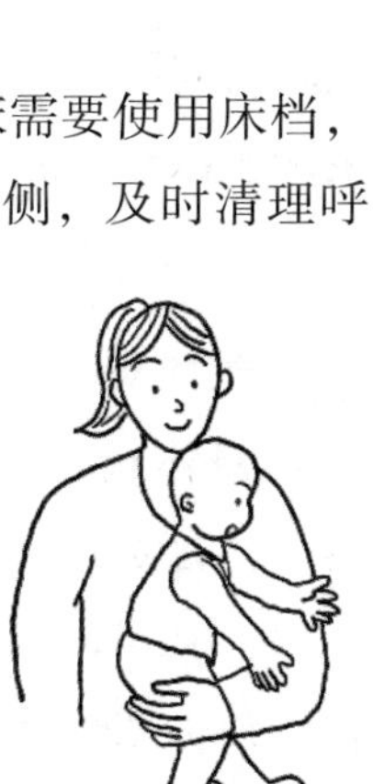
图 13－4　肌张力低下患儿抱姿

4. 饮食护理　给予患儿高热量、高蛋白、富有维生素且容易消化的食物。选取合适进食体位，鼓励患儿自主进食，进食时头正中略微前倾，保持端坐位或 60°半坐卧位，饭后清洁口腔。根据患儿吞咽障碍程度选择进食的种类，并逐渐完成从流质到固体食物的过渡。积极配合言语治疗师，进行感官刺激、激励式呼吸训练及简单发音训练，以改善患儿吞咽障碍。

5. 心理护理 积极与家长及患儿沟通，讲解脑瘫相关知识，倾听家长的感受、困惑和担忧，并表达理解和支持。帮助家长释放情绪、减轻压力，建立信任和合作关系，让其以积极正确的心态面对患儿疾病，努力配合康复治疗与护理。鼓励患儿多参加集体活动，克服自卑、孤独的心理，树立战胜疾病的信心。

6. 健康教育

（1）开展脑瘫相关知识的健康宣教，告知家长康复训练的重要性，使其持之以恒配合康复治疗与护理。

（2）协助家长制订家庭康复计划，指导家长进行患儿姿势管理、肢体功能训练、语言训练、认知训练、生活自理能力训练及居家安全管理等，最大限度提高患儿的治疗效果。

（3）营造和睦的家庭环境，指导家长将各种游戏融入日常生活中，锻炼患儿生活能力，规律安排患儿的学习与生活，多关心、鼓励患儿，增强战胜疾病的信心。

（4）定时随访追踪，了解患儿家庭康复效果，根据患儿情况，及时调整康复计划及方案，使患儿能更好地回归社会和家庭。

脑瘫三级预防

第六节 吉兰－巴雷综合征

吉兰－巴雷综合征（Guillain-Barré syndrome，GBS），又称急性感染性多发性神经根神经炎（acute infectious polyradiculoneuritis），以四肢急性进行性、对称性、弛缓性瘫痪为主要临床表现，常伴感觉障碍，是儿科最常见的周围神经病变。本病具有自限性，大多数患儿在数周内可完全恢复，重症患儿会因累及呼吸肌可危及生命。

（一）概述

1. 病因 尚不明确。多种感染均能诱发本病，包括空肠弯曲菌、巨细胞病毒、麻疹病毒、带状疱疹病毒、EB 病毒等。手术、外伤及疫苗接种等也可能是少见的诱因，空肠弯曲菌等前驱感染为本病主要诱因。

2. 发病机制 病毒感染、创伤、手术等刺激因素引起免疫系统的异常反应，导致自身免疫攻击周围神经系统，引起髓鞘受损和神经脱髓鞘的现象，使运动和感觉神经冲动的传导速度减慢甚至停滞。

（二）护理评估

1. 健康史 评估患儿病前有无呼吸道、消化道等部位的前驱感染史。

2. 身体状况 评估患儿生命体征、精神状况、四肢肌力、膝反射的情况，注意观察呼吸情况，警惕有无呼吸肌受累；分析脑脊液、神经电生理检查结果。

（1）运动障碍：是本病的主要临床表现，呈急性或亚急性起病，核心症状为双下肢对称性、弛缓性瘫痪，以肢体的近端或远端为主，或近端、远端同时受累。表现为步行时肌肉无力、步态不稳、易摔跤，渐上行性发展，数天或数周累及双上肢及躯干。严重者可累及呼吸肌，导致呼吸困难及周围性呼吸衰竭。部分患儿可伴有脑神经麻痹，其中面神经最常见，其次为展神经，表现为饮水呛咳、吞咽困难、声音嘶哑、眼球运动障碍等。

（2）感觉障碍：症状相对较轻，表现为神经根痛和麻木感。多在数天内自行消失。

（3）自主神经功能障碍：症状较轻微，主要表现为汗多、心率增快、血压轻度增高、一过性尿潴留、便秘等。

3. 心理－社会状况 部分病例起病急、进展快，甚至危及患儿生命，应评估患儿家长对疾病的认识程度、护理知识的掌握，是否存在焦虑及恐惧的心理状况。还应评估患儿家庭经济承受能力及社会支持水平。

4. 辅助检查

（1）脑脊液检查：本病特征为脑脊液蛋白－细胞分离现象，即蛋白增高而白细胞数正常，起病两周后 80%～90% 的患儿会出现该特征性脑脊液改变。

（2）神经电生理检查：以脱髓鞘为主要病理改变者，表现为运动和感觉神经传导速度减慢、远端潜伏期延长；以轴索变性为主要病变者，表现为运动神经反应电位波幅显著降低。

（3）脊髓 MRI：可为神经电生理检查未发现病变的患儿确立诊断，典型患儿的脊髓 MRI 可显示神经根强化。

（三）治疗要点

1. 支持治疗 急性期卧床休息，保持呼吸道通畅，定时翻身拍背；存在吞咽障碍者及时鼻饲饮食；对有明显的自主神经功能障碍者给予心电监护；出现尿潴留的患儿予留置尿管帮助排尿；保证充足的营养摄入，提供足量的水分、热量和电解质。

2. 呼吸肌麻痹的抢救 出现呼吸肌麻痹者，应及时气管插管或气管切开，并给予呼吸机辅助呼吸。

3. 药物治疗 病程 1～2 周内遵医嘱静脉注射大剂量免疫球蛋白，一般按 400mg/(kg・d)，连用 5 天，能延缓本病的进展速度，降低呼吸肌麻痹发生率。使用神经营养类药物，如 B 族维生素，包括维生素 B_1、维生素 B_6 和维生素 B_{12} 等以促进神经修复。

4. 心理支持治疗 部分患儿会因语言交流困难和肢体严重无力而出现抑郁，尤其是使用气管插管呼吸机支持时，应及时给予心理支持治疗。

5. 康复治疗 患儿生命体征稳定后即可介入康复治疗，保持患儿肢体呈功能位，进行适度的关节活动度训练，指导呼吸肌麻痹患儿进行呼吸训练。恢复期配合康复治疗师制订康复计划并进行综合康复训练。

（四）主要护理诊断

1. 躯体活动障碍 与肢体瘫痪、感觉障碍有关。

2. 低效型呼吸型态 与呼吸肌麻痹、咳嗽反射消失有关。

3. 营养失调，低于机体需要量 与吞咽障碍导致摄入不足有关。

4. 有皮肤完整性受损的危险 与肢体瘫痪、长期卧床有关。

5. 潜在并发症 呼吸衰竭、心律失常、感染。

6. 焦虑 与家长担心病情预后有关。

（五）护理措施

1. 促进肢体功能恢复 保持患儿肢体呈功能位，防止足下垂发生。给予肢体按摩、关节被动活动，预防关节挛缩，进行功能训练时幅度不宜过大，注意避免肌肉拉伤。恢复期鼓励、指导、督促患儿进行肢体的主动运动训练，加强生活活动能力训练，并辅以辅助器具应用、物理因子治疗、针灸治疗等综合康复训练，全面改善患儿的运动功能。

2. 改善呼吸功能 病室按时通风，保持空气新鲜，温湿度适宜。观察患儿面色、呼吸频率和节律有无变化。保持呼吸道通畅，定时翻身拍背，促进分泌物排出，鼓励患儿自主咳嗽，及时清理呼吸道分泌物。患儿出现呼吸困难，及时予以吸氧、吸痰，如无效且出现明显呼吸节律改变、发绀等，应考虑呼吸肌麻痹，及时配合医生进行气管插管及机械通气。遵医嘱给予雾化、吸痰及相应气道护理。

3. 用药护理 患儿静脉注射免疫球蛋白时，需严密监测生命体征；选择合适通路进行输注；观察有无皮肤发红、荨麻疹、呼吸困难等变态反应；同时告知患儿及家属药物使用目的、作用和相关注意事项。

4. 饮食护理 给予高蛋白、高能量、高维生素、易消化食物，吞咽困难患儿，选择流质或半流质饮食，注意防止误吸，不能进食者及时给予鼻饲。持续评估患儿营养状况，及时调整营养方案。

5. 皮肤护理 评估患儿皮肤状况，保持床单平整、清洁。指导患儿着全棉衣物，保持皮肤清洁，尤其是臀部和皮肤皱褶处。卧床患儿定时翻身，必要时使用泡沫型敷料局部保护，减轻局部皮肤受压，防止压力性损伤发生。

6. 并发症护理 密切监测患儿生命体征，观察患儿面色、呼吸频率和节律，出现呼吸衰竭时，及时配合医生气管插管及机械通气；对有明显的自主神经功能障碍者，给予心电监护，出现心律失常时及时采取相应措施处理；定时翻身拍背，及时清理呼吸道分泌物，留置导尿患儿指导其多饮水，保持会阴部清洁，防止发生肺部或尿路感染。

7. 心理护理 向患儿及家长讲解疾病相关知识、告知治疗及护理措施，做好心理护理，缓解家长焦虑情绪。

8. 健康教育 指导家长对卧床患儿定时翻身拍背，并注意保持皮肤清洁，防止坠积性肺炎和压力性损伤的发生。指导家长在急性期和恢复期对患儿进行肢体功能训练，告知相应方法及注意事项。

知识拓展

GBS 的血浆置换治疗

血浆置换是将患者的血浆与新鲜血浆或血浆替代物交换，以去除体内可能存在的致病物质和自身抗体，是最早证明对 GBS 有效的免疫疗法。血浆置换治疗可清除血浆中的致病因子，减轻对周围神经的损害，从而缩短病程及减少并发症。2019 版《中国吉兰 – 巴雷综合征诊治指南》提出：每次血浆交换量为 30 ~50ml/kg，在 1 ~2 周内进行 3 ~5 次。血浆置换的禁忌证主要是严重感染、心律失常、心功能不全、凝血系统疾病等；其不良反应为血流动力学改变，可能造成血压变化、心律失常，使用中心导管可引发气胸和出血，以及可能合并败血症。

本章小结

思考题

1. 细菌性脑膜炎常见的主要护理诊断有哪些？

2. 癫痫与癫痫发作的区别是什么？

更多练习

（王　洁）

第十四章　内分泌系统疾病患儿的护理

教学课件

学习目标

1. 素质目标

(1) 能够在护理实践中严格遵守操作规程，深刻理解和认同护理职业的价值和意义，通过实际行动展现出对护理工作的热爱和敬业精神。

(2) 能够将责任心、同理心贯穿整个护理过程中，确保患儿得到有效的照护和关爱。热爱儿科护理工作，积极参与儿童内分泌系统疾病的健康科普宣传和教育工作。

2. 知识目标

(1) 掌握：先天性甲状腺功能减退症、生长激素缺乏症的概念，临床表现，以及治疗要点；中枢性尿崩症、性早熟及儿童糖尿病的概念，分类，临床表现，以及治疗要点。

(2) 熟悉：先天性甲状腺功能减退症、生长激素缺乏症、中枢性尿崩症、性早熟及儿童糖尿病的病因及辅助检查。

(3) 了解：性早熟的发病机制、儿童糖尿病的病理生理变化。

3. 能力目标

(1) 能为先天性甲状腺功能减退症、生长激素缺乏症、糖尿病患儿制订护理计划，并实施护理。

(2) 能运用中枢性尿崩症、性早熟的相关知识分别对具体患儿实施护理。

案例

【案例导入】

患儿，男，5岁8个月，因“夜尿增多2周发现血糖升高2天”而入院。患儿2周前呼吸道感染后出现夜尿增多，伴遗尿，1～2次/晚，并逐渐出现多饮，1500ml/d。患儿足月顺产，出生时无窒息抢救史，祖母有“糖尿病、高血压”病史。辅助检查：尿常规，尿葡萄糖（+++），酮体（+）；空腹血糖8.93mmol/L，餐后2小时血糖11.13mmol/L，随机血糖23.5mmol/L。入院检查：体温36.4℃，脉搏85次/分，呼吸20次/分，血压100/65mmHg，体重18kg，身高109.5cm。神志清，无恶心、呕吐、腹痛不适。

【请思考】

1. 该患儿的入院医疗诊断是什么？
2. 该患儿存在哪些主要护理诊断？
3. 该患儿的护理措施有哪些？

【案例分析】

第一节　先天性甲状腺功能减退症

先天性甲状腺功能减退症（congenital hypothyroidism）简称先天性甲减，是由于先天性或者遗传因素导致甲状腺激素产生或分泌减少，或甲状腺激素受体缺乏，不能发挥甲状腺激素的生理作用，导致患儿生长障碍、智力落后，是最常见的儿童先天性内分泌疾病。按病变涉及的位置，可分为原发性甲减和继发性甲减；按病因，可分为散发性甲减和地方性甲减。

（一）概述

1. 散发性先天性甲减　散发性先天性甲减（sporadic congenital hypothyroidism）主要是先天性甲状腺发育不良、异位或甲状腺激素合成途径中酶缺陷所造成，发生率约为1/2050。

（1）甲状腺不发育、发育不全或异位：是造成先天性甲减最主要的原因，约占90%，多见于女孩，男女比例为1∶2。其中1/3病例为甲状腺完全缺如，其余为甲状腺发育不全或在下移过程中停留在其他部位形成异位甲状腺，导致甲状腺功能部分或完全丧失。造成甲状腺发育异常的原因尚未阐明，可能与遗传因素与免疫介导机制有关。

（2）甲状腺激素合成障碍：是造成先天性甲减另一常见原因，多见于甲状腺激素合成和分泌过程中酶的缺陷，如过氧化物酶、偶联酶、脱碘酶及甲状球蛋白合成酶等缺陷，造成甲状腺激素不足，多为常染色体隐性遗传病。

（3）促甲状腺素（TSH）、促甲状腺激素释放激素（TRH）缺乏：亦称为下丘脑－垂体性甲减或中枢性甲减，是由于垂体分泌TSH障碍，常见于特发性垂体功能低下或下丘脑、垂体发育缺陷，其中较多见于TRH缺乏。TSH单一缺乏者少见，常与生长激素（GH）、催乳素（PRL）、黄体生成素（LH）等其他垂体激素缺乏并存，临床上称为多种垂体激素缺乏症。

（4）甲状腺或靶器官反应低下：甲状腺反应低下是指由于甲状腺组织细胞膜上的Gsα蛋白缺陷，使得cAMP生成障碍，导致对TSH无反应；靶器官反应低下是指末梢组织β-甲状腺受体缺陷，导致对三碘甲状腺原氨酸（T_3）、甲状腺素（T_4）无反应。两者均为罕见病。

（5）孕母因素：孕期服用抗甲状腺药物或孕母患自身免疫性疾病，体内的抗TSH受体抗体可通过胎盘影响胎儿，造成新生儿甲减，此类为暂时性甲减，通常在3个月后好转。

2. 地方性先天性甲减 地方性先天性甲减（endemic congenital hypothyroidism）多因地区饮食缺碘，孕期碘摄入不足，致使胎儿在胚胎期缺碘而导致甲状腺功能减退。

（二）护理评估

1. 健康史 评估患儿智力发育程度、生长发育程度和生理功能水平。患儿症状出现的早晚及严重程度与残留甲状腺组织的多少及甲状腺功能减退的程度有关。先天性甲状腺缺如或酶缺陷的患儿，婴儿期即可出现症状。甲状腺异位或发育不良的患儿，多在出生后3～6个月出现症状，偶见数年后开始出现症状者。

2. 身体状况

（1）典型表现：多数先天性甲减患儿常在出生半年后出现典型症状。

1）特殊面容：头大，颈短，毛发稀疏、无光泽，皮肤粗糙，面色苍黄，面部黏液性水肿，眼睑水肿，眼距宽，鼻梁低平，唇厚，舌大而宽厚，舌常伸出口外。

2）生长发育迟缓：身材矮小，躯干长而四肢短，上部量/下部量＞1.5。

3）神经系统功能障碍：智力发育低下，表情呆板、淡漠，神经反射迟钝；运动发育障碍，动作发育迟缓，如翻身、坐立走的时间均延迟。

4）生理功能低下：体温低，怕冷，精神差，声音低哑，肌张力低，安静少动，嗜睡，对周围事物反应少；消化功能紊乱，食欲缺乏，肠蠕动慢，腹胀、便秘；心血管功能低下，脉搏、呼吸缓慢，心音低钝，可伴心包积液，心电图呈低电压，PR间期延长，传导阻滞。

（2）新生儿甲减：新生儿的症状和体征常缺乏特异性，多表现为以下几点。

1）过期产，出生体重大于第90百分位，生理性黄疸消退延迟。

2）患儿常处于睡眠状态，肌张力差、哭声低、声音嘶哑、反应迟钝、腹胀、便秘、胎便排出延迟、喂养困难。

3）体温低、末梢循环差、心率缓慢、心音低钝、前囟较大、后囟未闭、皮肤粗糙、常有脐疝等。

（3）地方性甲减：因胎儿期缺碘而不能合成足量甲状腺激素，影响胎儿中枢神经系统发育。临床表现为两组不同的综合征，亦可见交叉重叠。

1）“神经性”综合征：主要为共济失调、痉挛性瘫痪、聋哑、智力低下，但身材正常，甲状腺功能正常或仅轻度减低。

2）“黏液水肿性”综合征：主要表现为显著的生长发育及性发育落后、智力低下、黏液水肿，血清T_4降低、TSH增高。约25%患儿可见甲状腺肿大。

3. 心理－社会状况 评估家长是否知晓本病的病因、早期确诊及尽早治疗的重要性，有无掌握服药方法和不良反应观察，有无掌握对患儿进行智力、体力训练的方法，家庭经济及环境状况，有无焦虑心理等；了解患儿对治疗和休息的配合情况。

4. 辅助检查

（1）新生儿筛查：目前多于出生后2～3天进行初次筛查，采集新生儿足跟血，干血滴纸片测TSH浓度，若结果大于15～20mU/L，则需进一步检测T_4、TSH以确诊。对于低或极低出生体重患儿可在出生后2～4周或体重超过2.5kg时重新测定甲状腺功能。该方法简便，能检测出原发性甲状腺功能减退和高TSH血症，但中枢性甲减及TSH延迟升高的患儿检测结果为假阴性。因此，对于存在临床表现但筛查结果为阴性的患儿，仍应进行甲状腺功能检查。

（2）甲状腺功能检查：测定血清 T_3、T_4、TSH，以反映甲状腺功能。如 T_4 降低，TSH 明显增高即可确诊，T_3 可降低或正常。

（3）TRH 刺激试验：用于鉴别下丘脑或垂体性甲减。若试验前血 TSH 值正常或偏低，在 TRH 刺激后引起血 TSH 峰值升高或出现时间延长，表明病变在下丘脑；若 TRH 刺激后血 TSH 不升高，表明病变在垂体。

（4）甲状腺扫描：可检查甲状腺先天缺如或异位。

（5）核素检查：为患儿静脉注射 ^{99m}Tc 后用单光子发射计算机体层摄影术（SPECT）检测患儿甲状腺的大小、形状和位置。

（6）其他：骨龄测定，骨龄是发育成熟程度的良好指标，可通过 X 线片观察手腕、膝关节骨化中心的出现及大小来加以判断。亦可通过测定基础代谢率来辅助判断，此时显示基础代谢率低下。

（三）治疗要点

本病在生命早期对神经系统功能损害严重，关键在于早诊断、早治疗。一旦确诊，应遵医嘱长期服用甲状腺制剂。

左甲状腺素钠（L-thyroxine，L-T_4）是目前临床上治疗先天性甲减的最有效药物。使用时，要根据病情轻重及年龄大小确定开始剂量，并根据甲状腺功能及临床表现及时调整剂量，以保证：TSH 浓度正常，血清 T_4 浓度正常或略偏高，以备部分 T_4 转化为 T_3；儿童心率维持在 110 次/分，婴儿心率维持在 140 次/分，食欲好转，每日一次正常大便，腹胀消失，智力有进步，体格发育改善。一般在出生 3 个月内开始治疗者，不致遗留神经系统损害。治疗过程中应进行随访，初期阶段每 2 周随访 1 次；血清 TSH 和 T_4 恢复正常水平后，每 2～3 个月随访 1 次；服用药物 1～2 年后，每半年随访 1 次。随访过程中，根据血清 T_4、TSH 水平及时调整药物剂量，注意检测智力变化。

（四）主要护理诊断

1. 营养失调，低于机体需要量 与食欲差、喂养困难有关。

2. 便秘 与活动量少、肌张力低下、肠蠕动减弱有关。

3. 体温过低 与代谢率低有关。

4. 生长发育迟缓 与甲状腺素合成不足有关。

5. 知识缺乏 与家长缺乏疾病相关知识有关。

（五）护理措施

1. 保证营养供给 指导家长掌握正确的喂养方法，给予患儿高蛋白、高维生素、易消化、富含钙及铁的食物。甲状腺激素不能与含有大豆蛋白或铁元素的食物同时服用，因此类物质可与 T_4 结合并影响 T_4 吸收。指导家属耐心喂养吸吮困难、吞咽缓慢者，给予充足的进餐时间，必要时使用滴管喂养或鼻饲喂养，以保证营养供给。

2. 保持大便通畅 指导家长掌握防治便秘的方法，包括：①养成定时排便习惯。②保证充足的液体摄入。③多吃富含粗纤维的食物，如蔬菜、水果。④每日顺肠蠕动方向按摩腹部数次，适当增加活动量，促进肠蠕动。⑤必要时采用大便缓泻剂、软化剂或灌肠。

3. 注意保暖，预防感染 患儿基础代谢低，活动少，体温低，怕冷，应注意保持合适的室温，适时增减衣服，避免受凉。患儿抵抗力较差，易患感染性疾病，应避免与感染性或传染性疾病患者接触，勤洗澡，加强个人卫生，防止感染。冬季注意预防呼吸道感染，夏季注意预防肠道感染。

4. 加强行为训练，提高自理能力 使家长充分认识早期训练的重要性，指导其掌握智力、体力、行为训练的方法，促进患儿生长发育。训练患儿抓、握、爬、立、行等技能，训练内容与年龄相适应，使其掌握基本生活技能。加强患儿日常生活护理，防止意外伤害。

5. 指导用药 告知家长及患儿甲状腺制剂作用缓慢，用药1周左右方能达到最佳血药浓度。使家长及患儿了解服药的必要性，掌握药物服用及疗效观察方法。疗效观察包括患儿食欲、活动量、排便情况、生长曲线、智力、骨龄，以及血 T_3、T_4 和 TSH 的水平等，遵医嘱及时调整服药剂量。药量过小，影响智力及体格发育；药量过大，轻者引起烦躁、多汗、消瘦、神经兴奋性增高，重者引起呕吐、腹痛、腹泻、高热、脱水，严重者可出现痉挛和心力衰竭等症状。因此，在治疗过程中应按时随访。

6. 健康教育

（1）使家长和较大的患儿能充分了解本病的病因、临床表现、治疗要点、预后及护理方法。

（2）强调遵医嘱服药的重要性和服药方法。

（3）帮助家长和患儿树立战胜疾病的信心，掌握重要体征的监测方法，以及喂养和早期训练方法。

（4）做好饮食喂养宣教，指导家长给予患儿高蛋白、高维生素、富含钙及铁剂的易消化食物，营造良好的进餐环境。

（5）宣传新生儿筛查的重要性，一经诊断，在出生后的1～2个月内即开始治疗，可避免严重神经系统功能损害。

（6）指导家长按时随访。

先天性甲减的遗传咨询和产前管理

第二节 生长激素缺乏症

生长激素缺乏症（growth hormone deficiency，GHD）又称垂体性侏儒症（pituitary dwarfism）或矮小症，是由于腺垂体合成和分泌的 GH 部分或完全缺乏，或由于 GH 分子结构异常、受体缺陷等导致的生长发育障碍，致使儿童身高低于同年龄、同性别、同地区正常儿童平均身高2个标准差以上或低于正常儿童生长曲线第3百分位，呈现均匀性身材矮小，但智力发育正常，是儿科临床常见的内分泌性疾病之一。本病发生率为20/10万～25/10万，男女比例为3∶1，大多为散发，少部分为家族性遗传。

生长激素缺乏症的发病机制

（一）概述

多种原因可导致 GH 缺乏或靶细胞对 GH 无应答反应，可划分为3类，原发性、继发性（获得性）和暂时性，其中原发性占绝大多数，暂时性 GHD 在外界不良因素消除或原发疾病治愈后 GH 分泌功能可恢复正常。

（二）护理评估

1. 健康史　了解患儿身体生长发育迟缓情况。

2. 身体状况

（1）原发性 GHD

1）生长障碍：出生时身高和体重可正常，多数在 1 岁后出现生长缓慢，身高落后更为显著，年增长速度 <5cm。外观随年龄增长明显小于实际年龄，脸圆胖，面容幼稚（娃娃脸），皮肤细腻，头颅呈圆形，头发纤细，手足较小，身高低于正常身高均数两个标准差，但上下部量比例正常，体型匀称。

2）骨成熟延迟：延迟出牙及囟门闭合，下颌骨发育不佳，恒牙排列不齐。骨化中心发育迟缓，骨龄小于实际年龄 2 岁以上，但与其身高年龄相仿。

3）青春发育期推迟。

4）智力发育正常。

部分患儿同时缺乏一种或多种垂体激素，除生长迟缓外还可有其他症状。同时缺乏 TSH 可有轻度甲状腺功能减退症状如食欲缺乏、不爱活动等；同时缺乏促肾上腺皮质激素者，易发生低血糖：缺乏促性腺激素者性腺发育不全，至青春期仍无性器官和第二性征发育。

（2）继发性 GHD：又称器质性 GHD，可发生于任何年龄，其中由于围生期异常情况导致的常伴有尿崩症。由于颅内肿瘤导致的多有头痛、呕吐、视野缺损等颅内压增高和视神经受压迫的症状和体征。

3. 心理－社会状况　评估家长是否知晓本病的病因，是否积极配合治疗和护理，有无焦虑心理等；了解患儿对治疗和休息的配合情况，有无因自我形象改变而紧张、忧虑及情绪低落等心理状况。

4. 辅助检查

（1）GH 刺激试验：诊断 GHD 需测定血 GH 的水平。生理状态下 GH 的分泌与下丘脑、垂体、神经递质，以及大脑结构和功能的完整性有关，呈脉冲式分泌，个体差异明显，并受到睡眠、运动、摄食和应激的影响，因此单次测定血 GH 水平并不能反映机体 GH 分泌的真正情况。对疑诊者必须进行 GH 刺激试验，以判断其垂体分泌 GH 的功能。常见测定 GH 分泌功能试验见表 14－1。

表 14－1　测定 GH 分泌功能试验

试验		方法	采血时间
生理性	1. 运动	禁食 4～8 小时后，剧烈活动 15～20 分钟	开始运动后 20～40 分钟
	2. 睡眠	晚间入睡后用脑电图监护	Ⅲ～Ⅳ期睡眠时
药物刺激	1. 胰岛素	0.05～0.10U/kg，静脉注射	0、15、30、60、90 分钟测血糖和 GH
	2. 精氨酸	0.5g/kg，稀释为 5%～10% 溶液，静脉输注	0、30、60、90、120 分钟测 GH
	3. 可乐定	0.004mg/kg，1 次口服	0、30、60、90、120 分钟测 GH
	4. 左旋多巴	10mg/kg，1 次口服	0、30、60、90、120 分钟测 GH

经典的 GH 刺激试验包括生理性刺激试验和药物刺激试验。生理性刺激试验要求一定的条件和设备，需达到规定的强度，因此在儿童中难以实施。药物刺激试验是借助于药物促进 GH 分泌，不同的药物作用机制各异，GH 分泌峰值的大小和呈现的时间也不同。为排除外

源因素影响，刺激试验宜在上午 8~10 时进行，试验前 30 分钟放好留置针头，试验前应禁食、卧床休息。

GH 峰值 <10μg/L 即可认为分泌功能不正常；GH 峰值 5~10μg/L，为 GH 部分缺乏；GH 峰值 <5μg/L，为 GH 完全缺乏。每种 GH 刺激试验均存在一定局限性，因此必须两种以上药物刺激试验结果都不正常时，方可确诊为 GHD。常选择胰岛素加可乐定或左旋多巴试验。

（2）胰岛素样生长因子（IGF-1）和 3 型胰岛素样生长因子结合蛋白（IGFBP-3）测定：IGF-1 主要以 IGFBP-3 的形式存在于血液循环中，IGFBP-3 可运送和调节 IGF-1，其合成受 GH-IGF 轴调控，IGF-1 和 IGFBP-3 是检测 GH-IGF 轴功能的指标。两者呈非脉冲式分泌，在血液循环中浓度稳定。目前一般认为 IGF-1 和 IGFBP-3 可作为 5 岁到青春期发育前儿童 GHD 的筛查指标。但 IGF-1 和 IGFBP-3 受各种因素影响，如性别、年龄、营养状态、性发育程度和甲状腺功能等，故具有一定的局限性，须建立不同性别和年龄组儿童的正常参考值范围。

（3）血 24 小时 GH 分泌谱测定：正常情况下，GH 峰值与基值差别很大，检测 24 小时内 GH 的分泌量，可以比较准确地反映体内 GH 分泌情况。GHD 患儿在药物刺激试验时可正常分泌 GH，但其 24 小时分泌量不足，进入睡眠时的 GH 峰值亦较低。但该方法采血次数多，患儿常难以接受。

（4）头颅影像学检查：对了解 GHD 儿童下丘脑 - 垂体有无器质性病变具有重要意义，尤其是肿瘤。可根据需要对确诊 GHD 的儿童做 MRI 检查、CT 扫描或头颅侧位摄片。

（5）骨骼 X 线检查：常用左手腕、掌、指骨正位片评定骨龄，GHD 患儿骨龄常低于实际年龄 2 岁或以上。

（6）染色体检查：对矮小并伴青春期发育延迟的女童应常规行染色体检查以排除常见的染色体病，如先天性卵巢发育不全（Turner 综合征）等。

（7）基因检测：利用二代测序及全基因组外显子测序等技术，可检测腺垂体发育缺陷相关基因和 GH-IGF 轴缺陷相关基因。

（8）其他辅助检查：根据临床表现按需检测血 TSH、T_3、T_4、PRL、促肾上腺皮质激素、皮质醇、促黄体素释放激素（LHRH）激发试验等，以判断有无缺乏甲状腺、性腺激素等。

（三）治疗要点

本病主要采用激素替代疗法。

1. 生长激素治疗 基因重组人生长激素（recombinant hGH，rhGH）替代治疗已被广泛应用于临床，多采用 rhGH 0.1U/(kg·d)，于每晚睡前皮下注射一次，或每周总剂量分 6~7 次皮下注射，治疗应持续至骨骺闭合为止。开始治疗的年龄越小，治疗效果越好，第一年治疗效果最好，身高可增高达 0.3~0.5SD，一年后增长速率可有所下降。治疗过程中需监测甲状腺功能，按需加用左甲状腺素维持甲状腺功能。血清 IGF-1 和 IGFBP-3 水平检测可作为 rhGH 疗效和安全性评估的指标。不建议使用 rhGH 治疗恶性肿瘤或有潜在肿瘤恶变者及严重糖尿病的 GHD 患儿。

2. 生长激素释放激素（GHRH）治疗 用于下丘脑功能缺陷、GHRH 释放不足的 GHD 患儿。

3. 性激素治疗　GHD 患儿同时伴性腺轴功能障碍，在骨龄达 12 岁时即可开始性激素替代治疗，以促使第二性征发育。男孩每月肌内注射长效庚酸睾酮 25mg 一次，每 3 个月增加 25mg，直至 100mg。女孩使用炔雌醇 1～2μg/d，或妊马雌酮，剂量自 0.3mg/d 起，逐渐增加，同时监测骨龄。

（四）主要护理诊断

1. 生长发育迟缓　与 GH 缺乏有关。

2. 自我形象紊乱　与生长发育迟缓有关。

3. 知识缺乏　与家长及患儿缺乏 GHD 相关知识有关。

（五）护理措施

1. 休息与活动　保证夜间充足的睡眠，白天适当进行体育锻炼，有助于身高增长。

2. 饮食护理　激素替代治疗后患儿生长发育速度加快、食欲增加，需及时补充足够的营养物质及维生素，尤其注意补充维生素 D 及铁剂。

3. 指标监测及症状护理　监测患儿身高、体重，进行智力测定，评价智力发育情况。熟悉常见实验室检查项目，做好健康指导。继发性 GHD 患儿如出现头痛、呕吐、视野缺损及视神经受压迫的症状，可能提示存在颅内肿瘤，须及时报告医生，并按颅内高压进行急救护理。

4. 用药护理　GH 替代疗法在骨骺愈合以前均有效，需掌握药物用量。rhGH 及其他激素于晚上睡前皮下注射，使用 rhGH 治疗时可出现甲状腺素缺乏，因此需监测甲状腺功能。少数患儿可能出现注射部位红肿，停药后可消失。少数患儿注射后数月可能会产生抗体，但不会对促生长疗效产生显著影响。另外，暂时性视盘水肿、颅内高压、股骨头部滑出和坏死等不良反应罕见。促合成代谢激素有一定的肝毒性和雄激素作用，有可能促使骨骺提前愈合而导致身高过矮，使用时应注意其不良反应，须定期复查肝功能，严密随访骨龄。

5. 心理护理　运用沟通交流技巧，与家长及患儿建立良好信任关系。及时向家长介绍疾病相关知识，关注患儿心理状态，鼓励其表达真实想法，帮助其正确应对自我形象改变，树立良好的自我概念。

6. 健康教育

（1）对家长和患儿进行用药指导，包括药物的用法用量和不良反应的观察。明确告诉家长替代疗法须坚持遵医嘱规律用药。

（2）指导家长每 3 个月为患儿测量身高、体重，记录在生长发育曲线上，以便观察疗效。

（3）告知家长和患儿，用药后患儿生长会加速、食欲会增加、肌肉容量会增加、脂肪会减少、体能和认知能力会改善。

（4）治疗后能否达到正常成人的高度与开始治疗的年龄有关，在开始治疗的 1～2 年身高增长很快，以后减速。

（5）强调治疗过程中定期随访的重要性。

知识拓展

特发性矮小儿童

特发性矮小儿童指没有内分泌、代谢或其他可以解释身材矮小疾病证据的矮小儿童。相关指南建议不常规对特发性矮小儿童使用 GH，并应根据具体情况做出治疗决定。原因是此类儿童 GH 治疗反应差异大，经过 5 年 GH 治疗，一部分儿童的成年身高可能平均增加约5cm，而另一部分儿童的成年身高可能没有增加。对于接受 GH 治疗的儿童，一些专家建议进行为期半年至一年的 GH 治疗试验，只有在治疗后身高增速一倍或增加 3 厘米/年时，才能继续 GH 治疗。其他学者反对该建议，认为 GH 价格昂贵，且该法尚在试验阶段，可能有副作用，而给其他方面健康的儿童贴上不正常的标签，可能会在伦理和社会心理上造成对身高的偏见。

第三节　中枢性尿崩症

尿崩症（diabetes insipidus，DI）是由于患儿尿浓缩功能完全或部分丧失，以多饮、多尿、低尿比重为特征的临床综合征。根据病因可将尿崩症分为中枢性尿崩症（central diabetes insipidus，CDI）、肾性尿崩症（nephrogenic diabetes insipidus，NDI）和精神性烦渴症（psychogenic polydipsia，PP）三类。其中 CDI 较常见，是因抗利尿激素（antidiuretic hormone，ADH）又称精氨酸加压素（arginine vasopressin，AVP）分泌或释放不足引起的。

（一）概述

1. 病因　CDI 的病因分为特发性（原发性）、获得性（继发性）、遗传性（家族性）。

（1）特发性：因下丘脑视上核或室旁核神经元发育不全或退行性病变所致。

（2）获得性：侵犯下丘脑、垂体柄或神经垂体的病变均可引起尿崩症状，常见病变包括颅内肿瘤、颅脑外伤、手术损伤、产伤、颅内感染、白血病细胞浸润等。

（3）遗传性：多由编码 AVP 的基因或编码运载蛋白Ⅱ的基因突变所致。

2. 发病机制　AVP 由下丘脑视上核及室旁核神经细胞分泌，储存于神经垂体。AVP 的分泌受血浆渗透压为主、血容量为次的调节。细胞外液渗透压增高和血容量改变可分别刺激渗透压感受器和压力感受器，并将神经冲动传递至下丘脑，进而调控 AVP 分泌。AVP 可增加肾远曲小管和集合管上皮细胞对水的通透性。当 AVP 分泌量增加时，水分渗透至肾髓质间质，进而回收入血，使尿液浓缩、尿量减少。当 AVP 分泌不足时，水分吸收减少，尿液稀释，尿量增多。

（二）护理评估

1. 健康史　评估患儿排尿习惯、尿液性质及量，了解患儿外伤史及家族遗传史。

2. 身体状况　本病可发生于任何年龄，儿童期多见，男孩多于女孩。婴幼儿表现为烦渴时哭闹不安，饮水后安静。儿童期多尿或遗尿常是父母最早发现的症状，以烦渴、多饮、多尿为主要症状，尿比重低且固定。由于长期多饮、多尿，患儿的日常活动和睡眠受到影响，同时出现少汗、皮肤干燥苍白、精神不振、食欲缺乏、体重不增、生长缓慢等症状。如充分饮水，则一般情况正常，无明显体征。饮水不足者可发生便秘、体重下降、高钠血症、低热、脱水，甚至休克，严重脱水可致脑损伤。

3. 心理－社会状况　评估家长是否知晓本病的病因、治疗，患儿对排尿异常的心理。

4. 辅助检查

（1）尿液检查：每日尿量可达 4～10L，色淡，尿比重＜1.005，尿渗透压＜200mmol/L，尿蛋白、尿糖及有形成分均为阴性。

（2）血液检查：血电解质、肾功能正常，血浆渗透压正常或偏高。无条件查血浆渗透压者可用公式推算：渗透压＝2×（血钠＋血钾）＋血糖＋血尿素氮，单位为 mmol/L。

（3）禁水试验：一般用于年长儿，旨在鉴别 DI 和精神性多饮，观察患儿细胞外液渗透压增高时的尿浓缩能力。试验方法：轻症患儿可做过夜禁水试验。重症患儿于试验前一天晚上 7～8 时开始禁食直至试验结束；试验当日晨 8 时开始禁水，先排空膀胱，测体重、尿量、尿比重及尿渗透压，采血测血钠和血浆渗透压；随后每小时排尿 1 次，测体重、尿量、尿比重及尿渗透压，直至相邻两次尿渗透压之差连续两次＜30mmol/L 即再次采血测血钠和血浆渗透压。试验结果：正常儿童禁饮后不出现脱水症状，每小时尿量逐渐减少，尿比重逐渐上升，尿渗透压可＞800mmol/L，而血钠、血渗透压正常。如每小时尿量无明显减少，持续排出低渗尿，且血钠和血渗透压分别上升超过 145mmol/L 和 295mmol/L，体重下降 3%～5%，则应考虑 DI。试验过程中须严密观察，如患儿烦渴加重并出现严重脱水症状，应终止试验并给予饮水。

（4）加压素试验：用于 CDI 与 NDI 的鉴别。禁水试验结束后，皮下注射垂体后叶素 5U（或 AVP 0.1U/kg），随后 2 小时内多次留尿测定渗透压。如尿渗透压峰值上升超过给药前的 50%，则为完全性 CDI；在 9%～50% 者为部分性 CDI；＜9% 为 NDI。

（5）影像学检查：选择性进行头颅 X 线平片、CT 或 MRI 检查，以排除颅内肿瘤，明确病因。

（三）治疗要点

1. 病因治疗　特发性 CDI 应检查有无垂体及其他激素的缺乏。获得性 CDI 针对病因治疗，如肿瘤患者应根据肿瘤的性质、部位选择手术或放疗方案。渴感正常的患儿应充分饮水，但存在脱水、高钠血症时应缓慢给水，避免脑水肿。

2. 药物治疗

（1）鞣酸加压素：即长效尿崩停，深部肌内注射，开始剂量为 0.1～0.2ml，作用时间可维持 3～7 天，一般在患儿多尿症状复现时再次给药。

（2）1-脱氨-8-D-精氨酸加压素（DDAVP）：为 AVP 人工合成类似物，有口服片剂和鼻喷剂 2 种。口服片剂：醋酸去氨加压素，含量 100 微克/片，初始剂量为 50～100 微克/次，每日 1～2 次，根据疗效调整剂量。鼻喷剂：作用维持时间 12～24 小时，含量 100μg/ml，用量 0.05～0.15ml/d，每日 1 次或 2 次（间隔 12 小时）鼻腔滴入，症状复现时再次给药。

（四）主要护理诊断

1. 排尿异常　表现为多尿，与抗利尿激素缺乏有关。

2. 有体液不足的危险　与多尿、供水不足有关。

3. 潜在并发症 药物不良反应。

（五）护理措施

1. 加强生活护理、保证患儿休息 为患儿提供充足的水分，给予患儿营养丰富的低盐饮食。指导患儿形成良好的排尿习惯，避免憋尿，勤换内衣裤，保持会阴部清洁干燥，防止尿频引起皮肤糜烂。患儿夜间多尿，白天易疲倦，应保持安静舒适的环境促进患儿休息。

2. 观察病情、准确记录出入水量 注意总入量应与尿量相等，监测尿比重、血钠、血钾变化。每天测体重，以便发现有无体液丢失。观察患儿口渴情况、神志是否清醒，若出现意识障碍等高渗脱水表现，遵医嘱给予肠外补液或 ADH 和相应的护理。

3. 用药护理 用药期间注意控制患儿饮水量，避免水中毒。鞣酸加压素为混悬剂，用前需稍加温并摇匀再作深部肌内注射，每次更换注射部位，防止皮下硬结形成。同时注意观察有无面色苍白、腹痛、恶心等不良反应。DDAVP 用药期间偶见头痛、腹部不适；喷鼻剂使用前需清洁鼻腔，可有眼部刺激、鼻炎、咳嗽等不良反应。

4. 心理护理 DI 患儿易疲劳，且需要终身用药，患儿及家长常伴有焦虑。护士应了解患儿及家长的心理状态，及时发现问题，并根据患儿病情、性格特点及个人需求爱好采取针对性措施，帮助其减轻不良情绪，增强战胜疾病的信心。

5. 健康教育 向患儿及其家长强调遵医嘱终身用药的重要性，指导掌握用药注意事项。定期复查，每 6 个月进行 1 次头颅 CT 检查，以便早期发现颅内占位病变。患儿身边应备足温开水。注意预防感染，尽量休息，适当活动。要求患儿随身携带疾病诊断卡和现用治疗药物，以备紧急状态下使用。

第四节 性早熟

性早熟（precocious puberty）是女童在 7.5 岁前、男童在 9 岁以前出现第二性征。本病女孩较多见，发病率呈逐年增加趋势。

（一）概述

1. 病因和分类 性早熟病因很多，可按下丘脑－垂体－性腺轴（hypothalamic-pituitary-gonadal axis，HPG axis）功能是否提前发动分为中枢性和外周性两类。此外，不完全性性早熟为性早熟的变异，又称部分性性早熟、变异型青春期。

（1）中枢性性早熟（central precocious puberty，CPP）亦称促性腺激素释放激素（gonadotropin-releasing hormone，GnRH）依赖性、真性或完全性性早熟，是由于 HPG 提前启动，GnRH 脉冲式分泌增强，导致第二性征出现、性腺发育和功能成熟。性发育过程和正常青春期发育的顺序一致，只是年龄提前。

1）特发性性早熟：又称体质性性早熟，是由于下丘脑对性激素负反馈的敏感性下降，GnRH 过早分泌所致。女性多见，占女孩 CPP 的 80%～90%。

2）继发性性早熟：继发于中枢神经系统异常，包括下丘脑肿瘤或占位性病变、中枢神经系统感染、外伤、术后、放疗或化疗、先天发育异常等，男孩多见，约占男孩 CPP 的 60%。

3）其他疾病：少数原发性甲状腺功能减退症患儿由于未经治疗可出现 CPP。

（2）外周性性早熟（peripheral precocious puberty，PPP）亦称非 GnRH 依赖性、假性性早熟，不受控于 HPG 功能，有性激素水平升高和第二性征发育，无性腺发育，HPG 不成熟。常包括以下表现。

1）性腺肿瘤：卵巢肿瘤、黄体瘤、睾丸肿瘤、畸胎瘤等。

2）肾上腺疾病：肾上腺皮质肿瘤、先天性肾上腺皮质增生症等。

3）外源性：如含雌激素的药物、食物、化妆品等。

4）其他：麦丘恩－奥尔布赖特（McCune-Albright）综合征等。

（3）不完全性性早熟有部分的 HPG 发动，但其性征发育呈自限性，不具有 CPP 的程序性进展，一般仅有一种第二性征出现，如单纯乳房早发育、单纯阴毛早现、单纯早初潮等。

McCune-Abright
综合征

2. 发病机制　青春期是从第二性征开始发育至完全发育成熟具有生育能力的阶段。儿童早期 HPG 处于抑制状态，至青春前期启动。下丘脑分泌 GnRH，激活腺垂体分泌促性腺激素（gonadotropic hormone，Gn），即黄体生成素（luteinizing hormone，LH）和卵泡刺激素（follicle stimulating hor-mone，FSH），促进性腺发育并分泌性激素（雌二醇和睾酮）。当青春期发育启动后，GnRH 脉冲分泌频率和峰值开始逐渐增加，LH 和 FSH 的分泌峰值也随之增高，使性激素水平升高，进而使第二性征呈现，内、外生殖器发育。由于各种原因，使 HPG 提前兴奋，GnRH 脉冲释放明显增强而导致 CPP。

（二）护理评估

1. 健康史　了解患儿生长发育的基本情况，有无内分泌疾病史或服用性激素史，有无性早熟家族史等。

2. 身体状况

（1）CPP：临床特征与正常青春期发育程序相似，表现为性征发育提前出现。

1）女孩首先表现为乳房发育，男孩首先表现为睾丸增大。

2）身高和体重增长过快，骨骼成熟加速，骨龄提前。患儿早期身高较同龄儿高，但成年后反而较矮小。

3）智力发育正常，可能因第二性征提早出现等原因出现精神心理变化。

4）颅内肿瘤所致者在早期常仅有性早熟表现，后期出现颅内压增高、视野缺损等占位症状，需加以警惕。

（2）PPP：性发育过程可不按正常的性发育顺序，常有部分第二性征缺乏。肾上腺皮质肿瘤在男性患儿性早熟的表现为阴茎增大而无相应睾丸容积增大，女性患儿为男性化表型。女性卵巢肿瘤所致性早熟不出现阴毛。

3. 心理－社会状况　评估家长对本病的知晓程度、是否积极配合治疗和护理，有无焦虑心理等情况；了解患儿对疾病认知的情况，有无紧张、忧虑及情绪低落等心理状况。

4. 辅助检查

（1）GnRH 刺激试验：又称 LHRH 刺激试验，用于诊断性腺轴功能已启动而 Gn 基础值不升高的患儿，可鉴别 CPP 和 PPP。静脉注射 LHRH（戈那瑞林），2.5μg/kg（最大剂量≤100μg），于注射前（基础值）和注射后 30、60、90 及 120 分钟分别采血测定血清 LH 和 FSH。LH 峰值≥5.0U/L（免疫化学发光法）且 LH/FSH 峰值≥0.6，可以认为其性腺轴功能已经启动。

（2）骨龄测定：根据手和腕部 X 线片评定骨龄，性早熟患儿多有骨龄提前，骨龄超过实际年龄 1 岁。

（3）B 超检查：男孩注意睾丸、肾上腺皮质等部位的检查，睾丸容积≥4ml 可作为性腺发育的参考依据。女孩选择盆腔 B 超检查卵巢、子宫发育情况，若卵巢内可见多个直径≥4mm 的卵泡，提示已进入青春期。

（4）CT 或 MRI 检查：应用于疑有颅内肿瘤或肾上腺皮质病变的患儿。

（5）其他检查：如血清、尿液激素测定。

（三）治疗要点

本病根据病因进行对应治疗，如肿瘤致病者应行手术或放化疗、先天性肾上腺皮质功能增生症采用激素替代治疗，同时注意预防与性发育有关的心理社会问题。CPP 患儿的治疗目的为抑制或减慢第二性征发育及骨骼成熟，避免女性患儿过早月经初潮，以改善成人期最终身高。

目前国内外对 CPP 的治疗主要采用促性腺激素释放激素类似物（GnRHa），其作用是竞争性抑制自身分泌的 GnRH，减少垂体 Gn 的分泌，使性腺激素恢复到青春期前水平，从而控制性发育，延缓骨骼成熟。目前应用的 GnRHa 主要有曲普瑞林（triptprelin）和亮丙瑞林（leurorelin）。常规初始剂量为 3.75mg，此后 80～100μg/kg，每 4 周肌内注射 1 次；或采用通用剂量每次 3.75mg，每 4 周肌内注射 1 次。治疗疗程对最终成年身高的改善很重要，建议持续治疗 2 年以上，停药应考虑患儿对身高的满意度、生活质量，以及与同龄人同期性发育的需求，但尚缺乏相对固定的停药指征。

（四）主要护理诊断

1. 生长发育改变 与 HPG 功能失调有关。

2. 自我概念紊乱 与性早熟有关。

（五）护理措施

1. 指导配合检查，注意生活护理 指导患儿及家长积极配合，做好各项检查前的准备。定期用同一标尺对患儿进行身高测量，以保证其准确性。保持会阴部清洁，指导家长为患儿勤洗外阴，勤换内裤；定期进行会阴部评估，若有炎症表现及时抗感染治疗。

2. 用药护理 掌握 GnRHa 的用药剂量及方法。溶解药物后沿水平方向轻轻摇动药瓶，确保摇动时间足够长，以获得均质、乳状的混悬液，吸取所有混悬液以保证剂量。为防止混悬液出现沉淀，应立即注射。注射时宜选用较大针头并经常更换注射部位。严密观察 GnRHa 用药反应，如红斑、硬化、水疱、无菌性水肿等局部反应，女孩首次应用可能出现阴道分泌物增多或阴道出血等。用药期间定期随访患儿的性发育、生长速率及性激素水平。

3. 心理护理 本病患儿的外在表现与其实际年龄不符，可能因心理压力过大而造成孤独、抑郁、自责、焦虑等负面心理状态，甚至产生攻击或破坏性行为。对此应注意倾听患儿及家长的感受，在治疗过程中多给予鼓励，增强其信心，积极配合治疗。

4. 健康教育

（1）告诫家长避免给患儿购买含有激素的保健药和补药。注意营养均衡，尽量避免进食油炸类食品，减少反季节蔬果、人工养殖虾类的摄入。

（2）随着性发育征象的出现，患儿的身心将发生变化。应根据患儿的年龄及文化背景进行适时、适量、适度的性教育，包括生理特点和性卫生保健知识的宣教，使其能正确对待自身变化，了解月经期的保健知识。

第五节 儿童糖尿病

糖尿病（diabetes mellitus，DM）是由于胰岛素绝对或相对缺乏而造成血液中葡萄糖浓度过高，从而导致糖、脂肪、蛋白质代谢紊乱，致使尿糖增加的病症，是严重威胁儿童、青少年健康的一种慢性全身性疾病，分为原发性和继发性两类。原发性糖尿病种类较多，1型糖尿病（T1DM）和2型糖尿病（T2DM）最常见。T1DM是由于胰岛B细胞被破坏，胰岛素无法分泌所致，90%儿童期DM属此类型，必须使用胰岛素治疗，又称胰岛素依赖型糖尿病（IDDM）；T2DM是由于胰岛B细胞分泌胰岛素减少或者靶细胞对胰岛素不敏感（胰岛素抵抗）所致，又称非胰岛素依赖型糖尿病（NIDDM），儿童发病甚少，但由于近年来儿童肥胖症明显增多，于15岁前发病者有增加趋势。继发性DM包括胰腺疾病、药物及化学物质引起的DM和某些遗传综合征伴随的DM等。

儿童DM易并发酮症酸中毒，其后期伴发的血管病变常累及眼和肾脏。我国儿童DM发病率为5.6/10万，随着我国社会经济发展和生活方式的改变，儿童DM亦有逐年增高趋势。本节重点介绍T1DM。

（一）概述

糖尿病分型

1. 病因与发病机制 T1DM的确切发病机制尚未完全阐明。目前认为是在遗传易感基因的基础上由外界环境因素的作用引起的自身免疫反应，导致了胰岛B细胞的损伤和破坏。当90%以上的B细胞被破坏后，其残存的胰岛素分泌功能即不足以维持机体的生理需要，导致出现临床症状。

（1）遗传易感性：研究发现人类白细胞抗原（HLA）相关基因与本病的发生有关，而遗传易感基因在不同种族间有一定差别。

（2）环境因素：本病的发病与病毒感染（如风疹病毒、腮腺炎病毒、柯萨奇病毒等）、化学物（如链佐星、四氧嘧啶等）、食物中的某些成分（如牛乳中的α、β-酪蛋白和乳球蛋白等）有关。以上因素可能会激发易感性基因者体内免疫功能的变化，产生B细胞毒性作用，最后导致T1DM。

（3）自身免疫反应：约90%的T1DM患儿在初次诊断时血中出现多种自身抗体，并已证实这类抗体在补体和T淋巴细胞的协同下具有胰岛细胞毒性作用。新近研究证实，细胞免疫异常在T1DM的发病中起重要作用，最终导致胰岛B细胞的破坏。免疫系统对自身组织的攻击可认为是发生T1DM的病理生理基础。

2. 病理生理 T1DM患儿胰岛B细胞被破坏，而分泌反调节激素（胰高糖素、肾上腺素、去甲肾上腺素、皮质醇和生长激素）的细胞相对增生，致使胰岛素分泌不足或完全丧失是造成代谢紊乱的主要原因，同时由于胰岛素不足而反调节激素分泌增加则加剧了代谢紊乱。

（1）糖代谢紊乱：正常情况下，胰岛素可促进葡萄糖利用、合成蛋白质和脂肪，抑制肝糖原和脂肪分解。T1DM 患儿的胰岛素分泌不足或缺如，使葡萄糖的利用减少，糖原合成障碍，同时反调节激素作用增强，肝糖原分解和糖原异生增加，导致血糖升高。由于组织不能利用葡萄糖，能量不足而饥饿感增强，引起多食。

（2）水、电解质紊乱：高血糖使细胞外液渗透压增高，细胞内液向细胞外转移。当血糖浓度超过肾阈值时即产生糖尿，钠、钾、氯等电解质随尿液排出，进而造成严重的电解质丢失和慢性脱水。临床出现多尿症状，由于机体的代偿，患儿出现渴感增强、饮水增多。

（3）脂肪代谢紊乱：胰岛素不足导致脂肪分解增多，患儿出现消瘦。机体利用脂肪酸供能以弥补细胞内葡萄糖不足，过多的游离脂肪酸则进入肝脏生成乙酰辅酶 A。当超过组织氧化代谢能力时，大量乙酰辅酶 A 的代谢产物酮体在体内累积，形成酮症酸中毒。

（4）蛋白质代谢紊乱：患儿蛋白质合成减少、分解加速，导致负氮平衡，出现乏力、消瘦、体重下降、生长发育障碍或迟缓、免疫力下降，易继发感染。

（二）护理评估

1. 健康史 了解患儿生长发育情况、运动饮食情况，是否有糖尿病家族史，是否存在其他慢性病史。

2. 身体状况 T1DM 患儿起病较急骤，多有感染或饮食不当等诱因。其典型症状为多饮、多尿、多食和体重下降（“三多一少”）。但婴儿多饮、多尿不易被发觉，很快即可发生脱水和酮症酸中毒。学龄儿童可发生夜间遗尿，多食并非糖尿病患儿必有的症状，部分患儿食欲正常或减低，体重减轻很快、消瘦、乏力及精神萎靡。

约 40% DM 患儿在就诊时即处于酮症酸中毒状态，这类患儿起病急，常因急性感染、过食、诊断延误、突然中断胰岛素治疗等因素诱发。多表现为恶心、呕吐、腹痛、食欲缺乏、关节或肌肉疼痛，迅速出现脱水和酸中毒征象：皮肤黏膜干燥、呼吸深长且不规则、呼气中有酮味，口唇樱红，脉搏细速、血压下降、体温不升，甚至嗜睡、淡漠、昏迷。少数患儿起病缓慢，以精神呆滞、软弱、体重下降等为主。

病程长且病情控制不良者可有发育落后、身材矮小、肝大和智力发育落后等，称为 Mauriac 综合征。晚期可出现蛋白尿、高血压等糖尿病肾病表现，最后导致肾衰竭。还可出现白内障、视力障碍、视网膜病变，甚至失明等 DM 并发症。

3. 心理－社会状况 需评估患儿的自我管理能力，是否因疾病存在焦虑、抑郁自卑等心理问题，患儿家庭支持是否充分，以及是否因为疾病影响患儿与同龄人关系。

4. 辅助检查

（1）尿液检查

1）尿糖：定性一般为阳性。尿糖可间接反映 DM 患儿血糖控制的状况。在用胰岛素治疗过程中，通常分段收集一定时间内的尿液以了解 24 小时内尿糖的动态变化，以判断饮食及胰岛素用量是否恰当。在空腹时先排空膀胱，半小时后排尿称为“次尿”可作为空腹时血糖的参考；从餐后至下次餐前 1 小时的尿称为“段尿”，可作为餐后血糖水平的参考。

2）尿酮体：阳性提示有酮症。

3）尿微量清蛋白：可反映肾脏的病变程度。

（2）血液检查

1）血糖：符合下列任一标准即可诊断为 DM。①随机静脉血糖≥11.1mmol/L 且伴有典型 DM 症状。②空腹静脉血糖≥7.0mmol/L。③糖耐量试验（OGTT），口服葡萄糖 2 小时后血糖≥11.1mmol/L。

2）糖化血红蛋白（HbA1c）：可反映过去 2～3 个月的血糖平均水平。DM 患儿治疗期间，建议 HbA1c 控制目标值 <7.0%。

3）血脂：胆固醇、甘油三酯及游离脂肪酸均明显增高。适当的治疗可使之降低，故定期检测血脂水平有助于判断病情控制情况。

4）血气分析：酮症酸中毒时，pH <7.30 或 HCO_3^- <15mmol/L。

5）胰岛素和 C 肽：检测血液中的胰岛素水平，而 C 肽水平可反映 T1DM 患儿应用外源性胰岛素后胰岛 B 细胞分泌胰岛素的情况。

（三）治疗要点

对于 T1DM 患儿，常规采用胰岛素替代、饮食管理、运动锻炼、血糖监测、健康教育和心理支持相结合的综合治疗方案。治疗原则：①消除临床症状。②预防 DM 酮症酸中毒的发生。③避免发生低血糖。④保证患儿正常生长、发育和性成熟，防止肥胖。⑤早期诊断和治疗并发症及伴随疾病。⑥避免和延缓慢性并发症的发生和发展。⑦长期、系统管理和教育，并使患儿和家长学会自我管理，保持健康心理，保证合理的学习和生活能力。

1. 胰岛素治疗 儿童 T1DM 一经确诊，需终身依赖外源性胰岛素替代治疗。胰岛素的种类、剂量、注射方法均与疗效有关，应依据患儿年龄、病程、生活方式（如饮食、运动时间、上学）和既往健康状况等决定个体化的治疗方案。胰岛素的种类及作用时间见表 14－2。初始剂量一般按每日 0.5～1.0U/kg 给药，根据年龄进行调整，婴儿偏小，年长儿偏大。胰岛素的治疗方案很多，目前最常用的为每日多次注射（multiple daily injections，MDI），即基础－餐时方案，三餐前注射短效胰岛素或速效胰岛素类似物，睡前给予中效或长效胰岛素类似物。根据血糖或尿糖结果调整次日的胰岛素用量，每 2～3 天调整剂量一次；血、尿糖稳定后，在相当时期中可不用再调整。

表 14－2 胰岛素的种类及作用时间

种类	作用时间		
	起效时间	峰浓度时间	持续时间
速效类似物	15～20 分钟	1～3 小时	3～5 小时
短效	0.5～1.0 小时	2～4 小时	5～8 小时
中效	2～4 小时	4～12 小时	12～24 小时
长效	2～4 小时	8～12 小时	22～24 小时

2. 饮食治疗 饮食治疗原则为定时定量进餐、均衡营养，保证患儿正常生长发育的需要，必须与胰岛素治疗同步进行，以控制血糖、血脂水平。

3. 运动治疗 运动可增强肌肉对胰岛素的敏感性，促进葡萄糖的利用，进而有效控制血糖。运动治疗原则为定时定量运动、个体化、循序渐进、持之以恒、量力而行，同时注意防止发生低血糖。

4. DM 酮症酸中毒治疗

（1）液体疗法：纠正脱水、酸中毒和电解质紊乱。补液总时间一般为 48 小时，最初

4～6小时液体需为生理盐水，血糖降至14～17mmol/L时改0.45%氯化钠液体，在液体中加入葡萄糖使其浓度为5%，避免低血糖。补液量为累积损失量与维持量之和。累积损失量可按脱水程度（%）×体重（kg）计算，其中脱水程度计算不能>10%，尿液中丢失水量不计。维持量可以每6小时1组给予，见尿补钾。

（2）胰岛素应用：采用小剂量胰岛素持续静脉输入，儿童胰岛素用量为每小时0.05～0.10U/kg。每小时检测血糖一次，以防止因血糖及血浆渗透压下降过快引起脑水肿。

（3）控制感染：酮症酸中毒常并发感染，应在急救的同时采用抗生素治疗。

（四）主要护理诊断

1. 营养失调，低于机体需要量 与胰岛素缺乏所致代谢紊乱有关。

2. 潜在并发症 酮症酸中毒、低血糖。

3. 有感染的危险 与蛋白质代谢紊乱所致抵抗力低下有关。

4. 知识缺乏 患儿及家长缺乏DM控制的有关知识和技能。

（五）护理措施

DM是终身性疾病，患儿须学会将胰岛素治疗、饮食管理、运动锻炼、血糖监测融入日常生活，护士应向患儿及其家长提供DM相关健康教育及心理支持。

1. 胰岛素治疗护理

（1）胰岛素的注射：常用注射装置包括注射针、注射笔、胰岛素泵等。

1）注射针和笔：胰岛素注射装置种类较多，为保证剂量准确，尽量使用同种类、同型号的胰岛素专用注射器。注射部位应选择大腿、上臂、腹壁和臀部等处，按顺序轮番注射，避免1个月内在同一部位注射2次，两针间距1cm左右，以免局部皮肤组织萎缩硬化，影响疗效。注射部位参与运动时会加快胰岛素的作用，打球或跑步前应选择腹壁注射，避免胰岛素在手臂或大腿注射后过快吸收引起低血糖。胰岛素笔注射后应保持原位放置10～15秒后拔出以减少药液滴漏。

2）注射泵：使用胰岛素注射泵进行持续胰岛素皮下注射能最大限度模拟正常胰腺的胰岛素分泌模式，持续24小时向患儿体内输入微量胰岛素更利于血糖的控制，同时减少反复穿刺的痛苦。长期佩戴胰岛素泵的患儿应注意注射局部的消毒和清洁，定期更换部位以防感染。

（2）监测用药效果：每日监测血糖，根据监测结果调整胰岛素用量，鼓励和指导患儿及家长独立进行监测。

（3）防止胰岛素过量或不足：①胰岛素过量。患儿在午夜至凌晨时发生低血糖，随即反调节激素分泌增加，血糖陡升，清晨血糖、尿糖异常增高，即Somogyi现象（低血糖－高血糖反应）。如因日间血糖增高而盲目增加胰岛素用量，可造成恶性循环。应遵医嘱测凌晨1～3时血糖，并及时调整胰岛素用量。②胰岛素不足。患儿在清晨5～9时呈现血糖和尿糖增高，且午夜不出现低血糖，即黎明现象（dawn phenomenon），应遵医嘱加大晚间胰岛素注射剂量或将注射时间稍往后移。

2. 饮食管理 治疗原则为计划饮食而不是限制饮食，每日进食应定时定量，同时结合患儿的年龄、体重、食量、运动量、生活习惯、宗教信仰、喜好等制定个体化饮食方案，旨在维持正常血糖和理想体重。食物能量要适合患儿的年龄、生长发育和日常活动需要，遵循

"总量控制"原则，每日所需总热量（kcal）= 1000 + 年龄 ×（70 ~ 100）。全日热量分配为早餐 1/5，中餐和晚餐分别为 2/5，每餐留少量食物（5%）作为餐间点心。进食正餐和加餐的时间要与胰岛素的注射时间和作用时间相配合。糖类、脂肪、蛋白质热量分别占总热量的 50% ~55%，30%，15% ~20%。为保证患儿膳食均衡，同时减少餐后血糖波动，应尽量选择血糖生成指数低、富含优质蛋白和纤维素的食物，限制精制糖和饱和脂肪酸摄入，烹调以清淡为主。

3. 运动锻炼　根据患儿年龄和运动能力确定运动方式、强度、时长及频率。建议患儿每天适当运动，运动时间以进餐 1 小时后、2 ~ 3 小时以内为宜，不在空腹时运动。运动前常规检测血糖，做好胰岛素用量和饮食调节，避免发生运动后低血糖。定时定量运动与定时定量注射胰岛素和定时定量饮食同样重要，坚持"三定"原则，才能收到良好的血糖控制效果。运动期间注意安全，年龄较小的患儿应有家长陪同。

4. 血糖监测　血糖监测记录有助于分析治疗效果和指导胰岛素调整，以降低血糖波动水平、防止酮症酸中毒和低血糖等急性并发症的发生，包括日常血糖监测和定期总体血糖监测。

（1）日常血糖监测：包括自我血糖监测（self monitoring blood glucose，SMBG）和连续血糖监测（continued glucose monitoring，CGM）。①SMBG 是指居家使用快速血糖仪在不同的时间检测血糖，通常选择三餐前、三餐后 2 小时及睡前测血糖，必要时加测凌晨 2 ~ 3 时血糖，每天检测 4 ~ 6 次。同时对血糖水平、胰岛素剂量、低血糖事件及影响血糖控制的特殊事件等做好记录。②CGM 是指将含有传感器的导管或小塑胶片插入皮下，连续监测组织间液血糖，血糖传感器可将血糖数据传输至接收器或胰岛素泵。CGM 可反映患儿全天血糖波动特点，有助于了解饮食、运动和胰岛素方案对血糖的影响，指导及时调整胰岛素方案。

（2）定期总体血糖监测：HbAlc 是最常用的定期总体血糖监测项目，可监测糖尿病患儿日常病情控制情况，应 2 ~ 3 个月监测 1 次。

5. 症状护理

（1）多尿：详细记录出入水量，据此合理补充输液量及饮水量。为患儿提供便盆并协助排尿，有遗尿的患儿应在夜间定时唤醒排尿。尿糖刺激会阴可引起瘙痒，应每天清洗会阴部 2 次，婴儿需及时更换尿布。

（2）酮症酸中毒：密切观察病情变化，一旦发现酮症酸中毒，应立即采取措施。①建立 2 条静脉通路，一条为纠正脱水、酸中毒快速输液用，另一条输入小剂量胰岛素降血糖，应采用微量输液泵控制滴速，保证胰岛素匀速滴入。②遵医嘱及时采血化验血糖、血酮体、血钠、血钾、血气分析，每次排尿均应查尿糖及尿酮，注意治疗过程是否出现低血糖、低血钾、碱中毒等。③密切观察并详细记录生命体征、神志、瞳孔、脱水体征、尿量等，特别注意是否出现头痛、意识不清、嗜睡、痉挛等脑水肿症状。

（3）低血糖：通常表现为突发饥饿感、心悸、乏力、脉速、多汗，严重者出现惊厥、昏迷、休克，甚至死亡。胰岛素注射过量、进食过少、运动或睡眠过多均可致低血糖。应指导患儿及家长识别低血糖反应，一旦发生应立即平卧休息，进食糖水或糖块，必要时静脉注射 10% 葡萄糖注射液。

6. 预防并发症　T1DM 患儿应每 2 ~ 3 个月到 DM 专科门诊复诊 1 次，测量身高、体重，根据血糖、尿糖测定结果调整胰岛素的注射剂量、饮食量及运动量。对病程 5 年以上的

T1DM 患儿和青春期患儿，应注意 DM 肾病、DM 眼部病变、DM 神经病变等慢性并发症的早期筛查，检查项目包括血压、血脂、尿微量清蛋白、眼底及周围神经功能等，每年 1 次。

7. 预防感染 保持良好的卫生习惯，避免皮肤破损，定期进行口腔、牙齿等健康检查。

8. 健康教育

（1）指导家长及患儿饮食控制的方法，解释每日运动对控制血糖、增加胰岛素分泌、降低血脂的重要性。

（2）鼓励和指导患儿及家长独立进行血糖、尿糖检测和胰岛素注射，同时做好记录，定期随访复查。

（3）建议患儿随身携带糖块及卡片，注明姓名、住址、病名、膳食治疗量、胰岛素注射量、医院名称及负责医生，以便发生并发症时及时得到救治。

9. 社会心理支持 T1DM 患儿病情不稳定，且需要终身控制饮食和注射胰岛素，给患儿及其家庭带来精神负担，心理因素成为影响 DM 治疗和保健的重要因素。可建立由 DM 专科医生、护士、营养师、心理医生和社会工作者组成的专业 DM 团队，共同为 DM 患儿及家庭提供健康咨询及心理支持，促进和谐的亲子及医护患关系的构建，鼓励患儿积极参加儿童 DM 夏令营等集体活动，还可采用运动疗法、放松训练、音乐疗法等心理干预治疗，有效缓解焦虑、抑郁等负面情绪。

本章小结

思考题

1. 先天性甲状腺功能减退症患儿服用左甲状腺素钠疗效如何观察？

2. 生长激素替代疗法用药护理要点是什么？

更多练习

（钟　婷）

第十五章　免疫性疾病患儿的护理

教学课件

学习目标

1. 素质目标

(1) 能够树立科学严谨的用药态度，在护理工作中严格遵循医嘱，确保药物使用的准确性和安全性。在实践中展现爱岗敬业精神，对护理职业高度认同和热爱。

(2) 能够细心观察患儿的情绪变化，通过安抚和关爱的方式，缓解患儿及家长的紧张情绪。针对免疫性疾病的特点，提供有效的健康教育和心理支持。

2. 知识目标

(1) 掌握：儿童系统性红斑狼疮、风湿热、幼年特发性关节炎、过敏性紫癜和川崎病的护理诊断及护理措施。

(2) 熟悉：儿童系统性红斑狼疮、风湿热、幼年特发性关节炎、过敏性紫癜和川崎病的典型临床表现与并发症，以及治疗要点。

(3) 了解：特异性免疫系统的特点；儿童系统性红斑狼疮、风湿热、幼年特发性关节炎、过敏性紫癜和川崎病的病因及发病机制。

3. 能力目标

能运用护理程序对免疫性疾病患儿实施整体护理，并开展健康教育。

案例

【案例导入】

患儿，男，1岁，因“发热4天，皮疹半天”入院。患儿4天前出现发热，体温波动39℃左右，最高40.2℃，高热时无寒战、惊厥。半天前出现全身散在红色皮疹，以颜面、躯干为主，无瘙痒。患儿平素体质尚可。入院检查：T 39.5℃，P 142次/分，R 40次/分，BP 88/54mmHg，体重11.5kg。神志清，精神可，颈部可及肿大淋巴结，最大2.0cm×1.0cm，全身可见散在红色皮疹，以颜面部及躯干为主，眼结膜充血明显，眼睑无水肿，口唇干红皲裂，杨梅舌（+），咽充血，双侧扁桃体Ⅰ度肿大，双肺（-），心音中等，律齐，未闻及杂音，腹软，肝脾触诊不配合，指（趾）端无肿胀，肛周潮红，卡疤红肿，神经系统检查（-）。心脏彩超示冠状动脉轻度扩张。血常规示白细胞 25×10^9/L；红细胞沉降率 42mm/h；C 反应蛋白 54mg/L；心电图未见异常。

【请思考】

1. 该患儿的入院医疗诊断是什么？
2. 该患儿存在哪些主要护理诊断？
3. 该患儿护理措施有哪些？

【案例分析】

第一节　儿童免疫系统发育特点

免疫（immunity）是机体的一种生理性保护反应，核心是“识别自身，排除异己”，包括免疫防御、免疫自稳和免疫监视，以抵御病原微生物及毒素侵袭，清除衰老及损伤或死亡的细胞，稳定机体内环境，并识别和清除自身突变细胞和外源性非自身异质性细胞。免疫功能失调或紊乱时，可导致异常的免疫反应。如免疫反应过低，可发生反复感染；如免疫反应过高，则可引起变态反应或自身免疫性疾病。

一、非特异性免疫

非特异性免疫是出生时即具有的一系列防御功能，在病原体入侵时首先发挥作用，包括屏障防御机制、细胞吞噬系统、补体系统和其他免疫分子作用。

1. 屏障防御机制　包括解剖屏障和生物屏障。解剖屏障包括皮肤-黏膜屏障、血-脑脊液屏障、血-胎盘屏障、淋巴结过滤作用等。生物屏障由溶菌酶、乳铁蛋白、胃酸等构成。新生儿和婴幼儿的非特异性免疫功能较差，随年龄增长而逐步发育健全。

2. 细胞吞噬系统　血液中具有吞噬功能的细胞主要是单核巨噬细胞和中性粒细胞。单核细胞发育在新生儿期已经完善，但能力较成人差，接触不同类型与剂量的抗原或变应原将影响单核巨噬细胞，尤其是树突状细胞（dendritic cell，DC）的功能，从而影响免疫状态与应答。中性粒细胞的体外趋化较成人差，至 21 天达成熟儿水平，但定向趋化能力仍低；吞噬和杀菌功能已趋成熟，但在疾病或应激状态下会明显下降。

3. 补体系统　母体的补体不能转输给胎儿，6～14 周胎龄时便能合成补体成分，经典途径血清总补体活性（CH50）及 C3、C4、C5 的活性是其母亲的 50%～60%，出生后 3～6 个月达到成人水平；旁路途径的各种成分发育更为落后。未成熟儿补体经典和旁路途径均低于成熟儿，足月小样儿的浓度则与正常新生儿相似。

二、特异性免疫

特异性免疫是机体在后天生活过程中与抗原物质接触后产生的，是一种后天获得性免疫，包括细胞免疫和体液免疫。特异性免疫是在非特异性免疫的基础上，由免疫器官和免疫活性细胞完成的。免疫器官包括中枢性免疫器官（骨髓、胸腺）和周围免疫器官（脾、全身淋巴组织），后者主要是成熟的T淋巴细胞和B淋巴细胞定居的部位，也是发生免疫应答的场所。T淋巴细胞主要参与细胞免疫，B淋巴细胞主要参与体液免疫。

1. 特异性细胞免疫　来源于骨髓前体细胞的原胸腺细胞，在胎龄8周时移行至胚胎，获得T淋巴细胞受体（TCR），95%为α、β链异二聚体，3%～5%为γ、δ链二聚体。γ/δT淋巴细胞在对抗病毒、分枝杆菌感染中起第一道防线作用。成熟的T淋巴细胞占外周淋巴细胞的80%，因此外周淋巴细胞计数可以反映T淋巴细胞数量。新生儿T淋巴细胞辅助B淋巴细胞合成和转换Ig、促进吞噬细胞和细胞毒性T淋巴细胞的能力差。初始T淋巴细胞活化后形成不同效应和调节功能的Th亚群，其中Th1细胞分泌的干扰素（IFN）-γ、IFN-α和IFN-β，能促进吞噬细胞和迟发性皮肤变态反应；Th2产生的白细胞介素（IL）-4、IL-5、IL-10和IL-13，促进抗体应答和产生IgE，抑制吞噬细胞的功能。新生儿Th2细胞功能较Th1细胞占优势，有利于避免发生母子免疫排斥反应。

2. 特异性体液免疫

（1）B淋巴细胞：7周孕龄的肝脏及12周孕龄的骨髓中，可见B淋巴细胞的前身即前B细胞。B淋巴细胞的发育需要一系列造血基质细胞、抗原、T淋巴细胞及各种白细胞介素的相互作用。胎儿和新生儿B淋巴细胞多数能表达CD5和CD1C，对IL-2、IL-4和葡萄球菌蛋白A刺激能产生增殖反应。

胎儿和新生儿的B淋巴细胞能产生IgM，2岁时分泌IgG、5岁时分泌IgA达成人水平。

（2）免疫球蛋白：B淋巴细胞最终分化为浆细胞的产物，具有抗体活性，根据理化和免疫性状的不同，可分为IgG、IgA、IgM、IgD及IgE五类，参与体液免疫。

1）IgM：胎儿和新生儿的B淋巴细胞能产生IgM，男孩3岁、女孩6岁时达到成人血清水平。脐血IgM明显增高，大于0.2～0.3g/L，提示宫内感染。IgM是抗革兰阴性杆菌的主要抗体，新生儿因含量低而容易患革兰阴性杆菌感染，尤其是大肠埃希菌败血症。

2）IgG：唯一能通过胎盘的Ig，3～5个月降至最低点，至10～12个月时体内的IgG均为自身合成，8～10岁达到成人水平。

3）IgA：发育最迟的Ig，至青春后期或成人期达到成人水平。2月龄婴儿的唾液中可检测到分泌型IgA（SIgA），2～4岁时达到成人水平。抗大肠埃希菌“O”特异性IgA分泌型抗体在出生后即可检出，12个月时达到成人水平。

4）IgD和IgE：两者均难以通过胎盘。IgD在新生儿血中含量极少，5岁时达到成人水平的20%，其生物学作用目前尚不清楚。IgE是血清含量最低的一种Ig，约7岁时达到成人水平，主要参与Ⅰ型变态反应。

第二节 系统性红斑狼疮

儿童系统性红斑狼疮（systemic lupus erythematosus，SLE）是一种侵犯全身多系统和多脏器结缔组织的自身免疫性疾病。除发热、皮疹等共同表现外，临床表现多样，可隐匿起病，常累及多个系统，有潜在致命性，如不积极治疗，儿童 SLE 的预后远比成人差。

儿童 SLE 的患病率尚不清楚，15% ~20% 的 SLE 患者在儿童期发病，8 岁以后发病的约占 85%。发病率仅次于儿童幼年特发性关节炎，居儿童全身性结缔组织病第二位。

（一）概述

本病的病因及发病机制尚不明了，可能与免疫调节、遗传、种族及环境因素相关。外界环境作用于有遗传易感体质的个体，造成免疫功能紊乱及免疫调节异常，进而引起自身免疫性疾病。

（1）遗传因素：12% 的患儿近亲患有同类疾病，同卵双胎发病率高达 69%。其发病与人类白细胞组织相容抗原（human leucocyte antigen，HLA）Ⅱ类基因 DR、DQ 位点的多态性相关。婴幼儿早发型狼疮多数和单基因表达异常有关。

（2）诱因：如紫外线、药物、感染等刺激，尤其是女性。各种因素导致患儿细胞免疫功能低下，T 淋巴细胞/B 淋巴细胞之间，T 淋巴细胞亚群之间平衡失调，导致 B 淋巴细胞体液免疫功能亢进，自发产生大量自身抗体。导致淋巴细胞减少，抗淋巴细胞抗体与神经元组织交叉反应，引起中枢神经系统病变。大量抗原抗体复合物沉积在皮肤血管壁、表皮和真皮连接处、肾小球血管壁及其他受累组织，造成靶器官损害。此外，患者的 IL-1、IL-2 减少，IL-4、IL-6 分泌增加等。

（二）护理评估

1. 健康史 评估患儿发病前是否有感染或接触紫外线、服用诱发 SLE 的各种药物如磺胺类等，评估家族成员中有无类似的疾病。

SLE 临床表现

2. 身体状况 儿童的各个年龄阶段均可发病，5 岁以下少见，青春期明显增多。临床特点为全身多器官、多脏器损害，临床表现多样，首发症状各异。

（1）非特异性全身症状：绝大多数患儿有发热，尤以低热常见，全身不适、乏力、食欲缺乏、体重下降、关节痛等。

（2）皮肤黏膜症状：绝大部分患儿出现皮肤症状。

（3）肌肉骨骼症状：70% ~80% 的患儿出现关节症状，表现为关节炎或关节痛。

（4）心脏症状：心包、心肌、心内膜均可受累，心包炎最为多见。

狼疮危象

（5）血管炎表现：多侵犯小血管、动脉和小静脉。广泛性急性血管炎可导致狼疮危象（lupus crisis），表现为急剧发生的全身性疾病，常可危及生命，儿童较易发生。

（6）肾脏症状：60% ~82% 的病例累及肾脏，约 22% 发展为肾衰竭。其中狼疮肾炎是本病最常见、最严重的危及生命的主要原因之一，也是影响远期生命质量的关键。

（7）神经和精神症状：有 40% ~50% 的患儿出现神经精神损害，是本病的死亡原因之一。

（8）肺部及胸膜症状：可见临床及亚临床肺、胸膜病变。

（9）胃肠道症状：患儿可出现腹痛、腹泻、恶心、呕吐等。

（10）肝脾及淋巴结：约75%患儿出现肝大，约25%患儿出现脾大。半数病例（尤其是危重患儿）可有浅表淋巴结肿大，无压痛。

（11）血液系统症状：多数患儿有不同程度的贫血，伴有网织红细胞增多和Coombs试验阳性。可见白细胞减少、血小板减少。

（12）眼部症状：可出现巩膜炎、虹膜炎、视网膜血管炎和出血，眼底检查见棉絮状斑。

SLE远期死亡的主要原因为慢性肾功能不全和药物（尤其是长期使用大剂量激素）不良反应，包括感染等，其中感染是第一位死因。

1997年美国风湿病学会（American College of Rheumatology，ACR）修订的诊断标准为最普遍应用的分类标准，特异性更高。狼疮疾病活动性指数（systemic lupus erythematosus disease activity index，SLEDAI）2000可用于综合评估病情，与患儿原来的病情相比，可以发现疾病是否复发，是否又出现新的症状或体征，便于医生及时调整治疗方案。每年还应使用系统性红斑狼疮国际合作临床组织/美国风湿病学会损伤指数（Systemic Lupus International Collaborating Clinics/American College of Rheumatology damage index，SLICC/ACR损伤指数）对儿童SLE疾病活动度及疾病损伤进行评分。

1997年ACR修订的SLE分类标准

SLE疾病活动性指数（SLEDAI）2000

SLICC/ACR损伤指数

3. 心理-社会状况 SLE急性期累及全身多器官、多脏器，病情严重，慢性期需长期服用药物进行治疗，应注意评估患儿及家长有无焦虑，以及他们对疾病的护理方法、药物不良反应的观察、预后及预防复发等知识的认识程度。评估患儿家庭环境、社会支持及家庭经济情况，既往有无类似住院的经历。

4. 辅助检查 实验室检查血、尿检查异常，红细胞沉降率增快。C反应蛋白、γ球蛋白增高及血清免疫学检查异常等。抗核抗体（antinuclear antibody，ANA）阳性对本病有重要诊断意义。ANA可分为均质型、周边型、斑点型和核仁型，其中周边型代表抗双链DNA（抗dsDNA）抗体，对本病诊断的特异性最高，并与疾病活动性密切相关，提取的抗核抗体包括抗SmRNP、SS-A、SS-B抗体，其中抗Sm抗体是SLE的标记抗体，对本病诊断具有高度特异性，临床约有30%的患儿可检出。10%～15%儿童患者随着疾病活动度降低，ANA有转阴的可能性。肾活检可以了解肾脏病理的分型及预后，从而确定患儿的治疗方案。

（三）治疗要点

短期内抑制自身免疫反应和全身炎症反应，恢复和维持损伤脏器的功能及预防新发损害；消除感染及诱因；促使免疫调节功能的恢复；维持儿童和青少年时期正常生长发育的需要。因此，在制定治疗方案时应注意3个方面的问题：①主要器官或系统损伤的诊断和功能评价，尤其是肾脏和神经系统的损伤。②治疗方案的确定，包括近期和远期、联合治疗等，强调个体化治疗方案和对症治疗（抗凝、抗癫等）相结合的原则。③注意观察治疗并发症，尤其是与药物相关的某些症状常与原发病症状相混淆，关注治疗给儿童在生长发育过程中带来的健康问题。

基于重要脏器或系统受累的程度和范围的基础上制定个体化、安全的评价治疗方案，且需要不断评估并进行调整。

1. 一般治疗 急性期应注意卧床休息，避免日光暴晒。饮食宜营养、易消化，或给予特殊饮食。缓解期逐步恢复日常生活，但应避免过劳。积极预防感染，避免服用诱发狼疮的药物如磺胺类药物、肼屈嗪、普鲁卡因胺、保泰松、对氨基水杨酸等。局部皮肤损害可适当应用含有激素或免疫抑制剂成分的软膏。

SLE 的药物治疗

2. 常用药物 糖皮质激素是治疗 SLE 的一线药物，其他药物包括非甾体抗炎药、抗疟药物如羟氯喹、免疫抑制剂如环磷酰胺、大剂量丙种（免疫）球蛋白、靶向性生物制剂、免疫吸附、造血干细胞移植等。重型 SLE 主要应用糖皮质激素进行治疗。狼疮危象经大剂量甲泼尼龙冲击治疗后，按重型 SLE 的治疗原则进行后续治疗。

（四）主要护理诊断

1. 皮肤完整性受损 与疾病所致的血管炎性反应等因素有关。

2. 疼痛 与自身免疫反应和免疫复合物沉积于关节、肌肉组织有关。

3. 有感染的危险 与自身免疫功能紊乱、长时间使用激素等和免疫抑制剂有关。

4. 焦虑 与患儿病情反复发作、迁延不愈、面容损毁及多脏器功能损害有关。

5. 预感性悲哀 与迁延不愈有关。

6. 潜在并发症 狼疮性肾炎。

（五）护理措施

1. 皮肤护理

（1）避免一切可能诱发或加重病情的因素，避免紫外线照射、烈日下活动及日光浴，外出需打伞，佩戴宽边的帽子、穿长袖衣服和长裤。

（2）避免接触刺激性物品，如碱性肥皂、化妆品、油膏、染发烫发剂、头发定型剂等。

（3）保持皮肤清洁干燥，可用清水冲洗皮肤破损处，每天 3 次。用 30℃左右的温水湿敷红斑处，每次 30 分钟。

（4）保持口腔清洁及黏膜完整，睡前、晨起及饭后及时用消毒液漱口，预防感染。如有口腔溃疡，漱口后使用冰硼散或锡类散敷于溃疡处，促进创面愈合。细菌感染者，可用 1∶5000 呋喃西林液漱口，局部涂抹碘甘油；真菌感染者，可用 1% ~4% 碳酸氢钠漱口，或 2.5% 制霉菌素加甘油涂抹。遵医嘱使用抗生素。

（5）脱发患儿减少洗头次数，每周 2 次，过程中按摩或轻叩头皮，每次 15 分钟，可避免脱发加重。禁止染发、烫发或卷发。鼓励患儿佩戴假发或帽子，增强自尊心。

2. 药物护理

（1）遵医嘱用药，不可随意减药或停药。若擅自停用激素类药物，可造成疾病的“反跳”。

（2）激素类药：长期使用大剂量激素可导致肥胖，多毛症，水肿，血糖升高，水钠潴留，骨质疏松，痤疮，出血，局部注射易引起感染。应饭后用药，同时服用保护胃黏膜的药物（如 H_2 受体阻断药）。及时补充钙剂及维生素 D，避免发生骨质疏松及股骨头无菌性坏死。观察血糖、尿糖的变化，及早发现药物性糖尿病。观察患儿精神情绪的变化，辨别药物不良反应与疾病本身的症状。

（3）免疫抑制剂：毒性大，可导致胃肠不适、脱发、肝病、黏膜溃疡、皮疹、神经炎、骨髓抑制等，使用过程中应定时检查血常规及肝功能；观察皮肤及口腔黏膜情况，及时处理；遵医嘱给予用药，以减轻胃肠道不良反应，及时补充营养，耐心向脱发患儿及家属解释。

（4）非甾体类药物：胃肠道反应较多，需饭后服用，肾毒性、肾炎者禁用。

（5）抗疟药的衍生物容易在体内蓄积，导致视网膜病变，需定期眼底检查。

3. 饮食护理　给予高蛋白、富含维生素、含钾丰富、易消化、营养丰富的食物，累及肾脏时给予低盐的优质蛋白质，避免食用含有维生素 D 的食物，如芹菜、香菜、无花果等。不可食用刺激性食物。

4. 病情观察

（1）观察患儿精神、意识及神志的变化，有无意识障碍、癫痫发作或震颤、偏瘫等发生。

（2）注意皮肤的温度和颜色的变化，有无结节、红斑，有无血栓性血管炎或坏死性血管炎发生。

（3）观察患儿肾功能指标的变化，肾功能不全者应限制摄入水、钠和蛋白质。

（4）有心功能不全者予氧疗，卧床休息，半卧位；遵医嘱给予强心、利尿药物，观察疗效及不良反应。严格控制输液速度及总量。同时饮食上给予低盐饮食，不宜过饱。

（5）出现呼吸困难者给予半卧位，吸氧及心电监护，保持呼吸道通畅。

（6）注意观察有无口唇、甲床等贫血的表现，及时监测白细胞、血小板计数等。

5. 健康教育

（1）告知家属及患儿长期坚持服药的重要性，不可擅自停药或减药。

（2）指导家属如何对患儿进行检查及保护，做好皮肤的护理，减少去公共场所的次数，防止交叉感染。

（3）关注患儿情绪变化，及时开导及鼓励，增强其信心。

（4）提高患儿生活质量，缓解期应适当参加锻炼，增强体质，学龄儿童可返校学习。

知识拓展

2021 年 12 月刊登在《中华儿科杂志》的《中国儿童系统性红斑狼疮诊断与治疗指南》，是由中华医学会儿科学分会免疫学组和中华儿科杂志编辑委员会联合发起，重点讨论了儿童 SLE 诊断、评估、治疗和预后管理等方面的 12 个重要临床问题，指导临床实践。《儿童系统性红斑狼疮临床诊断与治疗专家共识（2022 版）》则是由中华医学会儿科学分会风湿病学组等学术组织牵头制定，2022 年 5 月刊登在《中华实用儿科临床杂志》上，本共识从流行病学、发病机制、临床表现、实验室检查、诊断、疾病活动度评估及治疗等各个方面对本病进行了详细的阐述，以规范儿童 SLE 的诊治，改善中国患儿的预后。

第三节　风湿热

风湿热（rheumalic fever）是 A 组乙型溶血性链球菌（group A streptococcus，GAS）感染后发生的一种急性或慢性的自身免疫性疾病，累及全身结缔组织，各器官均可受累，心脏、血管及浆膜等组织器官最为突出，其中心脏损害最为多见且严重。临床表现以关节炎和心脏炎为主，可伴有发热、皮疹、皮下结节、舞蹈病等。本病是一种自限性疾病，可反复发作，急性发作时通常以关节炎较为明显，若未及时控制，约有 60% 患儿会发生心脏瓣膜的炎性病变，以二尖瓣和主动脉瓣受累最为常见。首次发病年龄多在 5～15 岁，8～9 岁为高峰，3 岁以下较少见，无性别差异。

风湿热的发病机制及病理变化

（一）概述

风湿热是继发于 GAS 感染如咽峡炎、扁桃体炎或猩红热等的自身免疫性疾病，其发病机制目前认为与 GAS 及产物的抗原性、易感组织器官的免疫反应机制及宿主的免疫遗传易感性 3 个因素相互作用有关。

病变主要发生在结缔组织，各器官均可累及，以心脏、血管和浆膜等组织最为明显，发展过程可分为急性渗出期、增生期和坏死硬化期。

（二）护理评估

1. 健康史 评估患儿发病前 1～5 周有无咽炎、扁桃体炎、感冒等短期发热或猩红热的病史，有无发热、关节疼痛、皮疹等，有无精神异常或不自主的动作表现。家族成员中有无类似的疾病。

2. 身体状况

风湿热的临床表现

心脏炎严重程度分级

二尖瓣关闭不全严重程度分级

二尖瓣狭窄严重程度分级

（1）一般症状：常见发热，多为不规则热，低热多见，持续 3～4 周。其他表现有头痛、疲倦、面色苍白、食欲缺乏、体重减轻等。

（2）心脏炎：是最主要的并发症之一，几乎所有病例均有不同程度的心脏受累，儿童尤为明显。心脏炎包括心肌炎、心内膜炎和心包炎，严重者心脏扩大，伴有心力衰竭者多发展为慢性心脏瓣膜病，也是全世界儿童及青少年获得性心脏病最常见的病因之一。根据心脏炎临床症状及辅助检查，可将其分为轻、中、重度。

（3）慢性心脏瓣膜病（valvular heart disease，VHD）：风湿热反复发作且病程较久者（6 个月至 2 年），因纤维化导致瓣膜或腱索发生瘢痕挛缩而造成器质性的瓣膜损害，出现非活动性慢性风湿性心瓣膜病，即风湿性心脏病（rheumatic heart disease，RHD）。其中二尖瓣受损约占瓣膜病的 3/4，主动脉瓣约占 1/4。与成人期风湿性瓣膜病不同，小儿时期的风湿性心脏病发生心力衰竭时往往有风湿活动同时存在。①二尖瓣关闭不全：分为轻、重度。②二尖瓣狭窄：分为轻、重两个程度。③主动脉瓣关闭不全。

（4）关节炎：急性风湿热患儿最常见（70%～75%）且通常是最早出现的临床症状。

（5）舞蹈症：临床表现为骨骼肌不自主运动增加及神经肌肉协调性降低，四肢及面部肌肉最常受累。

（6）皮肤病变：①皮下小结（subcutaneous nodule，SN）是风湿热的一种症状。在风湿热患儿中发生率小于 20%。常与心脏炎并存，为风湿活动的显著标志。②环形红斑（erythema marginatum，EM）见于 5%～10% 的风湿热患者。典型红斑在受热后皮疹加重。

3. 心理-社会状况 几乎所有的风湿热病例均有不同程度的心脏受累，且复发率高，因此需注意评估患儿及家长有无焦虑，对疾病的护理方法、药物不良反应的观察、预后及预防复发等知识的认知程度。评估患儿家庭环境、社会支持及家庭经济情况，既往有无类似住院的经历。

4. 辅助检查

（1）链球菌感染证据：咽拭子培养、咽分泌物链球菌抗原快速鉴定、链球菌酶玻片凝集试验、血清抗链球菌溶血素 O（Anti-Streptolysin O，ASO）测定、抗 DNA 酶 B 抗体测定、抗 A 组链球菌菌壁多糖抗体测定及抗内皮细胞抗体和抗心磷脂抗体测定、其他抗链球菌抗体测定等，可以提供链球菌感染的证据。

链球菌感染证据

（2）风湿热活动指标：可出现白细胞增加和核左移、红细胞沉降率增快。C 反应蛋白升高出现较早且不受心衰影响，仅能反映疾病的活动情况，但对诊断本病无特异性。外周血淋巴细胞促凝的活性（PCA）试验的阳性率在 80% 以上，对风湿活动的诊断有较高特异度，且诊断风湿性心脏病的特性和敏感性均超过 70%。

（3）影像学检查

1）心电图：窦性心动过速、PR 间期延长最为常见，其次是期前收缩和 ST 段改变。动态心电图可提高心电图异常的检出率。QT 间期以及 P 波分散检测值大于 52、57、60 毫秒，预测风湿性心脏病时，具有较高敏感和特异性。

2）多普勒超声心动图：RHD 的检出率为 90%，是定期随访交界性 RHD、筛查高风险人群必不可少的重要手段。检查可见心脏瓣膜增厚、反光增强、瓣膜反流、心脏扩大等改变，对轻度心包积液较敏感，能发现早期、亚临床及轻症心脏炎，对风湿热是否合并心肌炎的诊断有重要价值。

3）心脏放射性核素检查：用于超声心动图没有检出的心脏炎。测定瓣膜反流流速时间积分（valve regurgitation velocity time integral，VRVTI），即反流持续时间乘以反流峰值流速，可用于判定瓣膜反流是否为正常情况。当 VRVTI <16.43，且左心室和左心房无扩大，则提示二尖瓣反流为生理性；当 VRVTI >16.43，且左心室和左心房扩大，则提示二尖瓣反流为闭锁不全。

（三）治疗要点

1. 急性风湿热 抗链球菌治疗清除链球菌感染，同时治疗关节炎、心脏炎、舞蹈症等临床症状。治疗原则是早期诊断，合理治疗，预防复发，监测药物不良反应。

（1）一般治疗：包括休息及控制活动量，关节肿痛时应给予制动。饮食宜选择易消化及富含蛋白质、维生素等食物，如心力衰竭者适当限盐。

（2）清除链球菌感染：使用青霉素 V 或青霉素 G、阿莫西林等，耐药或过敏者可选用非广谱头孢菌素如头孢羟氨苄或头孢氨苄等，严重 I 型变态反应者选用克林霉素或大环内酯类抗生素。

（3）抗风湿热治疗：常用的有非甾体抗炎药和肾上腺皮质激素。关节炎选用非甾体抗炎药如布洛芬、萘普生等药物。心脏炎可使用萘普生、肾上腺皮质激素、β 受体阻断药美托洛尔、大剂量丙种球蛋白等。舞蹈症较重者可使用苯巴比妥、小剂量卡马西平镇静；中重度患儿可使用丙戊酸等。

急性风湿热的药物治疗

2. 慢性心瓣膜病 活动性风湿热时给予抗风湿治疗；无风湿活动者则控制活动量，避免剧烈运动。慢性充血性心力衰竭者长期口服洋地黄，慢性扁桃体炎行扁桃体摘除术。心瓣膜严重损害时，可做瓣膜成形术或置换术。二尖瓣狭窄首选球囊扩张术，瓣膜关闭不全则优先考虑瓣膜整形修复/人工瓣膜置换术。

人工瓣膜手术的适应证

3. 诊断及复发 风湿热的诊断主要依靠临床表现，缺乏特异性临床或实验室标准，至今仍基于 1992 年修订的琼斯标准进行，分为链球菌感染和主要诊断标准及次要诊断标准。

风湿热的诊断及复发

风湿热的复发率在30%～75%，是风湿热最显著的特点之一。

（四）主要护理诊断

1. 心排血量减少 与心脏受损有关。

2. 疼痛 与关节受累有关。

3. 体温过高 与感染的病原体毒素有关。

4. 焦虑 与发生心脏损害有关。

（五）护理措施

1. 防止发生严重的心功能损害

（1）限制活动：发热、关节炎肿痛者，卧床至急性症状消失，无心脏炎者需1个月左右，合并心脏炎者需至少2～3个月。心脏炎伴心力衰竭者应绝对卧床至少6个月后逐渐恢复正常活动。

（2）监测病情：观察患儿面色、呼吸、心率、心律及心音的变化，若出现烦躁不安、面色苍白、多汗、气短等心力衰竭症状，立即处理。

（3）加强饮食管理：给予易消化、富含蛋白质、糖类及维生素C的饮食，伴充血性心力衰竭的患儿适当地限制盐和水，少食多餐，详细记录出入水量，保持大便通畅。

（4）按医嘱给予心力衰竭者加用洋地黄制剂，并及时吸氧、利尿，维持水、电解质平衡等。

2. 缓解关节疼痛 可让关节疼痛的患儿保持舒适的体位，避免患肢受压，移动时动作轻柔，热水袋热敷局部关节镇痛，注意温度，防止烫伤。患肢保暖，避免寒冷潮湿，做好皮肤护理。

3. 降低体温 注意体温变化及热型。遵医嘱抗风湿治疗。

4. 用药护理 观察药物不良反应，如阿司匹林可引起胃肠道反应、肝功能损害和出血，可饭后服药以减少对胃的刺激；密切观察泼尼松使用后引起的不良反应，如满月脸、肥胖、消化道溃疡、肾上腺皮质功能不全、精神症状等；发生心肌炎时对洋地黄敏感且易出现中毒，用药期间应注意观察有无恶心、呕吐、心律不齐、心动过缓等不良反应。

5. 心理护理 积极争取患儿及家属的配合。关心爱护患儿，及时解除各种不适感，如发热、出汗、疼痛等，以利于缓解急躁情绪，增强其战胜疾病的信心。

6. 健康教育

（1）积极锻炼身体，增强体质，预防上呼吸道感染；发生链球菌感染，应及时彻底治疗。

（2）避免患儿剧烈活动，防止受凉。讲解疾病的有关知识和护理要点，使家长学会观察病情、预防感染和防止疾病复发的各种措施。告知家长疾病相关的知识及护理，包括如何预防感染、观察病情及避免再次发病的预防措施。

（3）定期门诊复查，预防药物首选长效青霉素肌内注射，体重<20kg者剂量为60万单位/次，体重>20kg者为120万单位/次，每3～4周1次，至少持续5年，最好持续到25岁，有风湿性心脏病者，预防用药至终身。对青霉素过敏者可改用红霉素类药物口服，每月口服6～7天，持续时间同前。

第四节　幼年特发性关节炎

幼年特发性关节炎（juvenile idiopathic arthritis，JIA）是儿童时期常见的结缔组织病，主要特征为慢性滑膜炎，伴全身多系统受累，是小儿致残或失明的重要原因。16 岁以下起病。1～3 岁高发，女孩更多见。男童发病高峰在 8～10 岁。

（一）概述

病因至今尚不明确，可能与感染、免疫和遗传等多种因素有关。

1. 感染因素　多种细菌（链球菌、耶尔森菌、志贺菌等）、病毒（细小病毒 B19、风疹病毒和 EB 病毒等）、支原体和衣原体感染都曾报道过与本病有关，但未证实是发病原因。

2. 免疫因素　为自身免疫性疾病，与以下证据有关。①部分患儿血清和关节滑膜液中检测到类风湿因子和抗核抗体等自身抗体。②关节滑膜液中存在 IgG 的包涵体和类风湿因子的吞噬细胞。③多数患儿的 IgM、IgG 和 IgA 上升。④外周血 $CD4^+$ T 细胞克隆扩增。⑤血清炎性细胞因子明显增高。

3. 遗传因素　具有人类白细胞抗原（human leucocyte antigen，HLA）DR4、DR8 和 DR5 位点者，是 JIA 的易感人群。

各种感染性微生物的某些成分作为外来抗原，作用于具有遗传学背景的人群，激活免疫细胞，通过直接损伤或分泌细胞因子、自身抗体，触发异常免疫反应，引起自身组织的损害和变性。或作为超抗原，直接与具有特殊可变区 β 链（vβ）结构的 T 细胞受体（TCR）结合，激活 T 细胞，引起免疫损伤。自身组织变性成分作为内源性抗原（变性 IgG 或变性的胶原蛋白）引发针对自身组织成分的免疫反应，进一步加重免疫损伤。

（二）护理评估

1. 健康史　评估患儿发病前有无感染征象，有无发热、关节疼痛及伴随症状等。家族成员中有无类似的疾病。

2. 身体状况　根据关节症状与全身症状分为不同类型，各型表现极为不同，实验室检查及治疗均不完全相同，国际风湿病联盟制定了分类标准。

（1）全身型：关节炎伴随全身临床症状，典型症状为弛张型高热和皮疹。关节症状表现为关节炎或关节痛，膝关节受累为主，常在发热时加剧，热退后减轻或缓解，部分患儿在反复发作数年后可形成关节强直。

JIA 的国际风湿病联盟分类标准

（2）少关节型：是 JIA 最常见亚型，女童发病率是男童的 4 倍，6 岁之前高发。手部小关节受累时预示银屑病关节炎，腕关节受累时则提示为扩展性或多关节型关节炎。最常见的关节外表现是虹膜睫状体炎（慢性葡萄膜炎），20%～30% 患儿出现视力障碍，甚至失明。

（3）多关节型：分为类风湿因子（RF）阴性和 RF 阳性两类。

1）RF 阴性：有两个高峰发病年龄，分别是 3.5 岁左右和 10～11 岁。起病隐匿，颈椎及下颌关节常易受累。

JIA 临床表现

2）RF 阳性：典型表现为渐进性、对称性的多关节受累，手部的小关节多见，约半数以上发生关节强直。

（4）附着点炎症相关的关节炎：男孩多见，8～15 岁以上起病多见，以骶髂关节、脊柱和四肢大关节的慢性炎症为主，表现为关节肿痛和活动受限。患儿还可有反复发作的急性前葡萄膜炎，如不治疗可致失明。

（5）银屑病性关节炎：同时有银屑病和关节炎，或关节炎同时伴有以下任意 2 条。①指（趾）炎。②2 个以上的指甲凹陷或指甲松动。③一级亲属有银屑病史。

3. 心理－社会状况 本病的病程长，不仅关节受累，全身多系统也受累，是小儿致残或失明的重要原因，因此需注意评估患儿及家长有无焦虑，对疾病的护理方法、药物不良反应的观察、康复锻炼等知识的认知程度。评估患儿家庭环境社会支持及家庭经济情况，既往有无类似的住院经历。

4. 辅助检查

（1）实验室检查：初诊时常规进行 C 反应蛋白（CRP）、红细胞沉降率（ESR）、ANA、RF、抗环瓜氨酸肽（cyclic citrullinated peptide，CCP）抗体、HLA-B27 等检查。其中 ANA、RF、抗 CCP 抗体、HLA-B27 等阳性与 JIA 预后不良或关节外病变有关。CRP、ESR 升高与疾病活动度相关。ANA、HLA-B27 阳性是慢性前葡萄膜炎的预测因子。CRP、ESR、抗 CCP 抗体、HLA-B27 阳性患儿往往关节损伤更严重。

（2）X 线检查：早期可见关节附近软组织肿胀，关节周围骨质疏松；晚期可见关节面骨破坏，骨膜反应和关节半脱位。

（三）治疗要点

治疗原则：控制病变的活动度，减轻或消除关节疼痛和肿胀，预防感染和关节炎症的加重；预防关节功能不全和残疾，恢复关节功能和生活与劳动能力。

1. 药物疗法 应用水杨酸制剂与非甾体抗炎药（萘普生、布洛芬等）、甲氨蝶呤、羟氯喹、肾上腺皮质激素、免疫抑制剂、生物制剂等进行抗 JIA 治疗。

2. 理疗 对保持关节活动、肌力强度是极为重要的。所有病例都要尽早开始为保护关节活动及维持肌肉强度所设计的锻炼。如清晨热浴、中药热浴可能减轻病情及晨僵。根据具体情况选择锻炼方式或夹板固定等手段有利于防止发生或纠正关节残疾。

3. 眼科治疗 与眼科医生一起联合治疗 JIA 患儿虹膜睫状体炎，局部使用肾上腺皮质激素类眼药水滴眼，对严重影响视力患儿，除局部点滴肾上腺皮质激素眼药水外，需加用小剂量泼尼松口服。

（四）主要护理诊断

1. 体温过高 与非化脓性炎症有关。

2. 疼痛 与关节炎症和肿胀有关。

3. 躯体活动障碍 与关节疼痛、畸形有关。

4. 潜在并发症 药物不良反应、巨噬细胞增多症。

5. 焦虑 与发生关节强直畸形有关。

（五）护理措施

1. 高热处理 注意监测患儿体温变化及热型。高热过程中有无出现皮疹、眼部受损、心功能不全及脱水等表现，及时擦干汗液，更换衣服，以保持皮肤清洁，防止受凉。同时要给予高热量、高蛋白、高维生素、易消化饮食，保证患儿热量与水分的摄入。

2. 减轻关节疼痛，维护关节的正常功能

（1）急性期应卧床休息，观察有无晨僵、疼痛、肿胀、热感、运动障碍及畸形等关节炎症状的出现。

（2）可通过夹板、沙袋固定患肢于舒适的位置或用支被架保护患肢不受压等以减轻疼痛。也可教患儿用放松、分散注意力的方法控制疼痛或局部湿热敷镇痛，必要时给予药物治疗。

（3）急性期过后尽早开始关节的康复治疗，指导家长如何进行关节的被动运动和按摩，在游戏中融入治疗性的运动，如游泳、抛球、骑脚踏车、踢球等，恢复关节功能，防止畸形。如有关节疼痛肿胀加重可暂停运动。

（4）对关节畸形的患儿，注意防止外伤。

3. 用药护理　观察药物不良反应，是否有胃肠道反应，凝血功能及肝、肾功能异常，以及中枢神经系统的变化。患儿长时间用药时，应每 2～3 个月复查血常规和肝、肾功能；使用免疫抑制剂者应注意观察是否有白细胞计数降低等不良反应。

4. 心理护理　了解家属及患儿的心理状态，及时给予安慰和精神支持。指导做好受损关节的功能锻炼，尽量减少患儿的自卑情绪。

5. 健康教育

（1）鼓励患儿尝试接触新的事物，参加各类活动，避免与社会脱节，并增加其对世界的好奇心，积极面对生活。

（2）家属应知晓可能诱发疾病因素，及时更新疾病的治疗及康复方案，增强家属的信心。

第五节　过敏性紫癜

过敏性紫癜（anaphylactoid purpura），又称亨舒综合征（Henoch-schönlein syndrome）或 IgA 相关性血管炎，是一种侵犯皮肤及其他器官的全身细小动脉和毛细血管炎为主要病变的系统性血管炎，是一种特征性自限性疾病。临床表现为非血小板减少性紫癜，关节炎或关节肿痛、腹痛、血便和血尿、蛋白尿等。主要见于 2～8 岁儿童，男孩多于女孩，以秋冬季多见，有家族及种族倾向，亚洲人群发病率较高。

（一）概述

病因尚不明确，目前认为与感染、过敏与遗传等因素相关。感染是本病的主要诱因，50% 左右的患儿有链球菌感染史，其他如病毒、肺炎支原体、寄生虫等也可能有关。食物（鱼虾、蛋、牛奶等）、药物（磺胺类、抗生素、解热镇痛药等）及花粉、虫咬、疫苗注射等致敏因素作用于敏感体质，产生变态反应，主要是速发型变态反应和抗原抗体复合物反应，从而造成一系列损伤。也可能为 IgA 免疫复合物疾病。本病有一定遗传倾向，家族聚集发病，同胞可同时或先后发病。

（二）护理评估

1. 健康史　评估患儿发病前 1～3 周有无上呼吸道感染史，有无接触食物或药物等致敏因素，有无发热、紫癜、腹痛等。家族成员中有无类似的疾病。

2. 身体状况 多为急性起病，病前1～3周常有上呼吸道感染史。约半数患儿伴有低热、乏力、食欲缺乏、关节肿痛等全身症状。

（1）皮肤紫癜：常为首发症状，分布在负重部位，多见于下肢远端、踝关节和臀部，严重者累及上肢和面部，躯干部少见。初起为紫红色斑丘疹，高出皮肤，压之不褪色。皮肤破损处可形成出血性水疱，坏死后形成溃疡。皮疹呈对称分布，成批出现，一般在4～6周后消退，不留痕迹。部分患儿间隔数周、数月后又会复发。

（2）消化道症状：在皮疹发生一周内，约2/3的病例出现消化道症状。以阵发性剧烈腹痛最为多见，常位于脐周或下腹部，可伴呕吐、腹泻。约1/3患儿大便隐血试验阳性，部分患儿有黑便或血便。偶可发生肠套叠、肠梗阻、肠穿孔及出血性小肠炎。

（3）肾脏症状：30%～60%的患儿会出现肾脏损害，可发生于病程的任何时候，紫癜出现后2～4周多见。紫癜发生后6个月内，出现血尿、蛋白尿及管型尿，称为紫癜性肾炎。少数患儿表现为肾病综合征或呈急进性肾小球肾炎，出现高血压、肾衰竭等。半数以上的患儿可临床治愈，但少数患儿的血尿、蛋白尿和高血压可持续存在。

（4）关节症状：大多数患儿仅有关节疼痛，少部分为关节炎，膝、踝关节最为常见，表现为关节肿痛和活动受限。数日内可消退，不留后遗症。

（5）其他表现：其他系统受累较为少见，如神经系统受累时可见昏迷、蛛网膜下腔出血等，肺出血罕见但致命。

目前仍使用欧洲风湿病学会/儿童风湿病国际试验组织/儿科风湿病欧洲学会（EULAR/PRINTO/PRES）2010版的标准进行过敏性紫癜的诊断。

过敏性紫癜诊断标准

3. 心理－社会状况 本病虽属于自限性疾病，但因紫癜、腹痛等症状明显，且能反复发作并合并肾脏损害，因此需注意评估患儿及家长有无焦虑，对疾病的护理方法、药物不良反应的观察、复发的观察等知识的认知程度。评估患儿家庭环境、社会支持及家庭经济情况，既往有无类似住院的经历。

4. 辅助检查

（1）实验室检查：无特异性。血小板计数正常或升高，出凝血时间正常，血块退缩试验正常。白细胞正常或增加，ESR、CRP可增高，咽拭子培养见β溶血性链球菌。约半数急性期血清IgA、IgM水平升高。

（2）影像学检查：早期X线片显示软组织肿胀，关节周围骨质疏松，关节附近呈现骨膜炎。晚期可见关节腔破坏，以手腕关节多见。腹部B超检查有利于早期诊断肠套叠。

（三）治疗要点

主要采取支持和对症治疗。

1. 一般治疗 急性期注意卧床休息，积极寻找和尽量避免接触变应原，注意关注消化道出血的症状，必要时给予流食或禁食。感染明显时给予抗生素。补充维生素等。

2. 糖皮质激素 症状轻微时无须使用。有腹痛症状者，给予泼尼松1～2mg/(kg·d)，最大剂量不超过60mg，分次口服，1～2周后减量；消化道严重症状严重、不能口服的患儿如持续腹痛、肠出血、肠系膜血管炎、胰腺炎等，可静脉使用糖皮质激素，选用甲泼尼龙5～10mg/(kg·d)、地塞米松0.3mg/(kg·d)等；病情严重时可大剂量甲泼尼龙冲击治疗3

天，10～30mg/(kg·d)，最大剂量不超过1g，必要时1～2周后重复应用，症状控制后需改口服治疗并逐渐减量，总疗程2～4周。

3. 免疫抑制剂　重症过敏性紫癜肾炎如肾炎综合征、肾病综合征、急进性肾炎患儿，糖皮质激素治疗无效或激素依赖时，可加用免疫抑制剂如环磷酰胺、硫唑嘌呤、环孢素A、吗替麦考酚酯等。

4. 抗凝治疗　双嘧达莫3～5mg/(kg·d)，分次服用。或使用小剂量肝素预防过敏性紫癜性肾炎。

5. 其他　应用抗组胺药物和钙剂治疗荨麻疹、血管神经性水肿或腹痛。严重病例时可用大剂量丙种球蛋白冲击治疗。急进性肾炎可使用血浆置换疗法。

（四）主要护理诊断

1. 皮肤完整性受损　与血管炎有关。

2. 疼痛　与关节肿痛、肠道炎症有关。

3. 潜在并发症　消化道出血、紫癜性肾炎。

（五）护理措施

1. 恢复皮肤的正常形态和功能

（1）可使用人体图形记录每日患儿皮疹的分布、形态、颜色、数量及出现的频次。

（2）保持患儿皮肤的完整及清洁，避免擦伤与抓伤，如有破损及时予以止血及预防感染的发生。

（3）患儿应穿着宽松、柔软，清洁干燥的衣服。

（4）避免接触变应原，按医嘱给予止血药、脱敏药等。

2. 缓解疼痛　观察患儿关节疼痛及肿胀程度，协助患肢采取不同的功能位置。据病情给予热敷，教会患儿利用放松、娱乐等方法减轻疼痛。患儿腹痛时应卧床休息，尽量在床边守护，并做好日常生活护理。按医嘱使用糖皮质激素，以缓解关节疼痛和解除痉挛性腹痛。

3. 监测病情变化

（1）观察有无腹痛、便血等情况，同时注意腹部体征并及时报告和处理。有消化道出血时，应卧床休息，限制饮食，给予无渣流食，出血量多时要考虑输血并禁食，经静脉补充营养。

（2）定时做尿常规检查，若有血尿和蛋白尿，提示出现紫癜性肾炎，按肾炎常规护理。

4. 健康教育

（1）春、秋季为本病的好发季节，患儿及家属应避免去人群密集场所，防止受凉。

（2）本病可反复发作或并发肾损害，告知患儿及家属现阶段的病情及治疗，缓解不安情绪。

（3）做好病情及饮食宣教，避免接触变应原，定期门诊复查。

第六节　川崎病

川崎病（Kawasaki disease，KD）为1967年日本川崎富作首次报告并命名，是一种急性发热性出疹性疾病，主要病理变化为全身性中小动脉炎症性病变，临床表现以发热、皮疹、指/趾红肿和脱屑、口腔黏膜和眼结膜充血、颈部淋巴结肿大为特点，又被称为黏膜皮肤淋巴结综合征（mucocutancons lymphnode syndromc，MCIS）。亚裔人群发病率高，日本的发病率最高。发病年龄以 5 岁以内尤其是婴幼儿居多，男孩多见。国内以春季和夏季为流行高峰。

（一）概述

1. 病因及发病机制 病因无明显特异性，葡萄球菌、链球菌、支原体、冠状病毒、肠道病毒、EB 病毒或鼻病毒等可能与 KD 有关。发病机制目前不明确，考虑与感染、免疫反应及遗传易感性相关。目前认为 KD 是基因易感个体在感染和环境暴露下出现的一种免疫介导的全身血管炎症的临床表现综合征，其中 *ITPKC*、*CASP*3、*BLK*、*CD40* 及 *FCGR2A* 等是 KD 的主要易感基因。

2. 病理变化 主要的病理变化是全身性血管炎，全身各处血管及脏器均可受累，主要累及中等大小动脉，好发于冠状动脉。坏死性动脉炎、亚急性/慢性血管炎和管腔肌成纤维细胞增生是血管病变的 3 个相互关联过程。脏器病变则以弥漫性间质性心肌炎、心包炎及心内膜炎最为明显，且波及传导系统。

（二）护理评估

1. 健康史 评估患儿发病前有无细菌或病毒感染史，有无发热、球结膜充血、“杨梅舌”、皮疹、淋巴结肿大等，评估有无心脏受累及其他系统受累的情况。

2. 身体状况

（1）主要表现

1）发热：39～40℃，呈稽留热或弛张热，持续 7～14 天，甚至更长，抗生素治疗无效。

2）黏膜表现：双侧非渗出性结膜炎为双眼球结膜充血的典型表现，起病后 3～4 天出现，无脓性分泌物，热退后消散；口唇干燥、潮红、皲裂或出血，口腔黏膜弥漫充血，舌乳头突起、充血似“杨梅舌”。

3）皮肤表现：发热后 3～5 天内出现皮疹，躯干和四肢多见，表现为弥漫性红斑或丘疹，无疱疹及结痂。约 40% 的 KD 患儿在卡介苗接种部位出现反应性皮肤红斑或硬肿，婴儿中更常见，是 KD 的独特表现。急性期患儿手掌和足底出现红斑，指/趾端硬肿，发热后的 2～3 周内可见指/趾端脱皮，重者指/趾甲亦可脱落。急性期也可出现会阴区红斑伴早期脱屑。

4）颈淋巴结肿大：约 65% 患儿出现，大龄儿童中可达 90%。单侧或双侧，质硬有触痛，表面不红无化脓，活动度差，无波动感，热退后消散，抗生素治疗无效。

（2）心脏表现：可出现心肌炎、心包炎、心内膜炎、心律失常等，部分患儿急性期出现二尖瓣反流/主动脉瓣和三尖瓣反流。心血管损害是影响远期预后和病死率的首要原因。病后 6～8 天即可出现冠状动脉炎，第 10 天左右出现炎症细胞浸润、动脉全层炎症，冠状动脉严重受损导致冠脉扩张或冠状动脉瘤（coronary artery aneurys，CAA）。并发 CAA 的高危因素：男性，年龄 >1 岁；热程大于 16 天或反复发热；白细胞 $>30\times10^9$/L；ESR >101mm/h；ESR 和 CRP 增加超过 30 天且反复增加；心电图异常，表现为Ⅱ、Ⅲ、aVF 导联和/或心前区导联出现异常 Q 波；心肌梗死症状、体征等。冠状动脉病变的严重程度可分为 4 度。

冠状动脉病变的严重程度

（3）严重并发症：急性期约有 7% 的患儿出现休克综合征，约 2% 的患儿出现巨噬细胞活化综合征（MAS）等。

（4）全身多系统损害：可见一种或多种非特异的临床特征，如早发性和迟发性关节炎、易激惹、无菌性脑膜炎、消化系统症状（呕吐、肠麻痹、腹痛、肝损害、黄疸等）、咽旁或咽后壁软组织水肿和非化脓性蜂窝织炎、泌尿系统症状（无菌性脓尿、蛋白尿等）、呼吸系统（间质性肺炎、肺结节、胸腔积液等）。

KD 可分为典型 KD、不完全性或不典型 KD、IVIG 非敏感型 KD，诊断标准有所区别。

3. 心理－社会状况　本病急性起病，发热、皮疹等症状明显，且容易累及冠状动脉，需较长时间服用阿司匹林（ASA），因此需注意评估患儿及家长有无焦虑，对疾病的认知程度及护理方法、药物不良反应的观察、门诊复诊的依从性等。因用 IVIG 治疗所需费用较高，需评估患儿家庭环境、社会支持及家庭经济情况、有无医保支付等。

川崎病的诊断标准

4. 辅助检查

（1）实验室检查：贫血、白细胞计数增多，急性期反应物如 ESR、CRP、降钙素原等升高。低清蛋白血症和低钠血症与严重性和预后相关，常见镜下脓尿及恢复期血小板增多，其中血小板增多是亚急性期的特征，第 2～3 周达到峰值，第 4～6 周恢复正常。如出现血小板减少，是 DIC 或 MAS 的标志，也是 CAA 的一个高危因素。

（2）影像学检查

1）超声心动图：急性期可见心包积液，左室内径增大，二尖瓣、主动脉瓣或三尖瓣反流；可有冠状动脉异常。超声心动图是评估冠状动脉病变（coronary artery disease）最敏感、简便的方法。5 岁以上患儿采用经体表面积校正的 Z 评分可以更好地评估冠状动脉病变的严重程度，5 岁以下患儿可采用内径绝对值评价，即 5 岁以下患儿的冠状动脉直径≥3mm 或者冠状动脉造影显示管腔内径≥邻近冠状动脉内径的 1.5 倍。

Z 评分在评估冠状动脉病变严重程度中的应用

2）冠状动脉造影：是诊断冠状动脉病变最精确的方法，可准确评估冠状动脉狭窄、闭塞及远端病变程度，评估冠状动脉的储备功能，指导临床治疗。

3）心电图：早期可见非特异性 ST-T 改变，心包炎时可有广泛 ST 段抬高和低电压；心肌梗死时相应导联的 ST 段明显抬高、T 波倒置及出现异常 Q 波。

（三）治疗要点

急性期主要是控制炎症，其中静脉注射免疫球蛋白（IVIg）联合 ASA 是 KD 的一线治疗方案，可快速控制炎症和发热，并显著降低 CAA 的发生率。恢复期主要是抗凝治疗。

1. ASA　30～50mg/(kg·d)，分 2～3 次口服。热退 48～72 小时后 ASA 减量为 3～5mg/(kg·d)，顿服，抗血小板聚集。无 CAA 患儿的 ASA 治疗时间为 6～8 周，而 CAA 患儿的 ASA 需维持到冠状动脉病变消失。

2. IVIg　早期（5～10 天），单次大剂量输注 2g/kg，10～12 小时内缓慢输注，心力衰竭者延长至 16～24 小时，输注期间出现发热或体温进一步升高并不是使用禁忌。无论 KD 或不完全 KD，10 天内发热消退仍需 IVIg 治疗。病程超过 10 天，仍有发热等症状或全身炎症，也应给予 IVIg 治疗。

3. 糖皮质激素　IVIg 治疗无效或耐药的患儿，可早期、短期口服糖皮质激素 0.5mg/(kg·d)，联合 ASA 及双嘧达莫同时使用。

4. 双嘧达莫　除阿司匹林外，可加用双嘧达莫抗血小板凝聚，3～5mg/(kg·d)，分 2

次口服。

5. 补救治疗 对于IVIg无反应型的治疗，首选激素联合第2次IVIg。激素一般使用静脉足量甲强龙2mg/(kg·d)，最大剂量不超过60mg，5天后减量至1mg/(kg·d)，5天后再次减量至0.5mg/(kg·d)，每5天减量1次至停用，激素总疗程一般不超过3周。其他补救治疗有第2次IVIg［2g/(kg·d)］，第2次IVIg联合激素（用量及方法同强化治疗），或使用英夫利西单抗（IFX）。

（四）护理诊断

1. 体温过高 与感染、免疫反应等因素有关。

2. 皮肤完整性受损 与小血管炎有关。

3. 口腔黏膜受损 与小血管炎有关。

4. 潜在并发症 心脏受损、头痛。

（五）主要护理措施

1. 高热处理

（1）急性期患儿应绝对卧床休息。保持室内温湿度适宜，定时观察患儿体温变化、发热类型及症状，并及时给予相应处理。

（2）保证充足的营养和水分。给予高热量、高维生素、高蛋白质的流质或半流质的清淡饮食。增加患儿饮水量，遵医嘱予静脉补液支持。

（3）遵医嘱给药，观察药物不良反应，并及时处理。

2. 皮肤护理 避免患儿皮肤抓伤和擦伤，勤剪指甲，保持其清洁；衣被质地柔软而清洁，每次便后清洗臀部；对半脱的痂皮用干净剪刀剪除，切忌强行撕脱，防止出血和继发感染。

3. 黏膜护理 观察患儿口腔卫生情况，注意有无黏膜破损，养成进食前后及晨起睡前的漱口习惯，避免继发感染。口唇干裂时及时使用护唇膏，饮食上注意避开生、辛、硬的食物，如有破损给予药物涂抹黏膜创面。眼部可用生理盐水冲洗或护眼膏涂抹每日1~2次，预防感染。

4. 监测病情 如有出现面色、精神状态、心率、心律、心音、心电图异常等心血管损害的表现，立即给予心电监护及其他相应的措施。观察IVIG输注过程中或2~3天内有无头痛发生，必要时可予非甾体抗炎药镇痛。

5. 心理支持 告知家属及患儿病情、治疗方案及辅助检查的重要性，缓解其紧张焦虑情绪、增加配合度。对于卧床患儿，应减少不良刺激，需合理安排床上娱乐及活动，保证充分休息，关注其情绪变化并及时安抚。

6. 恢复期活动 根据患儿冠状动脉并发症的严重程度制定活动方案。单纯冠状动脉扩张患儿在恢复后6周可进行活动。合并冠脉瘤的患儿若运动试验阳性、伴缺血症状且接受抗凝治疗的患儿应限制活动。运动试验阴性或无症状患儿可进行有氧运动。

7. 健康教育 指导家长如何观察患儿病情，定期门诊复查，无冠状动脉病变的患儿出院后1、3、6个月及1年进行全面检查1次。冠状动脉损害患儿须密切随访。

本章小结

思考题

1. 以关节炎或关节痛为临床表现的免疫性疾病有哪些？如何进行鉴别和诊断？

2. 有哪些累及心脏的免疫性疾病，其临床表现有哪些？

更多练习

（贾晓慧）

第十六章　遗传性疾病患儿的护理

教学课件

学习目标

1. 素质目标

（1）能够秉持科学严谨的用药态度，在护理过程中严格遵守用药规范，确保药物使用的准确性和安全性，在实践中体现爱岗敬业的精神。

（2）能够理解患儿及其家庭所承受的心理压力，展现出高度的共情能力。在护理过程中，积极主动安抚和关爱患儿，通过温柔的语言和亲切的态度，缓解遗传性疾病患儿及家长的恐惧和焦虑情绪。

2. 知识目标

（1）掌握：21－三体综合征、苯丙酮尿症和糖原贮积症的临床表现和并发症，护理诊断及护理措施。

（2）熟悉：遗传性疾病的概念、分类和治疗要点。

（3）了解：21－三体综合征、苯丙酮尿症和糖原贮积症的病因及发病机制。

3. 能力目标

（1）能指导21－三体综合征患儿家长进行居家护理。

（2）能指导苯丙酮尿症和糖原贮积症患儿及家长进行正确的饮食管理。

案例

【案例导入】

患儿，男，8个月，因发育迟缓伴面容特殊就诊。系 G_1P_1 自然受孕，足月顺产，出生体重2750g。有“新生儿高胆红素血症”病史、“房间隔缺损”病史。父母均体健，母亲35岁，父亲38岁，非近亲婚配，否认家族遗传性疾病史。母孕期正规产检、无特殊。查体：神清，反应可，前囟平软；特殊面容（眼距宽、鼻梁塌、内眦赘皮）；心前区三级收缩期杂音；双手通贯手。辅助检查：心脏彩超提示房间隔缺损。儿童发育量表结果相当于3～4月龄水平。患儿母亲非常焦虑，想知道孩子是否患有严重疾病。

【请思考】

1. 患儿最可能的诊断是什么？需要做什么检查以明确诊断？
2. 患儿的主要护理诊断有哪些？
3. 护士应该怎样帮助患儿母亲减轻焦虑？

【案例分析】

第一节　21－三体综合征

染色体遗传病的概述

21－三体综合征（Trisomy 21 syndrome）又称唐氏综合征（Down syndrome，DS），是发病率最高的胎儿染色体异常疾病。临床表现为特殊面容、不同程度的智力障碍和发育迟缓，并可伴有其他畸形。发病通常与孕母高龄有关，其活产儿发病率为1∶1000～1∶600（男女比例为3∶2）。

（一）概述

本病发病主要由21号染色体异常所致，即父母一方的生殖细胞在减数分裂形成配子时，或受精卵有丝分裂时，21号染色体发生不分离，使胚胎体细胞内存在额外的一条21号染色体。遗传学研究发现，21q22区可能是其基因关键区带。其发生主要原因有以下3点。

1. 孕母高龄　高龄通常指孕妇预产期年龄在35岁及以上的年龄阈值。孕母生殖系统老化造成卵巢功能衰减可使子代发生染色体病的风险增高。同时也有研究表明，父亲年龄超过39岁也会影响子代染色体病的患病率。

2. 环境因素　孕期接触放射线、化学因素（如苯、毒物、抗代谢药物、抗癫痫药物等），以及病毒感染（如流行性腮腺炎病毒、EB病毒、风疹病毒及肝炎病毒等），可使胎儿染色体发生畸变。

3. 其他因素　如遗传因素、自身免疫性疾病也与本病的发生有关。

（二）护理评估

1. 健康史

（1）一般情况：根据患儿年龄，其智力情况和体能发育，是否有落后于同龄儿童的表现，其生活自理能力、生活环境、居住条件、卫生习惯等。

（2）家族史：家族成员中是否有类似疾病发生，患儿父母是否近亲结婚，母亲妊娠年龄、父亲年龄，母孕期是否存在接触放射线、化学药物及患病毒感染性疾病的情况。

（3）既往史：既往健康状况，近期有无患感染性疾病。

2. 身体状况　本病最明显的临床表现为智力落后、特殊面容和生长发育迟缓，并可伴有多种畸形。临床表现的严重程度通常与异常细胞核型所占百分比有关。

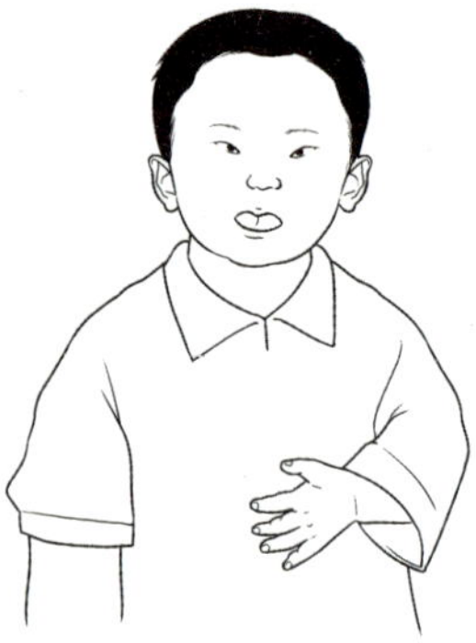

图 16－1　21－三体综合征患儿的面容

（1）智力落后：是本病最突出、最严重的临床表现。绝大多数患儿有不同程度的智力发育障碍，并随年龄增长逐渐明显。患儿智商通常在 25～50，抽象思维能力严重受损，语言表达和生活自理困难。嵌合体型的患儿有智力正常的可能，可学会阅读或做简单劳动，但概率较小。

（2）特殊面容：出生时即有明显的特殊面容（图 16－1）。眼距宽，鼻根低平，眼裂小，眼外侧上斜，有内眦赘皮；外耳小而圆，耳位低；硬腭窄小，舌胖，常伸出口外，流涎多；颈短、皮肤宽松。表情呆滞，常呈嗜睡状，可伴有喂养困难。

（3）生长发育迟缓：患儿身材矮小，骨龄常落后于年龄，出牙延迟且常错位。头围小于正常，前囟闭合晚，顶枕中线可有第三囟门，头发细软而较少。四肢短，由于韧带松弛，关节可过度弯曲；手指粗短，小指中节指骨发育不良使小指向内弯曲。患儿动作发育和性发育均延迟。

（4）皮纹特点：手掌出现猿线（通贯手），轴三角的三角指纹交汇点（ATD）角度一般大于 45°，第 4、5 指桡箕增多（图 16－2）。脚趾球胫侧弓形纹和第 5 趾只有一条褶纹等。

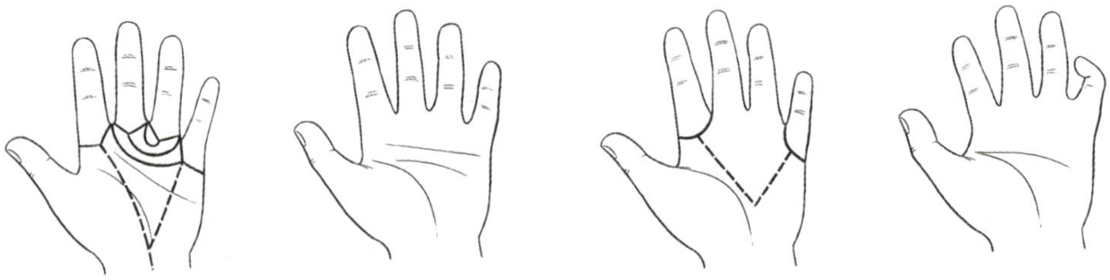

（a）　　（b）

图 16－2　正常人（a）和 21－三体综合征患儿（b）的皮纹比较

（5）伴发畸形：30%～50% 患儿伴有先天性心脏病，其次是消化道畸形，唇、腭裂，多指/趾畸形等。在生育方面，部分男孩有隐睾，成年后多无生育能力；女孩多无月经，但少数可有生育能力。

3. 心理－社会状况

（1）患儿及家长的心理状态，对病情、护理措施、遗传病相关知识的了解程度。

（2）父母角色的胜任度，家庭情感质量，家庭的经济承受能力及社会支持系统。

4. 辅助检查

（1）染色体核型分析：通过外周血淋巴细胞或羊水细胞染色体检查，可发现常见核型有。①标准型：占全部患儿的 95%，体细胞染色体总数为 47 条，核型为 47,XY（或 XX），+21，即有一个额外的 21 号染色体。②易位型：占 2.5%～5%，染色体总数为 46 条，多为罗伯逊易位，其中一条是额外的 21 号染色体的长臂与一条近端着丝粒染色体长臂形成的易位染色体。有 46,XY（或 XX），－14，+t（14q21q）和 46,XY（或 XX），－21，+t（21q21q）两种核型。③嵌合型：占 2%～4%。患儿体内有两种或两种以上细胞株（以两种为多见），一株正常，另一株为 21－三体细胞，形成嵌合体，其核型为 46,XY（或 XX）/47，XY（或

XX), +21。

(2) 荧光原位杂交：用荧光素标记的21号染色体的相应片段序列作为探针，与外周血中的淋巴细胞或羊水细胞进行荧光原位杂交（FISH技术），在本病患儿的细胞中呈现3个21号染色体的荧光信号。

（三）治疗要点

目前尚无有效治疗方法。主要采取对症治疗，注意预防和治疗感染，如伴有先天性心脏病、胃肠道或其他畸形，可考虑手术矫治。同时提供综合医疗服务和社会支持，对患儿进行长期教育和培训，使其掌握一定的工作技能，提高生活自理的能力。

由于患儿免疫功能低下，易患各种感染性疾病；同时，其白血病的发病率高于正常人群10～30倍。存活至成人期的患儿，常在30岁以后即出现老年性痴呆症状。

（四）主要护理诊断

1. 自理缺陷 与智力发育落后有关。

2. 知识缺乏 患儿家长缺乏疾病的相关认识。

3. 照顾者角色紧张 与疾病预后及抚养负担有关。

4. 有社交隔离的危险（家庭或患儿） 与患儿疾病引起的恐惧或困窘感有关。

5. 有处理治疗方案不当或无效的危险 与知识缺乏有关，如对病情、家庭护理、健康教育及社区有服务利用等知识的缺乏。

（五）护理措施

1. 加强生活护理，培养自理能力 由于患儿自立缺陷，且患儿及其照顾者通常存在知识缺乏的表现，因此需帮助患儿主要照顾者进行生活护理，如患儿长期流涎，需保持下颌及颈部皮肤清洁干燥，避免皮肤糜烂。同时为其主要照顾者制定教育、训练方案，指导家长对患儿进行听力、视力、语言训练，认知与动作训练等。最终使患儿能逐步生活自理，从事简单劳动。

2. 心理护理 患儿照顾者角色紧张，且患儿及其家庭皆有社交隔离的危险。当家长得知孩子患有21－三体综合征时，常常表现出焦虑、忧伤、自责等复杂情绪，需及时评估家长的心理状态，为其提供相应的情感支持和心理疏导或专业的咨询与干预，缓解其负性情绪。

3. 健康教育 患儿家长知识缺乏，需专业人士为家长提供疾病相关知识和护理要点，使家长能有效处理治疗方案，并能对患儿建立长期、发展性的照护。同时，对于生育过21-三体综合征患儿的孕妇及其他有高危因素孕妇，应在妊娠期间进行羊水染色体检查和相关产前诊断。在孕期避免接触放射线、相关化学因素和病毒感染。

4. 提供社会支持与发展性照顾 患儿及其家庭都有社交隔离的危险，需向家长提供情感支持和相应社会支持信息，病友会、微信公众号等社会资源有助于患儿建立朋辈群体支持，减少或消除病耻感，建立和维持正常的社会交往，促进其心理社会发展。同时，社会性支持有助于协助家庭建立个性化的养育计划，使他们能适应疾病带来的影响，使患儿获得相应的生长发育。

知识拓展

遗传咨询

标准型21－三体综合征的再发风险率为1%，孕母年龄越大，风险率越高，>35岁者发病率明显上升。易位型患儿的双亲应进行核型分析，其再发风险为4%～10%。如父母一方为21号染色体与21号染色体罗伯逊易位携带者，将无法生育染色体正常的孩子，他们的后代或者是21单体，无法存活到出生，或者是易位型21-三体综合征患者。对于生育过21-三体综合征患儿的孕妇及其他高危孕妇（如高龄孕妇），应在妊娠期间进行羊水染色体检查，进行产前诊断。

通过测定孕妇血清中β-绒毛膜促性腺激素（β-HCG）、甲胎蛋白（AFP）、游离雌三醇（FE_3）浓度，结合其年龄进行孕期筛查，可计算出本病的危险度，将孕妇区分为高危与低危两类。对于高危孕妇进一步进行羊水穿刺做出最终诊断。目前已有无创性产前筛查，通过检测胎儿游离DNA用于胎儿染色体异常的筛查。

第二节　苯丙酮尿症

苯丙酮尿症（phenylketonuria，PKU）是一种常染色体隐性遗传的氨基酸代谢病，由于苯丙氨酸羟化酶（phenyl-alanine hydroxylase，PAH）缺乏或其辅酶四氢生物蝶呤（tetra-hydrobiopterin，BH_4）缺乏，使血液内苯丙氨酸（phenylalanine，Phe）增高导致氨基酸代谢异常，也称高苯丙氨酸血症（hyperphenylalaninemia，HPA）。其主要临床表现为智力发育落后，皮肤、毛发色素浅淡和鼠尿样体味。在我国，其发病率为1∶11 000，同时，发病率有地区和种族差异，北方人群（尤其是西北地区）高于南方人群，男女患病率均等。

（一）概述

1. 病因 Phe是一种人体不能合成的必需氨基酸，大约1/3摄入体内的Phe用于蛋白质的合成，另一部分则通过PAH作用转变为酪氨酸（tyrosine，Tyr），仅有少量的Phe经过次要代谢途径，在转氨酶的作用下转变成苯丙酮酸，其代谢途径见图16－3。基因突变可能造成相关酶的活性缺陷，致使Phe发生异常累积最终导致PKU的发生。

2. 发病机制 本病按酶缺陷不同主要分为经典型PKU和BH_4缺乏型PKU。

（1）经典型PKU：大多数患儿为经典型病例。由于患儿肝细胞缺乏PAH，不能将Phe转化为Tyr，导致Phe在各种组织液（如血液、脑脊液）和尿液中的浓度增高，同时Phe通过旁路代谢积累大量苯丙酮酸、苯乙酸、苯乳酸和对羟基苯乙酸。高浓度Phe可导致脑蛋白质异常，糖代谢紊乱；Tyr生成减少影响多巴胺、肾上腺素、甲状腺素等的神经递质合成，引起神经功能受损。

（2）BH_4缺乏型PKU：BH_4为PAH将Phe羟化为Tyr的辅酶。在Phe反应生成Tyr的过程中，BH_4与Phe反应生成Tyr和4α－羟基丝氢生物蝶呤，形成的4α－羟基丝氢生物蝶呤会在脱水酶的作用下形成二氢生物蝶呤（BH_2），再由二氢蝶呤还原酶（DHPR）还原为

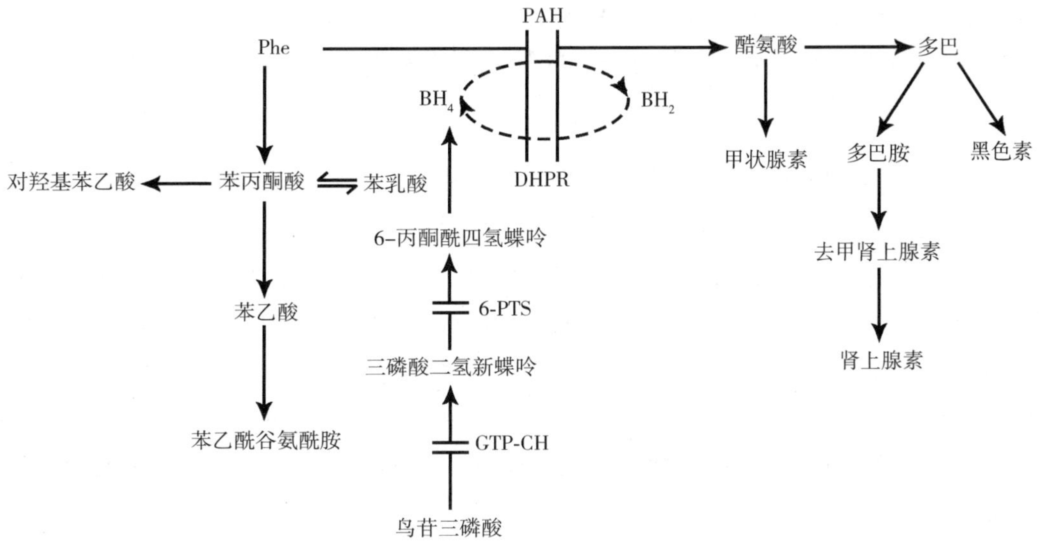

图 16-3　Phe 主要代谢途径

BH_4，循环使用。BH_4缺乏除影响 Phe 的代谢外，BH_4还是 Phe、Tyr、色氨酸等的芳香族氨基酸羟化过程中所需的辅酶，因此还会影响其他神经递质的合成，加重神经系统的损害。

（二）护理评估

1. 健康史　参见本章第一节。

2. 身体状况　患儿刚出生时多无临床症状，一般在 3～6 个月时开始出现症状，后逐渐加重，1 岁时症状明显。未经治疗的患儿 3～4 个月后逐渐表现出典型症状。

（1）神经系统表现：主要表现为智力发育迟缓，常见表情呆滞、行为异常、多动、肌痉挛或癫痫小发作。多数患儿有脑电图异常，少数呈肌张力增高和腱反射亢进。BH_4 缺乏型 PKU 患儿的神经系统症状更严重且出现较早，肌张力明显减低，嗜睡或惊厥，智力发育明显落后。

（2）毛发和皮肤颜色浅：Tyr 生成不足导致黑色素合成不足，毛发会由黑变黄，皮肤和虹膜色泽变浅。同时皮肤干燥，常有湿疹。

（3）体味异常：由于尿及汗液中排出较多苯乙酸，产生明显的鼠尿样臭味。

（4）其他：可有呕吐、喂养困难。PKU 母亲在经治疗后智力可获得良好的发展，但胎儿仍暴露于母体高浓度的 Phe 环境中，仍可出现智力残疾、小头畸形、胎儿生长受限、先天性心脏病等。

3. 心理-社会状况　参见本章第一节。

4. 辅助检查

（1）新生儿筛查：新生儿出生 72 小时后（充分哺乳 6～8 次），采集足跟血液，滴于专用采血滤纸上，制成干血滤纸片，通过荧光法或串联质谱法进行 PAH 筛查。筛查阳性者需通过静脉血测量 Phe、Tyr 浓度建立诊断。

（2）蝶呤谱分析和 DHPR 活性测定：主要用于确诊为 PAH 缺乏的患儿进行 BH_4 缺乏型 PKU 的鉴别诊断。

（3）Phe 浓度测定：正常浓度 $<120\mu mol/L$（2mg/dl），经典型 PKU $>1200\mu mol/L$，轻

度 PKU 为 360～1200μmol/L。通常血 Phe 浓度 >360μmol/L 时，即开始饮食治疗。

（4）DNA 分析：用 DNA 分析方法作基因突变检测，进行基因诊断和产前诊断。

（三）治疗要点

疾病一旦确诊，应立即治疗，开始治疗的年龄越小，效果越好。开始治疗的理想时间是出生后 1 周内。合理的个体化饮食治疗是改善患儿远期预后的关键。

1. 低 Phe 饮食 为主要治疗手段，每日 Phe 按 30～50mg/kg 供给，使血 Phe 浓度维持在理想的浓度范围：1 岁以内，120～240μmol/L；1～12 岁，120～360μmol/L；>12 岁，120～600μmol/L。摄入 Phe 的量能需保证生长发育和体内代谢的最低需要。饮食治疗对象包括经典型 PKU 和血 Phe 浓度持续超过 360μmol/L 者。对于血 Phe 浓度在 120～360μmol/L 者，目前不主张饮食限制，但需定期监测血 Phe 水平。同时，长期管理和定期监测为低 Phe 饮食所必需。

2. BH_4、5－羟色胺和左旋多巴治疗 确诊 BH_4 缺乏型 PKU 患儿应补充 BH_4、5－羟色胺和左旋多巴。BH_4 缺乏型 PKU 患儿神经系统症状重且出现早，如不及时治疗，常在幼儿期死亡。

3. 预后 与疾病轻重、胎儿期脑发育、治疗早晚、血 Phe 浓度、营养状况、治疗依从性等多种因素有关。在新生儿期筛查、诊断、治疗的患儿多数智力及体格发育可以达到或接近正常水平，能正常上学、就业、结婚、生育。但少数患儿即使早期就经治疗，成年后仍存在智力发育落后、认知或精神异常等问题。

"终身饮食治疗"同样必要，早期治疗的患者若在 20 岁中断治疗，仍会发生智力水平下降、焦虑、抑郁、惊恐等症状。

（四）主要护理诊断

1. 生长发育迟缓 与高浓度的 Phe 导致脑功能受损有关。

2. 有皮肤完整性受损的危险 与皮肤异常分泌物的刺激有关。

3. 焦虑（家长） 与缺乏疾病知识、担心患儿疾病预后有关。

4. 有社交隔离的危险（家庭或患儿） 与患儿疾病引起的恐惧或困窘感有关。

（五）护理措施

1. 饮食护理 PKU 患儿饮食治疗应根据不同年龄段患儿每日蛋白质需要量、血 Phe 浓度、Phe 的耐受量、饮食嗜好等个性化调整饮食治疗方法。

（1）1 岁以下婴儿：在确诊后应尽快治疗，可先暂停母乳或普通配方奶粉，给予无 Phe 特殊医学用途配方奶粉以快速降低血 Phe 浓度。治疗 3～7 天血 Phe 浓度下降接近正常后，再逐步添加少量天然乳品，首选母乳（母乳中 Phe 含量仅为牛奶的 1/3）。轻度 PKU 根据血 Phe 浓度将无 Phe 特殊奶粉与普通奶粉按 3∶1 或 2∶1 混合配制，并根据血 Phe 浓度调节饮食搭配。满 6 月龄患儿可添加低 Phe 辅食。

（2）1～4 岁幼儿：为满足蛋白质需要及血 Phe 浓度控制，需及时更换适合该年龄段的特殊医学用途配方奶粉，并根据个体 Phe 耐受量，参考常见食物的 Phe 含量选择不同的天然食物（表 16－1）。日常饮食中需做好营养搭配，选择低 Phe 的食物、水果、蔬菜，维持营养均衡的同时，尽量避免食用 Phe 含量较高的食物。

（3）4 岁以上儿童及成人：鼓励该期患者坚持终身饮食治疗，有效控制血 Phe 浓度。由于天然蛋白质的摄入限制，可能会出现一些维生素和微量元素的缺乏，需注意监测并及时补充。对育龄 PKU 女性患者需进行产前遗传咨询，在孕前 6 个月至整个孕期需要饮食治疗，控制在 120～360μmol/L 以下直至分娩，以免孕期血 Phe 浓度增高而导致胎儿脑发育障碍及各种畸形发生。

治疗时应定期监测血中 Phe 浓度，1 岁以内每周 1 次，1～12 岁每个月 1～2 次，12 岁后每 1～3 个月 1 次，孕期每周 2 次，同时注意生长发育情况。

表 16－1　常见食物的蛋白质和 Phe 含量（每 100g）

食物	蛋白质（g）	Phe（mg）	食物	蛋白质（g）	Phe（mg）
人乳	1.3	36	藕粉或小麦淀粉	0.8	4
牛乳	2.9	113	北豆腐	10.2	507
籼米	7.0	352	南豆腐	5.5	266
小麦粉	10.9	514	豆腐干	15.8	691
小米	9.3	510	瘦猪肉	17.3	805
白薯	1.0	51	瘦牛肉	19.0	700
土豆	2.1	70	鸡蛋	14.7	715
胡萝卜	0.9	17	水果	1.0	—

2. 皮肤护理　由于皮肤异常分泌物的刺激，患儿舒适度的改变、有皮肤完整受损的危险。需保持皮肤干燥，皮肤皱褶处（如腋下、腹股沟）应定期清洁，有湿疹时应及时处理。

3. 心理护理　患儿及其家庭有社交隔离的危险，且患儿家长在患儿确诊后常有焦虑状态，因此需关注、评估家长心理状态，为其提供相关情感支持和心理疏导。同时，为患儿家长进行疾病知识普及，示范居家照护相关技能。缓解其负性情绪，建立照护信心，加强照护能力。

4. 家庭社会支持　需向家长提供情感支持和相应社会支持信息，病友会、微信公众号等社会资源有助于患儿建立朋辈群体支持，减少或消除病耻感，建立和维持正常的社会交往，促进其心理社会发展。协助家长制定饮食治疗方案，提供遗传咨询；避免近亲结婚，所有新生儿出生数日后常规筛查；有阳性家族史的新生儿生后应进行详细检查。

第三节　糖原贮积症

糖原贮积症（glycogen storage disease，GSD）是一类导致糖原代谢障碍的遗传性疾病，通常由特定的酶缺陷使机体无法正常合成或分解糖原，结构正常或异常的糖原贮积在肝、肌肉、心脏、肾等组织而引起一系列的临床症状。根据受累器官的不同，可分为肝糖原贮积症和肌糖原贮积症；根据其所缺陷的酶的种类不同，可分出 12 种亚型，部分分型如表 16－2 所示。

表 16-2 常见的 GSD 分型

分型	疾病名	缺陷酶	遗传方式	主要临床表现
0 型	—	糖原合成酶	常染色体隐性遗传	酮症低血糖
Ⅰa 型	Vol Gierke 病	葡萄糖-6-磷酸酶	常染色体隐性遗传	矮小、肝大、低血糖
Ⅱ型	Pompe 病	α-1，4-葡萄糖苷酶	常染色体隐性遗传	肌张力低下、肥厚型心肌病、心脏扩大
Ⅲ型	Cori 病	脱支酶	常染色体隐性遗传	低血糖、惊厥、肝大
Ⅳ型	Andersen 病	分支酶	常染色体隐性遗传	肝大、进行性肝硬化
Ⅴ型	McArdle 病	肌磷酸化酶	常染色体隐性遗传	疼痛性肌痉挛、血红蛋白尿
Ⅵ型	Hers 病	肝磷酸化酶	常染色体隐性遗传	轻度低血糖、生长迟缓、肝大
Ⅶ型	Tarui 病	肌磷酸果糖激酶	常染色体隐性遗传	肌痉挛、肌红蛋白尿
Ⅸ型	—	肝磷酸化酶激酶	X 染色体连锁遗传	肝大

Ⅰa 型为 GSD 中占比最多的类型，以下主要介绍Ⅰa 型 GSD。

（一）概述

1. 病因 糖为人体提供日常所需 50% ~70% 的能量。糖原是体内糖的储存形式，肝糖原是血糖的重要来源。通常肝糖原的分解主要依靠葡萄糖-6-磷酸酶，其在维持血糖稳定方面起重要作用。该酶缺乏时，糖原分解发生障碍，无法分解的糖原贮积在肝、肾中，导致器官体积明显增大和功能受损。

2. 发病机制 正常人在低血糖时，胰高血糖素分泌增加，促进肝糖原分解和葡萄糖异生，使血糖保持稳定。由于酶的缺陷，使Ⅰa 型 GSD 患儿在糖代谢中 6-磷酸葡萄糖不能进一步水解成葡萄糖。由低血糖刺激分泌的胰高血糖素不能提高血糖浓度，而是使大量糖原分解所产生的部分 6-磷酸葡萄糖进入糖酵解途径。同时由于 6-磷酸葡萄糖的贮积，大部分 1-磷酸葡萄糖又重新再合成糖原，而低血糖又引起组织蛋白分解，向肝输送葡萄糖异生原料，这些异常代谢又加速了肝糖原的合成。亢进的葡萄糖异生和糖酵解过程不仅使血中丙酮酸和乳酸含量增高导致酸中毒，还造成了甘油三酯和胆固醇等脂质合成旺盛，引起高脂血症和肝脂肪变性。Ⅰ型 GSD 常伴有高尿酸血症，这是由于葡萄糖-6-磷酸的堆积使戊糖代谢旁路活跃，产生过量嘌呤，分解产生大量尿酸所致。

（二）护理评估

1. 健康史 参见本章第一节。

2. 身体状况 表现为娃娃脸、四肢瘦弱，一些患儿虽血糖值低，但无明显低血糖症状，往往因肝大就医。患儿表现轻重不一，可能呈急性、慢性进行性或间歇性发病。多数患儿在 3 ~6 月龄出现肝大、生长迟缓、低血糖及排便次数增多，低血糖的症状和体征可不明显，少数患儿在新生儿期出现低血糖，也有患儿首发症状表现为严重的乳酸酸中毒。主要的临床表现按急性期和慢性期来分别介绍。

（1）急性期：长时间空腹、发热、呕吐、腹泻、感染、药物、疲劳等多种因素可诱发急性代谢危象，引起严重低血糖、代谢性酸中毒、高乳酸血症等代谢紊乱，甚至死亡。

（2）慢性期：表现如下。

1）生长发育落后：由于糖代谢紊乱、慢性酸中毒及肝脏受损，使蛋白分解过度、合成障碍及生长介质降低，患儿常面容幼稚，身材矮小，腹部膨隆，骨龄落后，骨质疏松，但身体各部分比例正常和智力正常。

2）低血糖表现：患儿常在空腹3～4小时后，或应激状态下发生低血糖。不同年龄段患儿低血糖症状有所不同，婴幼儿可表现为易激惹、哭闹、出汗、苍白，甚至惊厥。年长儿多有易饥饿感，喜食碳水。

3）消化系统异常：肝明显增大且质地稍韧，随着年龄增长肝腺瘤发生率增加。婴幼儿期常有排便异常、炎症性肠病等。

4）其他：患儿肌肉松弛，四肢伸侧皮下常可见黄色瘤；由于常伴有小细胞低色素性贫血，患儿常有鼻出血等出血倾向；青春期延迟，女性患儿通常月经周期不规律；肾肿大，可导致进行性肾脏病变；视网膜黄斑周围病变等。

3. 心理－社会状况　参见本章第一节。

4. 辅助检查

（1）血生化检查：可出现低血糖，高血乳酸、血脂及尿酸，肝功能异常。

（2）葡萄糖耐量试验：空腹测定血糖和血乳酸，2岁以下患儿口服葡萄糖量以2.25g/kg计算，2岁及以上以1.75g/kg计算，最多75g，30、60、120、180分钟后测定其血糖、血乳酸，患儿空腹血乳酸明显升高，在服用葡萄糖后随着血糖升高，血乳酸水平明显下降至正常。

（3）影像学检查：腹部超声或CT可见肝体积增大、弥漫性病变或脂肪肝样改变。出现多发性肝腺瘤时，可见肝内占位性病变，多为形态规则的低回声或中高回声，可伴有钙化灶。

（4）肝组织活检：由于基因检测的普及，肝组织活检仅用于临床表现不典型及基因诊断不明确的疑似患儿，以提供病理诊断线索。可见肝细胞染色变浅、肿胀、脂肪变性，糖原含量明显升高。

（5）基因诊断：外周血白细胞DNA分析，进行基因诊断，是GSD分型和携带者检出最可靠的证据。

（三）治疗要点

GSD的治疗需要多学科合作，治疗的目标是维持血糖正常范围（餐前或空腹3～4小时血糖水平3.9～5.6mmol/L），避免血糖剧烈波动引起的代谢紊乱及并发症。

1. 饮食治疗　是本病治疗的主要手段，通过个体化的治疗方案，保证患儿生长发育所需营养的同时，限制或避免多糖摄入，维持血糖稳定。生玉米淀粉是治疗GSDⅠa型的经典方法，生玉米淀粉能在肠道中缓慢释放葡萄糖，保持血糖在较长时间内的稳定。婴儿尚不能消化玉米淀粉，玉米淀粉治疗需在6～12月龄后再开始进行，从小剂量开始逐渐增加来使患儿适应，一般每次1.6～2.5g/kg，以1∶2比例与凉开水混合，每日4～6次，在两餐之间、睡前及夜间服用。

2. 血糖监测　包括末梢血糖监测和连续动态血糖监测，对治疗指导起关键作用，需根据患儿年龄、运动、进食和代谢控制情况个体化监测。

3. 其他　辅助治疗包括对于低血糖、高脂血症、高尿酸血症、高乳酸血症等并发症的对症治疗。同时补充维生素、钙和铁等。当患儿代谢控制不良、腺瘤恶化、存在肝细胞癌和/或肝衰竭等症状时，可进行肝移植。

经早期诊断、正确治疗的患儿，可保持正常生长发育；未经正确治疗的患儿，由于低血糖和酸中毒发作频繁，常有体格和智力发育障碍。早期诊断、正确治疗，可以避免或缓解肝、肾等并发症的出现。

GSD Ⅰa 型的急危重症处理

（四）主要护理诊断

1. **活动无耐力** 与酶缺乏所致的各种代谢紊乱有关。
2. **生长发育迟缓** 与糖代谢障碍有关。
3. **有感染的危险** 与免疫力低下有关。
4. **有受伤的危险** 与骨质疏松、肌肉松弛和血小板功能不良有关。

（五）护理措施

1. **合理管理饮食** 患儿日常所需热量来源60% ~70% 为糖类，10% ~15% 为蛋白质（以优质蛋白为主），其余为脂肪，2 岁以上脂肪供能比不超过 30% ，且最好以不饱和脂肪酸为主。婴儿喂养建议使用不含多糖的特殊医用配方奶或豆奶；幼儿、儿童及青少年需限制水果、果汁、乳制品的摄入。饮食管理过程中需防止低血糖发生，还需注意营养均衡。

2. **预防酸中毒** 低脂肪饮食可减少酮体与血脂的产生，防止酸中毒发生。当患儿出现高乳酸血症时，可用碳酸氢钠纠正酸中毒，禁用乳酸钠，用药时应防止药物外溢，以免引起局部组织坏死。

3. **预防感染** 指导家长引导患儿适度锻炼，增强体质，避免患儿与感染者接触。患儿发生感染时，应及时给予治疗，以免诱发低血糖和酸中毒。

4. **注意安全** 患儿有低血糖风险，且血小板功能不良，应将患儿置于安全环境，避免创伤引起出血。

本章小结

思考题

1. 患儿，男，1 岁 2 个月，因身材较同龄儿童矮小、伸舌流涎，以及尚不能说话就诊。查体：患儿表情呆滞，眼距宽，眼裂小，双眼外眦上斜，有内眦赘皮。鼻梁低平，耳小异形。唇厚舌大，张口伸舌，流涎多。头小而圆，颈短而宽。常呈现嗜睡状，有喂养困难。

（1）应该采用什么辅助检查来明确临床诊断？患儿目前存在的主要护理诊断是什么？

（2）应如何帮助患儿家长制订教育计划，培养其自理能力？

2. 患儿，男，8 个月，因反复抽搐、有鼠尿样体味就诊。患儿出生后母乳喂养，奶量尚可，3 个月后逐渐出现喂养困难，并有间歇性呕吐，易激惹，近 2 个月来反复抽搐发作，头发由黑渐渐变黄，全身及尿液有特殊气味。

（1）患儿最可能的临床诊断是什么？应接受的主要治疗是什么？

（2）护士如何给患儿家长进行饮食指导？

更多练习

（周　燕　吴晓楠）

第十七章　运动系统畸形患儿的护理

教学课件

学习目标

1. 素质目标

（1）能够展现科学严谨的用药态度，严格遵循医嘱，确保药物使用的准确性和安全性。能够深刻认同护理职业的价值，积极展现爱岗敬业的精神。

（2）能够主动关心爱护患儿，在护理过程中，积极展现共情能力，理解并尊重运动系统畸形患儿及其家长的需求和感受，为其提供情感支持和心理安慰。

2. 知识目标

（1）掌握：发育性髋关节发育不良和先天性马蹄足内翻的概念、临床表现和护理措施。

（2）熟悉：发育性髋关节发育不良的早期筛查方法。

（3）了解：发育性髋关节发育不良和先天性马蹄足内翻的病理变化、辅助检查和治疗。

3. 能力目标

能指导发育性髋关节发育不良和先天性马蹄足内翻患儿家长进行居家护理和手法矫正，正确按摩和功能锻炼。

案例

【案例导入】

患儿，女，1岁10个月，因“无痛性跛行半年”就诊。G_1P_1 自然受孕，足月顺产，出生体重2450g。入院前半年，患儿学步时发现其走路不稳，易跌倒，随年龄增长无改善。

查体：T 36.6℃，P 106次/分，R 24次/分，神志清楚，反应正常。双下肢不等长，左下肢短缩，髋关节外展受限（<45°），步态不稳，呈鸭步。

辅助检查：骨盆X线平片提示左侧股骨头位于髋臼外上方，右侧股骨头位于髋臼窝内，但髋臼浅而斜。

【请思考】

1. 患儿最可能的诊断是什么？
2. 患儿的主要护理诊断有哪些？
3. 患儿可采取哪些护理措施？

【案例分析】

第一节 发育性髋关节发育不良

发育性髋关节发育不良（developmental dysplasia of the hip，DDH）是婴幼儿髋关节发育相关的一系列疾病，是最常见的髋关节异常。通常发现髋臼或股骨头形态异常，导致周边肌肉、韧带的代偿性病变。新生儿常出现生理性髋关节松弛及髋臼不成熟，大多在2～6周龄前可自行改善并获得髋关节的正常发育。多数儿童通过早期诊断和治疗能得到满意效果，若未能及时发现与治疗，则可逐渐出现一系列髋关节病症，影响工作和生活。

（一）概述

1. 病因 本病病因至今尚未完全清楚，遗传和环境相关因素可能共同导致其结果，如女婴、妊娠晚期臀先露胎位、DDH阳性家族史和婴儿下肢被包裹太紧等都是其危险因素。

2. 发病机制 髋关节的正常发育依赖于髋臼与股骨头同心圆样的接触，多种遗传因素和环境因素（宫内环境和出生后环境）的影响导致接触面偏离、接触异常，最终导致髋关节发育异常。

女婴的发病风险、发病率通常较男婴高，有学说认为，由于女婴对母亲释放的松弛素更敏感，其韧带松弛度会短暂升高，导致髋臼与股骨头偏移，形成DDH。妊娠晚期臀先露胎位是DDH最大的一个危险因素，据统计，臀先露女婴中DDH的绝对风险高达12%，臀先露男婴为2.6%。遗传因素在DDH的发生中也起到一定作用，在有DDH阳性家族史的婴儿中，发生DDH的绝对危险度为1%～4%。出生后在使用襁褓包裹的人群中，由于襁褓包裹限制了髋关节的活动度并使髋关节处于内收及伸展位置，DDH的发病率也会有所升高。其他与胎儿活动减少或胎位异常相关的情况也与DDH的发生有关，包括斜颈、斜头畸形、跖骨内收畸形、马蹄内翻足、羊水过少、出生体重>4kg，以及多胎妊娠等。

（二）护理评估

1. 健康史

（1）一般情况：患儿年龄、生长发育及运动功能情况，生活环境、居住条件、卫生习惯等。

（2）家庭史：有无DDH的家族史。

（3）既往史：咨询患儿分娩时胎位、分娩方式及胎次，是否有胎位不正、多胎、难产

DDH常见的4种分型

史等情况，以及患儿出生后是否采用襁褓包裹等。

2. 身体状况 临床表现可因患儿年龄、脱位程度，以及单侧或双侧病变的不同而不同。主要的临床表现与相应的体格检查如下。

（1）婴儿期：此期患儿髋关节尚未负重及行走，症状并不明显。单侧髋关节脱位者，大腿、小腿与对侧不对称，大腿内侧皮纹及臀纹加深上移，患侧肢体缩短，髋关节活动受限，髋关节呈轻度外旋位。双侧髋关节异常者表现为会阴部增宽。体格检查发现阳性体征可帮助诊断（图 17－1）。

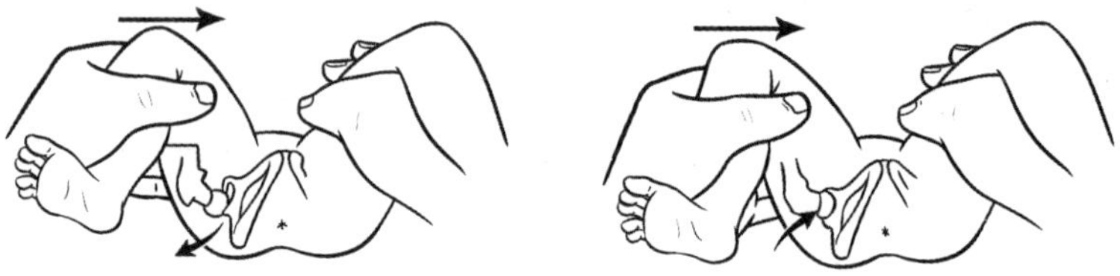

（a）Ortolani 征

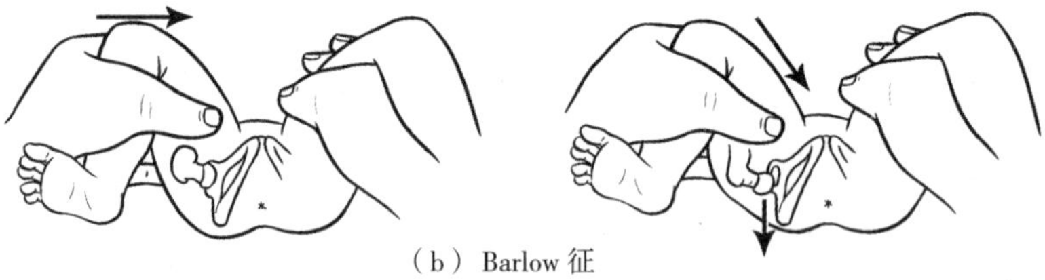

（b）Barlow 征

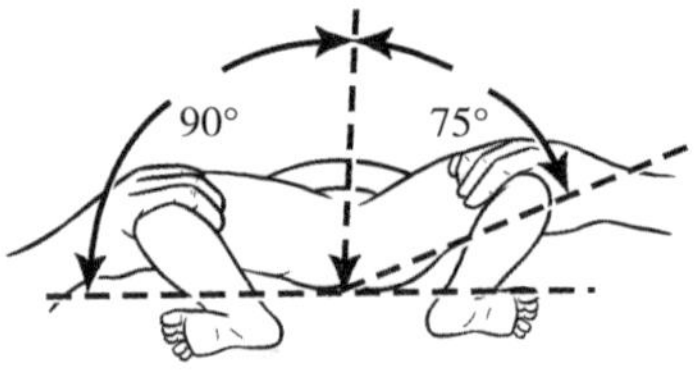

（c）髋关节外展试验

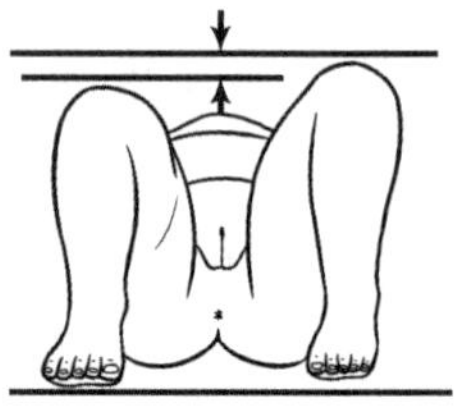

（d）Allis 征

图 17－1 髋关节脱位体征

1）Ortolani 征或髋关节外展试验：此方法为新生儿普查的重要方法。患儿平卧，屈膝、屈髋各 90°，检查者示指和中指沿大转子放置，拇指置于患儿大腿内侧，轻轻抓住患儿大腿进行外展、外旋。当外展程度受限，膝外侧无法触及床面时，为外展试验阳性。充分外展大腿（可达 90°）感受到弹响时，则为 Ortolani 征阳性，是髋关节脱位最可靠的体征。

2）Barlow 征：是诊断髋关节发育不良、髋关节不稳定的可靠方法。患儿仰卧并屈髋、屈膝 90°，检查者轻轻抓住患儿大腿（手法同上），将患儿髋部轻柔内收，不施加任何向下的压力，同时触诊股骨头是否从髋臼后方移出。如股骨头从髋臼内滑出，可触及其后移和弹出感，去掉拇指压力时，股骨头又自然弹回髋臼内，此为 Barlow 征阳性，说明复位髋关节是不稳定的。此操作动作需轻柔。

3）Galeazzi 征或 Allis 征：适用于单侧脱位的患儿。检查时患儿平卧，屈髋屈膝（髋关节屈曲至90°），两足平放于床上，足跟与臀部靠拢。患侧因股骨头上移，两膝高低不等，患侧膝平面低于健侧。

（2）幼儿期及儿童期：当患儿开始学步并独立行走时，会表现为步态异常而前来就诊。单侧脱位者，因双下肢不等长，双膝不等高，患髋外展受限等因素，呈跛行步态，身体向患侧晃动；双侧脱位者，左右摇摆，呈明显“鸭步”。患儿站立时，腹部前坠、臀部后耸的体态明显。

处于幼儿期及儿童期的患儿可自行站立，除上述 Allis 征及外展试验外，还可进行 Trendelenburg 试验。患儿单侧脚站立时，由于患侧臀部肌肉无力，导致对侧骨盆向下倾斜，无法保持水平，即为 Trendelenburg 征阳性。

3. 心理－社会状况

（1）评估患儿及家长的心理，其对病情、治疗及康复等知识的了解程度。

（2）家长的照护能力、患儿的家庭经济承受能力及其社会支持系统。

4. 辅助检查 影像学检查有助于 DDH 的诊断和随访。

（1）超声检查：髋关节超声检查是评估、诊断婴幼儿髋关节发育不良的主要影像学技术，是小于4～6个月婴儿临床评估的重要检查。通常有 Graf 静态方法（1984）和 Harche 动态方法（1995，2005）。

（2）X 线平片：适用于4～6月龄后的 DDH。新生儿因髋关节大部分为软骨，因此不进行骨盆正位片的拍摄。

（3）其他检查：DDH 患儿常可出现 Galeazzi 征（患肢缩短，且为股骨）；Barlow 试验和 Ortloani 试验常可用于检查新生儿髋关节的不稳定性；其他影像学检查方法如关节造影术、CT 及 MRI 等，可用于评估手术后的复位情况。

（三）治疗要点

对诊断为 DDH 的病例应早期治疗。其治疗原则：①尽早并准确复位。②促进髋关节正常生长和发育。③维持稳定复位，减少并发症。不同年龄段治疗效果明显不同，年龄越小，治疗效果越好。不同年龄段患儿治疗方法如下。

1. 6个月以内患儿 此时为最理想的治疗时间。通常采用髋关节屈曲外展挽具或支具治疗，最常用的是 Pavlik 挽具，总疗程3～6个月，期间须定期复查。

2. 6～18个月患儿 由于此年龄段难以佩戴支具及吊带，因此须在麻醉下轻柔手法复位，必要时行内收肌切断，采用人类位（human position）石膏固定（人类位指髋关节屈曲95°～100°、外展40°～50°、旋转中立位）。石膏固定维持2～3个月后，还须进行第二个疗程石膏固定，或外展支具治疗6个月或更长时间。如复位失败，则须进行手术。

3. 19～24个月患儿 对关节松弛、身高矮、体重轻的患儿可试行闭合复位；对不宜闭合复位或闭合复位失败的患儿，常切开复位及行 Salter 骨盆截骨术。

4. >24个月患儿 可行切开复位、骨盆截骨、股骨短缩及去旋转截骨手术。2～5岁患儿的治疗效果优于8岁以上儿童，>8岁的患儿，治疗效果较差，选择手术需要慎重。

未经治疗的 DDH 患儿的自然病程取决于患儿的年龄和 DDH 的严重程度。一些患儿在出生后，原有的生理性松弛会变稳定。髋关节脱位一般不影响大部分儿童在适当时间达到发育标志性事件，一般也不会延迟儿童开始走路的年龄。但随时间推移，容易影响脊柱，出现功能性残疾、退行性髋关节疾病的加速恶化。

（四）主要护理诊断

1. 自我形象紊乱 与步态异于其他儿童有关。

2. 躯体活动障碍 与治疗时使用的固定器具（如 Pavlik 挽具、牵引、石膏、支具等）有关。

3. 有皮肤完整性受损的危险 与固定器具的使用和活动减少有关。

4. 舒适度减弱 与手术治疗及术后固定限制活动有关。

5. 有发育迟缓的危险 与活动受限及刺激减少有关。

6. 知识缺乏 患儿及其家长缺乏疾病及治疗护理相关知识。

（五）护理措施

1. 保持有效固定的同时促进患儿活动

（1）保持有效固定：髋关节复位后，需要采用外器具进行维持固定，应注意保持髋关节屈曲 >90°、外展外旋位；有牵引的患儿要正确维持牵引体位，不得随意去除固定装置；石膏固定或支具固定的患儿须保持髋关节稳定，防止髋关节再脱位。对使用 Pavlik 挽具的患儿，应保持挽具的清洁，勿使挽具浸湿，佩戴期间保持定期随访。

（2）促进患儿活动：对于未受影响的关节和肢体，须引导患儿进行主动和被动活动；对于固定的关节和肢体，可指导患儿疼痛缓解后在石膏内进行功能锻炼，即股四头肌的等长收缩或用足蹬足底石膏，每日 2～3 组，每组 20～30 次，每次持续 3～10 秒。同时石膏固定患儿需每 2 小时变换体位一次。

2. 做好皮肤护理，防止肢端血供障碍 外固定器具的使用须配以合适的衬垫，避免与患儿的皮肤直接接触；每天须至少检查 2～3 次患儿的皮肤，观察皮肤有无破损、局部肿胀等情况，肢体与器具有无摩擦、卡压等现象；保持患儿皮肤清洁，避免使用刺激性洗护用品。同时，患儿的啼哭或主诉常可提示异常的发生，应注意肢端末梢血供，如有异常，及时调整。

3. 做好常规术后护理，促进患儿舒适

（1）术后监测生命体征，做好健康宣教，评估伤口和引流相关情况，给予患儿相应的镇痛措施，提供营养保障，促进患儿康复。

（2）保持石膏、支具等用物清洁，防止其被大小便污染，促进患儿舒适。

（3）评估患儿的心理社会需求，鼓励患儿父母的陪伴，减轻患儿医疗恐惧，促进其积极乐观心态。

（4）监测病情发展，防止相关并发症发生。

4. 社会支持与家庭支持 定期评估和监测患儿生长发育情况，并对家长进行相关健康指导。向家长及患儿提供病友会、微信公众号等社会资源有助于患儿建立朋辈群体支持，减少或消除病耻感，建立和维持正常的社会交往，促进其心理社会发展。评估家长照护能力，帮助家长调整家庭照护分工、提高疾病应对能力，也有利于他们适应疾病带来的影响。

5. 健康教育

（1）向家长讲解疾病相关知识：例如，如何有效固定、牵引，不得私自拆除固定、牵引装置，居家功能锻炼相关知识和技能，如何辨别并发症的发生等。保障患儿的有效固定的同时，家长能观察和报告各种并发症，坚持随访复诊。

（2）强调新生儿出生后的早期体检筛查工作的重要性，有利于提高 DDH 的检出率，和早期进行治疗和干预。宣传有利于髋关节发育的相关知识：新生儿出生后建议穿连体衣裤 4 个月，以利于髋关节的发育；婴儿应避免双下肢伸直位的包裹，保持髋关节的舒适屈曲外展。

知识拓展

Pavlik 挽具

Pavlik 挽具是目前公认治疗 0 ~6 个月婴儿 DDH 的首选治疗方法。其主要治疗原理：在婴儿放松的情况下，利用下肢的自身重量达到并维持股骨头复位。挽具治疗期间需每周根据髋关节 B 超对挽具位置进行适当调整，在髋关节恢复正常后仍需佩戴，巩固治疗 1 个月。Pavlik 挽具治疗的总体成功率为 85% ~95%，具有经济、舒适、轻便、透气性好、护理方便的特点。但其也容易产生皮肤起皱性皮炎、挽具滑脱、股骨头神经麻痹等并发症。

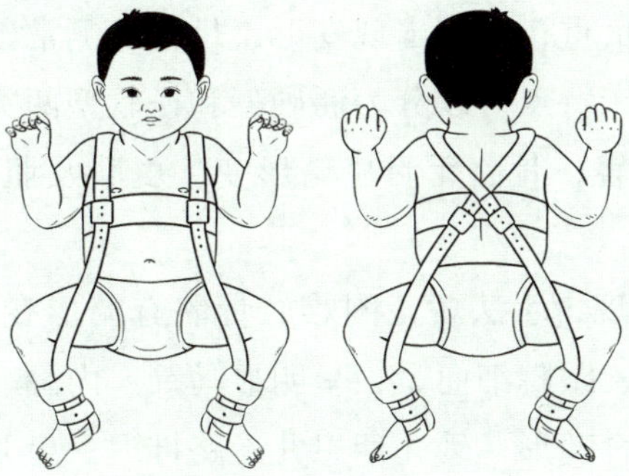

图 17－2　Pavilk 挽具

第二节　先天性马蹄内翻足

先天性马蹄内翻足（congenital club foot，CCF）是最常见的足部先天性复杂畸形，由足下垂、内翻、内收 3 个主要畸形综合而成，是以后足马蹄、内翻、内旋，前足内收、内翻、高弓为主要表现的畸形疾病。发病一般男性多于女性，单侧或双侧均可发病。患儿进入幼儿期开始行走以后，因患足在畸形状态下行走，骨骼随着负重和长期畸形位，会逐渐发生骨骼发育障碍和畸形变，须尽早发现并治疗。

（一）概述

1. 病因与发病机制　CCF 的病因尚无定论，有以下多种学说。

（1）遗传因素：发病在种族与性别上有显著差异，男孩为女孩的两倍。24% 的患儿有家族史；当第一代中有 CCF 时，后代发病率为 2.9%，高出正常 25 倍；第一胎有本畸形的，第二胎患同样畸形的概率较一般人群高20倍。

（2）基因表达：目前导致CCF的具体基因还未明确，但已鉴定出*Hox*基因、Pitx1－Tbx4转运途径，对轴向骨骼、附肢骨骼的发育起到关键作用。

（3）神经肌肉病变与发育异常：患肢肌肉萎缩、韧带胶原纤维异常聚集、神经分化受阻都可能引起CCF的发生。相关研究表明，肌肉萎缩在胎儿早期和治疗前就已存在，患足肌肉通常比正常足一侧更薄、更短，其韧带组织中也存在异常密集的胶原纤维。

（4）血管发育异常：相关研究表明，CCF患儿在胎儿早期就可能出现跗骨窦周围血运贫乏，血管排列紊乱。

（5）骨骼发育异常：主要包括骨本身异常、骨化中心延缓发育、软骨发育异常。相关研究表明男性舟骨、第一楔骨及第二楔骨的骨化中心出现时间比女性晚，此研究结果证实男性发病率高于女性，表明跗骨在CCF病理改变中的重要性。

（6）宫内压力异常：子宫内胚胎发育阻滞会造成CCF，由于宫内压迫和羊水过少，胎儿足部会被挤压造成畸形。在妊娠14周之前进行的羊膜腔穿刺，可改变宫内压力，增加CCF发生的风险。

2. 常见临床表现及分型 患儿于出生后即可出现不同程度的马蹄足内翻畸形，如足下垂、前足内收、内翻，畸形程度随病理变化的轻重而异。随患儿年龄的增长，畸形会日趋严重：站立、行走时足背外侧负重，骨骼出现变形，足背外侧常出现胼胝和滑囊，同时患儿常合并有胫骨内旋。根据其临床特点可以分为僵硬型和松软型两类。

（1）松软型：畸形程度轻，骨骼无明显畸形变，皮肤及肌腱不紧，轻轻用手即可矫正复位，但松手后畸形又出现。

（2）僵硬型：属严重表现，手法矫正困难，骨骼有畸形变，跖面可见一条深的横形皮肤皱褶，皮肤紧绷，跟骨小、跟腱细而紧，呈明显马蹄、内翻、内收畸形，多为双侧。

CCF由于骨骼、肌肉发育畸形，幼儿期患儿走路推迟。患儿患肢肌肉通常发育较差，小腿瘦细且有不同程度的内旋，但皮肤感觉正常，也无病理反射。

（二）护理评估

1. 健康史

（1）一般情况：患儿年龄、生长发育及运动功能情况，生活环境、居住条件、卫生习惯等。

（2）家族史：有无CCF的家族史。

（3）既往史：咨询患儿分娩时胎位、分娩方式及胎次，是否在妊娠14周之前进行过羊膜腔穿刺。

2. 身体状况 评估患儿的生命体征及生长发育情况，对患儿进行体格检查，主要症状有以下几点。

（1）患儿双下肢是否等长，腹股沟褶皱是否出现或缺失，臀纹是否对称，髋关节活动范围有无受限。

（2）患儿有无步态异常，如跛行步态或“鸭步”。

（3）患儿站立时是否呈现腹部前坠、臀部后耸的体态。

3. 心理－社会状况

（1）评估患儿及家长的心理，对病情、治疗及康复等知识的了解程度。

（2）家长的照护能力、患儿家庭的经济承受能力及其社会支持系统。

4. 辅助检查 X线检查非诊断的必需依据，但有助于观察患儿足部跗骨的骨化和异常关系，以及评价治疗效果，X线检查通常包括足的前后位片和侧位片。MRI检查可以鉴别畸形性马蹄足。对于就诊晚，需要行跗骨截骨治疗的患儿，CT扫描可为大龄儿童足部截骨矫形提供依据。

（三）治疗要点

治疗要点是矫正畸形，防止足部僵硬，保留其活动度和肌力，恢复足的正常负重区，使患儿能正常负重行走。在出生后尽早治疗，大多效果较好。

1. 非手术治疗 一般出生后即开始手法治疗，通过拉伸患足短缩的韧带和肌腱来矫正畸形同时配合固定。常用的方法有Ponseti方法、Kite技术和French技术等，其中以Ponseti方法在全世界运用最为广泛。该方法主要通过手法矫正后以石膏固定，每周更换一次石膏，为期4～8周后实现距舟关节复位。最后一次行石膏矫正前，经皮行跟腱切断术，再以石膏对患足进行为期3周的加固，配合以足外展支具辅助治疗。该方法在出生后7～10天即可进行，年龄越小矫形效果越好，28个月内均可采用。

2. 手术治疗 适用于就诊晚、已经负重行走后的幼儿，或者非手术治疗失败、畸形矫正不满意、畸形复发者。手术通常分为软组织松解类手术和截骨类手术。单纯软组织松解术包括Mckay、Carroll、Turco 3种常见的松解手术；截骨类手术是针对3～10岁畸形严重的患儿，除广泛软组织松解手术外，针对骨性畸形，进行的跟骨截骨矫形、骰骨截骨、跟骰关节融合术和三关节融合术等。

（四）主要护理诊断

1. 躯体活动障碍 与患儿足部畸形、使用矫形器具及手术有关。

2. 有皮肤完整性受损的危险 与石膏或支具使用有关。

3. 知识缺乏 患儿及家长缺乏疾病相关知识。

（五）护理措施

1. 手法矫正护理 需在患儿安静舒适的情况下进行，使患儿屈髋、屈膝，患肢放松。Ponseti方法操作如下：操作者拇指顶在患儿距骨头处，背屈第一跖骨使前足置于旋后位，在旋后位外展患足。手法及力度应循序渐进，以患儿能耐受为宜，同时须连续、轻柔，防止暴力损伤骨骺及软组织。

2. 石膏护理 ①石膏固定前：须进行妥善的衬垫，不得使石膏直接接触皮肤；尚未干燥的石膏避免按压，应尽快使其干燥。②石膏固定过程中：保持石膏的清洁和干燥，避免大小便弄脏石膏，同时避免将石膏兜入尿不湿内，以防尿液浸入长腿石膏内。石膏边缘需进行适当的包裹，以免锐利的石膏边缘损伤皮肤。平日需观察石膏有无松动或位移，坐位或卧位时，可在腿下垫软枕，抬高患肢使其高于心脏水平，防止或减少肿胀。

3. 皮肤护理 ①使用石膏患儿：检查石膏边缘周围的皮肤是否有红肿、起疱或破溃，肢端皮肤温度、色泽及毛细血管再充盈时间有无异常；有肢端血供障碍、局部破损的患儿常会哭闹。②使用矫形支具患儿：须按时检查双足固定位置有无移动，局部皮肤有无受损；用温热水泡脚并进行足部按摩有利于足部血液循环。

4. 社会支持与家庭支持 定期评估和监测患儿生长发育情况和足部发育情况，并对家长进行相关健康指导。向家长及患儿提供病友会、微信公众号等社会资源，有助于患儿建立朋辈群体支持，减少或消除病耻感，建立和维持正常的社会交往，促进其心理社会发展。评估家长照护能力，帮助家长调整家庭照护分工、提高疾病应对能力，也有利于他们适应疾病带来的影响。

5. 健康教育 本病治疗周期长，健康教育需贯穿整个治疗流程。

（1）由于非手术治疗期间需要多次更换矫形石膏及佩戴矫形器具，因此需要教会家长手法矫正及皮肤护理方法，坚持按时随访复诊。当患儿出现异常哭闹、肢端皮温、色泽异常改变时，应及时就诊。

（2）指导患儿家长在畸形矫正结束后，坚持随访，有效指导患儿进行功能锻炼和按摩。同时，足二关节或足三关节融合术后平路行走一般无不适，但在坎坷不平的路面行走或上下楼梯时可感到不适，为术后正常现象，需经过功能锻炼适应。

（3）为患儿及其家长提供疾病和治疗相关信息，帮助其建立信心，消除自卑和焦虑，调动其主动配合和坚持治疗随访的积极性，获得最大限度的康复。

本章小结

思考题

在 CCF 患儿的护理中，如何预防垂足畸形的发生？

更多练习

（周　燕　吴晓楠）

第十八章　感染性疾病患儿的护理

教学课件

学习目标

1. 素质目标

(1) 能够秉持科学严谨的用药态度，严格遵守用药规范，确保药物使用的准确性和安全性，在实践中展现出强烈的职业认同感和爱岗敬业的精神。

(2) 能够积极主动地安抚和关爱患儿，通过亲切的语言和温暖的态度，缓解患儿及家长对感染性疾病的恐惧和焦虑情绪。

(3) 积极参与健康宣教活动，提高患儿及家长对感染性疾病的认识水平和预防意识。

2. 知识目标

(1) 掌握：常见儿童传染性疾病——病毒感染（麻疹、水痘、流行性腮腺炎、手足口病）、细菌感染（中毒性细菌性痢疾、猩红热）、结核病、寄生虫病（蛔虫病、蛲虫病）的流行病学特点，临床表现，护理诊断，以及护理措施。

(2) 熟悉：常见儿童传染性疾病的治疗要点和防治措施；儿童结核病的传染源、传播途径；结核菌素试验的结果及临床意义。

(3) 了解：儿童常见出疹性疾病的鉴别要点，儿童常见传染性疾病的病因及发病机制。

3. 能力目标

(1) 能利用所学知识对患儿、家庭及社区提供常见传染性疾病的预防、隔离与卫生宣教。

(2) 能运用护理程序对传染性疾病患儿实施整体护理，并开展健康教育。

(3) 能根据临床表现及检查结果区分各种寄生虫病。

(4) 能正确进行用药指导和疾病预防。

案例

【案例导入】

患儿，男，5岁，因“发热3天伴全身皮疹1天”入院。患儿3天前出现发热，并伴有咳嗽、流涕、畏光、结膜充血等症状，1天前出现皮疹。入院查体：T 38.5℃，P 100次/分，R 24次/分，BP 110/70mmHg，结膜充血，口腔内有约1mm大小的灰白色斑点，周围有红晕，耳后、发际、额面可见淡红色斑丘疹，压之褪色，疹间皮肤正常。血常规检查：白细胞 3.8×10^{9}/L，淋巴细胞比例0.55。入院初步诊断为麻疹。

【请思考】

1. 患儿诊断的主要依据有哪些？
2. 针对患儿的皮疹该如何护理？

【案例分析】

儿童时期由于免疫功能低下，是感染性疾病的高发时期。儿童感染性疾病往往起病急、症状重、病情发展多变，容易发生并发症。因此，护士应掌握儿童常见感染性疾病的临床表现及发病规律，做好相关的护理和管理工作，以促进儿童疾病康复。

第一节 病毒感染

一、麻疹

麻疹（measles）是由麻疹病毒引起的一种急性出疹性呼吸道传染病，临床以发热、皮疹、科氏斑（Koplik spots）为特征表现。本病传染性强，几乎所有未接受免疫的儿童接触麻疹病毒后均会发病，病后大多可获得终身免疫。随着我国普遍使用麻疹减毒活疫苗进行预防接种，麻疹的发病率已显著降低，但局部仍有暴发事件发生，麻疹的控制仍面临挑战。

（一）概述

1. 病原学 麻疹病毒属副黏液病毒科，仅存在一种血清型，抗原性稳定。人是唯一宿主。病毒在外界生存力弱，不耐热，对紫外线和消毒剂均敏感，但在空气飞沫中存活几小时后仍有感染性。

2. 流行病学 麻疹患者是唯一的传染源。感染早期，病毒在患者呼吸道大量繁殖，通过患者的呼吸、咳嗽、喷嚏进行传播。密切接触者亦可经污染病毒的手传播，患者的尿液、血液也具有传染性。麻疹患者出疹前后5天均具有传染性，有并发症者传染期可延长至出疹后10天。本病好发于8月龄以内或14岁以上儿童，四季均可发病，以冬、春季多见。

3. 发病机制　麻疹病毒通过呼吸道进入人体，在呼吸道上皮细胞和局部淋巴组织中繁殖并有少量病毒侵入血液，形成第一次病毒血症；此后病毒在单核－巨噬细胞系统中复制活跃，并再次大量侵入血液，形成第二次病毒血症，侵犯脾、胸腺、肺、肝、肾、消化道黏膜、结膜和皮肤等，引起广泛损伤而出现一系列临床表现。由于免疫反应受到抑制，常并发喉炎、支气管肺炎或导致结核病复燃，特别是营养不良或免疫功能缺陷的患儿，可发生重型麻疹或因严重肺炎、腹泻、脑炎等并发症而导致死亡。

（二）护理评估

1. 健康史　了解患儿近期有无麻疹患者接触史及接触方式，出疹前有无发热、咳嗽、喷嚏、畏光、流泪及口腔黏膜改变等；询问出疹顺序及皮疹性状，发热与皮疹的关系，有无并发症等；询问患儿的营养状况及既往史，是否接种麻疹减毒活疫苗及接种时间。

2. 身体状况

（1）典型麻疹：典型临床经过可分为 4 期。

1）潜伏期：一般 6～18 天，平均约为 10 天。潜伏期末可有低热、全身不适等。

2）前驱期（出疹前期）：从开始发热至出疹，一般为 3～4 天。主要表现如下。①发热：多为中度以上发热，热型不一。②上呼吸道感染症状：在发热同时出现咳嗽、喷嚏、咽部充血等，特别是流涕、结膜充血、眼睑水肿、畏光、流泪等症状是本病特点。③麻疹黏膜斑：是麻疹早期具有特征性的体征，一般在出疹前 1～2 天出现。开始时见于第二磨牙相对的颊黏膜上，为直径 0.5～1.0mm 的灰白色小点，周围有红晕，常在 1～2 天内迅速增多，可累及整个颊黏膜，于出疹后 1～2 天迅速消失。④部分病例可有一些非特异症状，如全身不适、食欲缺乏、精神不振、呕吐、腹泻等。偶见皮肤荨麻疹、隐约斑疹或猩红热样皮疹，在出现典型皮疹时消失。

3）出疹期：一般为 3～5 天，多在发热 3～4 天后出皮疹。皮疹先出现于耳后、发际，渐及额、面、颈部，自上而下蔓延至躯干、四肢，最后达手掌与足底。皮疹初为红色斑丘疹，疹间可见正常皮肤，以后逐渐融合成片，色加深呈暗红。此时全身中毒症状加重，体温可突然达 40～40.5℃，咳嗽加剧，伴嗜睡或烦躁不安，重者有谵妄、抽搐。此期肺部可闻及干、湿啰音。

4）恢复期：一般为 3～5 天。若无并发症发生，出疹 3～4 天后皮疹按出疹的先后顺序开始消退，随着皮疹隐退，体温逐渐降至正常，全身症状逐渐改善。疹退后皮肤有棕色色素沉着伴糠麸样脱屑，一般 7～10 天痊愈。

（2）非典型麻疹

1）轻型麻疹：主要见于体内尚有一部分免疫力者，如潜伏期内接受过丙种球蛋白或出生 8 个月以内有母亲被动抗体的婴儿。症状轻，麻疹黏膜斑不典型或不出现，无并发症。

2）重型麻疹：主要见于营养不良、继发严重感染者。体温持续 40℃以上，中毒症状重。部分患儿疹出不透、色暗淡，或皮疹骤退、四肢冰冷、血压下降出现循环衰竭表现。此型患儿常有肺炎、心力衰竭等并发症，死亡率高。

3）异型麻疹：主要见于接种过麻疹灭活疫苗而再次感染者。患儿持续高热、乏力、肌痛、头痛或伴四肢水肿，皮疹不典型，易发生肺炎。

4）无皮疹型麻疹：多见于应用免疫抑制剂者。全病程无皮疹，无麻疹黏膜斑，呼吸道症状可有可无、可轻可重。

（3）常见并发症

1）肺炎：是麻疹最常见的并发症，多见于5岁以下患儿。由麻疹病毒本身引起的间质性肺炎常在出疹及体温下降后消退。继发性肺炎病原体多为细菌性，常见金黄色葡萄球菌、肺炎链球菌等，故易并发脓胸和脓气胸。

2）喉炎：麻疹患儿常有轻度喉炎表现，疹退后症状逐渐消失。当继发细菌感染时，由于患儿喉腔狭小，黏膜层血管丰富，结缔组织松弛，喉部组织明显水肿，分泌物增多，临床出现声音嘶哑、犬吠样咳嗽、吸气性呼吸困难及三凹征，严重者因喉梗阻而窒息死亡。

3）心肌炎：轻者仅有心音低钝、心率增快和一过性心电图改变，重者可出现心力衰竭、心源性休克。

4）麻疹脑炎：一般在出疹后的2～6天发生，患儿的临床表现与病毒性脑炎相似。脑炎的轻重与麻疹轻重无关。

5）其他：结核病恶化、营养不良或维生素A缺乏症等。

麻疹患儿应注意与其他出疹性疾病相鉴别（表18－1）。

表18－1 儿童出疹性疾病的鉴别要点

鉴别要点	麻疹	风疹	猩红热	幼儿急疹
病原体	麻疹病毒	风疹病毒	乙型溶血性链球菌	人疱疹病毒6型
潜伏期	6～18天	14～21天	1～12天	1～2周
前驱期	3～4天	1～2天	约1天	3～4天
全身症状	重，高热	轻，低热	明显，高热	轻，高热
伴随症状	卡他症状重	轻	咽痛较严重	轻
口腔黏膜	麻疹黏膜斑	软腭、咽部有红色斑点	杨梅舌	软腭可见红色小斑点
淋巴结	浅表淋巴结肿大不明显	颈、枕部、耳后淋巴结肿大	颌下、颈部淋巴结肿大	颈、枕部、耳后淋巴结肿大
出疹与发热的关系	发热3～4天出疹，出疹时是发热极期	发热1－2天后出疹	发热1～2天出疹	热退疹出
皮疹特点	红色斑丘疹，疹间皮肤正常，疹退有色素沉着及细小脱屑	淡红色斑丘疹，疹退无色素沉着和脱屑	在普遍充血的皮肤上弥漫密集针尖大小丘疹，3～5天消退，1周后可有大片状脱皮	淡红色斑疹或斑丘疹，1天出齐，次日消退
病程	10～14天	2～3天	1～2周	4～5天

3. 心理－社会状况 了解患儿及其家长的心理状况、对疾病的应对方式；评估家庭对疾病的认知程度、防治态度；患儿家庭的居住环境和卫生状况。

4. 辅助检查

（1）血常规：血白细胞总数减少，淋巴细胞比例增加。

（2）血清学检查：多采用酶联免疫吸附试验（ELISA法）进行麻疹病毒特异性IgM抗体检测，出疹早期即可出现阳性。

（3）病原学检查：前驱期或出疹初期从呼吸道分泌物中分离出麻疹病毒，或用免疫荧光法检测到麻疹病毒抗原，可早期快速辅助诊断。

（三）治疗要点

治疗原则为对症治疗、加强护理和预防并发症。

1. 一般治疗 卧床休息，保持室内适当的温湿度。保持水、电解质及酸碱平衡，必要时静脉补液。

2. 对症治疗　高热时可酌情使用少量退热药，但应避免急骤退热，特别是在出疹期。烦躁者可适当给予镇静药。频繁剧咳者可使用镇咳祛痰药或雾化吸入。继发细菌感染者可给予抗生素。

3. 并发症的治疗　有并发症者给予相应治疗。

（四）主要护理诊断

1. 体温过高　与病毒血症、继发感染有关。

2. 皮肤完整性受损　与麻疹病毒引起的皮损有关。

3. 营养失调，低于机体需要量　与食欲缺乏、高热消耗增加有关。

4. 潜在并发症　肺炎、脑炎、心肌炎。

（五）护理措施

1. 生活护理　卧床休息至皮疹消退、体温正常为止。保持室内空气新鲜，室内温湿度适宜，衣被清洁、合适。给予清淡、易消化、营养丰富的流质饮食或半流质饮食，少食多餐。鼓励多饮水，以利排毒、退热、透疹。恢复期应添加高蛋白、高能量及多种维生素的食物，无须忌口。

2. 高热护理　处理高热时需兼顾透疹，不宜用药物及物理方法强行降温，尤其禁用冷敷及乙醇擦浴，以免皮肤血管收缩、末梢循环障碍，使皮疹不易透发或突然隐退。体温上升期肢端末梢循环不佳，需注意肢端保暖。如体温升至 40℃ 以上时，可用小剂量退热药或温水擦浴，使体温稍降以免惊厥。

3. 保持皮肤黏膜的完整性

（1）皮肤护理：勤换内衣，保持皮肤清洁、干燥。剪短指甲，避免患儿抓伤皮肤引起继发感染。

（2）口、眼、耳、鼻部的护理：可用生理盐水洗漱口腔；眼部因炎性分泌物多而形成眼痂，应避免强光刺激，并用生理盐水洗净，再滴入抗生素眼药水或眼膏，一日数次，并加服维生素 A 预防干眼症；防止眼泪流入耳道，引起中耳炎；鼻腔分泌物多时易形成鼻痂，可用生理盐水将棉签润湿后，轻轻拭除以保持鼻腔通畅。

4. 监测病情　麻疹并发症较多，护理时应注意密切监测病情，及早发现并立即配合医生进行处理。患儿出现持续高热、咳嗽加剧、呼吸困难及肺部细湿啰音等为并发肺炎的表现；患儿出现声音嘶哑、犬吠样咳嗽、吸气性呼吸困难及三凹征等为并发喉炎的表现；患儿出现抽搐、意识障碍、脑膜刺激征等为并发脑炎的表现。

5. 预防感染传播

（1）管理传染源：患儿需隔离至出疹后 5 天，并发肺炎者延长至出疹后 10 天。对接触麻疹患者的易感儿应隔离观察 3 周，并给予被动免疫。

（2）切断传播途径：患儿房间应通风并用紫外线照射消毒，患儿衣物应在阳光下暴晒。医护人员接触患儿前后应洗手、更换隔离衣。

（3）保护易感儿：流行期间易感儿应避免到公共场所。8 个月以上未患过麻疹者均应接种麻疹减毒活疫苗，并于 7 岁时复种。此外，根据麻疹流行病学情况，在一定范围、短时间内对高发人群开展强化免疫接种。体弱易感儿接触麻疹病毒后，应及早注射免疫球蛋白，以预防发病或减轻症状。

6. 健康教育 麻疹传染性较强，并发症较多，护士应向家长介绍麻疹的主要临床表现、常见并发症和预后，并向家长说明隔离的重要性，使其能积极配合治疗。无并发症的轻症患儿可居家隔离，注意消毒隔离、皮肤护理等，防止继发感染。

二、水痘

水痘（varicella，chickenpox）是由水痘－带状疱疹病毒（varicella－zoster virus，VZV）感染引起的一种传染性极强的呼吸道传染病。以斑疹、丘疹、疱疹和结痂同时出现为特征。免疫功能低下者可发展为重症，也可因 VZV 再次被激活而发生带状疱疹。

（一）概述

1. 病原学 VZV 属疱疹病毒科 a 亚科。人是唯一宿主。VZV 在体外抵抗力弱，对热、酸和各种有机溶剂敏感，不能在痂皮中存活。

2. 流行病学 水痘和带状疱疹患者是主要传染源。主要通过空气飞沫经呼吸道传染，也可通过接触患者疱疹浆液而感染，孕妇感染后可垂直传播给胎儿。传染期从出疹前 1～2 天至所有皮损干燥结痂为止。人群普遍易感，主要见于 2～6 岁儿童，初次感染后可获得持久免疫。四季均可发病，以冬、春季多见。

3. 发病机制 病毒经口、鼻或眼结膜侵入，在局部黏膜及淋巴组织繁殖，感染后约 5 天形成第一次病毒血症。如患儿的免疫能力不能清除病毒，则病毒到达肝、脾和其他脏器内增殖后再次入血，形成第二次病毒血症。细胞免疫功能低下人群可出现皮肤黏膜及内脏广泛出血、坏死性病变。皮疹分批出现与间隙性病毒血症有关。皮疹出现 1～4 天后，产生特异性细胞免疫和抗体，病毒血症消失，症状随之缓解。水痘痊愈后，病毒可潜伏在神经节内，在机体免疫功能低下时被激活，沿神经支配的皮肤出现带状疱疹，并具有传染性。

（二）护理评估

1. 健康史 了解患儿是否有过水痘感染史，是否接种过相关疫苗；近期是否接触水痘或带状疱疹患者；有无使用肾上腺糖皮质激素及免疫抑制剂。

2. 身体状况

（1）典型水痘：潜伏期一般为 2 周左右。前驱期为 1～2 天，表现为低热、不适、食欲缺乏等，次日出现皮疹。水痘皮疹的特点：①首发于头、面和躯干，继而扩展到四肢。皮疹躯干多，四肢少，呈向心性分布。②最初的皮疹为红色斑疹或丘疹，迅速发展为清亮、椭圆形的水疱，周围伴有红晕。疱液先透明而后浑浊，且出现脐凹现象。水疱易破溃，2～3 天迅速结痂。③皮疹陆续分批出现，伴明显痒感。在疾病高峰期可见到斑疹、丘疹、疱疹和结痂同时存在，这是水痘皮疹的重要特征。④黏膜皮疹还可出现在口腔、睑结膜、生殖器等处，易破溃形成浅溃疡。轻型水痘多为自限性疾病，10 天左右痊愈，全身症状和皮疹较轻。皮疹结痂后一般不留瘢痕。

（2）重症水痘：多见于小于 1 岁的婴儿、孕妇，以及应用免疫抑制剂、放化疗、HIV 感染等免疫功能低下人群。患儿持续高热和全身中毒症状明显，皮疹分布广泛，可融合成大疱型疱疹或出血性皮疹，可继发感染或弥散性血管内凝血。

（3）先天性水痘：母亲在妊娠早期感染水痘或带状疱疹可导致胎儿多发性先天畸形，患儿常在1岁内死亡，存活者留有严重神经系统伤残。

（4）新生儿水痘：患有水痘的母亲分娩时可感染新生儿，新生儿感染后重症比例较高，病死率高达30%。分娩前2周感染水痘可传播给胎儿，症状相对较轻。

（5）并发症：最常见的为皮肤继发性细菌感染，甚至由此导致败血症等；神经系统可见水痘后脑炎、面神经瘫痪、瑞氏（Reye）综合征等；少数病例可发生水痘肺炎、心肌炎、肝炎、肾炎等。

3. 心理－社会状况　评估患儿及其家长在水痘的预防、护理和隔离消毒方面的知识水平；患儿是否因持续瘙痒不适而出现焦虑、烦躁等不良情绪；评估家长对疾病的认知程度和护理能力；家庭生活卫生习惯及居住条件。

4. 辅助检查

（1）血常规：外周血白细胞总数正常或稍低。

（2）病原学检查：疱液、咽拭子、血液、脑脊液等标本中水痘病毒核酸阳性；疱疹液病毒培养分离到水痘病毒；疱疹基部刮片或疱疹液VZV抗原阳性。

（3）血清学检查：VZV-IgM阳性提示近期感染；双份血清VZV-IgG抗体呈4倍及以上增高也有助于诊断。

（三）治疗要点

1. 对症治疗　皮肤瘙痒可局部使用炉甘石洗剂，必要时可给少量镇静药。

2. 抗病毒治疗　首选阿昔洛韦，应尽早使用，一般应在皮疹出现的24小时内开始使用。对于无并发症的水痘患者：成人和40kg以上儿童，每次800mg，每日4次，连用5天；儿童（2岁及以上），每次10～20mg/kg（不超过800mg），每日4次，连用5天。对1岁及以上并伴有慢性皮肤或肺部疾病，长期服用水杨酸制剂者，每次剂量20mg/kg；对于免疫功能受损，或存在并发症的免疫功能正常者，围生期感染和有并发症的新生儿应静脉给药，每次10～20mg/kg（不超过800mg），每8小时1次，连用7天或至无新的皮疹出现后48小时。伐昔洛韦口服后易吸收且能快速转化为阿昔洛韦，儿童推荐剂量为20mg/kg，每8小时1次，疗程5天。此外，早期使用a-干扰素能较快抑制皮疹发展，加速病情恢复。

（四）主要护理诊断

1. 皮肤完整性受损　与VZV引起的皮疹及继发感染有关。

2. 体温过高　与病毒血症有关。

3. 潜在并发症　脑炎、肺炎、败血症。

（五）护理措施

水痘为自限性疾病，无并发症时以一般护理和对症护理为主。为避免皮肤遗留瘢痕，皮肤护理至关重要。

1. 生活护理　卧床休息到热退、症状减轻。保持室内空气新鲜，温湿度适宜，衣被清洁，不宜过厚，以免患儿不适而增加皮肤瘙痒感。勤换内衣，保持皮肤清洁、干燥。给予富含营养的清淡饮食，多饮水，保证机体足够的营养。

2. 皮肤护理

（1）剪短指甲，小婴儿可戴连指手套，避免搔抓皮疹，引起继发感染或留下瘢痕。

（2）为减少皮疹瘙痒，可在疱疹未破溃处涂炉甘石洗剂；疱疹已破溃者或已继发感染者，局部涂抹抗生素软膏，或遵医嘱口服抗生素控制感染。

3. 高热护理 患儿中、低程度发热时，不必使用药物降温。若有高热，可采用物理降温或适量的退热药，忌用阿司匹林，以免增加发生瑞氏综合征的危险。

4. 监测病情 水痘属自限性疾病，偶可发生播散性水痘，并发肺炎、心肌炎，应及早发现，并给以相应的治疗和护理。

5. 预防感染传播

（1）管理传染源：隔离患儿至皮疹全部结痂为止。易感儿接触后须隔离观察 3 周。

（2）保护易感儿童：保持室内空气新鲜，托幼机构应做好晨间检查和空气消毒。水痘减毒活疫苗能有效预防水痘，其保护率高，并可持续 10 年以上。对正在使用大剂量糖皮质激素、免疫功能受损、恶性病患儿及孕妇，在接触传染源后 72 小时内肌内注射水痘 - 带状疱疹免疫球蛋白，可起到预防或减轻症状的作用。

6. 健康教育 水痘传染性强，皮疹瘙痒明显，护士应向家长介绍水痘皮疹的特点、护理要点及隔离的重要性，取得家长的配合。对社区人群进行相关知识宣教，重点加强预防知识教育，如流行期间避免易感儿出入公共场所。介绍水痘患儿隔离期限，使家长做好充分思想准备，以免引起焦虑。无并发症的患儿可居家隔离治疗，护士指导家长正确进行皮肤护理，防止继发感染，并给予患儿充足的水分和营养。

三、流行性腮腺炎

流行性腮腺炎（mumps，epidemic parotitis）是由腮腺炎病毒引起的急性呼吸道传染病，临床上以腮腺肿大及疼痛为特征，各种唾液腺体及器官均可受累。本病传染性较强，常在幼儿园和学校中感染流行，一次感染后可获得终身免疫，但个别抗体水平低下者亦可再次感染。

（一）概述

1. 病原学 腮腺炎病毒属于副黏液病毒科的单股 RNA 病毒，只有一个血清型。人是唯一宿主，病毒存在于患者唾液、血液、尿液及脑脊液中。病毒对物理和化学因素敏感，如甲酚皂（来苏）、甲醛等均能在 2 ~ 5 分钟内将其灭活，紫外线照射也可将其杀灭，加热至 56℃、20 分钟即失去活力。

2. 流行病学 腮腺炎患者和健康带病毒者是本病的传染源，患者在腮腺肿大前 6 天至发病后 5 天或更长的时间均可排出病毒。主要传播途径为呼吸道飞沫传播，或直接接触经唾液污染的食具和玩具传播。本病好发于 5 ~ 15 岁儿童，2 岁以下、40 岁以上很少发病。四季均可发生，以冬、春季多见。

3. 发病机制 病毒通过口、鼻侵入人体后，在上呼吸道上皮细胞中增殖，导致局部炎症和免疫反应，然后进入血液引起病毒血症，进而扩散到腮腺和全身各器官。由于病毒对腺体组织和神经组织具有高度亲和性，可使腮腺、舌下腺、下颌下腺、胰腺、生殖腺等发生炎症改变，如侵犯神经系统，可导致脑膜脑炎等严重病变。

（二）护理评估

1. 健康史 患儿近期有无腮腺炎患者接触史；发病前有无体温升高、头痛和肌痛等症状；有无腮腺反复肿大或腮腺炎病史；有无腮腺炎疫苗接种史。

2. 身体状况 潜伏期14～25天，平均18天。大多无前驱期症状。

（1）腮腺肿大：为首发体征。常先见于一侧，2～3天内波及对侧。肿大的腮腺以耳垂为中心，向前、后、下发展，边缘不清，表面发热但多不红，触之有弹性并有触痛，开口咀嚼或吃酸性食物时胀痛加剧。腮腺肿大可持续5天左右，以后逐渐消退。腮腺管口（位于上颌第二磨牙对面黏膜上）在早期可见红肿，有助于诊断。

（2）下颌下腺和舌下腺肿大：在腮腺肿胀时，常波及邻近的下颌下腺和舌下腺。下颌下腺肿大时颈前下颌处明显肿胀，可触及椭圆形腺体。舌下腺肿大时可见舌下及颈前下颌肿胀。

（3）发热：病程中患儿可有不同程度发热，持续时间不一，短者1～2天，多为5～7天，亦有体温始终正常者。可伴有头痛、乏力、食欲缺乏等。

（4）并发症

1）脑膜脑炎：较常见，常在腮腺炎高峰时出现，也可出现在腺腮肿大前或腮腺肿大消失以后。表现为发热、头痛、呕吐、颈项强直等，脑脊液呈无菌性脑膜炎样改变。预后大多良好，常在2周内恢复正常，多无后遗症。如侵犯脑实质，可能有神经系统后遗症，甚至导致死亡。

2）睾丸炎：是男孩最常见的并发症，多为单侧。开始为睾丸疼痛，随之肿胀伴剧烈触痛，一般10天左右消退。部分患儿可发生不同程度的睾丸萎缩，如双侧萎缩可导致不育症。

3）卵巢炎：5%～7%的青春期后女孩可并发卵巢炎，症状多较轻，可出现下腹痛及压痛、月经不调等，不影响受孕。

4）胰腺炎：严重的急性胰腺炎较少见。常发生于腮腺肿大数日后，表现为上腹部剧痛和触痛，伴发热、寒战、反复呕吐等。

5）其他并发症：可有耳聋、心肌炎、肾炎等。

3. 心理－社会状况 评估已发生并发症的患儿家长有无因担心患儿可能遗留神经系统或生殖系统后遗症而产生焦虑、恐惧等心理。

4. 辅助检查

（1）血、尿淀粉酶检测：90%患儿血清和尿淀粉酶有增高，增高程度大致与腮腺肿大程度成正比，第1周达高峰，2周左右恢复正常。血脂肪酶增高有助于胰腺炎的诊断。

（2）血清学检查：血清中腮腺炎病毒特异性IgM抗体阳性提示近期有感染。

（3）病毒分离：在发病早期取患儿唾液、尿液、脑脊液或血液标本，进行病毒分离试验，有助于确诊。

（三）治疗要点

无特殊治疗，以对症处理为主。对高热、头痛和并发睾丸炎者给予解热镇痛药物。睾丸肿痛时可局部冷敷并用丁字带托起以减轻疼痛。重症患儿可短期使用肾上腺素激素治疗。中药治疗常用普济消毒饮加减内服和青黛散调醋局部外敷等。

（四）主要护理诊断

1. 疼痛　与腮腺非化脓性炎症有关。

2. 体温过高　与病毒感染有关。

3. 潜在并发症　脑膜脑炎、睾丸炎、胰腺炎。

（五）护理措施

1. 减轻疼痛　给予清淡、易消化的半流质或软食，忌酸、硬、辣等刺激性食物，以免因唾液分泌及咀嚼使疼痛加剧。注意保持口腔清洁，进食后用生理盐水或4%硼酸溶液漱口，鼓励患儿多饮水，防止继发感染。腮腺肿胀处可局部冷敷，以减轻炎症充血及疼痛。亦可用中药湿敷。

2. 维持正常　体温发热伴有并发症者应卧床休息至体温正常。高热者给予物理或药物降温。

3. 观察病情　变化注意有无脑膜脑炎、睾丸炎、急性胰腺炎等临床征象并给予相应治疗和护理。发生睾丸炎时可用丁字带托起阴囊，局部间歇冷敷以减轻疼痛。

4. 预防感染传播

（1）管理传染源：隔离患儿至腮腺肿大完全消退。易感儿接触后应隔离观察3周。

（2）保护易感儿童：易感儿可接种腮腺炎减毒活疫苗，可采用皮下接种、喷喉、喷鼻或气雾吸入等方法。流行期间应加强托幼机构的晨检。居室应空气流通，对患儿口、鼻分泌物及污染物应进行消毒。

5. 健康教育　腮腺炎传染性较强，并发症较多，应向家长说明隔离治疗的重要性，使其能积极配合。无并发症的患儿可在家中隔离治疗，指导家长做好隔离、发热、饮食、清洁口腔、用药等护理，学会观察病情，若有并发症表现，应及时送医院就诊。做好患儿和家长的心理护理，介绍减轻疼痛的方法，使患儿配合治疗。

四、手足口病

手足口病（hand-foot mouth disease）是由肠道病毒引起的急性传染病，主要症状表现为手、足、口腔等部位的斑丘疹、疱疹。少数病例可出现脑膜炎、脑炎、脑脊髓炎、肺水肿、循环障碍等，致死原因主要为脑干脑炎及神经源性肺水肿。

（一）概述

1. 病原学　引起手足口病的肠道病毒以肠道病毒71型（EV71）、柯萨奇A组16型（CoxA16）多见。其中，重症病例多由EV71感染引起。故本节主要介绍EV71感染引起的手足口病。

2. 流行病学　患者和隐性感染者均为传染源。传播途径主要为粪－口传播、飞沫传播或密切接触传播。人群普遍易感，6岁以下发病率最高，多发生于幼托机构。

3. 发病机制　EV71经各种传播途径侵入人体后，主要在咽部或小肠黏膜等上皮细胞和局部淋巴组织繁殖。大多数为隐性感染，产生特异性抗体。少数人因机体免疫力低下，病毒可进入血液产生病毒血症，进而侵犯不同靶器官造成感染的播散。

（二）护理评估

1. 健康史　了解患儿有无本病的接触史。有无不洁饮食史，是否出入人群聚集的公共场所等。

2. 身体状况　潜伏期多为 2～10 天，平均 3～5 天。

（1）出疹期：主要表现为发热，手、足、口、臀等部位出疹，可伴有咳嗽、流涕、食欲缺乏等症状。部分病例仅表现为皮疹或疱疹性咽峡炎，个别病例可无皮疹。典型皮疹表现为斑丘疹、丘疹、疱疹。皮疹周围有炎性红晕，疱疹内液体较少，不疼不痒，皮疹恢复时不结痂、不留瘢痕。不典型皮疹通常小、厚、硬、少，有时可见瘀点、瘀斑。某些型别肠道病毒如 CV-A6 和 CV-A10 所致皮损严重，皮疹可表现为大疱样改变，伴疼痛及痒感，且不限于手、足、口部位。此期属于手足口病普通型，绝大多数在此期痊愈。

（2）神经系统受累期：少数病例可出现中枢神经系统损害，多发生在病程 1～5 天内，表现为精神差、嗜睡、吸吮无力、易惊、头痛、呕吐、烦躁、肢体抖动、肌无力、颈项强直等。此期属于手足口病重症病例重型，大多数可痊愈。

（3）心肺功能衰竭前期：多发生在病程 5 天内，表现为心率和呼吸增快、出冷汗、四肢末梢发凉、皮肤发花、血压升高。此期属于手足口病重症病例危重型。及时识别并正确治疗，是降低病死率的关键。

（4）心肺功能衰竭期：临床表现为心动过速（个别患儿心动过缓）、呼吸急促、口唇发绀、咳粉红色泡沫痰或血性液体、血压降低或休克。亦有病例以严重脑功能衰竭为主要表现，临床可见抽搐、严重意识障碍等。此期属于手足口病重症危重型，病死率较高。

（5）恢复期：体温逐渐恢复正常，对血管活性药物的依赖逐渐减少，神经系统受累症状和心肺功能逐渐恢复，少数可遗留神经系统后遗症。部分手足口病例（多见于 CV-A6、CV-A10 感染者）在病后 2～4 周有脱甲的症状，新甲于 1～2 个月长出。

大多数患儿预后良好，一般在 1 周内痊愈，无后遗症。少数患儿发病后迅速累及神经系统，表现为脑干脑炎、脑脊髓炎、脑脊髓膜炎等，发展为循环衰竭、神经源性肺水肿的患儿病死率高。

3. 心理－社会状况　了解患儿家长对本病的认知状况，对相关隔离知识的掌握程度；评估患儿的卫生习惯。

4. 辅助检查

（1）血常规：白细胞计数正常或降低，病情危重者白细胞计数可明显升高。

（2）脑脊液检查：外观清亮，压力增高，白细胞计数增多，多以单核细胞为主，蛋白正常或轻度增多，糖和氯化物正常。

（3）血清学检查：急性期与恢复期血清 EV71 等肠道病毒中和抗体升高 4 倍以上。

（三）治疗要点

1. 普通病例　无须住院治疗，注意隔离，避免交叉感染。适当休息，清淡饮食，做好口腔和皮肤护理。发热等症状采用中西医结合治疗。

2. 重症病例　使用甘露醇等脱水利尿药降低颅内高压；适当控制液体入量；及时应用血管活性药物，同时给予氧疗和呼吸支持；酌情应用丙种球蛋白、糖皮质激素；根据病情应用呼吸机，进行正压通气或高频通气。

3. 恢复期治疗 给予支持疗法，促进各脏器功能恢复；肢体功能障碍者给予康复治疗。

（四）主要护理诊断

1. 体温过高 与病毒感染有关。

2. 皮肤完整性受损 与病毒引起的皮损有关。

3. 潜在并发症 脑膜炎、肺水肿、呼吸衰竭、心力衰竭。

（五）护理措施

1. 维持正常体温 保持室内适宜温湿度，患儿衣被不宜过厚，汗湿的衣被及时更换。密切监测患儿体温并记录，及时采取物理降温或药物降温措施。鼓励患儿多饮水，以补充高热消耗的大量水分。

2. 口腔、饮食护理 给予患儿营养丰富、易消化、流质或半流质饮食，以减少对口腔黏膜的刺激。保持口腔清洁，进食前后用生理盐水漱口。

3. 皮肤护理 保持患儿衣被清洁，剪短患儿指甲以免抓破皮疹。疱疹已破溃者、有继发感染者，局部用抗生素软膏。臀部有皮疹的患儿，保持臀部清洁干燥，及时清理患儿的大小便。

4. 病情观察 密切观察病情，尤其是重症患儿。若患儿出现烦躁不安、嗜睡、肢体抖动、呼吸及心率增快等表现时，提示有神经系统受累或心肺功能衰竭的表现，应立即通知医生，并积极配合治疗，给予相应护理。保持呼吸道通畅，积极控制颅内压，酌情使用糖皮质激素，静脉使用人血丙种球蛋白等治疗。使用脱水药等药物治疗时，应观察药物的作用及不良反应。

5. 消毒隔离 病房每天开窗通风 2 次，并定时消毒病房内空气及患儿用物。医护人员接触患儿前后均要消毒双手。尽量减少陪护及探视人员，并做好陪护宣教，要求勤洗手、戴口罩等。

6. 健康教育 应向家长介绍手足口病的流行特点、临床表现及预防措施。不需住院治疗的患儿可在家中隔离，教会家长做好口腔护理、皮肤护理及病情观察，如有病情变化应及时到医院就诊。流行期间不要带孩子到公共场所，并教会孩子养成良好的卫生习惯，加强锻炼，增强机体抵抗力。

第二节 细菌感染

一、中毒型细菌性痢疾

细菌性痢疾（bacillary dysentery）简称菌痢，是由志贺菌属（Shigella）引起的一种肠道传染病，又称志贺菌病（Shigellosis），是全球范围内引起人类腹泻的主要病因之一。中毒型细菌性痢疾是急性细菌性痢疾的危重型，简称毒痢。以突发高热、反复惊厥、昏迷，迅速发生休克和呼吸衰竭为特征，病死率极高。

（一）概述

1. 病原学 本病的病原体为痢疾杆菌，属肠杆菌的志贺菌属。志贺菌属分为 A、B、C、

D 四群（痢疾志贺菌、福氏志贺菌、鲍氏志贺菌、宋内志贺菌），我国以福氏和宋内志贺菌感染多见。志贺菌属于肠杆菌科，志贺菌属。菌体短小，无芽孢，无荚膜，无鞭毛，有菌毛，革兰染色阴性。志贺菌可以产生内毒素和外毒素。内毒素引起全身反应如发热、毒血症及休克等。外毒素又称志贺毒素，有肠毒性、神经毒性和细胞毒性。志贺菌生存能力较强，最适生长温度为 37℃，最适 pH 为 7.2 ~ 7.4，对理化因素的抵抗力较其他肠杆菌弱，对紫外线、高温和常用化学消毒剂敏感。

2. 流行病学　急性、慢性痢疾患者及带菌者是主要传染源，其传播方式是通过消化道传播。主要流行于夏、秋季，人群普遍易感。学龄前儿童和青壮年为高发人群。

3. 发病机制　目前尚未完全清楚。志贺菌侵袭人体后，产生大量内毒素和少量外毒素。内毒素从肠壁吸收入血，引起发热、毒血症及微循环障碍。内毒素作用于肾上腺髓质及兴奋交感神经系统释放肾上腺素及去甲肾上腺素等，使小动脉和小静脉出现痉挛性收缩。内毒素直接作用或通过刺激单核 - 巨噬细胞系统，使组氨酸脱羧酶活性增加，或通过溶酶体释放，导致大量血管扩张物质释放，使血浆外渗，血液浓缩。此外，血小板凝聚，释放血小板因子 3，促进血管内凝血，加重微循环障碍。上述病变在脑组织中最为明显，可发生脑水肿甚至脑疝，临床表现为昏迷、抽搐及呼吸衰竭，是中毒型细菌性痢疾患儿死亡的主要原因。

（二）护理评估

1. 健康史　了解患儿平素健康状况；有无不洁饮食史、腹泻史；有无与痢疾患儿接触史。

2. 身体状况　潜伏期多数为 1 ~ 2 天，短者数小时。起病急，发展快，体温可达 40℃ 以上，迅速发生呼吸衰竭、休克或昏迷，肠道症状多不明显甚至无腹痛与腹泻，也有在发热、排便后 2 ~ 3 天发展为中毒型。根据其临床表现可分为以下 3 型。

（1）休克型：主要表现为感染性休克。初起面色灰白，唇周青灰，四肢冷，指（趾）甲发白，脉细速，心率增快。后期出现发绀，血压下降，尿量减少，脉细速或细弱甚至不能触及，心音低钝，无尿。重者发绀严重，心率减慢，心音微弱，血压测不出。并可同时伴心、肺、血液及肾脏等多器官功能不全的表现。

（2）脑型：因脑缺氧、水肿而发生反复惊厥、昏迷和呼吸衰竭。初起患儿烦躁或萎靡、嗜睡，严重者出现惊厥。惊厥可反复发作，开始时发作前后神志清楚，继之可转入谵妄昏迷，并可在持续惊厥后呼吸突然停止。严重者呼吸节律不齐，瞳孔大小不等、对光反射消失。此型较严重，病死率高。

（3）混合型：兼有休克型和脑型的表现，可迅速出现呼吸衰竭及循环衰竭，病死率高达 90% 以上。

以上 2 型或 3 型同时或先后出现为混合型，是最为凶险的一种，病死率很高。

3. 心理 - 社会状况　由于本病起病急骤、病情危重，就诊时注意评估家长有无出现恐慌情绪；即使了解家长对本病的认知程度，对病情的承受能力及应对能力等。

4. 辅助检查

（1）血常规：白细胞总数增高，以中性粒细胞为主，但发热仅数小时的患儿白细胞可不高。

（2）大便常规：病初可正常，逐渐出现脓血黏液便，镜检可见大量脓细胞、红细胞和吞噬细胞。对早期病例可用生理盐水灌肠取便，必要时复查。

(3) 大便培养：可分离出志贺菌属痢疾杆菌，为确诊依据。

(4) 免疫学检测：检测粪便中细菌的抗原，可早期快速诊断，但易出现假阳性。

(5) 特异性核酸检测：采用核酸杂交或聚合酶链反应可检测粪便中的痢疾杆菌核酸，具有灵敏度高、特异性强、快捷方便等优点。

(三) 治疗要点

本病病情凶险，须及时抢救。

1. 降温止惊 可采用物理降温、药物降温或亚冬眠疗法。反复惊厥者，可用地西泮0.3mg/kg肌内注射或静脉注射（每次最大剂量≤10mg）；或10%水合氯醛40～60mg/kg保留灌肠；或苯巴比妥钠肌内注射。

2. 控制感染 选择药物须结合本地流行株药敏结果，首选口服抗菌药物，严重病例可静脉给药，疗程3～5天，如头孢噻肟钠或头孢曲松钠等药物。

3. 抗休克 扩充血容量，纠正酸中毒，维持水、电解质、酸碱平衡；在充分扩容的基础上应用血管活性物质，如多巴胺、酚妥拉明等；及早应用糖皮质激素。

4. 防治脑水肿和呼吸衰竭 保持呼吸道通畅、吸氧。遵医嘱给予20%甘露醇、呼吸兴奋药及呼吸机治疗。

(四) 主要护理诊断

1. 体温过高 与脓毒血症有关。

2. 组织灌注量不足 与微循环障碍有关。

3. 潜在并发症 脑水肿、呼吸衰竭等。

4. 焦虑 与病情危重有关。

(五) 护理措施

1. 降低体温 监测体温变化，保持室内空气流通，温湿度适宜。高热时可采用温水浴，必要时遵医嘱药物降温或亚冬眠疗法。

2. 保证营养供给 给予营养丰富、易消化的流质或半流质饮食，多饮水，促进毒素的排出。禁食易引起胀气的食物或多渣、刺激性食物。

3. 维持有效血液循环 密切监测生命体征、神志、面色、肢端温度、尿量等变化，适当保暖。遵医嘱给予抗休克治疗。迅速建立并维持静脉通路，保证输液通畅，注意输液速度。

4. 防治脑水肿和呼吸衰竭 密切观察病情变化，保持室内安静，减少刺激。遵医嘱使用镇静药、脱水药、利尿药等。抽搐患儿注意安全，防止外伤。保持呼吸道通畅，予以氧气吸入，做好人工呼吸、气管插管、气管切开的准备工作，必要时遵医嘱使用呼吸机治疗。

5. 预防感染传播 采取消化道隔离至临床症状消失、便培养连续2次（间隔24小时）阴性后可解除隔离。培养患儿良好的卫生习惯，如饭前便后洗手，不饮生水，不吃不洁及变质食物等。指导家长对患儿食具要煮沸消毒15分钟，粪便要用1%含氯石灰澄清液浸泡消毒后才能倾入下水道或粪池，患儿尿布和衬裤要煮过或用沸水浸泡后再洗。

6. 心理护理 评估患儿及家长的心理状态，多与家长沟通，提供心理支持。

7. 健康教育 向患儿及家长讲解疾病的防治知识，如疾病的传播方式、如何预防等。

加强卫生宣教，如定期对饮食行业和幼托机构员工进行大便培养，及早发现带菌者并予以治疗。搞好环境卫生，加强水源、饮食及粪便管理，积极灭蝇等。

二、猩红热

猩红热（scarlet fever）是一种由 A 组乙型溶血性链球菌（group A streptococcus，GAS）感染引起的急性呼吸道传染病。临床以发热、咽峡炎、全身弥漫性红色皮疹及疹退后皮肤脱屑为特征，多发生于冬、春季，好发于 3～7 岁儿童。

（一）概述

1. 病原学　病原菌为 GAS，该菌能产生 A、B、C 3 种抗原性不同的红疹毒素，均能致发热和猩红热皮疹，还能产生链激酶和透明质酸酶，前者可溶解血块并阻止血液凝固，后者可溶解组织间的透明质酸，使细菌在组织内扩散。细菌的致热性外毒素可引起发热、头痛等全身中毒症状。GAS 对热及干燥抵抗力不强，经 55℃处理 30 分钟可全部灭活，也容易被各种消毒剂杀死，但在 0℃环境中可存活几个月。

2. 流行病学　猩红热通过飞沫传播，带菌者和不典型病例为主要传染源，急性患儿应及时隔离，直接传播机会较少。皮肤脱屑本身没有传染性。人群普遍易感，冬、春季为发病高峰。

3. 发病机制　溶血性链球菌从呼吸道侵入咽、扁桃体，引起局部炎症，表现为咽峡及扁桃体急性充血、水肿，可为卡他性、脓性或膜性，并可向邻近组织器官扩散，亦可通过血源播散。炎症病灶处溶血性链球菌产生红斑毒素，可引起真皮层毛细血管充血、水肿、炎症细胞浸润等，形成猩红热皮疹。恢复期表皮细胞角化过度，并逐渐脱落造成脱皮。舌乳头红肿突起，形成杨梅舌。重型患儿可有全身淋巴结、肝、脾等网状内皮组织增生，心肌发生中毒性退行性变。部分患儿于 2～3 周后出现变态反应，主要表现为肾小球肾炎或风湿热。

（二）护理评估

1. 健康史　有无与感染 GAS 患者接触史，既往有无猩红热病史。

2. 身体状况

（1）潜伏期：通常为 1～12 天，多为 2～5 天。

（2）前驱期：一般不超过 24 小时，少数可达 2 天。起病急骤，以畏寒、高热伴头痛、恶心、呕吐、咽痛为主，婴儿起病时烦躁或惊厥。检查可见咽部炎症，轻者仅咽部或扁桃体充血，重者咽及软腭有脓性渗出物和点状红疹或出血性红疹，可有假膜形成。颈及颌下淋巴结肿大及压痛。

（3）出疹期：多见于发病后 1～2 天出疹。皮疹从耳后、颈及上胸部，迅速波及躯干及上肢，最后到下肢。皮疹特点为全身皮肤弥漫性发红，其上有点状红色皮疹，高出皮面，扪之粗糙，压之褪色，有痒感，可见疹间无正常皮肤，以手按压则红色可暂时消退数秒，出现苍白的手印，此种现象称为贫血性皮肤划痕，为猩红热的特征之一。在皮肤皱褶处，皮疹密集成线，压之不褪，称为帕氏线，为猩红热特征之二。部分患者在病程 1～2 天出现舌苔厚白，舌乳头红肿，突出于白苔之上，以舌尖及边缘显著，称为“草莓舌”；2～3 天后白苔脱落，舌面光滑呈牛肉色，味蕾仍较为明显，称为“杨梅舌”。部分病例还可出现口周苍白区。

（4）恢复期：皮疹于3～5天后颜色转暗，逐渐隐退，并按出疹先后顺序脱皮，皮疹越多，脱屑越明显。轻症者呈细屑状或片状屑，重症者有时呈大片脱皮，以指（趾）部明显。全身中毒症状及局部炎症也很快消退。此期1周左右。少数患儿病后2～3周可并发急性肾小球肾炎或风湿热。

3. 心理－社会状况 因本病发热及皮疹症状较重，患儿常有焦虑、烦躁及恐惧心理，应注意评估患儿及家长的心理状态及应对方式。

4. 辅助检查

（1）血常规：白细胞总数增加，以中性粒细胞为主，严重者可见中毒颗粒。

（2）血清学检查：抗链球菌溶血素O（antistreptolysin O，ASO）阳转或恢复期较急性期效价呈2倍及以上升高，具有诊断价值。

（3）病原学检查：从鼻咽拭子或其他病灶内取标本做细菌培养。PCR法检测咽拭子等标本中GAS核酸阳性。快速GAS抗原检测，敏感性可达60%～95%，特异性在95%以上。阴性结果不能排除诊断。

（三）治疗要点

1. 一般治疗 供给充分的营养、热量。发热、咽痛期间可给予流质或半流质饮食，保持口腔清洁，较大儿童可用温盐水漱口。高热患儿，应使用物理或药物降温。

2. 抗菌治疗 一线药物首选青霉素类，如阿莫西林50mg/(kg·d)，最大剂量为1000mg/d，8小时1次；或给予青霉素G(4～8)×10^4U/(kg·d)，12小时1次。疗程为7～10天。

（四）主要护理诊断

1. 体温过高 与毒血症有关。

2. 舒适度减弱 可有咽痛、头痛、皮肤瘙痒，与炎症反应及皮疹有关。

3. 皮肤完整性受损 与猩红热皮疹有关。

（五）护理措施

1. 降低体温 监测体温变化，高热时可采用物理降温，必要时遵医嘱使用退热药，及时更换汗湿衣物。保持室内空气流通，温湿度适宜。

2. 减轻疼痛 保持口腔清洁，鼓励患儿多饮水或用温盐水漱口；咽部疼痛明显时，给予富有营养且易消化的流质、半流质或软食，忌酸、辣、干、硬食物。保证患儿有足够的休息时间，可指导患儿通过分散注意力的方式缓解疼痛，如听音乐、看电视等。

3. 皮肤护理 及时评估患儿出疹情况，保持皮肤清洁，勤换衣服。告知患儿尽量避免抓挠皮肤，勤剪指甲，避免患儿抓伤皮肤引起继发感染。沐浴时避免水温过高，避免使用刺激性强的肥皂或沐浴液，以免加重皮肤瘙痒感。向患儿及家长讲解疾病的一般临床表现及病程，告知患儿在恢复期脱皮时，应待皮屑自然脱落，不宜人为剥离，以免损伤皮肤。

4. 预防感染传播 热退后24小时即解除隔离。病情不需住院患儿，尽可能在家隔离治疗。最好咽拭子培养3次阴性后解除隔离。对密切接触者应严密观察，有条件可做咽拭子培养。对可疑病例，应及时采取隔离措施。

5. 健康教育 向患儿及家长讲解疾病的相关知识，如疾病的传播方式、主要临床表现等。加强卫生宣教，平时注意个人卫生，勤晒被褥，注意室内空气流通，流行季节儿童避免去公共场所，以杜绝猩红热的暴发流行。

第三节　结核病

结核病（tuberculosis）是由结核分枝杆菌引起的慢性感染性疾病。全身各脏器均可受累，但以肺结核最常见。全球新发结核病患者中，儿童约占12%，我国0～14岁儿童结核病感染率为9.0%，且呈上升趋势。

一、概述

1. 病原学与流行病学特点　结核分枝杆菌属于分枝杆菌属，具有抗酸性，需氧菌，革兰染色阳性。共有4型：人型、牛型、鼠型和鸟型，其中人型结核分枝杆菌是人类结核病的主要病原体。抵抗力较强，在外界环境中能够长期存活并保持致病力，经日光曝晒1～2小时、紫外线照射10分钟或经湿热68℃20分钟即可将其灭活。痰液中的结核分枝杆菌须用5%苯酚或20%漂白粉经24小时才能灭活。

（1）传染源：开放性肺结核患者是主要传染源。

（2）传播途径：呼吸道为主要传播途径，吸入带结核分枝杆菌的飞沫或尘埃后即可引起感染，少数经消化道、皮肤或胎盘传播。

（3）易感人群：新生儿对结核分枝杆菌非常易感，儿童发病主要受结核分枝杆菌的毒力及数量、机体免疫力的强弱、遗传因素影响。

（4）流行特点：生活贫困、居住拥挤、营养不良等是本病高发因素。

2. 辅助检查

（1）结核菌素试验：儿童受结核分枝杆菌感染4～8周后，结核菌素试验即呈阳性反应，属于迟发型变态反应。

1）试验方法：在左前臂掌侧中下段1/3交界处，皮内注射0.1ml含5个结核菌素单位的纯蛋白衍生物（PPD），使之形成直径为6～10mm的皮丘。若患儿结核变态反应强烈，宜用1个结核菌素单位的PPD试验。

2）结果判断：48～72小时（一般以72小时为准）后观察反应结果。测定局部硬结的直径，取纵径、横径两者的平均直径来判断反应强度。硬结平均直径<5mm为阴性（－），5～9mm为弱阳性（＋），10～19mm为中度阳性（＋＋），≥20mm（儿童≥15mm）为强阳性（+++），局部除硬结外，还可见水疱、破溃、淋巴管炎及双圈反应等为极强阳性反应（++++）。

3）临床意义

阳性反应见于：①接种卡介苗后。②年长儿无明显临床表现仅呈一般阳性反应者，表示感染过结核分枝杆菌。③3岁以下尤其是1岁以下未接种过卡介苗者，呈中度阳性反应提示体内有新的结核病灶。年龄越小，活动性结核的可能性越大。④强阳性和极强阳性反应者，表明体内有活动性结核病。⑤由阴性转为阳性反应，或反应强度由原来直径<10mm增至>10mm，且增幅>6mm，表示新近有感染。

阴性反应见于：①未曾感染结核分枝杆菌。②迟发型变态反应前期（初次感染后 4 ~ 8 周内）。③假阴性反应，机体免疫功能低下或受抑制所致，如部分危重结核病、急性传染病（如麻疹、水痘、百日咳等）、体质极度衰弱（如重度营养不良、脱水、水肿等）、原发或继发免疫缺陷病、糖皮质激素或其他免疫抑制剂使用期间等。④技术误差或结核菌素失效。

（2）实验室检查：①结核分枝杆菌检查：从痰液、胃液、脑脊液、浆膜腔液中找到结核分枝杆菌是重要的确诊手段。②免疫学及分子生物学诊断：酶联免疫吸附试验（ELISA）、酶联免疫电泳技术（ELIEP）、DNA 探针、聚合酶链反应（PCR）等。③红细胞沉降率检查：多增快，反映结核病的活动性。

（3）影像学诊断：胸部 X 线检查是筛查儿童结核病的重要手段，可检出结核病灶的范围、性质、类型、活动或进展情况；胸部 CT 有利于发现隐蔽病灶。

（4）其他辅助检查：支气管镜、周围淋巴结穿刺液涂片、肺穿刺活检或胸腔镜取肺活检等。

3. 预防

（1）管理传染源：结核分枝杆菌涂片阳性患者是结核病的主要传染源，对其早期发现及合理治疗，是预防儿童结核病的根本措施。

（2）普及卡介苗接种：卡介苗接种是预防儿童结核病的有效措施。我国计划免疫要求在全国城乡普及新生儿卡介苗接种。下列情况禁止接种卡介苗：①先天性胸腺发育不全症或严重联合免疫缺陷病患者、HIV 患者。②急性传染病恢复期患者。③注射局部有湿疹或患全身性皮肤病的患者。④结核菌素试验阳性者。

（3）预防性抗结核治疗

1）目的：预防儿童活动性肺结核、肺外结核及青春期结核复燃。

2）适应证：①密切接触家庭内开放性肺结核者。②3 岁以下婴幼儿未接种卡介苗且结核菌素试验阳性者。③结核菌素试验新近由阴性转为阳性者。④结核菌素试验阳性伴结核中毒症状者。⑤结核菌素试验阳性，新患麻疹或百日咳患儿。⑥结核菌素试验持续阳性患儿需长期使用糖皮质激素或其他免疫抑制剂者。

3）方法：异烟肼（INH）每日 10mg/kg（≤300mg/d），疗程 6 ~ 9 个月；或 INH 每日 10mg/kg（≤300mg/d）联合利福平（RFP）每日 10mg/kg（≤300mg/d），疗程 3 个月。

4. 治疗

（1）一般治疗：注意营养供给，保证富含蛋白质和维生素的食物。有明显结核中毒症状及重度衰弱者应卧床休息。避免感染麻疹、百日咳等疾病。

（2）抗结核药物治疗：目的是杀灭病灶中结核分枝杆菌，防止血行播散。治疗原则：早期、适量、联合、规律、全程用药，分段治疗。

1）常用的抗结核药物：包括杀菌药物和抑菌药物。

杀菌药物：①全杀菌药物，如 INH 和 RFP。②半杀菌药，如链霉素（SM）和吡嗪酰胺（PZA）。

抑菌药物：常用的有乙胺丁醇（EMB）及乙硫异烟胺（ETH）。

2）针对耐药菌株的新型抗结核药：如 RFP 和 INH 合剂、卫非特（内含 INH、RFP 和 PZA）、利福喷汀、帕星肼（力排肺疾）等。

3）儿童抗结核药物的应用见表 18 - 2。

表 18－2　儿童抗结核药物

药物	剂量	给药途径	主要不良反应
异烟肼（INH 或 H）	10～15mg/(kg·d)（≤300mg/d）	口服或静脉滴注	肝毒性、末梢神经炎、变态反应
利福平（RFP 或 R）	10～20mg/(kg·d)（≤600mg/d）	口服	肝毒性、胃肠道反应和流感样症状
吡嗪酰胺（PZA 或 Z）	30～40mg/(kg·d)（≤750mg/d）	口服	肝毒性、胃肠道反应、高尿酸血症、关节痛、变态反应和发热
乙胺丁醇（EMB 或 E）	15～25mg/(kg·d)	口服	皮疹、视神经炎
丙硫异烟胺（PTH）	10～15mg/(kg·d)	口服	胃肠道反应、肝毒性、末梢神经炎、变态反应
阿米卡星	10～15mg/(kg·d)	肌内注射	肾毒性、第Ⅷ对脑神经损害

4）抗结核治疗方案

标准疗法：一般用于无明显自觉症状的原发型肺结核。每日服用 INH、RFP 和/或 EMB，疗程 9～12 个月。

两阶段疗法：用于活动性原发性肺结核、急性血行播散性肺结核及结核性脑膜炎。①强化治疗阶段：联用 3～4 种杀菌药物。目的是迅速杀灭敏感菌、生长繁殖活跃的细菌与代谢低下的细菌，防止或减少耐药菌株的产生，为化疗的关键阶段。在长程化疗时，此阶段一般为3～4 个月；短程疗法时，一般为 2 个月。②巩固治疗阶段：联用 2 种抗结核药物，目的是杀灭持续存在的细菌以巩固疗效，防止复发。在长程疗法时，此阶段长达 12～18 个月；短程疗法时，一般为 4 个月。

短程疗法：可选用以下几种短程（6～9 个月）化疗方案。①2HRZ/4HR（数字为月数，以下同）。②2SHRZ/4HR。③2EHRZ/4HR。若无 PZA 可将疗程延长至 9 个月。

二、原发性肺结核

原发性肺结核（primary pulmonary tuberculosis）是结核分枝杆菌初次侵入肺部后引发的原发感染，包括原发复合征和支气管淋巴结结核。前者由肺原发病灶、局部淋巴结病变和两者相连的淋巴管炎组成；后者以胸腔内肿大淋巴结为主。

（一）发病机制

1. 细胞介导的免疫反应　主要表现为淋巴细胞致敏和巨噬细胞的功能增强。巨噬细胞吞噬和消化结核分枝杆菌，并将特异性抗原传递给辅助 T 淋巴细胞（$CD4^+$T 细胞），激活的 $CD4^+$T 细胞可产生 IL-2 和 IFN-γ。IL-2 可促进其他细胞的激活；IFN-γ 可与巨噬细胞上的受体结合，促进对细胞内结核分枝杆菌的杀灭。

2. 迟发型变态反应　结核分枝杆菌侵入人体 4～8 周后，机体对结核分枝杆菌及其代谢产物可产生Ⅳ型（迟发型）变态反应。在抗原量少时，迟发型变态反应有利于清除结核分枝杆菌，但由于迟发型变态反应的直接和间接作用，可引起细胞坏死及干酪样改变，或形成空洞。

3. 原发感染与继发感染　感染结核分枝杆菌后机体可获得免疫力，90% 可终身不发病，5% 因免疫力低下当即发病，为原发性肺结核。另 5% 仅于日后机体免疫力降低时才发病，称为继发性肺结核，是成人肺结核的主要类型。

（二）护理评估

1. 健康史　评估患儿有无与开放性肺结核患者接触史，是否接种过卡介苗，评估其生活环境、居住条件、卫生习惯等，既往健康状况如何，家庭中有无肺结核患者，近期是否患有其他急性传染病，如麻疹、百日咳等。

2. 身体状况

（1）症状：轻重不一，年长儿起病缓慢，可有低热、疲乏、食欲缺乏、盗汗等结核中毒症状。婴幼儿及症状较重者可急性起病，体温达 39～40℃，但一般情况尚好，与发热程度不相称，持续 2～3 周后转为低热，伴结核中毒症状，最常见的症状为干咳和轻度呼吸困难。婴儿可表现为体重不增或生长发育障碍。部分病例可出现疱疹性结膜炎、皮肤结节性红斑和/或多发性、一过性关节炎等。当胸内淋巴结高度肿大时可产生压迫症状，如喘鸣、声嘶、胸部静脉怒张、百日咳样的痉挛性咳嗽等。

（2）体征：周围淋巴结有不同程度肿大，婴儿可伴肝大。肺部体征不明显，与肺内病变表现不一致。

3. 辅助检查

（1）胸部 X 线检查：局部炎性淋巴结相对较大，而肺部感染灶相对较小是原发性肺结核的特征。胸部 X 线片上呈现典型哑铃状双极影已较少见，支气管淋巴结结核最为常见，包括炎症型和结节型。

（2）结核菌素试验：呈强阳性或由阴性转为阳性。

（3）CT 扫描：有助于诊断疑诊肺结核但胸部 X 线片正常病例。

（4）支气管镜检查：结核病变蔓延至支气管内造成支气管结核时可见异常。

4. 治疗要点

（1）无明显症状的原发性肺结核：选用标准疗法，即每日服用 INH、RFP 和/或 EMB，疗程 9～12 个月。

（2）活动性原发性肺结核：可采用两阶段疗法或直接监督下短程化疗。

（三）主要护理诊断

1. 营养失调，低于机体需要量　与食欲缺乏、疾病消耗过多有关。

2. 活动无耐力　与结核分枝杆菌感染有关。

3. 体温过高　与结核分枝杆菌感染有关。

4. 有感染传播的危险　与排出结核分枝杆菌有关。

5. 知识缺乏　家长及患儿缺乏隔离、服药等相关知识。

6. 潜在的并发症　抗结核药物的不良反应等。

（四）护理措施

1. 一般护理

（1）环境和休息：结核病活动期应采取呼吸道隔离。保持室内空气流通，光线充足。症状明显者应卧床休息；恢复期可适当进行户外活动，避免疲劳，保证充足睡眠。

（2）饮食护理：给予高热量、高蛋白、高维生素、富含钙质的饮食，如牛奶、鸡蛋、瘦肉、鱼、豆制品、新鲜水果和蔬菜等。根据患儿的喜好制作食物，以增进食欲。

2. 对症护理

（1）及早发现，给予抗结核药物治疗和护理。

（2）加强患儿个人卫生，嘱年长儿不要随地吐痰，对其呼吸道分泌物、痰盂、餐具、便器等进行消毒处理，避免与麻疹、百日咳等急性传染病患儿接触。

3. 病情观察　监测体温变化；观察患儿咳嗽、咳痰情况，注意痰液的性状、颜色及量；有呼吸困难者，及时给氧；监测体重，判断患儿营养状况；观察有无并发症发生，如自发性气胸、咯血等，一旦发生及时配合医生处理。

4. 用药护理　观察药物的疗效和不良反应，对咳嗽、咳痰患儿，慎用强镇咳药。多数抗结核药物对肝、肾有损害作用，注意患儿食欲变化，有无恶心、巩膜黄染表现，定期检查尿常规、肝功能。应用链霉素注意观察有无听神经损害。

5. 健康教育　向家长和患儿介绍本病的病因、传播途径及消毒隔离措施。培养良好的生活习惯，严禁随地吐痰。指导家长对居室、患儿用具进行消毒处理。告知家长早期发现及合理治疗结核分枝杆菌涂片阳性患儿是预防儿童结核病的根本措施，坚持全程规律服药，密切观察药物的疗效及不良反应，发现不良反应及时就诊。

三、结核性脑膜炎

结核性脑膜炎（tuberculous meningitis），是儿童结核病中最严重的类型。常在结核原发感染后 1 年内发生，尤其在初染结核 3 ~ 6 个月最易发生。多见于 3 岁以内婴幼儿，是儿童结核病致死的主要原因。

（一）发病机制

发病机制因患儿年龄与免疫状态的不同而有所差异。本病的发生与婴幼儿中枢神经发育不成熟、血 – 脑脊液屏障功能不完善、免疫功能低下等因素相关。还可能与机体初次感染结核形成菌血症时，结核分枝杆菌种植于脑膜，感染灶突破至蛛网膜下隙引起炎症反应有关。本病常为全身性粟粒性结核病的一部分，经血行播散所致。

（二）护理评估

1. 健康史　评估患儿有无与开放性结核病患者密切接触史，是否曾接种卡介苗，有无结核病史，是否进行正规治疗，近期是否患过其他急性传染病，如麻疹、百日咳等。有无早期性格改变、呕吐、消瘦等症状。

2. 身体状况　典型结核性脑膜炎起病多缓慢，病程大致可分为以下 3 期。

（1）早期（前驱期）：1 ~ 2 周，主要表现为性格改变，如少言、懒动、易倦、烦躁、易怒等。可有发热、全身不适、头痛、食欲缺乏等非特异性症状。年长儿可诉头痛，但多症状轻微或呈非持续性，婴儿则表现为蹙眉皱额或凝视、嗜睡、发育迟滞等。

（2）中期（脑膜刺激期）：1 ~ 2 周，因颅内压增高导致剧烈头痛、喷射性呕吐、嗜睡或烦躁不安、惊厥等，出现明显脑膜刺激征。小婴儿则表现为前囟隆起、颅骨缝裂开，可出现脑神经障碍，最常见为面神经麻痹，其次为动眼神经和展神经麻痹。部分患儿出现脑炎体征。

（3）晚期（昏迷期）：1 ~ 3 周，上述症状逐渐加重，由意识模糊、半昏迷进入昏迷，阵挛性或强直性惊厥频繁发作。患儿极度消瘦，呈舟状腹，常出现水、电解质代谢紊乱。重者因颅内压急剧增高导致脑疝而死亡。

3. 辅助检查

（1）脑脊液检查：对本病的诊断极为重要，主要表现为脑脊液压力增高，呈无色透明或毛玻璃样。静置12～24小时后，取脑脊液中蜘蛛网状薄膜涂片作抗酸染色，结核分枝杆菌检出率高。白细胞多为（50～500）$\times10^6$/L，蛋白量增高。糖和氯化物均降低是结核性脑膜炎典型改变。脑脊液（5～10ml）沉淀物涂片抗酸染色镜检阳性率可达30%。

（2）结核分枝杆菌抗原检测：ELISA法是敏感、快速诊断结脑的辅助方法。

（3）其他检查：抗结核抗体测定、结核菌素试验、脑脊液结核分枝杆菌培养、胸部X线检查等。

4. 治疗要点 以抗结核治疗和降低颅内压为主。

（1）抗结核治疗

1）强化治疗阶段：联合使用INH、RFP、PZA及SM，疗程3～4个月。其中INH 15～25mg/(kg·d)(＜300mg/d)，RFP 10～15mg/(kg·d)(＜450mg/d)，PZA 20～30mg/(kg·d)(＜750mg/d)，SM 15～20mg/(kg·d)(＜750mg/d)。开始治疗1～2周内将INH全日量的一半加入10%葡萄糖中静脉滴注，余量口服，待病情好转后改为全日量口服。

2）巩固治疗阶段：继续应用INH、RFP或EMB。使用RFP或EMB 9～12个月。抗结核用药总疗程不少于12个月，或待脑脊液恢复正常后继续治疗6个月。

（2）降低颅内压

1）脱水药：常用20%甘露醇，一般每次剂量0.5～1.0g/kg，30分钟内快速静脉滴注，4～6小时一次。脑疝时可加大剂量至每次2g/kg，2～3日后逐渐减量，7～10日后停用。

2）利尿剂药：一般于停用甘露醇前1～2天加用乙酰唑胺，每日20～40mg/kg(＜0.75g/d)。根据颅内压情况，服用1～3个月或更长，可采用日服或间歇服（如服4日，停3日）。

3）其他：糖皮质激素可降低颅内压，减轻脑膜刺激症状，防止脑积水，早期使用效果好。一般使用泼尼松，每日1～2mg/kg（＜45mg/d），1个月后逐渐减量，疗程8～12周。对惊厥者可进行止惊治疗，积极纠正水、电解质紊乱等。

（三）主要护理诊断

1. 潜在并发症 颅内压增高，水、电解质紊乱等。

2. 营养失调，低于机体需要量 与摄入不足、消耗过多有关。

3. 有皮肤完整性受损的危险 与长期卧床、排泄物刺激有关。

4. 知识缺乏 家长缺乏疾病治疗配合相关知识。

5. 焦虑 与病情重、病程长、预后差有关。

（四）护理措施

1. 一般护理

（1）环境和休息：保持室内空气流通，肺部有结核病灶患儿采取呼吸道隔离。保持室内安静，避免不必要的刺激，治疗、护理操作尽量集中完成。保证休息时间，恢复期可适当室内外活动，避免疲劳。

（2）饮食护理：评估患儿进食及营养状况，给予高热量、高蛋白、高维生素的营养丰富且易消化食物，少食多餐。清醒患儿采取舒适体位并协助进食；昏迷、不能吞咽者，采用鼻饲和静脉补液，鼻饲时压力不宜过大，以免呕吐。

（3）皮肤护理：维持皮肤、黏膜完整性，及时清除呕吐物和大小便，保持皮肤清洁干燥，床铺整洁。昏迷和瘫痪患儿，每2小时翻身、拍背一次，骨隆突处可垫气圈或海绵垫。昏迷不能闭眼患儿，可涂眼膏、用纱布覆盖，保护角膜。每日口腔护理2～3次。

2. 病情观察　密切观察患儿生命体征、神志、瞳孔大小及对光反射、尿量等变化，注意有无水、电解质紊乱的发生。早期观察有无颅内压增高的表现，如年长儿出现剧烈头痛、喷射性呕吐、烦躁不安、惊厥等，小婴儿出现前囟隆起、颅骨缝裂开等症状，及时通知医生。

3. 对症护理　惊厥发作时，应在上、下牙之间安置牙垫，防舌咬伤；放置床档，移开患儿周围易致受伤的物品，避免受伤或坠床；保持呼吸道通畅，给予吸氧，必要时吸痰或行人工辅助呼吸。配合医生行腰穿术、侧脑室引流术，做好术后护理，患儿腰穿术后取去枕平卧位4～6小时。

4. 用药护理　遵医嘱给予脱水药、利尿药、肾上腺皮质激素、抗结核药物等，注意观察药物的疗效和不良反应。

5. 心理护理　加强与患儿及家长沟通，了解其心理需求，关心体贴患儿及家长，给予耐心解释和心理上的支持，及时解除患儿及家长的焦虑，保持情绪稳定。

6. 健康教育　强调出院后坚持服药、定期到医院复查的重要性。指导患儿及家长严格遵医嘱用药，如何观察病情变化及药物不良反应。介绍结核病复发多发生于停药后2～3年，危险因素有营养不良、使用免疫抑制剂等。患儿避免与开放性结核患者接触，积极预防和治疗各种急性传染病。对留有后遗症者，指导家长对患儿瘫痪肢体进行功能锻炼，对失语和智力障碍者进行语言训练等。

第四节　寄生虫病

寄生虫病（parasitic disease）是儿童时期常见的感染性疾病，影响儿童的健康和生长发育，甚至致残或致命，同时是全球重要的公共卫生问题。随着国家对寄生虫病防治工作的重视及各项防治工作的开展，我国寄生虫病的防治工作取得了显著进展。

一、蛔虫病

（一）概述

蛔虫寄生于人体小肠，儿童常由于食入感染期虫卵而致病。蛔虫病（ascariasis）是儿童时期最常见的寄生虫病之一。轻者多无明显症状，但异位寄生可导致胆道蛔虫症、肠梗阻、肠穿孔等严重并发症。

1. 病因　似蚓蛔线虫，简称蛔虫，是寄生在人体肠道内最大的线虫，形似蚯蚓，雌雄异体。成虫寄生于人体小肠，雌虫每天可产卵24万个，蛔虫卵随粪便排出体外，在适宜环境下5～10天发育成熟而具有感染性。虫卵可在泥土中生存数月至1年，甚至更长。蛔虫产卵量大、无须中间宿主，且对外界理化因素抵抗力强，是导致蛔虫易于传播的主要因素。

2. 发病机制　蛔虫病患者是主要的传染源，食（饮）入有感染性虫卵的食物、水或用污染的手取食是主要的传染途径，虫卵也可经飞扬的尘土吸入。人群普遍易感，全国第三次寄生虫病调查显示，我国人群蛔虫感染率为1.36%，农村高于城市，儿童高于成人。

（二）护理评估

1. 健康史 了解患儿有无饭前便后不洗手，生吃未洗净的瓜果、蔬菜或饮用生水等行为史；有无间歇性脐周疼痛或上腹部绞痛，有无恶心、呕吐、腹胀、食欲缺乏或多食易饥、消瘦、异嗜症，有无惊厥、夜惊、磨牙等症状；有无呕吐蛔虫或排蛔虫史；既往是否进行过驱虫治疗。

2. 身体状况

（1）幼虫移行所致症状：蛔虫移行至肺可引起蛔幼性肺炎或蛔虫性嗜酸性粒细胞性肺炎（Loffler综合征），临床表现为咳嗽、发热、胸闷、咳血丝痰或哮喘样症状，持续1～2周。幼虫移行到其他器官如脑、肝、脾、肾、甲状腺和眼等引起相应的症状，如惊厥、肝大、视网膜炎及尿的改变等。

（2）成虫所致症状：成虫寄生于肠道，蛔虫病症状轻重与蛔虫数量、寄生部位有关。轻者可无症状，大量蛔虫感染可引起食欲缺乏或多食易饥、异嗜症等。儿童多见一过性腹痛，位于脐周，不剧烈，喜按揉；部分患儿可出现烦躁易惊、磨牙等；蛔虫的异种蛋白可引起荨麻疹、哮喘等过敏症状。大量蛔虫寄生可导致营养不良、贫血，甚至生长发育迟缓。

（3）并发症

1）胆道蛔虫症：最为常见。典型表现为阵发性右上腹剧烈绞痛（剑突偏右侧），屈体弯腰、哭叫打滚，常伴恶心、呕吐，可吐出胆汁或蛔虫。腹部体征不明显或仅表现为右上腹压痛。合并胆道感染，可出现发热、黄疸、外周血白细胞计数增多。部分患儿可并发肝脓肿、胆道大出血、胆结石、胆囊破裂、胆汁性腹膜炎、急性出血性坏死性胰腺炎等。

2）蛔虫性肠梗阻：常见于10岁以下儿童，尤以2岁以下儿童最为多见。蛔虫扭结成团，造成部分或完全性肠梗阻，多见于回肠下段。起病急骤，表现为脐周或右下腹阵发性绞痛、呕吐、腹胀、肠鸣音亢进、可见肠型和蠕动波，腹部可扪及质软、无痛、形状部位可变的蛔虫包块。

3）肠穿孔及腹膜炎：突发全腹剧烈绞痛，伴恶心、呕吐、进行性腹胀，腹膜刺激征阳性。

3. 心理－社会状况 评估患儿家庭的居住环境，饮食、卫生习惯等，对疾病的认知程度、防治态度，以及是否积极配合治疗和护理，有无紧张、焦虑等心理状况。

4. 辅助检查

（1）粪便检查：粪便检出蛔虫卵即可确诊，常用方法有直接涂片法、改良加藤厚涂片法、饱和盐水漂浮法和淘洗法。

（2）痰、支气管和肺泡灌洗液或呕吐物检查：检出蛔虫虫体可以确诊。

（3）血常规：嗜酸性粒细胞增高有助于诊断。

（4）胸部或腹部X线检查：蛔幼性肺炎或蛔虫性嗜酸性粒细胞性肺炎胸部X线片可见肺部点状、片状或絮状阴影；蛔虫性肠梗阻腹部X线片可见肠充气和液平面，肠穿孔可见膈下游离气体。

（三）治疗要点

驱虫治疗基础上积极防治各种并发症。

1. 驱虫治疗　首选甲苯咪唑，其他驱虫药还包括枸橼酸哌嗪、左旋咪唑、阿苯达唑等。

2. 并发症治疗

（1）胆道蛔虫症：解痉镇痛、驱虫、控制感染，必要时手术治疗。

（2）蛔虫性肠梗阻：不完全性肠梗阻予以禁食，胃肠减压，纠正水、电解质、酸碱平衡紊乱，解痉镇痛等处理，腹痛缓解后行驱虫治疗；完全性肠梗阻手术治疗。

（3）肠穿孔及腹膜炎：一旦确诊，及早手术治疗。

（四）主要护理诊断

1. 疼痛　与蛔虫寄生于体内引起各器官病变有关。

2. 营养失调，低于机体需要量　与蛔虫吸收肠腔内食物并妨碍儿童的消化和吸收有关。

3. 潜在并发症　胆道蛔虫症、蛔虫性肠梗阻、肠穿孔及腹膜炎。

4. 知识缺乏　与患儿及家长缺乏蛔虫病的相关防治知识有关。

（五）护理措施

1. 缓解疼痛　密切观察腹痛部位、程度、性质、发作与持续时间、伴随症状，有无压痛、反跳痛、肌紧张等。明确腹痛原因，对因处理，如一过性脐周隐痛，可给予局部按揉，按医嘱使用解痉镇痛药和驱虫药；并发完全性肠梗阻、肠穿孔及腹膜炎应及时手术治疗。

2. 改善营养状况　①评估患儿营养状况及饮食卫生习惯，给予营养丰富且易消化的饮食，不食不清洁的瓜果蔬菜、不喝生水，同时注重调理脾胃、补养气血。②必要时遵医嘱给予静脉补液，纠正水、电解质和酸碱平衡紊乱。

3. 并发症的护理　密切观察与评估患儿病情及症状变化，积极防治各种并发症。如患儿突发阵发性右上腹剧烈绞痛，伴恶心、呕吐，应警惕胆道蛔虫症的发生，给予解痉镇痛、驱虫治疗，必要时手术治疗；如患儿出现脐周或右下腹阵发性绞痛、呕吐、腹胀伴肠鸣音亢进，考虑是否为肠梗阻，按医嘱给予禁食，胃肠减压、解痉镇痛、补液治疗，必要时手术；如患儿出现肠穿孔及腹膜炎表现，应立即通知医生并做好手术准备。

4. 用药护理　按医嘱给予驱虫药，指导患儿及家属正确、规范用药，观察用药反应、疗效及药物不良反应如恶心、呕吐、腹痛、皮疹等。肝肾功能不良者禁用或慎用枸橼酸哌嗪和左旋咪唑，<2 岁患儿慎用阿苯达唑。

5. 心理护理　加强与患儿及家长的沟通，用通俗的语言讲解疾病的预防、治疗与预后，缓解患儿及家长的紧张和焦虑，关心、体贴患儿。

6. 健康教育

（1）向患儿及家长讲解疾病防治知识，指导患儿养成良好的饮食和卫生习惯，不随地大小便、饭前便后洗手、勤剪指甲、不吮手指，不食不清洁的瓜果蔬菜、不喝生水等。

（2）指导家长做好粪便管理，粪便无害化处理是预防蛔虫病的最有效措施。

（3）指导患儿定期随访。为预防重复感染，首次服药隔 3～6 个月应再次给药。

二、蛲虫病

（一）概述

蛲虫又称蠕行住肠线虫。蛲虫病（enterobiasis）是由蛲虫寄生于人体小肠末端、盲肠和结肠所引起的一种寄生虫病，临床以夜间肛门附近和会阴部瘙痒为主要特征，多见于幼儿期儿童。

1. 病因 蛲虫成虫细小，乳白色线头状，雌雄异体，寄生于人体盲肠、结肠及回肠下端。夜间宿主熟睡后，肛门括约肌松弛，雌虫沿结肠下行，移行至肛门外产卵，大多数排卵后死亡，少数雌虫再进入肛门、阴道、尿道等处引起感染。虫卵在肛周约 6 小时发育为感染期虫卵，在室内一般可存活 3 周。

2. 发病机制 蛲虫患者是唯一的传染源。传播途径如下。①直接传播：患儿搔抓肛门附近皮肤后，虫卵污染手指再经口食入而发生自体感染。②间接感染：被虫卵污染的衣裤、被褥、玩具、食物等经口食入或空气吸入而感染。人群普遍易感，2015 年全国人体重点寄生虫病现状调查显示，我国 3 ~6 岁儿童蛲虫感染率为 3.43%。发病率农村高于城市，儿童高于成人，易在集体儿童机构流行。

（二）护理评估

1. 健康史 评估患儿有无夜寐不安、夜间突发惊哭或主诉肛周瘙痒；询问家长夜间患儿熟睡后是否在患儿肛周皮肤皱褶部位发现乳白色线头样小虫爬动；询问同班级或家庭中有无类似症状患儿；是否进行驱虫治疗。

2. 身体状况 最常见的症状是雌虫在肛门周围移行、产卵、刺激局部皮肤，引起肛周和会阴皮肤强烈瘙痒，尤以夜间为甚，致睡眠不安、失眠、夜惊、注意力不集中等，局部皮肤可发生皮炎和继发感染；蛲虫寄生于肠内可引起胃肠激惹症状，如恶心、呕吐、腹痛、腹泻、食欲缺乏等；若侵入邻近器官还可引起阑尾炎、阴道炎、盆腔炎、腹膜炎等。

3. 心理 – 社会状况 评估患儿家庭的居住环境、卫生习惯，对疾病的认知程度，患儿有无睡眠不安或因睡眠不足而导致烦躁、注意力不集中、焦虑等情况。

4. 辅助检查 患儿肛周查到乳白色线头样小虫或虫卵。

（三）治疗要点

1. 驱虫治疗 驱虫药物首选甲苯达唑，剂量 100mg/d，连服 3 天；其次是恩波吡维胺，5mg/kg，睡前 1 次顿服，2 ~3 周后重复治疗 1 次，口服恩波吡维胺可使粪便染成红色。其他驱虫药还包括噻嘧啶、伊维菌素等。

2. 局部用药 每晚睡前温水清洗会阴和肛周，局部涂抹蛲虫软膏杀虫止痒，或噻嘧啶栓剂塞肛，疗程 3 ~5 天。

（四）主要护理诊断

1. 有皮肤完整性受损的危险 与蛲虫刺激局部皮肤引起肛周和会阴部瘙痒有关。

2. 知识缺乏 与患儿及家长缺乏蛲虫病的相关防治知识有关。

（五）护理措施

1. 减轻或消除肛周和会阴部皮肤瘙痒 观察肛周或会阴部瘙痒情况，有无抓痕及皮肤感染；便后或睡前温水清洗会阴和肛周，涂抹蛲虫软膏杀虫止痒或噻嘧啶栓剂塞肛；按医嘱口服驱虫药，观察疗效和不良反应。

2. 健康教育

（1）指导家长进行病情观察和正确留取标本，嘱家长夜间在患儿熟睡 1 ~3 小时后观察患儿肛周皮肤皱褶部位有无乳白色线头样小虫爬动，用透明胶纸或蘸取生理盐水的棉棒获取虫卵送检，明确诊断。

（2）指导患儿定期随访。蛲虫易于再感染和复发，首次服药 2～3 周后应重复治疗 1 次。

（3）向患儿及家长讲解疾病防治知识，指导患儿养成良好的卫生习惯，饭前便后洗手、勤剪指甲、不吮手指；尽早穿满裆裤，玩具、用物、被褥等应经常清洗和消毒；患儿内衣裤应煮沸消毒、阳光暴晒，以彻底杀灭虫卵。

知识拓展

屠呦呦与青蒿素

屠呦呦，女，中国中医科学院中药研究所优秀共产党员杰出代表。40 多年来，她和她的团队致力于严重危害人类健康的世界性流行疾病——疟疾的防治研究。她和团队攻坚克难，从创新研制出新型抗疟药——青蒿素和双氢青蒿素，至此以青蒿素类药物为基础的联合疗法成为世界卫生组织推介的最佳疟疾治疗方法，挽救了全球特别是发展中国家数百万人的生命。2015 年，屠呦呦因其在青蒿素研究和应用方面的卓越贡献获得了诺贝尔生理学或医学奖，是中国本土第一位获此殊荣的科学家，也是中医药成果获得的最高奖项。从屠呦呦身上我们看到了中国科学家们以人类健康为己任，坚韧不拔、勇于探索创新的精神，同时启发我们积极探索和发掘中国传统中医药和现代科学技术的创新结合，体现民族自信和文化自信。

本章小结

思考题

1. 水痘患儿的病情观察要点。
2. 简述结核菌素试验阳性反应的临床意义。
3. 试述蛲虫病患儿及家长健康教育的主要内容。

更多练习

（崔　洁　鲁俊华　陆旭亚）

第十九章　危重症患儿的护理

教学课件

学习目标

1. 素质目标

（1）能够在无人监督的情况下坚守护理准则，理解患儿的痛苦与需求，展现出对患儿无私的关爱和珍视生命的职业精神。

（2）能够积极参与危重患儿的抢救护理工作，在工作中，展现严谨求实的工作态度，严格按照操作规程和医嘱进行护理操作，确保患儿的安全和护理效果。

（3）关心患儿的身心状况，通过温柔的语言、细致的护理和及时的沟通，为患儿提供照护和支持，帮助其度过生命中艰难的时刻。

2. 知识目标

（1）掌握：惊厥、脓毒症休克、急性颅内压增高、急性呼吸衰竭、充血性心力衰竭、急性肾衰竭、心搏呼吸骤停的概念及护理措施。

（2）熟悉：惊厥、脓毒症休克、急性颅内压增高、急性呼吸衰竭、充血性心力衰竭、急性肾衰竭及心搏呼吸骤停的临床表现，治疗要点，以及辅助检查。

（3）了解：惊厥、脓毒症休克、急性颅内压增高、急性呼吸衰竭、充血性心力衰竭、急性肾衰竭及心搏呼吸骤停的病因及发病机制。

3. 能力目标

（1）能对惊厥、脓毒症休克、急性颅内压增高、急性呼吸衰竭、充血性心力衰竭、急性肾衰竭的临床案例进行分析，提出护理问题和制定护理措施。

（2）能运用心肺复苏技术对心搏呼吸骤停患儿进行心肺复苏。

案例

【案例导入】

患儿，男，2岁，因“间断咳嗽3天，发热1天伴抽搐1次”入院。患儿入院前3天出现流涕、轻咳，家长给其自服“小儿感冒颗粒”流涕减少，咳嗽略有加重，入院前1天出现发热，最高体温39.3℃，入院前4小时惊厥一次，表现为意识丧失，呼之不应，双眼上翻，牙关紧闭，颜面口唇发绀，四肢强直，持续约2分钟缓解，缓解后入睡。据患儿家长描述患儿有热性惊厥病史。

入院检查：T 38.2℃，P 120 次/分，R 30 次/分，BP 88/55mmHg。神志清，精神稍弱。双肺呼吸音粗，未闻及干、湿啰音。

辅助检查：血常规示白细胞 $10.52\times10^9/L$，血红蛋白 122g/L，C 反应蛋白 7.6mg/L；脑脊液示氯化物 123mmol/L，蛋白 0.535mg/L，白细胞 $11.0\times10^6/L$，无色透明；脑电图示异常幼儿脑电图；头颅 MRI 示双侧大脑半球皮质肿胀伴双侧基底节区及丘脑异常信号伴细胞水肿。

诊断：颅内感染，病毒性脑炎。

【请思考】

1. 该患儿有哪些主要护理诊断并说明诊断依据。
2. 护理措施有哪些？

【案例分析】

第一节 惊　厥

惊厥（convulsion）是小儿常见的急症，是由于多种原因使脑神经功能紊乱导致大脑皮质神经元的过度同步放电引起的全身或局部肌肉不自主收缩，常伴有意识障碍。

（一）概述

1. 病因

（1）感染性病因：①颅内感染，如各种细菌、病毒、寄生虫、真菌等引起的脑膜炎、脑炎及脑脓肿。②颅外感染，各种感染造成的热性惊厥、中毒性脑病、破伤风、瑞氏综合征等，以热性惊厥最常见。

（2）非感染性病因：①颅内疾病，如新生儿窒息、缺氧缺血性脑病、癫痫、颅脑畸形、颅内占位性病变、神经遗传病、自身免疫性脑病等。②颅外（全身性）疾病，如代谢性疾病（水、电解质紊乱，肝、肾衰竭）、中毒等。

2. 发病机制 儿童大脑皮质发育不完善，表现为兴奋性活动为主，分析鉴别及抑制功能较差；神经纤维轴突髓鞘未完全形成，绝缘和保护作用差，较弱刺激即能在大脑皮质形成强烈兴奋灶，使神经细胞突然异常放电并迅速扩散引发惊厥。

（二）护理评估

1. 健康史 了解患儿既往病史，是否有长期服用药物史，是否有过敏史、家族史等；了解患儿生长发育情况，判断生长发育指标是否正常。

2. 身体状况 患儿可表现为突然意识丧失或跌倒，四肢呈强直性或阵挛性抽动，常伴有不同程度的意识改变。发作数秒或持续十几分钟后惊厥停止，进入昏睡状态。新生儿惊厥发作不典型，表现为口角抽动，双眼凝视、斜视，眨眼，吸吮、吞咽动作。

3. 心理－社会状况 需评估患儿及其家属是否因疾病存在焦虑、恐惧、抑郁等心理问题；评估患儿家庭的支持情况，以及和医疗团队沟通情况是否顺利等。

4. 辅助检查

（1）实验室检查：血、尿、大便常规，血生化、肝功能、肾功能、脑脊液检查（常规、生化及病原学检查）。

（2）其他检查

1）脑电图：可用于癫痫和颅内病灶的诊断。

2）头颅影像学检查：对颅内占位性病变、颅脑畸形、脑室出血等均有较高诊断价值。

3）脑超声检查：适用于前囟未闭的婴儿的颅内病变检测。

（三）治疗要点

控制惊厥发作，保持呼吸道通畅、防止窒息。治疗惊厥病因，预防惊厥复发。

1. 镇静止惊

（1）苯二氮䓬类：控制惊厥的首选药。常用地西泮及咪达唑仑。地西泮 0.3～0.5mg/kg 缓慢静脉推注，推注速度 1～2mg/min。必要时 5～10 分钟后可重复应用。过量可致呼吸抑制、血压降低。

（2）苯巴比妥钠：本药肌内注射吸收较慢，不适用于急救。该药常用于新生儿惊厥的初始治疗。

（3）10% 水合氯醛：每次 0.5ml/kg（50mg/kg），稀释至 3% 灌肠。

2. 对症治疗 高热者遵医嘱给予药物及物理降温；纠正水、电解质代谢紊乱，如存在颅内压增高可予以 20% 甘露醇等降低颅压；必要时予循环与呼吸支持（纠正低血压、心律失常，适时机械通气等）。

3. 病因治疗 针对惊厥的不同病因采取相应治疗措施。

（四）主要护理诊断

1. 有误吸的危险 与意识障碍、咳嗽反射减弱有关。

2. 有受伤的危险 与意识障碍、惊厥导致不能自主控制有关。

3. 焦虑/恐惧 与无法应对惊厥发作有关。

（五）护理措施

1. 气道管理 惊厥发作时，应保持呼吸道通畅、防止窒息。使患儿平卧，头偏向一侧，解开衣领，及时清除呼吸道分泌物及呕吐物。必要时给予氧气吸入。若惊厥停止后自主呼吸未恢复，应实施人工呼吸。备好吸引器、气管插管等急救用物。

2. 预防受伤 就地抢救，专人守护，防止受伤。不可移动患儿或强力按压及约束肢体，不可将物品塞入患儿口中或强力撬开紧闭的牙关，可用牙垫防止咬伤。惊厥发作未超过 5 分钟可任其自行停止。对惊厥持续不止者，要准备好气管插管用物以备抢救中枢性呼吸衰竭。注意观察生命体征、意识、行为、瞳孔、面色、惊厥发作类型及持续时间等。

3. 环境 惊厥患儿应置单间，室内温湿度适宜，空气流通，避免诱发惊厥的因素，如闪烁的灯光、睡眠不足、活动过度等。医护人员在开关门窗时应注意动作轻缓，保持环境安静，尽量减少不良刺激。

4. 心理护理及健康指导　患儿惊厥发作时允许家长陪伴。向家长讲解患儿疾病的病因、过程、预后等知识，以减少家长对患儿疾病的恐惧心理并取得家长对治疗和护理的配合。指导患儿家长惊厥发作的急救处理（如体位、安全、保持气道通畅等），对引起惊厥的原发病要坚持预防为主，及时治疗，加强家庭护理的原则。

知识拓展

热性惊厥

热性惊厥（febrile seizure）是婴幼儿时期最常见的惊厥性疾病，总体患病率为2%～5%，儿童期患病率3%～4%。热性惊厥是指发生在出生后3个月至5岁，发热初期或体温快速上升期出现的惊厥，排除了中枢神经系统感染，以及引发惊厥的任何其他急性病因，既往也没有热性惊厥史。国际抗癫痫联盟的最新分类已经将热性惊厥不再列为癫痫的一种类型。

第二节　脓毒症休克

脓毒症休克（septic shock）是脓毒症诱导的组织低灌注和心血管功能障碍。主要为分布异常性休克，在儿童常同时伴低血容量性休克。脓毒症休克常发生在严重感染的基础上，由致病微生物及其产物引起急性循环障碍、有效循环血容量减少、组织血流灌注不足而致的复杂综合征。

（一）概述

1. 病因　多种病原微生物的感染均可伴发脓毒症休克，临床上以细菌感染所致较多，其中尤以革兰阴性菌所致者最多见。常见病原菌为痢疾杆菌、脑膜炎球菌、铜绿假单胞菌、大肠埃希菌、克雷伯菌及变形杆菌等。因革兰阴性菌能分泌内毒素，极易引起内毒素休克。严重革兰阳性菌感染亦能引起脓毒症休克。另外，在有全身免疫功能缺陷时，如患有慢性病、白血病、淋巴瘤等，器官移植，长期应用免疫抑制剂、抗癌药物、放射治疗和放置静脉导管、导尿管等，极易诱发革兰阴性菌感染而导致脓毒症休克。

2. 发病机制

（1）免疫炎症反应失控：是脓毒症休克的始动机制。全身或局部感染时，病原体刺激血管内皮细胞、中性粒细胞、单核-巨噬细胞等产生多种促炎和抗炎介质，由于促炎/抗炎平衡失调，产生SIRS或代偿性抗炎反应综合征。

（2）分子生物学研究：在病原体刺激下细胞因子和炎症介质调节紊乱，细胞能量代谢障碍、功能障碍，甚至结构破坏，细胞凋亡、损伤。休克细胞（shock cell）是器官功能障碍的基础。

（3）神经体液、内分泌机制和其他体液介质。

（二）护理评估

1. 健康史 参见本章第一节。

2. 身体状况 脓毒症休克的临床分期如下。

（1）休克代偿期：以组织低灌注为主要表现。患儿神志尚清，但烦躁焦虑、面色和皮肤苍白、口唇和甲床轻度发绀、肢端湿冷；外周动脉搏动细弱、呼吸、心率代偿性增快，血压正常或略低。

（2）休克失代偿期：代偿期灌注不足表现加重伴血压下降。患儿烦躁或意识不清、面色青灰、四肢厥冷，唇、指（趾）端明显发绀，皮肤毛细血管再充盈时间 >3 秒，心音低钝，血压下降。休克早期患儿可出现烦躁不安或萎靡、表情淡漠，晚期意识模糊，甚至昏迷、惊厥。

（3）休克不可逆期：患儿表现为血压明显下降、心音极度低钝，常合并肺水肿或ARDS、DIC、肾衰竭、脑水肿和胃肠功能衰竭等多脏器功能衰竭。

3. 心理－社会状况 参见本章第一节。

4. 辅助检查

（1）外周血常规：白细胞计数大多增多，中性粒细胞增多伴核左移现象。

（2）病原学检查：在抗菌药物治疗前常规进行血液或其他体液、渗出液、脓液培养（包括厌氧菌培养）。分离得到致病菌后进行药物敏感试验。

（3）其他：尿常规、肾功能检查、血液生化及血气分析、心电图和 X 线检查等。

（三）治疗要点

1. 初期复苏 早期识别、及时诊断、及早治疗是改善预后、降低病死率的关键。第一个 6 小时内达到：局部组织微循环正常，血压正常，脉搏正常且外周和中央搏动无差异，肢端温暖，尿量达 1ml/(kg·h)，意识状态正常。

2. 呼吸及循环支持 采用 ABC 治疗法则，即开放气道（A）、提供氧气（B）、改善循环（C）。

（1）呼吸支持：确保气道通畅，给予供氧治疗。

（2）循环支持：应用正性肌力药增强心肌收缩力，或应用血管舒缩药物调节适宜的心脏压力负荷。液体治疗：①液体复苏：需迅速建立 2 条静脉通路，第一小时快速输液，首剂首选等渗液（常用0.9%氯化钠）20ml/kg，5～10 分钟静脉输注。若循环无明显改善，再予第 2 剂、第 3 剂，可按 10～20ml/kg，总量最多可达 40～60ml/kg。接近成人体重的患儿液体复苏量为每次等渗液 500～1000ml 于 30 分钟内输入。②继续和维持输液。由于血液重新分配及毛细血管渗漏等，感染性休克的液体丢失和持续低血容量可能持续数日，因此要继续补液和维持补液。可用 1/2～2/3 张液体，根据血电解质测定结果进行调整，6～8 小时内输液速度为 5～10ml/(kg·h)。维持输液用 1/3 张液体。24 小时内输液速度为 2～4ml/(kg·h)，24 小时后根据情况进行调整。

3. 血管活性药物 经液体复苏休克难以纠正，仍有低血压或明显灌注不良等表现时可使用血管活性药物，如多巴胺、肾上腺素、去甲肾上腺素、硝普钠、阿托品、酚妥拉明等。

4. 控制感染和清除病灶 诊断脓毒症休克后的 1 小时内应静脉使用有效抗微生物制剂，尽早实行经验性抗微生物治疗，同时注意保护肾脏功能。尽可能在应用抗生素前获取血培养或其他感染源培养。尽快确定和去除感染灶，如采取清创术、引流、冲洗、修补、去除感染装置等措施。

5. 控制血糖 脓毒症休克可诱发应激性高血糖，如连续2次血糖超过10mmol/L（180mg/dl）可予以胰岛素静脉输注，在治疗过程中应防止低血糖的发生，休克好转前至少1～2小时测定1次血糖，稳定后每4小时监测1次。

6. 抗凝治疗 高危患儿可使用普通肝素或低分子量肝素预防深静脉血栓的发生。若已明确有DIC，则应按DIC常规治疗。

7. 其他治疗 如血制品治疗、糖皮质激素、保证氧供及通气、镇静、镇痛、营养支持等。

（四）主要护理诊断

1. 组织灌注量改变 与微循环障碍、有效循环血量减少，回心血量降低有关。

2. 气体交换受损 与通气/血流比例失调、DIC等有关。

3. 体温过高 与细菌毒素吸收、感染等有关。

4. 潜在并发症 多脏器功能衰竭、DIC等。

（五）护理措施

1. 循环管理 给予休克卧位。建立静脉双通路或骨髓输液通路，条件允许应放置中心静脉导管。根据患儿心肺功能及血压等情况调整输液速度。遵医嘱应用血管活性药物，注意观察输液部位，防止局部组织坏死。液体复苏期间严密监测患儿有无容量负荷过度，对容量的反应性等。同时需准确记录出入量，可根据尿量观察肾微循环情况或重要脏器血流灌注状况。

2. 呼吸管理 给予适合的给氧方式，如鼻导管吸氧、高流量吸氧，必要时行无创正压通气或气管插管机械通气。保持呼吸道通畅，及时清除气道分泌物。

3. 体温管理 密切监测体温情况，遵医嘱给予退热药物，观察用药效果。做好口腔护理和皮肤护理。

4. 病情观察 评估意识、监测生命体征的变化及呼吸状况、血氧饱和度及动脉血气等。观察皮肤颜色、肢端温度、毛细血管充盈、DIC情况等。

知识拓展

休克临床表现分型

根据血流动力学特点可将脓毒症休克分为暖休克和冷休克。

1. 暖休克 为高动力性休克早期，可有意识改变、尿量减少或代谢性酸中毒等，但面色潮红、四肢温暖、脉搏无明显减弱，毛细血管再充盈时间无明显延长。此期容易漏诊，且可很快转为冷休克。心率快、血压低、过度通气、中心静脉压高、心排血量低多为失代偿表现。

2. 冷休克 为低动力性休克，皮肤苍白，四肢凉，脉搏快、细弱，毛细血管再充盈时间延长。儿科患者以冷休克占多数。

第三节　急性颅内压增高

急性颅内压增高（acute increased intracranial pressure）是由于多种原因引起脑实质和/或颅内液体量增加所致颅内压力增高并超出其代偿范围而出现的一系列临床表现。凡能引起脑脊液循环障碍、脑血流量增加、脑组织体积增大的疾病，均可引起急性颅内压增高。婴儿和儿童的颅内压正常值为5~10mmHg，颅内压11~20mmHg为轻度增高，21~40mmHg为中度增高，>40mmHg为重度增高。

颅内压

（一）概述

急性颅内压增高的常见病因如下。

1. 急性感染性疾病　各种颅内感染、瑞氏综合征、痢疾、重症肺炎、脓毒症等。

2. 缺氧缺血性损伤　如颅脑损伤、心搏骤停、窒息、休克、心力衰竭、呼吸衰竭、一氧化碳中毒、癫痫持续状态、溺水、肾衰竭、肝衰竭等均可引起。

3. 颅内出血　颅内畸形血管或动脉瘤破裂、婴儿维生素K缺乏症、血友病、血小板减少性紫癜、再生障碍性贫血等可致颅内出血。

4. 颅内占位性病变　如颅内出血、外伤致硬膜下或硬膜外血肿、脓肿、肉芽肿，以及良性、恶性肿瘤等。

5. 其他　水、电解质紊乱等。

（二）护理评估

1. 健康史　参见本章第一节。

2. 身体状况/临床表现　临床表现与发病原因、部位、病情进展速度及并发症等密切相关。早期临床表现复杂多样且缺乏特异性，晚期常合并生命体征改变。

（1）头痛：是颅内压增高最常见和最早出现的症状。开始为阵发性，可发展为持续性，以额颞部为主，甚至全头的胀痛或搏动性头痛，体位变动或用力动作后头痛加重。婴儿多表现为烦躁不安、尖叫或用手拍打头部。婴儿因前囟闭及颅缝裂开可部分缓解颅内压增高，故其头痛程度不如成人严重。头痛、恶心呕吐、视盘水肿是颅内压增高的三主征。

（2）喷射性呕吐：常在清晨空腹时发生，颅内压增高刺激第四脑室底部及延髓呕吐中枢可引起喷射性呕吐，与饮食无关。

（3）眼部表现：可出现视盘水肿、展神经麻痹、视网膜前出血、落日眼、瞳孔改变等，多提示中脑受压。

（4）意识改变：早期出现表情淡漠、反应迟钝、嗜睡或躁动，如不能及时控制脑水肿则可出现昏迷。

（5）生命体征改变：下丘脑体温调节中枢受压、肌张力增高时产热增加、交感神经受损等可出现高热。延髓血管运动中枢代偿性加压反应使血压升高、脉压增大。早期出现呼吸、脉搏减慢，血压升高，随病情进展，可出现血压下降、脉搏加快、呼吸不规则等。

（6）头颅表现：婴儿可见前囟膨隆、头围进行性增大、颅缝裂开等。

（7）神经系统受损体征：惊厥、四肢肌张力增高，腱反射不对称等。脑干、基底节、大脑皮质和小脑锥体外系受压迫，表现为肌张力明显增高，可出现去大脑强直和去皮质强直。惊厥也是脑水肿常见症状，甚至可出现癫痫样发作或癫痫持续状态。

（8）脑疝：是颅内压增高最严重后果之一。典型的先兆表现为心动过缓、呼吸抑制和血压升高，称为库欣三联征（Cushing triad），为颅内高压危象。严重颅内压增高可导致小脑幕切迹疝或枕骨大孔疝。小脑幕切迹疝主要表现为双侧瞳孔不等大，病侧瞳孔先缩小后扩大，对光反射迟钝或消失，伴昏迷加深或呼吸不规则等。枕骨大孔疝主要表现为昏迷迅速加深，双侧瞳孔散大，对光反射消失，眼球固定，常伴呼吸骤停。

3. 心理－社会状况　参见本章第一节。

4. 辅助检查

（1）实验室检查：根据可能的病因选择相关检查，如血常规、电解质、肝功能、肾功能、出凝血功能、血气分析等。脑脊液检查对颅内感染、颅内出血有诊断价值，疑有颅内高压者腰穿应慎重，以免诱发脑疝。

（2）影像学检查：增强 CT 扫描可观察局部脑血流情况，显示与解剖异常之间的关系。MRI 检测脑内含液量的变化较 CT 更灵敏，可观察到脑疝的形成。经颅多普勒超声可连续观察患儿脑血流频谱变化。通过脑电图可了解脑功能紊乱情况。

（3）测定颅内压：利用生物物理学方法直接测量颅内压力，是诊断颅内高压较准确的方法。脑室内监测是颅内压监测的金标准，前区测压主要用于新生儿和婴儿。

（三）治疗要点

1. 病因治疗　去除病因、控制病变发展是治疗颅内高压的根本措施。针对原发病积极采取相应治疗，如抗感染、改善通气、清除颅内占位病变等。

2. 对症治疗　退热、止惊，生命体征支持，纠正酸碱、电解质紊乱，冬眠低温及液体疗法等。

3. 降低颅压及减轻脑水肿　①甘露醇：降颅压作用最为有效，0.25～1.00g/kg 静脉滴注，4～6 小时/次。一般要求在 20 分钟内滴完，速度 120～140 滴/分（滴注过快可引起头痛、视物模糊）。②呋塞米：每次 0.5～1.0mg/kg，20ml 液体稀释后静脉注射，2～3 次/天，可单独或与甘露醇合用。③其他治疗：如高压氧治疗、过度通气、脑脊液引流等。

（四）主要护理诊断

1. 生命体征改变　与颅内压增高影响延髓、脑干、下丘脑、神经组织等有关。

2. 有误吸的危险　与呕吐、感知障碍有关。

3. 有受伤的危险　与颅内压增高引起意识障碍有关。

4. 营养失调，低于机体需要量　与呕吐、吞咽障碍、进食困难等有关。

5. 焦虑/恐惧　与患儿父母担心患儿病情及预后有关。

6. 潜在并发症　脑疝。

（五）护理措施

1. 维持正常颅内压　保持患儿卧床休息，减少环境不良刺激，避免躁动、疼痛、情绪激动、咳嗽、用力排便等引起颅内压升高的因素。卧床时将床头抬高 15°～30°，有利于颅内血液回流。但疑有脑疝前驱症状时，则以平卧为宜。操作时，勿猛力转动患儿头部或按压其腹部和肝脏。遵医嘱应用脱水药、利尿药等，观察药物疗效及不良反应，评估生命体征、神经系统症状及体征等。

2. 气道管理 及时清除呕吐物及气道分泌物，保持呼吸道通畅。避免患儿用力、咳嗽，避免用力压迫患儿腹部等。如需吸痰，应在吸引前给予高浓度氧气吸入。备好氧气、吸引器等物品。

3. 预防受伤 专人守护，加床档保护。抽搐发作时勿强力按压或约束患儿肢体，勿将物品放入患儿口中或强力撬开紧闭的牙关。遵医嘱给予镇静止惊药。在此过程中，注意呼吸及心血管功能抑制。指导患儿家长掌握预防患儿受伤的护理措施。指导合理休息，协助患儿活动。

4. 营养支持 评估患儿营养状况及进食情况。提供均衡的营养及促进营养摄入的方法，必要时遵医嘱予以留置胃管行鼻饲或静脉营养支持。

5. 心理护理 鼓励患儿及家长表达自己的感受，指导其减轻焦虑和恐惧的方法；同时耐心向家长讲解颅内压增高的疾病知识、患儿的病情及预后，鼓励其参与患儿护理。

第四节 急性呼吸衰竭

急性呼吸衰竭（acute respiratory failure）是各种原因导致呼吸功能异常，通气或换气功能严重障碍，出现缺氧或二氧化碳潴留而引起一系列生理功能和代谢紊乱的临床综合征。PaO_2 < 8.0kPa（60mmHg），$PaCO_2$ > 6.7kPa（50mmHg），则诊断呼吸衰竭。

（一）病因

1. 呼吸道梗阻 以通气障碍为主，如异物吸入、咽喉壁脓肿、喉气管支气管炎、扁桃体肥大、喉痉挛、喉头水肿、颅面部发育畸形、哮喘急性发作、溺水、支气管软化或狭窄等。

2. 肺部疾病 以换气障碍为主，包括气道、肺泡、肺循环等病变，常见疾病有重症支气管肺炎、哮喘持续状态、气胸等。临床上以低氧血症为主，患儿常有呼吸困难、呼吸做功增加。

3. 呼吸泵功能障碍 中枢神经系统和呼吸肌类似于驱动呼吸发生的呼吸泵，中枢神经系统疾病、神经－肌肉疾病或肌肉功能障碍时，可导致通气不足、肺泡通气量减少和高碳酸血症；低氧血症在呼吸泵衰竭时也可出现，可通过给氧和正压通气纠正。

（二）护理评估

1. 健康史 参见本章第一节。

2. 身体状况

（1）原发病表现：如肺炎、脑炎等症状和体征。

（2）呼吸系统表现：中枢性呼吸衰竭主要表现为呼吸节律不整。如潮式呼吸、抽泣样呼吸、叹息样呼吸、呼吸暂停和下颌式呼吸等；周围性呼吸衰竭主要表现为不同程度的呼吸困难，如呼吸急促、鼻翼扇动、胸壁吸气性凹陷、喘息等。

（3）中枢神经系统表现：因低氧和高碳酸血症，可出现发绀、烦躁、头痛、神志模糊、嗜睡、焦虑，严重者可出现抽搐、昏迷、颅内压增高，甚至脑疝。

（4）重要脏器的功能异常：具体表现如下。心血管系统：中等程度的低氧和高碳酸血症可引起心率和心排血量的增加，而严重低氧血症可致心排血量降低；中等程度的低氧血症可使心律失常的机会增加；低氧和高碳酸血症可引起肺血管阻力增加。呼吸系统：急性呼吸窘迫综合征（ARDS）是急性呼吸衰竭中较为严重的典型病症。由于严重的肺损伤而影响肺的气体交换。

（5）水、电解质及酸碱失衡：血钾升高或降低、低钠血症、低氯血症、低钙血症、呼吸性或混合性酸中毒等。

（6）血液系统表现：慢性的呼吸衰竭可引起红细胞增多，由于血二氧化碳分压增加、氧离曲线右移，使红细胞携带的氧在外周更易释放。

3. 心理－社会状况　参见本章第一节。

4. 辅助检查　血气分析在呼吸衰竭的评估中占有重要地位。$PaO_2 < 60mmHg$ 和/或 $PaCO_2 > 50mmHg$ 作为呼吸衰竭的诊断标准，是较客观可操作的指标，可反映氧合和通气状态。

（三）治疗要点

积极治疗引发呼吸衰竭的原发病和诱因，改善呼吸功能，恢复正常的气体交换，保护重要脏器功能，减少呼吸衰竭并发症。

1. 原发病治疗　应尽快治疗诱发呼吸衰竭的原发疾病，给予针对性治疗。

2. 保持呼吸道通畅　清除呼吸道分泌物，解除气道痉挛等。

3. 氧疗及呼吸支持　积极纠正缺氧是治疗的关键环节。在呼吸衰竭早期应给予吸氧；根据患儿原发病、病情、缺氧程度选择适宜的氧疗方法。必要时行无创性通气或人工机械通气。对重症呼吸衰竭在常规呼吸支持无效的情况下可给予特殊的呼吸或生命支持，如体外膜氧合、液体通气、高频通气、一氧化氮吸入治疗等特殊呼吸支持。

4. 营养治疗　患儿常存在能量或蛋白质摄入不足，而发热、呼吸功增加易致低蛋白血症，提高营养摄取可降低死亡率。

5. 对症治疗　防治脑水肿及颅内压增高。改善微循环及心功能。纠正水、电解质及酸碱失衡，呼吸衰竭时的酸碱平衡紊乱主要为呼吸性酸中毒，可通过改善通气予以纠正。混合性酸中毒或代谢性酸中毒时，可在保证通气的情况下适当应用碱性药物。

（四）主要护理诊断

1. 气体交换受损　与肺换气功能障碍有关。

2. 清理呼吸道无效　与呼吸道分泌物黏稠、无力咳痰有关。

3. 营养失调，低于机体需要量　与摄入不足及疾病消耗有关。

4. 潜在并发症　继发感染、多器官功能衰竭等。

（五）护理措施

1. 呼吸管理

（1）氧疗：①鼻导管给氧：儿童的氧流量为1～2L/min，婴幼儿0.5～1L/min。②面罩吸氧：一般用开放面罩，可以获得高浓度的氧。③头罩吸氧：吸氧环境比面罩稳定，但罩内较热，可放置冰块降温。④CPAP：目的为防止呼气末肺泡萎陷，减少肺内分流，纠正严重的低氧血症。

（2）机械通气的护理：监测呼吸机参数，防止导管脱落及堵塞。观察患儿胸部起伏、面色和周围循环状况。做好呼吸机清洁和消毒，及时更换呼吸机管路及湿化液，预防呼吸机相关性肺炎。根据病情逐步撤离呼吸机，帮助患儿进行呼吸肌功能锻炼。

（3）监测病情：密切观察患儿的症状及体征，如呼吸频率和节律、心率、心律、血压、血氧饱和度、意识、皮肤颜色、末梢循环等。

2. 气道管理

（1）湿化气道：采用加温湿化器湿化呼吸道，必要时予雾化吸入治疗。

（2）保持呼吸道通畅：及时清除呼吸道分泌物，可进行体位引流、翻身、拍背、吸痰等，减少呼吸道阻力和呼吸做功。遵医嘱及时准确使用抗生素，以消除炎症所致的呼吸道充血、水肿、分泌物增加等症状；注意观察咳嗽、咳痰性状、呼吸音等。

3. 营养管理 针对营养失调，给予营养支持。评估患儿营养状况，指导家长调配适合的饮食，给予高热量、高蛋白、易消化和富含维生素饮食。根据需要遵医嘱留置胃管行鼻饲，以满足患儿热量需求，必要时遵医嘱静脉补充能量物质，以满足代谢需要。

4. 预防感染 加强手卫生、皮肤护理、口腔护理，做好病室通风及消毒，观察体温及感染征象。

5. 心理护理 针对患儿及家属的焦虑，给予情感支持。耐心解答患儿及家长询问的问题，同时讲解疾病相关知识及治疗方法，提供心理支持和信息支持。

呼吸衰竭的病理生理

第五节 充血性心力衰竭

充血性心力衰竭（congestive heart failure）是指心肌收缩或舒张功能减退使心排血量绝对或相对不足，不能满足全身组织代谢需要的病理状态。心力衰竭是儿童时期的危重症之一。儿童期以风湿性心脏病和急性肾炎所致的充血性心力衰竭最为常见。

（一）病因

小儿时期心力衰竭以1岁内发病率最高，尤以先天性心脏病引起者多见。先天性心脏病中，流出道狭窄可导致后负荷增加，某些流入道狭窄的作用相同。左向右分流和瓣膜反流则导致前负荷增加。心力衰竭也可继发于病毒性心肌炎、心肌病、风湿性心脏病、肺炎、哮喘、川崎病等。贫血、严重感染、心律失常、心脏负荷过重等都是儿童心力衰竭发生的诱因。

（二）护理评估

1. 健康史 参见本章第一节。

2. 身体状况/临床表现

（1）心肌功能障碍：①心动过速，婴儿心率>160次/分，学龄儿童>100次/分，是较早出现的代偿现象。②呼吸困难，青紫加重，安静时呼吸可达60次/分。③心音低钝，重者可闻及舒张期奔马律，是由于心室突然扩张与快速充盈所致，提示严重心功能不良。④外周灌注不良，脉压窄，部分患儿出现四肢末梢发凉、交替脉，是急性体循环血流量减少的征象。

（2）肺循环淤血：肺循环淤血多发生在体循环淤血之前，可出现以下表现。①呼吸急促：重者有呼吸困难及发绀。婴幼儿以呼吸困难和喂养困难为主要表现，呼吸频率可达60～100次/分；青春期以运动后气促和乏力为主要表现。②肺部啰音：肺水肿、肺泡渗出，可闻及湿啰音。肺动脉和左心房扩大压迫支气管可出现哮鸣音。③泡沫血痰：系肺泡或支气管黏膜淤血所致，婴幼儿少见。

（3）体循环淤血：①肝大：肝大是体循环淤血最早、最常见的体征。正常婴幼儿肝脏可在肋下2cm处，若超过此限且边缘较钝应考虑心力衰竭，短时间内肝脏进行性增大更有意义。②颈静脉怒张：可见颈外静脉膨胀（半坐位），肝、颈静脉回流征阳性。婴儿可见头皮静脉怒张等表现。③水肿：小婴儿水肿常为全身性，眼睑和骶尾部较明显，体重较快增长，但极少表现为周围性凹陷性水肿。

3. 心理－社会状况　参见本章第一节。

4. 辅助检查

（1）实验室检查：电解质、肝功能、肾功能、甲状腺激素水平及血常规检查有助于评估心衰常见并发症及原发病。

（2）影像学检查

1）胸部X线检查：心影多呈普遍性增大，心脏搏动减弱，肺纹理增多，肺门或肺门附近阴影增加，肺部淤血。

2）心电图检查：多有心律失常、窦性心动过速，心室、心房肥厚等。不能证明有无心衰，但有助于病因诊断及指导洋地黄的应用。

3）超声心动图检查：可观察心脏形态及功能的变化，如心室内径增大、腔静脉增宽等，对于病因诊断及治疗前后心功能评估有重要意义。

（三）治疗要点

1. 病因治疗　控制和解除引起心力衰竭的基本病因和诱因是治疗心力衰竭的重要环节。

2. 一般治疗

（1）休息、镇静：轻者限制体力活动，重者绝对卧床休息，体位应采取头高足低位或取半坐卧位、尽量避免患儿烦躁哭闹，必要时可适当应用镇静药物，可使用苯巴比妥、地西泮、吗啡等。

（2）饮食：给予易消化及富有营养的低盐饮食。

（3）吸氧：严重发绀和呼吸困难者应给予吸氧，有助于缓解组织缺氧状态。

（4）纠正水、电解质及酸碱平衡紊乱：心力衰竭时易发生水钠潴留，酸中毒，低血糖和低血钙，新生儿时期更是如此，应及时予以纠正。

3. 药物治疗

（1）增加心肌收缩力药：①洋地黄类药物：加强心肌收缩、减慢心率，增加心排血量，有效改善心脏功能。小儿时期常用的洋地黄制剂有地高辛、毛花苷C（西地兰），一般首选地高辛。必要时亦可用毛花苷C。使用时应注意心肌情况和个体差异，一般使用原则是洋地黄化后给予维持量治疗。②儿茶酚胺类（β受体激动剂）：适用于心衰患儿对洋地黄制剂疗效不佳或有毒性反应及血压偏低者，常用制剂有多巴胺、多巴酚丁胺。③磷酸二酯酶抑制剂：对心脏病手术后的心衰患儿效果显著。

（2）利尿药：水钠潴留为心力衰竭的一个重要病理生理改变，故合理应用利尿药是治疗心力衰竭的一项重要措施，可减轻心脏前负荷，减轻脏器淤血。对急性心力衰竭或肺水肿者可选用快速强效利尿药，如呋塞米。

（四）主要护理诊断

1. 心排血量减少 与心肌收缩力降低有关。

2. 体液过多 与心功能下降、循环淤血有关。

3. 活动无耐力 与呼吸窘迫及疲乏等有关。

4. 营养失调，低于机体需要量 与能量代谢增加、喂养困难等有关。

5. 潜在并发症 洋地黄药物不良反应。

（五）护理措施

1. 改善心脏功能 遵医嘱使用洋地黄等药物改善心肌收缩力，观察药物疗效及不良反应。保持环境安静，集中护理操作，避免患儿烦躁、哭闹。抬高床头 $30^{\circ} \sim 45^{\circ}$，呼吸困难和发绀时予吸氧。严密监测生命体征及末梢循环等。

2. 维持体液平衡 控制水、钠入量，给予低盐或无盐饮食，钠盐每日不超过 0.5 ~ 1.0g，每日水分摄入 50 ~ 60ml/kg。输液速度 < 5ml/(kg·h)。遵医嘱使用利尿药，观察药物疗效及不良反应。记录 24 小时出入量，每日定时测量体重。

3. 维持活动耐力 根据活动耐力限制日常活动量。心衰严重者绝对卧床休息，心衰控制后根据病情逐渐增加活动量，制定个性化的康复方案。向患儿及家长介绍心力衰竭的病因、诱因及防治措施，指导家长及患儿根据病情适当安排休息，避免情绪激动和过度活动。

4. 营养支持 少量多餐，防止过饱。给予高热量、高维生素、易消化饮食。婴儿每日热量 130 ~ 140kcal/kg，可给予高热卡密度的浓缩配方奶，吸吮困难者采用滴管或鼻饲。年长儿多吃蔬菜和水果，避免便秘及用力排便。

5. 用药护理

（1）洋地黄制剂：每次应用洋地黄前测量脉搏，必要时听心率。新生儿心率 $<$100 次/分，婴幼儿 $<$90 次/分，儿童 $<$80 次/分，年长儿 $<$60 次/分须暂停用药一次并报告医生。注意洋地黄毒性反应，小儿洋地黄中毒最常见心律失常（如窦性心动过缓、房室传导阻滞、室性期前收缩及阵发性心动过速等），其次为恶心、呕吐等胃肠道反应，神经系统症状如嗜睡、头晕等较少见。洋地黄中毒时应立即停用洋地黄和利尿药，同时补充钾盐。

（2）利尿药：根据利尿药的作用时间安排给药，尽量在清晨或上午给药，以免夜间多次排尿影响睡眠。定时测体重及记录尿量，观察水肿变化。用药期间进食含钾丰富的食物，如柑橘、牛奶、菠菜、豆类等，以免出现低钾血症而增加洋地黄毒性反应。观察患儿有无四肢软弱无力、腹胀、心音低钝、心律失常等低血钾表现，一经发现应及时处理。

（3）磷酸二酯酶抑制剂：合用强利尿药时，易引起水、电解质失衡；与呋塞米混合立即产生沉淀，避免与呋塞米在同一静脉通路应用。

6. 心理护理 患儿及家长因病情及预后可产生焦虑和恐惧心理，而应激会加重心脏负担，故护士应稳定患儿情绪，与患儿家长经常交流。

心力衰竭的病理生理

第六节　急性肾衰竭

急性肾衰竭（acute renal failure）是指由多种原因引起的短期内肾功能急剧下降或丧失的临床综合征，表现为氮质血症、水及电解质紊乱，以及酸碱平衡失调。新生儿期以围生期缺氧、败血症、严重溶血或出血引起者较常见；婴儿期以严重腹泻脱水、重症感染及先天畸形引起者多见；年长儿则多因肾炎、休克所致。为早期诊断、早期干预以争取改善预后，逐渐以急性肾损伤（acute kidney injury，AKI）概念代替急性肾衰竭。

（一）概述

1. 病因及分类

（1）肾前性：任何原因引起有效循环血容量降低，使肾血流量不足、肾小球滤过率显著降低所致。常见原因：有呕吐、腹泻等胃肠道液体大量丢失、大面积烧伤、外科手术大出血等引起的绝对血容量不足；心源性休克、严重心律失常、充血性心力衰竭等引起的相对血容量不足。

（2）肾性：是儿科肾衰竭最常见的原因，由各种肾实质病变所致的肾功能下降，或由于肾前性因素未能及时去除病因、病情进一步发展所致。常见的原因包括：急性肾小管坏死（ATN）、急性肾小球肾炎、急性间质性肾炎、急性肾盂肾炎、肾血管病变，以及慢性肾脏疾患在某些诱因刺激下肾功能急剧衰退。

（3）肾后性：各种原因所致的尿路梗阻。常见有肾结石、尿路梗阻致肾盂积水、输尿管肾盂连接处狭窄、肿瘤压迫、血管堵塞等。肾后性因素多为可逆性的，及时解除病因则肾功能常可恢复。

2. 病理生理　急性肾衰竭由于病因不同其病理生理也不同。肾血流量明显减少，肾小球滤过率降低，血尿素氮升高。病程差异较大，取决于病因。可逆性急性肾衰竭通常会经历少尿、多尿，然后逐渐恢复到正常尿量。

（二）护理评估

1. 健康史　参见本章第一节。

2. 身体状况　根据尿量可分为少尿型肾衰竭及非少尿型肾衰竭，临床以前者多见。少尿型肾衰竭表现为急性肾衰竭伴少尿或无尿；非少尿型肾衰竭血中尿素氮、肌酐迅速增高，而不伴有少尿表现。少尿型肾衰竭一般分为以下 3 期。

（1）少尿期：少尿期可持续 10～14 天，如果治疗 2 周后仍少尿，注意急进性肾炎。少尿与无尿的判断标准：少尿，尿量 $<250ml/d$；无尿，尿量 $<50ml/d$。少尿期的主要问题如下。

1）水钠潴留：肾脏排尿减少，大量水分滞留于体内，患儿可表现为全身水肿、高血压、肺水肿、脑水肿，严重者可发生心力衰竭。

2）电解质紊乱：表现为“三高三低”，即高钾血症、高磷血症、高镁血症和低钠血症、低钙血症、低氯血症，其中以高钾血症最多见。

3）代谢性酸中毒：由于肾脏排酸保碱功能障碍所致，具有进行性、不易纠正的特点。表现为恶心、呕吐、精神萎靡、乏力、嗜睡、呼吸深快、口唇樱桃红色，可伴心律不齐。

4）氮质血症：蛋白质分解代谢增强，代谢产物不能由肾脏充分排出，血中尿素、肌酐等非蛋白含氮物质大量增加。首先出现消化道症状，如食欲缺乏、恶心、呕吐、腹部不适等，10% ~40% 有消化道出血。神经系统可出现意识障碍、躁动、抽搐、昏迷等症状。血液系统可出现贫血、出血、皮肤瘀斑等。

5）感染：是急性肾衰竭最常见的并发症，约 70% 的患儿合并感染，以呼吸道感染和尿路感染最常见。

（2）多尿期：多尿持续时间 5 ~10 天，部分患儿可长达 1 ~2 个月。多尿期因大量水和电解质随尿排出，临床表现为低钠血症和脱水、低钾血症。此期患儿抵抗力低，易并发感染，感染是多尿期患儿死亡的主要原因。

（3）恢复期：恢复期是指血尿素氮和血清肌酐逐渐恢复正常的时期。多尿期后肾小管上皮细胞再生、修复，肾功能逐渐恢复（约在病后 1 个月）。肾小球滤过功能恢复较快，而肾小管功能恢复较慢。肾浓缩功能需数月才逐渐恢复正常，少数患儿留有不同程度的肾功能损害或转为慢性。此期患儿体质仍较弱，多有消瘦、营养不良、贫血和免疫功能低下等。

3. 心理 – 社会状况 参见本章第一节。

4. 辅助检查

（1）尿液检查：有助于鉴别肾前性和肾性 AKI；肾前性 AKI 尿比重、渗透压增高，而尿沉渣和蛋白检查可为阴性或轻度异常；肾性 AKI 因原发病的不同，尿中可有不同程度的蛋白尿、红细胞、白细胞等。

（2）血生化检查：应注意监测电解质浓度变化、血肌酐和尿素氮水平。

（3）影像学检查：腹部平片、B 超、CT、MRI 等有助于了解肾脏大小、形态，血管及输尿管、膀胱有无梗阻，也可了解肾血流量、肾小球和肾小管功能。

（4）肾活检：对原因不明的 AKI，肾活检是可靠的诊断手段，可帮助诊断和评估预后。

（三）治疗要点

治疗原则是去除病因，积极治疗原发病，减轻症状，改善肾功能，维持水和电解质的平衡，防止并发症的发生。

1. 少尿期 纠正水、电解质和酸碱平衡失调，控制氮质血症，供给充足营养。

（1）病因治疗：肾前性 AKI 应及时纠正全身循环血流动力学障碍，包括补液、输注血浆和白蛋白、控制感染等。避免接触肾毒性物质，严格掌握肾毒性抗生素的用药指征，并根据肾功能调节用药剂量，密切监测尿量和肾功能变化。

（2）控制水、钠摄入：量出为入，严格限制水、钠摄入，有透析支持则可适当放宽液体入量。

（3）营养治疗：应选择高糖、低蛋白、富含维生素的食物，尽可能供给足够的能量。

（4）维持电解质及酸碱平衡：积极纠正高钾血症、低钠血症、低钙血症、高磷血症等。

（5）血液净化：凡上述保守治疗无效者均应遵医嘱尽早进行透析，如血液透析、腹膜透析、连续动静脉血液滤过，婴幼儿常用腹膜透析。

2. 多尿期 注意监测尿量和血压，积极防治水、电解质紊乱及酸碱失衡。当血肌酐接近正常时，应增加饮食中蛋白质的摄入量。

3. 恢复期 注意休息、加强营养、防治感染。

（四）主要护理诊断

1. 体液过多 与肾小球滤过率降低有关。

2. 营养失调，低于机体需要量　与摄入不足及丢失过多有关。

3. 有感染的危险　与免疫力低下有关。

4. 潜在并发症　心力衰竭、肺水肿、脑水肿等。

（五）护理措施

1. 维持体液平衡　少尿期应限制水、钠、钾、磷摄入。观察生命体征、尿量、尿常规、肾功能等。记录24小时出入量，每日监测体重。重点监测水、电解质紊乱。

2. 营养支持　评估患儿营养状况，讲解肾衰竭疾病知识，指导家长为患儿提供合理营养。给予高糖、低蛋白、高维生素饮食。以优质动物蛋白为主（如鸡蛋、肉类、奶类蛋白），少尿期限制蛋白质摄入量，供给足够能量，减少组织蛋白分解。透析治疗患儿无须限制蛋白质入量。

3. 预防感染　实行保护性隔离，做好病室清洁和空气净化。指导患儿加强个人清洁卫生，做好皮肤护理及口腔护理。

4. 休息与活动　卧床时间视病情而定，一般少尿期、多尿期均应卧床休息，恢复期逐渐增加活动。

5. 心理护理　患儿可因病情与疼痛等出现烦躁不安、恐惧、焦虑等，应为患儿提供舒适护理和心理支持。与患儿父母做好沟通，提供信息支持，帮助其有效应对压力。

急性肾衰竭的发病机制

第七节　心搏呼吸骤停

心搏呼吸骤停是指患儿突然呼吸及循环功能停止。心肺复苏（cardiopulmonary resuscitation，CPR）是指在心搏呼吸骤停的情况下所采取的一系列急救措施，包括胸外按压形成暂时性人工循环、人工呼吸纠正缺氧、电击除颤转复心室颤动等，其目的是使心脏、肺恢复正常功能，以挽救生命。随着对保护脑功能和脑复苏重要性认识的深化，更宜将复苏全过程称为心肺脑复苏（cardiopulmonary cerebral resuscitation，CPCR）。

（一）概述

1. 病因

（1）心搏骤停的原因：可引起呼吸功能衰竭或呼吸停止的情况（如肺炎、窒息、溺水、气管异物等）是导致心搏骤停最常见的原因。此外，还包括手术、治疗操作和麻醉意外、外伤及意外、心脏疾病、中毒、低血压、电解质紊乱、婴儿猝死综合征等。

（2）呼吸骤停的原因：包括呼吸道梗阻、严重肺疾病、意外、中毒、中枢神经系统病变、胸廓损伤、肌肉神经疾病（如吉兰－巴雷综合征、晚期皮肌炎）、代谢性疾病（低血糖、甲状腺功能减退）、婴儿猝死综合征等。

2. 发病机制　缺氧、心肌缺血和心律失常是心搏骤停最常见的3种机制。

（二）护理评估

1. 健康史　参见本章第一节。

2. 身体状况/临床表现　各种原因导致心搏骤停后10～20秒内出现意识丧失和昏迷，部分有一过性抽搐。心搏骤停30～40秒后，呼吸停止、面色灰暗或发绀；瞳孔散大和对光反射消失。大动脉搏动立即消失，心搏呼吸骤停后颈动脉、股动脉、肱动脉搏动消失，听诊心音消失，如做心电图检查可见等电位线、电机械分离或心室颤动等。

3. 心理－社会状况 参见本章第一节。

4. 辅助检查 心电图表现为心室颤动或各种类型的心动过缓或完全停止呈直线。心电机械分离是指心肌完全停止收缩，而心电图仍显示心电活动，表现为不同程度的传导阻滞、室性期前收缩等，甚至有正常的心电活动，但并不排血，也测不出脉搏和血压，一般预后不良。

（三）治疗要点

凡突然昏迷伴大动脉搏动或心音消失者即可确诊。对于心搏呼吸骤停，就地抢救最重要，强调黄金4分钟，即在4分钟内进行基础生命支持（basic life support），并在8分钟内进行高级生命支持（advanced life support）。复苏过程如下。

1. 基础生命支持

（1）迅速评估和启动急救医疗服务系统：迅速评估现场对施救者和患儿是否安全。检查患儿反应，无呼吸或仅是喘息、不能在10秒内明确感觉到脉搏即可确认心搏骤停，应立即启动急救医疗服务系统。

（2）实施CPR：即采用人工呼吸代替自主呼吸，人工胸外按压形成暂时的人工循环。新生儿心搏骤停多为呼吸因素所致，其CPR程序为“A－B－C”。婴儿和儿童的CPR程序为“C－A－B”。①胸外心脏按压（chest compression/circulation，C）：将患儿放置于硬板上，对于儿童采用单手或双手按压胸骨下半部，而婴儿胸外心脏按压可采用双指法（两手指置于乳头连线下方按压胸骨）或双手环抱拇指法（两手掌及四手指托住两侧背部，双手大拇指按压胸骨下1/3处）。按压深度至少为胸廓前后径的1/3（婴儿约4cm，儿童约5cm，不超过6cm），按压频率100～120次/分。每次按压后使胸廓充分回弹，保持按压连续性（中断时间限制在10秒以内）。②开放气道（airway，A）：首先清除口、咽、鼻分泌物、异物或呕吐物。开放气道多采取仰头抬颏法，用一只手的小鱼际（手掌外侧缘）置于患儿前额，另一手的示指和中指置于颏下将下颌骨上提，使下颌角与耳垂的连线和地面垂直。疑有颈椎损伤者使用托颌法，将双手放置于患儿头部两侧，握住下颌角向上托下颌，使头部后仰程度为下颌角与耳垂连线和地面成60°（儿童）或30°（婴儿）。③建立呼吸（breathing/ventilations，B）：口对口人工呼吸适合于现场急救，婴儿采用口对口鼻，儿童采用口对口。条件允许时可采用辅助呼吸的方法，如球囊－面罩通气，常用气囊通气装置为自膨胀气囊（婴儿和低龄儿童容积至少为450～500ml，年长儿容积为1000ml），可输入空气或氧气，采用E－C手法进行通气。注意观察患儿的胸廓起伏情况，了解辅助通气的效果。单人复苏婴儿和儿童时胸外按压与人工呼吸比例为30∶2，若双人复苏则为15∶2，呼吸频率8～10次/分。CPR的有效指征包括扪及大动脉搏动、口唇及甲床颜色转红、出现自主呼吸、扩大的瞳孔缩小及对光反射恢复、肌张力恢复。

（3）除颤：在复苏过程中出现心室颤动和无脉性室性心动过速时可用电击除颤复律。1～8岁儿童使用儿科剂量衰减型自动体外除颤器（automated external defibrillator，AED），婴儿首选手动型除颤仪，如无法获得，可考虑能量衰减型AED，如两者均无法获得，使用标准型AED。初始除颤能量2J/kg，若需第2次除颤，则电击能量至少升至4J/kg，但不超过10J/kg。除颤后应立即恢复CPR，2分钟后重新评估心律。

2. 高级生命支持

（1）高级气道通气：包括放置口咽或鼻咽气道、喉面罩通气道、气管插管、食管-气管联合导气管等。

（2）供氧：自主循环未恢复前，推荐使用100%纯氧。开始自主呼吸后动态检测动脉血氧饱和度，逐步调整供氧，保证动脉血氧饱和度≥94%。

（3）建立静脉通路：首选周围静脉通路，必要时同时建立周围静脉和中心静脉通路。如果静脉通路尝试不成功或不可行，可以考虑改用骨内通路。如果上述通路均无法及时建立，则可采用气管内途径给药。

（4）药物治疗：主要作用包括抗心律失常、纠正休克、纠正电解质及酸碱失衡、维持心排血量和复苏后稳定等。常用急救药物为肾上腺素，静脉用药剂量为0.01mg/kg（1∶10 000溶液0.1ml/kg），最大剂量为1mg。气管内给药剂量为0.1mg/kg，最大剂量为2.5mg。必要时间隔3～5分钟重复1次，勿与碱性液体同一管道输注。

目前不主张常规给予碳酸氢钠、阿托品和钙剂。由于高血糖和低血糖均可导致脑损伤，危重患儿应床旁监测血糖浓度，及时给予葡萄糖。其他急救药物还包括纳洛酮、腺苷、胺碘酮等。

3. 延续生命支持 即复苏后稳定处理，旨在保护脑功能，防止继发性器官损害，积极寻找原发病进行病因治疗，力争患儿达到最佳存活状态。主要包括循环系统监护、呼吸系统监护、脑缺氧的监护、肾功能监护、防止继发感染等。

知识拓展

心搏呼吸骤停的4个阶段

1. 心搏骤停前期 指在心搏停止之前的一段时间，早期识别、治疗呼吸衰竭和休克可预防发展为心搏呼吸骤停。

2. 无血流灌注期 心搏停止、未开始CPR时，此期血流完全中断。

3. 低血流灌注期 即CPR期间，此期心排血量取决于胸外按压深度和按压频率。

4. 复苏后阶段 成功复苏后会发生一系列独特而复杂的病理生理过程，如心搏骤停后脑损伤、心肌功能不全、全身性缺血再灌注损伤等。

本章小结

思考题

1. 简述新生儿惊厥的临床表现。
2. 心肺复苏的有效指征有哪些？

更多练习

（史婧怡）

第二十章　常见肿瘤患儿的护理

教学课件

学习目标

1. 素质目标

(1) 在实践中能够展现严谨科学的工作态度，遵守护理操作规范，体现出对职业的认同感和爱岗敬业的精神。

(2) 在护理过程中，能够理解患儿及其家庭对恶性肿瘤疾病的恐惧和焦虑，主动与患儿和家长沟通，倾听他们的需求和困扰，给予他们及时、有效的安抚和关爱，帮助他们建立战胜疾病的信心。

2. 知识目标

(1) 掌握：白血病、淋巴瘤、神经母细胞瘤和肾母细胞瘤的护理要点；常用化疗药物及其毒性作用。

(2) 熟悉：白血病、淋巴瘤、神经母细胞瘤和肾母细胞瘤典型临床表现与并发症，及其治疗要点。

(3) 了解：白血病、淋巴瘤、神经母细胞瘤和肾母细胞瘤的病因及发病机制。

3. 能力目标

(1) 能根据肿瘤患儿的疾病和治疗特点，列举常见的不良反应并给予合适的护理措施。

(2) 能依据肿瘤患儿现有的症状、体征，判断潜在的医疗/护理并发症。

(3) 能运用护理程序对肿瘤患儿实施整体护理，并开展健康教育。

案例

【案例导入】

患儿，男，4岁，因“发现颈部肿大5天，全身散在瘀点4天”收治入院。外院查血常规：WBC 133 × 10^9/L，Hb 65g/L，PLT 38 × 10^9/L，考虑“血液系统恶性疾病可能”，建议至上级医院进一步治疗。入院后查体：T 38.3℃，P 118次/分，R 25次/分，BP 98/52mmHg，面色苍白，颈部和腋下可及肿大淋巴结，较大者1.0cm×0.5cm，边界清，无压痛，可推动，肝肋下2cm，脾肋下1cm。完善检查及化验：外周血涂片示原始细胞57%；骨髓涂片示骨髓增生极度活跃，原始及幼稚淋巴细胞82.8%；免疫分型81%异常幼稚T淋巴细胞。

【请思考】

1. 该患儿最有可能诊断为哪一种疾病？
2. 该患儿存在哪些主要护理诊断？
3. 该患儿护理措施有哪些？

【案例分析】

第一节 儿童肿瘤的生物学基础

儿童恶性肿瘤病例以年均2.8%的速度增长，已成为1～14岁儿童死亡的第二大原因。2022年我国国家儿童肿瘤监测年报结果显示，2019—2020年全国儿童肿瘤平均发病率为125.72/百万，排名前三位的癌种分别为白血病、中枢神经系统肿瘤和淋巴瘤；在新发肿瘤患儿各年龄组占比中，最高的是1～4岁组（30.59%），其次是5～9岁组（22.81%）和10～14岁组（20.79%），小于1岁组最低（7.03%）。目前，常见儿童恶性肿瘤的5年无病生存率大多超过75%，近年来急性白血病、淋巴瘤、肾母细胞瘤、横纹肌肉瘤、骨肉瘤、尤因肉瘤的预后改善明显。

（一）危险因素

儿童肿瘤的发生是由先天遗传因素和后天环境因素相互作用造成的，基因会产生再次或多次突变，最后使细胞产生肿瘤性转变。流行病学和病因学研究显示，成人肿瘤中80%是由不良的生活方式和环境因素引起的，包括电离辐射、化学污染或慢性感染等。但儿童肿瘤的危险因素与成人肿瘤的危险因素存在差异。目前已有证据显示，婴幼儿时期电离辐射暴露，会增加儿童白血病与脑瘤风险，同时，也有研究表明病毒感染与某些恶性肿瘤有关联，例如，乙肝和丙肝病毒是原发性肝癌的致病因子。病原微生物的感染也与肿瘤发生相关，需要特定基因和环境因素的共同参与才会导致肿瘤发生。

此外，儿童肿瘤的遗传易感性也非常值得关注。具有不同遗传结构的人群或个体在外界环境的影响下、表现出罹患某种恶性肿瘤的倾向被称为肿瘤易感性。如著名的G家族，结直肠癌和林奇（Lynch）综合征相关癌症的发生率高出普通人群3倍。非家族性肿瘤中常能发现同一染色体区域或同一基因的变异，或者某些与细胞生长、分化相关的关键基因的核苷酸多态性。

（二）发病机制

儿童肿瘤与成人肿瘤存在明显差异，包括疾病谱和发病率，突显了儿童肿瘤和成人肿瘤在生物学发生机制上的显著差异。大量研究已表明，多种机制共同导致了肿瘤发生。深入研究探索这些机制的原理，有助于研发针对不同机制异常的靶向药物，为临床肿瘤治疗提供新的靶点，推动精准医学的发展。

1. 细胞信号传导异常 与成人一样，儿童肿瘤的发生和发展同样受到细胞信号传导异常的影响，包括调控细胞增殖、分化和凋亡信号通路异常，调控细胞黏附性和运动性相关信号通路异常。这些信号传导异常在肿瘤生长过程中发挥关键作用，已激发了大量针对致癌通道的抑制药物的研发。

2. 基因表达调控异常 基因结构正常，但基因表达的调节出现异常。包括癌基因的异常激活，以及抑癌基因的异常抑制等。

3. 细胞周期调控异常 在DNA受损或细胞未能完成必要的事件时，正常细胞周期会中断。而肿瘤细胞缺少一个或多个周期检验点，仍能生存并持续分裂复制，导致肿瘤细胞不受控制的增生。

4. 细胞凋亡异常 凋亡是成熟器官和组织内维持内环境稳态的细胞程序性死亡方式，其信号通路包括外源性途径和内源性途径。儿童肿瘤常发生诱导凋亡反应的间接机制异常。

5. 血管新生 肿瘤的快速生长需要充足的血液供应，因此肿瘤会通过血管新生来应对组织缺氧的状况。肿瘤过度生长，导致难以获得充足的氧气供应，产生低氧环境，从而刺激血管生成。

6. 微环境异常 肿瘤微环境是肿瘤发展过程中，肿瘤细胞所处的复杂环境，包括细胞自身、细胞外基质、肿瘤血管、免疫细胞等相互作用的环境。在这些环境因素中，血管新生是肿瘤发展和恶化的前提条件，细胞外基质重塑是肿瘤发展进程的重要标志，而抑制型免疫细胞在促进肿瘤进程中也发挥了关键作用。

知识拓展

嵌合抗原受体T细胞治疗

嵌合抗原受体T细胞（CAR-T细胞）治疗是当下最有希望根治肿瘤的免疫疗法，为肿瘤的治疗与长期缓解提供了一个全新而有效的方向。2003年，米歇尔·萨德兰博士（Dr. Michel Sadelain）团队首次将靶向CD19成功治愈急性白血病的动物实验发表在*Nature Medicine*上，为后续CAR-T细胞技术在临床的成功奠定了坚实基础。2017年8月首个CAR-T药物上市，被美国FDA批准用于治疗儿童及25岁以下成人急性淋巴细胞白血病。时至今日，已完成及正在进行的CAR-T细胞治疗临床研究项目有400余项。目前，CAR-T细胞治疗存在着细胞因子释放综合征、免疫效应细胞相关神经毒性综合征、脱靶效应等不良反应，说明仍有一段很长的路要走。但相信随着科学技术的飞速发展，以及不良反应的解决，CAR-T细胞治疗会凭借其独特的优势成为抗肿瘤治疗中的一大主流，造福更多患者。

第二节　白血病

白血病（leukemia）是由于克隆性白血病细胞增殖失控、分化障碍、凋亡受阻等所引起的造血功能异常，是造血系统的恶性增生性疾病。儿童和青少年白血病中，以急性白血病多见，占95%，慢性白血病少见，只占3%～5%。

（一）概述

1. 病因　白血病病因尚不明确，但目前经过研究发现白血病的发生与病毒、电离辐射、化学因素及遗传因素有关。

（1）病毒：成人T淋巴细胞白血病是由人类嗜T淋巴细胞病毒－1（HTLV－1）引起的，而HTLV－1具有传染性，可通过性行为和输血传播，也可以通过乳汁传播，因此推测病毒也可能引起儿童白血病，但目前仍需进一步核实。

（2）电离辐射：原子弹在日本广岛、长崎爆炸后，受影响地区的白血病的发病率明显升高，说明大剂量的电离辐射会引起白血病。

（3）化学因素：部分化学物质有致白血病的作用，如苯及其衍生物、甲醛、亚硝胺类等。除此之外，某些抗肿瘤的细胞毒性药物，如依托泊苷、环磷酰胺等都可能诱发白血病。近年有研究表明，若父母长期暴露于金属粉尘、铅和烟尘，其子女患白血病的概率大大增加，以急性髓细胞白血病为主。

（4）遗传因素：白血病不是遗传病，但有遗传缺陷的儿童具有较高的易感性，如患有唐氏综合征、先天性远端毛细血管扩张性红斑（Bloom综合征）的儿童，其白血病的发病率较一般儿童高。单卵双生的孩子，若其中一个孩子患急性白血病，则另一个孩子急性白血病的发病率为20%～25%。

2. 分类　依据细胞分化程度、自然病程的长短，白血病可分为急性和慢性两大类，再依据细胞的类型进一步分类。儿童白血病以急性淋巴细胞白血病（acute lymphoblastic leukemia，ALL）为主，占儿童白血病75%以上；急性髓系白血病（acute myeloid leukemia，AML）约占20%；慢性粒细胞白血病为3%～5%。其他类型如幼年型粒单核细胞白血病在报道中较为少见。

（二）护理评估

1. 健康史　了解患儿入院前有无乏力、面色苍白、活动后气促、嗜睡等贫血表现，评估甲床、面色及睑结膜的颜色；评估有无出血症状，包括皮肤黏膜及内脏出血；有无感染的征象；有无肝大、脾大、淋巴结肿大和骨关节疼痛。目前是否应用药物治疗或采取其他治疗方式。

2. 身体状况

（1）发热：是白血病患儿常见的首发症状，热型不定。其主要原因是白血病细胞释放的致热细胞因子或感染引起。一般用抗生素治疗无效，在诱导治疗72小时内缓解。

（2）感染：起病时常伴感染，最常见的感染部位集中在呼吸道和消化道，如扁桃体炎、气管炎和胃肠炎，严重时可引起脓毒症。白血病患儿易发生感染的原因，主要与其免疫功能低下，白细胞数量及功能异常有关。

（3）贫血：出现较早，随疾病的发展呈进行性加重。常表现为疲劳、乏力、面色苍白、活动后气促、嗜睡等。查体时可见面色、甲床及眼结膜出现不同程度的苍白。

（4）出血：全身各个部位均可见，以皮肤、黏膜出血多见，如皮肤瘀斑、瘀点，鼻出血，牙龈出血，也可有消化道出血及尿血。颅内出血比较少见，一旦出现可危及生命。

（5）白血病细胞浸润引起的症状和体征

1）肝大、脾大、淋巴结肿大：70%～80%的患儿有不同程度的肝大、脾大、淋巴结肿大。肝脾大以轻、中度较为多见，ALL相比AML更易出现肝脾大。淋巴结肿大也以ALL更为多见，AML较少，可累及浅表或深部如纵隔、肠系膜、腹膜后等淋巴结。

2）骨、关节浸润：可有胸骨、长骨的压痛，影响患儿的行动。年长患儿白血病常以骨关节痛为首发症状，容易误诊为关节炎，需要早做穿刺、明确诊断，不宜随意用药。

3）中枢神经系统白血病（central nervous system leukemia，CNSL）：白血病细胞侵犯脑实质和/或脑膜，ALL尤其多见，是导致急性白血病复发的主要原因。CNSL常出现颅内压增高的症状；浸润脑膜时出现脑膜刺激征；浸润脑神经核或神经根时出现脑神经麻痹；浸润脊髓时可引起截瘫；除此之外，也有惊厥、昏迷等表现。

4）睾丸白血病：单侧或双侧睾丸无痛性肿大，质地坚硬无触痛。高白细胞的婴儿或青少年睾丸更易受累。

5）眼部浸润：常见浸润部位有眼眶、视神经、视网膜等，影响患儿的视力，并可能出现视网膜、眼底等出血表现。

6）其他器官浸润：少数患儿有皮肤、心脏、消化系统、肾、牙龈和口腔黏膜浸润，并引起相应症状和体征。

7）并发症：肿瘤溶解综合征是由于大量肿瘤细胞破坏，细胞内钾、磷和核酸等代谢产物快速大量释放入血，超出了机体的自我平衡能力而出现的代谢急症。主要表现包括高尿酸血症、高钾血症、高磷血症和低钙血症，还可出现严重的肾功能损害、心律失常、惊厥，甚至死亡。在儿童中以淋巴系统恶性肿瘤的T系ALL和伯基特淋巴瘤多见。

3. 心理－社会状况 评估患儿家长是否知晓本病的临床表现，出血及发热时能否积极配合治疗及护理，有无过分焦虑的情况，了解患儿有无情绪暴躁或崩溃等无法配合治疗和护理的情况。

4. 辅助检查

（1）外周血常规检查：外周血白细胞计数增多，也可正常或减少。血红蛋白及红细胞下降，血小板不同程度降低，外周血涂片可见原始及幼稚细胞。

（2）MICM检测：即形态学（morphology）、免疫学（immunology）、细胞遗传学（cytogenetics）、分子生物学（moalecular biology）检测，是急性白血病现代诊断及分型的重要手段。其准确反映了白血病的生物学特征及临床特征，对白血病的诊断、预后、分层治疗有重要意义。

1）骨髓形态学检查：骨髓形态学改变是本病的诊断依据。骨髓增生活跃甚至极度活跃，也可见骨髓增生减低，骨髓中原始及幼稚细胞≥20%即可诊断。

2）免疫学检查：采用流式细胞术分析白血病细胞的免疫表型，确定白血病类型。

3）细胞遗传学检查：应用染色体显带技术进行染色体核型分析和荧光原位杂交分析

等。其遗传学的异常主要是染色体的变异，包括数目和/或结构异常。90%以上ALL具有克隆性染色体异常。如有特异的AML遗传学变异，不管幼稚细胞比例，也可被诊断为AML。

4）分子生物学检查：全基因组分析研究基因表达、DNA拷贝数改变、表观遗传学改变等。大部分ALL可以根据基因异常分类，加深对白血病生物学的理解，有助于风险分层的细化。

（3）微小残留病（MRD）检测：是指白血病细胞的存在低于常规形态学方法检测的阈值。MRD是序贯治疗过程中患儿评估的重要组成和预后指标，与危险度分层息息相关。

（4）脑脊液检查：是诊断CNSL的重要依据。

（5）生化、凝血检查：常规生化、电解质、肝肾功能检查有助于疾病状态的判断。白血病发病时凝血酶原和纤维蛋白原减少，导致凝血酶原时间延长和出血。

（6）超声影像学检查：治疗前进行相应的超声影像学检查以评估脏器功能和明确受累部位。

（三）治疗要点

当前主要的治疗手段是以化学治疗（chemotherapy）为主的综合治疗，其原则是早期诊断、早期治疗。按照白血病的分型、分类选用合适的化疗方案。同时，早期预防CNSL和睾丸白血病，重视支持疗法。若为复发或难治性白血病，治疗手段可选择造血干细胞移植等。

1. 化学治疗 杀灭白血病细胞，解除白血病细胞浸润引起的症状，使病情缓解并巩固疗效，以达治愈的目的。

（1）ALL的化疗：采用多药联合治疗，大致分为诱导缓解治疗、早期强化治疗、巩固治疗、延迟强化治疗和抗代谢为基础低强度维持治疗，总疗程2.0~2.5年。

（2）AML的治疗：根据初诊化疗后效果及基因进行分层化疗，主要分为诱导治疗、维持治疗。急性粒-单核细胞白血病和急性单核细胞白血病还需CNSL的预防治疗。急性早幼粒细胞白血病采用全反式维A酸联合三氧化二砷的诱导分化治疗，其预后得到极大改善。

2. 造血干细胞移植 异基因造血干细胞移植是治疗血液系统恶性肿瘤的有效且具有潜在的治愈可能的手段。采用高剂量化疗和/或放疗的预处理，并通过供者来源的细胞重建受者造血功能。并利用移植物抗肿瘤效应（GVT效应）清除残留的耐药病变。

3. 并发症治疗 肿瘤溶解综合征最好的治疗是预防，对于初诊患儿，其关键治疗在于水化、防治高尿酸血症和密切监测实验室指标。

（四）主要护理诊断

1. 口腔黏膜完整性受损 与化学治疗药物有关。

2. 皮肤完整性受损 与化学治疗药物、放射治疗有关。

3. 营养失调，低于机体需要 与食欲缺乏、经口摄入受限有关。

4. 躯体移动障碍 与神经肌肉受损、白细胞降低有关

5. 躯体形象紊乱 与脱发、满月脸、衰弱有关。

6. 疼痛 与诊断、治疗、肿瘤生理影响有关。

7. 活动无耐力 与白细胞降低、心肺功能受损有关。

8. 舒适的改变 与恶心、呕吐等不适感受有关。

9. 排便异常 与肿瘤、治疗致便秘、腹泻有关。

10. 有体液不足的危险 与恶心、呕吐、腹泻、出血等有关。

11. 有感染的危险 与机体防御能力抑制有关。

12. 有受伤的危险 与恶性疾病过程、治疗有关。

13. 恐惧 与诊断性检查、操作、治疗、预后有关。

14. 家庭运作障碍 与身患重症的孩子有关。

15. 预期性悲哀 与预想失去孩子有关。

16. 潜在并发症 脓毒症、脓毒症休克、低血容量性休克、肿瘤溶解综合征。

（五）护理措施

1. 预防感染 患儿及家属需要戴口罩、勤洗手，做好个人卫生，严格落实口腔、肛周及皮肤护理。饮食应保证干净、卫生，避免食用隔夜菜、生食。保持环境整洁，减少外来人员探视，避免接触动植物。当患儿中性粒细胞绝对计数小于 $0.5\times10^9/L$ 时，做好保护性隔离并密切观察有无感染征象。一旦发生在此状态下发热，即发生发热性中性粒细胞缺乏症，若不能及时处置，会引发脓毒症，甚至脓毒症休克，应第一时间采取措施，包括严密监测病情变化、降温处理、抽取血培养等标本，并在发热后60分钟以内使用静脉抗生素。

2. 贫血护理 主要治疗措施是输血，尤其是对于血红蛋白低于60g/L的患儿。输注血制品时应做好输血的护理。此外，需根据贫血分级和个体耐受性合理安排休息和活动，轻、中度患儿可以进行一般活动，避免剧烈运动，重度贫血伴明显缺氧时静卧吸氧；摄入高蛋白、高维生素、易消化的饮食，骨髓抑制期间可多补充动物肝脏、瘦肉、鱼类、大枣等营养丰富的食物。

3. 预防出血 血小板计数 $<50\times10^9/L$ 者有出血的风险，$<20\times10^9/L$ 者有自发性出血的可能。预防出血的主要治疗手段是输注血小板，尤其是血小板计数 $<20\times10^9/L$ 或虽然血小板计数 $\geqslant20\times10^9/L$ 但需要进行中心静脉置管、手术或侵入性操作的患儿。一般血小板在化疗后第5天开始减少，第14天降至最低点，之后缓慢上升。护士应能了解整个周期变化，监测血小板计数和可能的出血症状体征，准确完成输血并监测输血反应。此外，护士还应关注环境和用物的安全，减少外伤导致出血的可能，如环境整洁有序，无利器。血小板计数 $<50\times10^9/L$ 者应减少活动，$<20\times10^9/L$ 者应绝对卧床休息。饮食上应注意清淡、易消化，避免坚硬带刺食物刺伤口腔黏膜、食管等。同时，应注意加强基础护理，剪短患儿指甲，避免挠破皮肤，使用软毛牙刷刷牙，保持口腔清洁，不使用牙签、牙线，防止损伤。尽量减少侵入性操作（如肌内注射或静脉穿刺），拔针后按压至少5分钟。还需保持排便通畅，预防便秘，如有需要，可使用软化粪便的药物，谨防用力排便、颅内压增高造成的颅内出血。此外，不要使用阿司匹林及含阿司匹林的药物，对轻度疼痛或有明显发热的患儿可使用对乙酰氨基酚。

4. 黏膜护理 黏膜炎通常于化疗第2～5天出现，7～14天呈现溃疡或炎症症状，其缓解常与中性粒细胞的恢复同时发生。目前推荐每日基础口腔护理，以降低黏膜炎发生率。基础口腔护理包括每日评估口腔黏膜情况、使用温和漱口水（如1%碳酸氢钠、生理盐水，避免含乙醇的漱口水）、使用软毛牙刷刷牙（只要患儿无明显的牙龈出血且能耐受）、温和饮食（避免酸性、热烫、粗糙、带刺或刺激性的食物）；若已发生了口腔黏膜炎，应提高口腔护理频率，可局部外用重组人表皮生长因子外用溶液、重组人粒细胞巨噬细胞刺激因子等，可促进黏膜修复。针对黏膜炎引起的疼痛，可使用含利多卡因的漱口水，每天≤3 次，以免过量吸收导致抽搐；同时避免对低年龄患儿使用利多卡因，因为如果接触到咽部，可能会抑制呕吐反射而增加吸入的风险。针对肛周黏膜炎，目前主要的预防措施包括每日清洗肛周后再使用液体敷料或软膏来保护皮肤。每日应评估大便的情况，若粪便较为干硬，应使用软化剂以减少肛周黏膜破溃的可能；若发生腹泻，应及时对症处理，腹泻后及时清洁皮肤并擦干，保持肛周皮肤黏膜的干燥。若已经发生了肛周黏膜炎，可选择醋酸氯己定溶液消毒皮肤、红外线局部理疗，再外涂相应软膏做局部处理。若有黏膜的破损，可通过造口粉联合液体敷料来护理，在常规护理的基础上，先涂一层造口粉再喷涂液体敷料后待干，反复 3 次。此外，在肛周溃疡或中性粒细胞减少期间，应避免通过肛门测温及使用肛栓，因为其会进一步损伤溃疡部位，或者刺激局部黏膜引起溃疡。

5. 恶心和呕吐　恶心、呕吐是最常见的治疗相关不良反应。对于恶心、呕吐的治疗目标在于缓解症状，改善生活质量。常用的镇吐药包括 5 - 羟色胺受体拮抗剂（如昂丹司琼、格拉司琼）、神经激肽 - 1 受体拮抗剂（如阿瑞匹坦）等，常与激素（如地塞米松）联用。预防呕吐最有效的方法是在化疗前 30 分钟或 1 小时使用镇吐药，并且每 2 小时、4 小时或 6 小时按时使用镇吐药，至少持续到化疗后 24 小时。非药物措施，如指压、催眠、放松疗法、芳香疗法等，也有成功用于控制恶心、呕吐的相关报道。护士应正确评估患儿恶心、呕吐的程度，提供非药物性预防/干预措施，密切观察患儿出入量尤其是低年龄儿童，遵医嘱及时给予镇吐药，指导患儿及家长少食多餐、选择容易咀嚼、吞咽和消化的食物，来帮助控制恶心、呕吐。

6. 营养支持　营养不良会降低患儿对治疗的耐受性、改变化疗药物的代谢、延长中性粒细胞减少时间、增加感染危险，并导致复发率增高、生存率降低等不良预后。在整个治疗过程中必须持续评估患儿的营养状况，常用的儿童营养筛查表包括儿童版主观综合营养评估表（subjective global nutritional assessment，SGNA）、儿童营养不良评估筛查表（screening tool for the assessment of malnutrition in padiatrics，STAMP）、肿瘤患儿主观综合营养评估量表（pediatric subjective global assessment，PEDSGA）等。为了记录患儿常规的营养状况，在患儿每次住院或门诊就诊时必须测量患儿的身高、体重。如果可行，还要通过测量皮下脂肪厚度（包括中上臂围、三角肌皮褶厚度）评估能量储备情况。除此之外，生化指标也可以用来评价肿瘤患儿的营养状况，包括血清前蛋白、转铁蛋白、血清蛋白等。为了提供合理、全面而有效的营养支持，需要建立一个包括临床医生、护士、营养师、临床药师在内的多学科营养团队。支持性营养方法包括肠内营养和肠外营养。营养方法选择的基本原则是当肠道有功能时，首选肠内营养，只有存在肠道功能障碍或需要肠道休息时才考虑选用肠外营养支持。肠内营养主要途径包括口服、鼻胃管、鼻肠管、胃造口、空肠造口等。而肠外营养主要通过外周或中心静脉途径为机体提供营养物质。临床医生、护士与营养师应紧密沟通，进行进一步营养评估，确定患儿每日所需的能量及各类营养素，并给予肠内、外营养相关医嘱。护士在营养支持中的工作，应包括对所有患儿开展营养风险筛查，对有营养不良风险的患儿和家属进行个体化指导。对肠内或肠外营养支持的患儿正确实施营养支持，持续监测营养状况的变化及营养支持的疗效，并将监测结果反馈给医生和营养师，为后续营养支持提供依据。

7. 疼痛管理　疼痛是肿瘤治疗全程中每个患儿都可能经历的症状。疼痛控制分为非药物性控制和药物性控制。非药物控制通常包括听音乐、按摩、游戏等方法。药物控制应遵循“四个正确”：正确的药物、正确的剂量、正确的途径和正确的时间。其中正确的剂量非常重要，剂量应以滴定的方法增加以达到最佳镇痛效果和最小不良反应。除此之外，肿瘤患儿在经历各种诊断或治疗性操作时都可能面临操作性疼痛，这些操作包括手术、静脉穿刺、骨髓穿刺和腰椎穿刺等。为了降低侵入性操作的疼痛，可以使用表面麻醉药，如利丙双卡因乳膏（EMLA）及复方利多卡因乳膏。这类能充分渗透入皮肤的表面麻醉药，可用于侵入性操作包括静脉穿刺、静脉输液港插针、骨髓穿刺、腰椎穿刺、皮下或肌内注射等之前的局部表面麻醉。对于这类侵入性操作，护士应对学龄前期及以上的患儿做事先的宣教和解释。如果不能事先准备，护士应在操作过程中向患儿解释每个操作步骤，强调将要做什么以及会有什么感觉。操作中事先每一步的解释及下一步的提醒可以分散患儿注意力，也可帮助缓解焦虑和疼痛。

8. 神经毒性 不少化疗药物会造成不同的神经毒性作用，其中最常见的就是自主神经功能降低（肠蠕动减慢）造成的严重便秘。护士应每日评估患儿排便情况，指导患儿适当运动和使用软化剂来预防便秘，刺激排便则需要应用轻泻药或者灌肠。周围神经病变（包括足下垂、四肢虚弱和麻木）则会造成行走或手部活动困难。护士应该重视这些问题并告知患儿家长可能出现这些并发症，同时指导家长，一旦停药，这些并发症是可逆的。如果患儿持续卧床休息，需要使用足部夹板以保持正确的足部功能位置。如果患儿居家时有虚弱、疲乏症状，则可能需要暂时减少活动量，应避免不切实际的过度活动而引发的安全问题。神经性综合征（放射后嗜睡症）可能会在中枢神经系统放疗后 5 ~ 8 周发生，并可能持续 4 ~ 15 日。其主要表现为嗜睡，伴或不伴发热、食欲缺乏，并有恶心、呕吐。应提醒家长出现该症状的可能性，并鼓励其寻求医疗咨询，因为嗜睡可能是中枢神经系统放疗后的远期后遗症的早期指征。

9. 脱发 是一些化疗药物和头颅放射治疗的并发症。不是所有患儿在治疗过程中都会脱发。脱发本身不会引起机体过多不适，但会影响患儿的身体意象。护士需要提醒患儿和家长这个并发症是暂时的。可以建议让患儿戴假发，如果选择不戴假发，应戴帽子等以遮盖头部，特别是在寒冷或是太阳暴晒时。头皮卫生也很重要，在清洗身体其他部位的时候应该常规清洗头皮。

10. 家庭支持 肿瘤患儿诊断、治疗周期长。为了照顾生病住院的儿童，家庭内部的分工将发生变化，尤其遇到住院频繁、周期长、威胁患儿生命的情况。对整个家庭而言这种经历可能是一次重大危机，其固有的家庭环境、文化信仰、经济情况、沟通方式等因素会综合影响他们对于危机的应对策略、医患关系与疾病康复。护士作为支持者和促进者，应帮助患儿及其家属理解治疗方案，预防或控制预期的并发症和不良反应，以及对远期并发症的观察。

11. 并发症护理

（1）严密监测患儿的出入量、呼吸、血氧、心率、血压和心电图的变化，并且监测患儿的生化指标的变化。

（2）遵医嘱给予水化和碱化治疗，改善肾脏的灌注和肾小球的滤过率，减少尿酸和磷酸钙在肾小管的沉积。必要时，配合降尿酸的药物如别嘌呤口服。

（3）做好心理护理，安抚好家长及患儿的情绪，减轻家长负担，积极配合治疗。

12. 用药护理　护士应熟悉化疗药物的药理和特性，了解化疗方案及给药途径，正确给药，并监控及处理不良反应。多数化疗药物为静脉用药，且有较强的刺激性，如柔红霉素、长春新碱等，药物一旦外渗可导致局部疼痛、红肿，甚至坏死。使用化疗药物时建议使用中央静脉导管，若暂时无法置管中央静脉通路，在选用外周静脉时应使用新鲜穿刺的静脉，用药前确认回血通畅，输注过程严密观察，一旦渗漏，立即停止输液，按照化疗外渗流程处理。化疗药物常见的不良反应包括骨髓抑制、恶心、呕吐、黏膜炎、腹泻、便秘等。部分化疗药物如紫杉醇、门冬酰胺酶可引起变态反应，严重时可导致过敏性休克。用药前应询问用药史和过敏史，用药过程中严密监测相关过敏症状。此外，化疗药物是细胞毒性药物，具有致癌、致畸、生殖毒性，低剂量就可引起器官功能损害。因此，在化疗药物制备、运输、排气、给药或换药、医废处理、患儿排泄物处理时应做好化疗防护，可选择的防护设备包括口罩、帽子、手套、防护服、面罩或护目镜。接触患儿排泄物时，尤其是化疗后 48 小时内，应戴好手套，做好相应防护。

13. 导管护理　目前肿瘤患儿应用较多的中心静脉置管通路为经外周静脉穿刺的中心静脉导管（PICC）和植入式输液港。应由专业的导管护士对肿瘤患儿进行评估后，介绍不同导管的特点、置管原因、目的和过程，并推荐适合不同年龄、家庭情况的患儿留置 PICC，以便患儿后续长期的用药安全及舒适性。所有 PICC 在使用期间均应使用无菌敷贴固定，导管末端连接无菌输液接头，定期维护，并在全程护理中严格使用无菌技术。

14. 健康教育

（1）保持环境整洁，室内不要晾晒衣物，保持室内及卫生间干燥，防止真菌滋生。不在房间内摆放鲜花，不过多存放水果以防腐坏。避免与感染者接触或去人多拥挤的地方，减少交叉感染的可能性。

（2）饮食来源需保证新鲜、清洁、卫生，不可食用剩菜，不吃生食或未煮熟的食物，水果可选择带皮水果，清洗后去皮食用。应避免食用刺激性、坚硬带刺、过热过冷的食物。患儿注射门冬酰胺酶后需给予低脂饮食，即膳食脂肪不得高于全日能量的 20%，低脂饮食时长根据门冬酰胺酶的类型不同有所差异，最长为注射后 3 周，以避免胰腺炎的发生。

（3）指导家属按时给患儿服药，若是口服化疗药物，不要直接用手接触，防止化疗药通过皮肤吸收，做好自我防护。

（4）治疗期间会出现不同的不良反应及不适症状，常见的不良反应包括恶心、呕吐、便秘、腹泻、口腔黏膜炎、肛周黏膜炎等，应向家长说明相应预防及处理方法，必要时须立即就医处置。

（5）大多数抗肿瘤治疗都会引起不同程度的骨髓抑制，表现为白细胞减少、血红蛋白降低、血小板减少。应针对这 3 点内容重点开展健康教育。

1）白细胞减少的健康教育：向家属强调预防感染的重要性，若居家期间一旦出现发热，应立即返院就医，警惕脓毒症休克的发生。

2）血红蛋白降低的健康教育：鼓励患儿适当休息，避免剧烈运动。年长儿下床时需协助起身、下床，谨防头晕、跌倒等意外伤害。若有胸闷、心悸时，应立即告知医护人员。

3）血小板减少的健康教育：应注意避免剧烈活动，教会患儿及家属在活动中的安全性。教会家长一旦出血，如鼻出血，立即压迫止血，并及时就医。

（6）指导家属在骨髓穿刺/腰椎穿刺前涂抹利多卡因乳膏，以减少操作性疼痛。在术前嘱咐年长儿解小便，年幼儿及时换尿布。穿刺后指导家属用手掌的大鱼际肌按压伤口至少10～15 分钟；腰椎穿刺后嘱咐患儿平卧 4～6 小时。穿刺部位应保持密封、干燥，24 小时后无异常可去除敷料。若出现穿刺部位渗血、渗液，头痛，呕吐等不适，应及时通知医护。

（7）肿瘤患儿一般会留置一根 PICC，导管的需要定期维护。需要告知家属维护时间和日常居家护理要点，如置管侧手臂不可提重物等。一旦发现异常，如贴膜卷边、导管滑脱等，应及时告知护士。

在整个治疗周期中，患儿不能常规预防接种疫苗。治疗结束后，应根据专业医生评估，制订免疫接种计划。一般情况下，在化疗结束后停药满 1 年，移植治疗后满 1 年并停免疫抑制剂 3 个月可接种灭活疫苗，移植治疗后满 2 年同时停止免疫治疗 1 年、无慢性移植物抗宿主病者，可接种减毒活疫苗。值得关注的是，与免疫低下患儿密切接触者均应接种例行推荐的疫苗，包括减毒活疫苗、灭活疫苗、水痘疫苗、轮状病毒疫苗等，以更好地降低免疫低下患儿感染疫苗可预防性疾病的概率，因此一旦患儿确诊，需要推荐家属积极接种相关疫苗，减少患儿感染的发生。

第三节　淋巴瘤

淋巴瘤（lymphoma）是起源于淋巴结或结外淋巴瘤的一种恶性肿瘤，是由于淋巴细胞异常增生而造成的淋巴系统恶性肿瘤，分为非霍奇金淋巴瘤和霍奇金淋巴瘤。在儿童及青少年阶段恶性肿瘤中排第三位，占 12%～15%，近 10 年来发病率已经从 1.64/10 万升到 2.23/10 万。最常见的类型包括淋巴母细胞淋巴瘤、成熟 B 细胞淋巴瘤和间变性大细胞淋巴瘤。

（一）概述

1. 病因　尚不明确，可能与病毒感染（如 EB 病毒、疱疹病毒、巨细胞病毒）及免疫缺陷有关（免疫缺陷病、免疫抑制剂）。

2. 发病机制　淋巴瘤患儿的凋亡相关基因可能被抑制或失活，导致细胞无法正常凋亡；某些淋巴瘤细胞会过分表达抗凋亡蛋白，从而抵抗凋亡信号，使细胞异常生存和增殖；细胞信号传导异常、生长因子信号异常及细胞内信号传导紊乱均可导致淋巴细胞异常增殖。

（二）护理评估

1. 健康史　了解患儿 6 个月内是否出现体重减轻 10% 以上；患儿目前是否出现发热、盗汗等全身症状；评估浅表淋巴结（60%～70% 为颈部和锁骨上，15%～20% 为腋窝）是否存在进行性肿大症状；评估有无气道受压症状。

2. 身体状况

（1）全身症状：非特异性全身症状包括发热、乏力、食欲缺乏、轻度消瘦、瘙痒。5% 患儿出现 R-S 细胞释放的淋巴因子和细胞因子所致的 B 症状，B 症状即患儿出现不明原因的 38℃以上或周期性发热、6 个月内体重减轻 10% 以上、夜间大量盗汗。

（2）淋巴结肿大：大部分患儿会出现无痛性颈部、锁骨上或其他部位淋巴结肿大，并伴随淋巴结质韧，类似橡皮样感觉。若有纵隔肿物，可有气道压迫症状，可合并胸腔积液；

或压迫食管，引起吞咽困难；或压迫上腔静脉使静脉回流受阻、颈面部和上肢水肿，即上腔静脉压迫综合征。若为腹腔淋巴结肿大或腹部肿物，可表现为腹痛、腹水、复发性肠套叠或肠穿孔、肠出血等急腹症。

（3）其他：可侵犯骨髓、中枢神经系统、肝、脾、皮肤和胃肠道，产生相应的临床症状和体征。

（4）并发症：肿瘤溶解综合征是淋巴瘤常见的肿瘤急症，在第二节中已有介绍。针对有纵隔占位的患儿，可导致上腔静脉压迫综合征，其由于上腔静脉完全或不完全阻塞，从而表现为面颈部、躯干上部和上肢水肿，以及上半身浅表静脉曲张的一组临床综合征。严重者可出现呼吸困难，甚至严重的脑水肿，危及生命。

3. 心理－社会状况　评估家长是否了解本病的临床症状、知晓本病护理要点，以及能否配合医护人员积极接受治疗和护理，有无过分焦虑等心理情况；评估患儿对目前治疗及护理的配合情况，有无紧张、焦虑及情绪低落等心理异常情况。

4. 辅助检查

（1）影像学检查：对于胸、腹、盆腔影像学检查主要以增强 CT 检查为主，若有骨骼浸润时则选择全身骨扫描。其中 PET/CT 可作为评估早期治疗反应的依据和用于分期诊断。

（2）血液系统检查：患儿可能早期血常规并无变化，但到晚期可能出现贫血、血小板减少等改变。

（3）非特异性指标：随访综合评价指标如红细胞沉降率、铁蛋白可出现增高的表现，同时 C 反应蛋白也可能增高。

（4）病理活检：当患儿出现无痛性淋巴结肿大时应及早做病理活检，活检是确诊淋巴瘤的金标准。

（三）治疗要点

本病的治疗目标是使疾病获得完全缓解并达到长期无病生存，同时保证患儿的生活质量。目前淋巴瘤常用的治疗手段以化学治疗为主，联合放射治疗或靶向治疗，手术治疗只针对病理活检，并不是淋巴瘤的治疗手段。

1. 化学治疗　依据淋巴瘤的分型选择不同的治疗方案。常见的化疗药物包括长春新碱、多柔比星、甲泼尼龙等。

2. 放射治疗　由于放疗的远期不良反应明显，在霍奇金淋巴瘤患儿中对低危和治疗反应良好者减少剂量、缩小放疗野或删除放疗，以减少放疗所带来的不良反应。

3. 靶向治疗　除常规治疗外，靶向药物也取得了很大的进展。如治疗霍奇金淋巴瘤的 PD-1 抗体、治疗 T 淋巴母细胞淋巴瘤的 CD38 抗体和治疗伯基特淋巴瘤的利妥昔单抗等。

4. 并发症治疗　根据引起上腔静脉压迫综合征的原发病给予积极治疗，以尽快解除对上腔静脉的压迫，缓解症状。此外，也包括一些非特异性治疗，包括卧床并抬高床头 30°～45°，给予吸氧和/或雾化以保持呼吸道通畅，适当限制液体摄入并给予利尿药，避免上肢静脉穿刺，对有呼吸道感染患儿联合应用抗生素抗感染治疗。

（四）主要护理诊断

1. 口腔黏膜完整性受损　与化学治疗药物有关。

2. 皮肤完整性受损　与化学治疗药物、放射治疗有关。

3. 营养失调，低于机体需要 与食欲缺乏、经口摄入受限有关。

4. 躯体形象紊乱 与脱发、满月脸、衰弱有关。

5. 疼痛 与诊断、治疗、肿瘤生理影响有关。

6. 活动无耐力 与白细胞降低、心肺功能受损有关。

7. 舒适的改变 与恶心、呕吐等不适感受有关。

8. 排便异常 与肿瘤、治疗导致便秘和腹泻有关。

9. 有体液不足的危险 与恶心、呕吐、腹泻、出血等有关。

10. 有感染的危险 与机体防御能力抑制有关。

11. 有受伤的危险 与恶性疾病过程、治疗有关。

12. 恐惧 与诊断性检查、操作、治疗、预后有关。

13. 家庭运作障碍 与身患重症的孩子有关。

14. 预期性悲哀 与预想失去孩子有关。

15. 潜在并发症 上腔静脉压迫综合征。

（五）护理措施

1. 并发症的护理

（1）严密监测患儿的病情变化、生命体征，尤其是血氧饱和度的变化；密切监测患儿的呼吸及临床表现，及早发现呼吸困难及心力衰竭；定时监测臂围、面部及四肢肿胀、颈静脉怒张等情况；准确记录24小时出入量，保持出入量平衡。

（2）加强输液管理，严禁选用上肢静脉输液，以防回心血量增多加重面部及四肢肿胀。对于长期输液的患儿，选用下肢静脉时由远心端到近心端要合理规划使用。同时严格限制补液量，控制输液速度。

（2）加强患儿的饮食管理，指导高蛋白、高热量、低脂、易消化饮食，少食多餐、细嚼慢咽，避免误吸。对于胃肠道反应严重患儿，遵医嘱对症处理；除低钠血症患儿增加钠盐摄入外，其余患儿严格限制液体及食盐的摄入，避免因钠盐摄入导致血容量增加。准确记录24小时出入量，保持出入量平衡。

（4）加强心理护理，使患儿保持良好的心态。

2. 其他护理措施 参见本章第二节。

第四节　肾母细胞瘤

肾母细胞瘤（nephroblastoma）又称为威尔姆瘤（Wilms tumor，WT），属于肾胚胎源性恶性混合性肿瘤，是儿童最常见的肾脏肿瘤，占儿童肿瘤5%左右，女孩的发病率高于男孩，好发于2~5岁的儿童，10岁以上少见。可根据组织学分型。预后良好型：①胚芽型。②间叶型。③上皮型。④混合型，由上述3种成分混合组成。预后不良型：局灶性间变型和弥漫性间变型。

（一）概述

1. 病因 病因尚不明确，可能与基因相关的变异（*WT1*、*WTX*、*TP53*、*MYCN* 等），表观遗传机制（甲基化、印记基因），DNA 错配修复系统等有关。

2. 发病机制　在胎儿发育过程中，肾母细胞瘤患儿可能出现部分基因的丢失或突变，导致某基因不正常表达而产生细胞异常增殖和分化，即部分未发育分化成熟的肾脏细胞出现不正常的增殖，从而出现肾母细胞瘤。

（二）护理评估

1. 健康史　了解患儿起病后有无出现发热、气促、消瘦症状。评估患儿血压，是否因肿瘤压迫出现肾性高血压；评估患儿有无腹部肿块，是否出现腹痛、腹胀等情况；评估患儿排尿次数，尿液色、质、量；了解患儿居住环境状况，有无致癌物质暴露。

2. 身体状况

（1）全身症状：腹部无痛性肿块和肿胀是最常见的症状，肿块多局限于一侧，中等硬度，位置固定，不会随着呼吸而活动。绝大多数在医生检查或父母无意中发现无症状的腹部肿块而被确诊。

（2）20% ~40% 的患儿出现症状和体征，包括腹痛、全身乏力、发热、镜下或肉眼血尿。

（3）20% ~25% 的患儿出现肾素 – 血管紧张肽原酶分泌过多导致的高血压。

（4）约 15% 的患儿出现肺部转移可出现咳嗽，呼吸困难，胸痛等。

（5）约 10% 的患儿出现食欲缺乏和体重下降。

（6）少数患儿合并先天畸形，如精神发育迟缓、泌尿生殖系统畸形、虹膜缺损、半身肥大等。

3. 心理 – 社会状况　评估家长是否知晓本病的临床表现、治疗知识及治疗过程中的护理要点，是否具备日常照护能力。了解患儿及家属是否积极配合治疗和护理，有无焦虑等；了解患儿对治疗和休息的配合情况，有无紧张、忧虑及情绪低落等心理状况。

4. 辅助检查　肾母细胞瘤最主要的诊断方式是组织病理诊断。

（1）组织病理：确定组织分型及分期，以决定治疗方案。组织学检查发现原始的梭形及圆形细胞成分，形态发育不全的或胚胎样管或肾小球样结构。

（2）影像学分期评估：腹部平片、B 超、CT，是诊断肾母细胞瘤的重要手段，准确性高达 95% 以上，病理类型为间变型肾母细胞瘤、透明细胞肉瘤和横纹肌样肉瘤时做头 MRI、全身骨扫描及骨髓涂片。

（3）治疗前脏器功能基本检查：血常规、尿常规、尿代谢产物（尿高香草酸和苦杏仁酸）、肝功能、肾功能、电解质、肌酐清除率、心电图、心脏超声。

（4）存在肉眼血尿、肾功能不全或肾积水时建议在术前行膀胱镜检查。

（三）治疗要点

肾母细胞瘤的治疗手段和计划与疾病的病理分型、分期相关。目前主张手术，放疗及化疗联合应用。一般先手术完整切除肿瘤，对于估计手术完全切除困难者，可先仅进行活检，病理确诊后先化疗，再做根治性手术。双侧肾脏受累时，术前可给予化疗 2 ~4 个疗程，手术尽可能多地保留一侧肾脏的正常肾组织，必要时，可行肾移植。术后任何分期地肿瘤均须化疗，除 Ⅰ 期、Ⅱ 期预后良好型肾母细胞瘤、Ⅰ 期局灶间变型肾母细胞瘤外，其余均须放疗。放疗一般在术后 10 ~14 天开始，小于 6 个月患儿不建议放疗。

（1）化疗常用药物：长春新碱、放线菌素 D、环磷酰胺等。

（2）并发症治疗：对于疾病原发病灶导致的急性肾损伤，肾功能急速下降，积极治疗原发病，须尽快减少对肾脏组织的压迫，注意识别相关并发症表现，如尿少、血尿、双下肢水肿等。

（四）主要护理诊断

放化疗期间主要护理诊断参考本章第二节。围手术期护理诊断如下。

1. 疼痛 与手术伤口未愈合有关。

2. 焦虑 与手术后疾病的预后有关。

3. 躯体移动障碍 与手术伤口疼痛有关。

4. 潜在并发症 急性肾损伤、血尿、术后出血。

（五）护理措施

1. 术前护理 病情观察及对症处理：注意患儿尿液颜色的变化，有无条索状凝血块及突然大量血尿的发生；注意观察患儿疼痛性质，有无突然肾绞痛及腰部持续疼痛的发生。疼痛明显时给予镇痛处理。注意引起低热原因的鉴别与观察。肾动脉栓塞的患儿如出现高热，应给予降温处理，鼓励患儿多饮水。

2. 术后护理

（1）根治性切除术的患儿，创伤较大，应做好生命体征、出血倾向、对侧肾排尿功能观察。

（2）遵医嘱补液、应用抗生素。

（3）饮食：活动排气后可进食。

（4）下腔静脉切开缝合者，应平卧 10 天，一般手术 2～3 天下床。

3. 心理护理 患儿及家属对肾母细胞瘤相关知识缺乏，精神压力较大，结合其接受能力，有针对性地进行疾病知识的宣教，增强治疗的信心。

4. 并发症的护理

（1）患儿以卧床休息为主，尽量减少下床活动的时间，要注意保持皮肤的清洁卫生，室内要注意通风，要穿宽松的衣服。

（2）在饮食方面以清淡饮食为主，忌辛辣的食物。如果在合并有水肿的情况下，盐和水的摄入量都要严格限制，而且要准确记录患儿的出入量，尤其是要观察患儿尿量的变化。

（3）要观察患儿用药反应，一旦出现用药不良反应，要及时告知医生。

（4）做好心理护理，经常与患儿进行沟通交流，了解患儿心理状况，避免患儿出现各种不良的心理反应。

5. 放化疗期间护理措施 参见本章第二节。

第五节 神经母细胞瘤

神经母细胞瘤是起源于原始神经嵴的胚胎性肿瘤，即源自未分化的交感神经节细胞，是儿童最常见的颅外实体瘤，占儿童癌症 8%，病死率 15%。50% 发生在 2 岁以内婴幼儿，

25% 发生在 4 岁以下儿童，男孩发病率略高于女孩。

（一）概述

1. 病因　目前发病原因尚不明确，涉及遗传、环境、代谢等多种因素。其中遗传因素是重要因素之一，包括 *N-myc* 基因扩增、染色体异常及相关基因突变等。

2. 发病机制　神经母细胞瘤起源于外周交感神经系统，由于基因组和表观遗传障碍而发生交感神经分化缺陷。神经母细胞瘤的形成部分是由于细胞分化进程受阻，其中比较关键的是交感神经系统未成熟的神经嵴细胞失去了分化的能力，无法发育为成熟细胞。

（二）护理评估

1. 健康史　了解患儿入院前是否有发热、气促、咳嗽、严重贫血、呼吸困难等症状。评估患儿近期是否有消瘦，浅表淋巴结肿大（无痛性、渐进性）包括颈后三角区、腋下、腹股沟淋巴结，有无腹部肿块、腹部膨隆、肝脾大，有无尿频、尿潴留等排尿困难。了解患儿家庭经济状况、居住环境、家族遗传病史。

2. 身体状况　神经母细胞瘤的症状和体征与肿瘤部位、是否转移及转移部位有关。局限性肿瘤患儿可无症状，肿瘤晚期的儿童就诊时一般状况差。

（1）全身症状：不规则发热、乏力、消瘦、食欲缺乏、贫血、骨痛、头痛、恶心、呕吐、腹泻等。

（2）腹部肿瘤：最为常见，腹部肿瘤触诊固定，质硬，不规则的肿块且越过腹中线，出现腹痛、腹胀，甚至肠梗阻、便秘。

（3）肿瘤压迫肾、输尿管或膀胱可以出现排尿困难。

（4）胸部肿瘤可表现为咳嗽、喘憋、呼吸困难等，如压迫上腔静脉，可表现头面部水肿。

（5）颈部肿瘤可引起霍纳（Horner）综合征（病灶同侧上睑下垂、瞳孔缩小和无汗症）。

（6）压迫脊髓表现为不同程度疼痛，出现运动或感觉障碍。

（7）最主要转移方式：淋巴转移和血流转移。常见的转移部位为骨髓、骨骼、肝、皮肤和淋巴结。肿瘤浸润眶周骨可引起特征性的眶周瘀斑（熊猫眼）、眼球突出眶上水肿，肝转移可表现为肝大和黄疸。肿瘤扩散至皮肤表现为可触及的无痛性皮下结节。

3. 心理－社会状况　评估家长是否了解疾病的临床表现、治疗知识，是否具备日常照护能力；评估家长和患儿是否对病情焦虑，对医护操作及治疗恐惧；了解患儿对于治疗的配合情况。

4. 辅助检查

（1）临床上最可靠的诊断手段是组织病理学诊断。根据病理类型和分化程度分型：①神经母细胞瘤，未分化型、分化差型和分化型。②节细胞神经母细胞瘤，混合型。③节细胞神经瘤，成熟中型。④节细胞神经母细胞瘤，结节型，肿瘤细胞分化程度为未分化型、分化差型和分化型。

（2）其他确诊指标：①尿液中香草扁桃酸和高香草酸大于正常值 2 倍以上时可作为诊断依据。②影像学显示胸部或腹部中线两侧钙化性肿块特征。③骨髓涂片可见成簇聚集的巢状或菊花团样的小圆形肿瘤细胞。

（3）其余检查：颈、胸、腹部等摄片，骨扫描，CT 扫描，B 超，骨髓穿刺和骨髓活检，基因分子生物学检测。

（三）治疗要点

目前主要治疗方式有手术、化疗、放疗。

1. 手术 在保证安全的前提下，切除原发灶及区域内转移淋巴结。

2. 化疗 化疗药物能够通过常规药理作用引起细胞周期阻滞和细胞凋亡。常用化疗药物包括长春新碱、顺铂/卡铂、异环磷酰胺/环磷酰胺、依托泊苷、阿霉素、托泊替康、Cis-维 A 酸。

3. 放疗 放疗在合适的范围内能够引起大量细胞内 DNA 和 RNA 断裂，阻滞肿瘤细胞增殖。

4. 自体移植 将诱导化疗期间采集的自体造血干细胞移植作为超大剂量化疗后的支持治疗，最大限度地清除微小残留病灶及化疗抵抗的肿瘤细胞，为后续治疗进一步创造条件。

5. 免疫治疗 对于复发或难治性神经母细胞瘤使用显著提升治疗效果。

（四）主要护理诊断

放化疗期间主要护理诊断参见本章第二节。

围手术期主要护理诊断如下。

1. 有感染的危险 与患儿白细胞过低有关。

2. 有出血的危险 与患儿血小板过低有关。

3. 营养失调，低于机体需要量 与化疗有关。

4. 体液失衡 与食欲缺乏、蛋白摄入不足有关。

5. 有导管滑脱的危险 与术后引流管的置入有关。

6. 潜在并发症 低蛋白血症、出血、乳糜漏、肠梗阻、肠粘连。

（五）护理措施

1. 术前护理

（1）严密观察患儿血常规情况：白细胞低于正常值时可遵医嘱注射重组人细胞刺激因子，白细胞低于 $1.0\times10^9/L$ 时，给予保护性隔离；血小板低于 $80\times10^9/L$ 时，以卧床休息为主，避免磕碰出血；血红蛋白低于 80g/L 时，遵医嘱输血，做好输血护理。

（2）做好术前准备：术前禁食、禁水、皮肤护理、胃肠道准备等。

2. 术后护理

（1）监测生命体征变化，保持呼吸道的通畅，勤翻身拍背，雾化吸入、吸痰，以预防痰液淤积和肺不张；密切观察伤口敷料有无渗血、脱落等情况，伤口周围皮肤有无红肿及渗出；监测电解质的变化，防止发生低钠、低钙、低镁和低钾现象，若发现及时告知医生，遵医嘱予对症处理。

（2）保持引流管通畅，定时挤压引流管，注意观察引流液的颜色、性质、量和引流速度，注意观察有无活动性出血，并准确记录。

3. 并发症的护理

（1）给予患儿半卧位，以利于腹腔引流。

（2）术后早期禁食，待肠蠕动恢复后逐步恢复饮食。患儿不能进食时，应遵医嘱补充血浆和白蛋白。

（3）在病情允许的情况下可在床上早期活动，减少肺部并发症以防止肠梗阻、肠粘连的发生。

4. 放化疗期间护理措施　参见本章第二节。

知识拓展

免疫治疗显著改善高危神经母细胞瘤患儿预后

神经母细胞瘤被称为“儿童肿瘤之王”，恶性程度高，复发风险大，远期生存差，其中高危神经母细胞瘤患儿5年总生存率不到50%。1989年人鼠嵌合型抗体ch14.18研发成功，西蒙（Simon）等首先报道ch14.18治疗组的患儿其3年总生存期的比例显著高于对照组。但由于神经母细胞瘤的病例少，药品的潜在市场规模也小。尽管临床试验得到了乐观的结果，但参与试验的各大药厂都在试验结束后决定退出。为了护佑高危神经母细胞瘤患儿仅存的希望，加州大学圣地亚哥分校陈铃津到华盛顿寻求帮助。经过七年的努力，最后在美国国家癌症研究所的支持下，由其下属的生物制药机构制备了ch14.18抗体，团队终于能继续推进ch14.18的关键Ⅲ期临床试验。结果发现与标准疗法相比，以ch14.18为主的免疫疗法将高危神经母细胞瘤的两年无进展生存率提高了20%。

本章小结

思考题

1. 简述ALL与AML辅助检查及临床表现的主要区别。

2. 简述针对白血病患儿临床症状的护理要点。

更多练习

（沈南平　何梦雪）

第二十一章　儿科常用护理技术

教学课件

学习目标

1. 素质目标

（1）能够展现出积极的专业态度，对儿科护理技术的学习和实践保持高度的热情和专注。在操作过程中，能够严格遵守安全规范，确保护理操作的准确性和安全性。

（2）能够关注患儿的情感需求和心理状态，通过温馨的语言和体贴的行为，给予患儿精神上的支持和鼓励。

（3）能够独立思考和分析问题，对儿科护理实践中的复杂情况做出准确的判断和决策。

2. 知识目标

（1）掌握：儿科常用护理技术操作的目的、准备要点和操作要点。

（2）熟悉：儿科常用护理技术操作中评估解释和注意事项内容。

（3）了解：儿科常用护理技术操作常见并发症。

3. 能力目标

（1）能运用所学知识和技能对患儿正确实施护理操作。

（2）能对患儿及家长进行有效沟通和正确评估，实施健康指导。

第一节　皮肤和造口护理

一、臀部皮肤护理

（一）目的

保持臀部皮肤清洁、舒适，防止尿液、粪便等因素对皮肤长时间刺激，预防并治疗尿布皮炎。

（二）评估解释

1. 评估　婴幼儿整体情况，观察臀部皮肤状况。

2. 解释及宣教　向家长解释臀部清洁的目的、方法及注意事项，取得家长配合，鼓励家长学习臀部清洁方面的知识及技能。

（三）准备要点

1. 护士准备　着装整洁、洗手、戴口罩，保持手部温暖。

2. 婴幼儿准备　进食前或空腹，安置体位舒适。

3. 物品准备　尿布或纸尿裤、棉签、臀部护理药物、毛巾、温水或湿纸巾。

4. 环境准备　清洁、安静，光线适宜，关闭门窗，调节室温至26～28℃。

（四）操作要点

1. 核对信息，安置婴幼儿平卧于床上。

2. 解开包被，拉高婴幼儿上衣，避免被排泄物污湿。

3. 暴露臀部，解开尿布或纸尿裤后一手轻提婴幼儿双脚，一手用尿布或纸尿裤前半部分较洁净处从前向后擦拭会阴和臀部，此部分内卷盖住尿布或纸尿裤污湿部分后垫在臀部下面。

4. 擦拭皮肤。用湿纸巾或蘸温水的毛巾从前向后擦净臀部皮肤，控制擦拭力度并注意擦净皮肤的皱褶部分并晾干。

5. 涂抹药物。在易于接触排泄物或皮肤发红的部位涂抹臀部护理药物。

6. 一手提起婴幼儿双脚，抬高臀部，另一只手内卷污染尿布或纸尿裤并撤除。

7. 将清洁尿布或纸尿裤垫于腰下，放下婴幼儿双脚，系好尿布或粘贴纸尿裤，大小、松紧适宜。

8. 拉平衣服，包好包被，再次核对信息。

9. 观察排泄物性状，或根据需要称量尿布或纸尿裤。

10. 清理用物，洗手，记录观察内容。

（五）注意事项

1. 关闭门窗，避免对流风，注意保暖，操作中减少暴露，尽量选择喂奶前操作防止溢奶。

2. 用物携带齐全，避免操作中离开，禁止将婴幼儿单独留在操作台上，始终确保一只手与婴幼儿接触，防止婴幼儿翻滚坠落。

3. 选择质地柔软、透气性好、吸水性强的尿布，根据需要可选择一次性纸尿裤。

4. 臀部清洁顺序应从前向后、由外向内，动作轻柔，勿用力擦拭，会阴部和肛周皱褶处应清洁干净；新生儿脐带未脱落时，需将清洁尿布前部的上端向下折，保持脐带残端处于暴露状态。

5. 男婴要确保阴茎指向下方，避免尿液从尿布上方漏出。

6. 注意检查尿布或纸尿裤是否包扎合适，不可过紧也不可过松，大腿和腰部不能留有明显的缝隙，以免造成排泄物外溢。

7. 操作过程中应主动与婴幼儿进行语言及情感交流。

8. 常见并发症包括会阴部污染、皮肤损伤等（表21－1）。

表 21－1　臀部皮肤护理常见并发症的预防及处理

并发症	预防及处理
会阴部污染	（1）严格遵守由前向后方向擦拭，擦拭过臀部的纸巾不能再接触会阴部，避免污染预防感染。 （2）操作完毕，再次确认会阴部、臀部皮肤无尿液、粪便等
皮肤损伤	（1）动作轻柔，粪便粘连不宜擦拭时，切忌强力擦拭，可用液状石蜡软化后再行擦拭，避免损伤皮肤。 （2）穿戴尿布注意松紧适宜，避免勒伤皮肤。 （3）发现皮肤损伤及时通知医生，局部遵医嘱用药，可联合局部氧疗法治疗。 （4）暴露损伤部位皮肤，避免尿布摩擦引起再次损伤；或在专科护士指导下应用水胶体敷料等进行局部保护。 （5）注意保持臀部皮肤清洁、干燥

尿布皮炎的分度

二、婴儿沐浴法

（一）目的

清洁皮肤，协助皮肤排泄和散热；观察婴儿身体和皮肤情况；促进婴儿舒适，增进与婴儿交流。

（二）评估解释

1. 评估　婴儿吃奶时间、身体情况和皮肤状况。

2. 解释及宣教　向家长解释操作目的、方法和配合要点，鼓励其学习沐浴方法并指导注意事项。

（三）准备要点

1. 护士准备　着装整洁，穿戴围裙或隔离衣，修剪指甲，戴口罩，操作前洗手。

2. 婴儿准备　进食前或进食后 1～2 小时。

3. 物品准备　平整的操作台、婴儿沐浴露、大浴巾、小浴巾、面巾、湿纸巾、婴儿尿布及衣服、包被、无菌棉签、棉球、75%乙醇或复合碘皮肤消毒剂、护臀用品、润肤露、爽身粉、婴儿体重秤、弯盘、水温计、温热水（备水时在 38～42℃、沐浴时在 37～39℃）、指甲刀，必要时备浴盆（内备温热水 2/3 满或 1/2 满）。

4. 环境准备　室内整洁安全，关闭门窗，调节室温至 26～28℃。

（四）操作要点

1. 核对信息，用水温计测试水温。

2. 将婴儿放于操作台上，脱衣服，解尿布，擦净臀部，检查全身皮肤及肢体活动情况，用大浴巾包裹称体重并记录。

3. 以左前臂托住婴儿背部，左上臂及腋下夹住婴儿臀部及下肢，左手掌托住头颈部，拇指与中指分别将婴儿双耳郭折向前方，轻轻按住（图 21－1），防止水流入造成内耳感染，将头移至盆边。

4. 洗脸、洗头。小面巾蘸水拧干，擦拭婴儿双眼（方向由内眦向外眦）、前额、鼻部、口唇四周、面颊及耳部，注意擦洗耳后皮肤皱褶处，右手取沐浴露清洗婴儿头部后用清水洗净，迅速用小浴巾擦干。

5. 清洗全身。左手握住婴儿左肩及腋窝处，使婴儿头颈部枕于左前臂，用右手握住婴儿左腿靠近腹股沟处，使婴儿臀部位于右手掌上，轻放婴儿于水中，左手支撑婴儿，右手用毛巾淋湿婴儿全身，在颈下、胸、腹、腋下、上肢、会阴、下肢处涂抹沐浴露，边洗边用清水冲净。右手从婴儿前方握住婴儿左肩及腋窝处，使其头颈部俯于操作者右前臂，左手抹沐浴露清洗婴儿后颈、背部、臀部，用清水冲净。

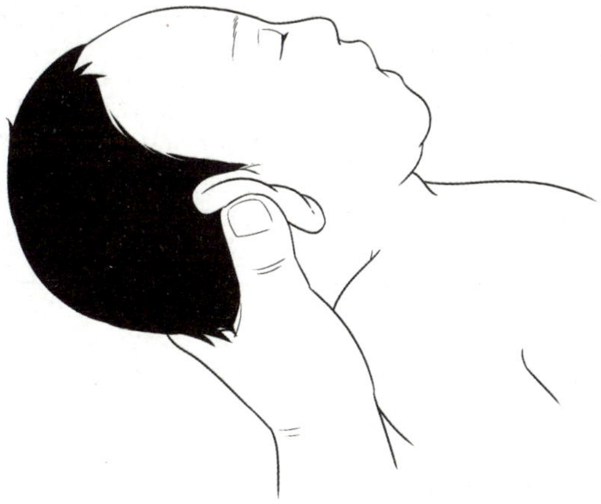

图 21－1　拇指中指遮盖双侧耳郭

6. 洗毕，将婴儿从水中按入水方法抱出，并迅速用大毛巾包裹全身吸干水分。用棉签蘸水清洁女婴大阴唇、男婴包皮处污垢，脐带未脱落者，用无菌棉签蘸取 75% 乙醇或复合碘皮肤消毒剂擦拭脐带残端和脐周。

7. 擦干臀部，局部涂护臀用品，必要时颈部、腋下、腹股沟处涂爽身粉，注意用手掌遮挡婴儿口鼻，以免吸入呼吸道。

8. 包好尿布，穿好衣服，检查婴儿眼、耳、口、鼻，根据实际情况给予清洁或处理，必要时修剪婴儿指/趾甲。

9. 核对信息后放回婴儿床，与家长确认。

10. 清理用物，洗手，记录观察内容。

（五）注意事项

1. 沐浴应在婴儿进食前或进食后 1 ~2 小时、无哭闹时进行，以防呕吐或溢奶。

2. 沐浴过程中动作轻柔，防止水或沐浴露进入婴儿眼、耳、鼻、口内，注意观察婴儿面色、呼吸、皮肤、肢体活动等，如有异常停止操作，及时报告，遵医嘱给予处理。

3. 注意保暖，避免受凉；先放冷水，再放热水，注意水温，防止烫伤；不可将婴儿单独留在操作台上，防止坠落伤。

4. 脐带未脱落者，暴露脐带残端并保持干燥、清洁，避免脐部被水浸泡或污水污染；若脐部有渗血、渗液或脓性分泌物应及时通知医生并遵医嘱给予处理。

5. 不可用力去除婴儿头部皮脂结痂，可涂液状石蜡、植物油等油剂浸润，待痂皮软化后清洗。

6. 沐浴全程观察婴儿全身情况，注意皮肤是否红润，有无发绀、斑点、皮屑、脓疱、黄疸等。

7. 病情危重新生儿，如休克、DIC、机械通气、极低出生体重儿、超极低出生体重儿、皮肤破损或有感染者禁忌沐浴，可根据病情行床旁擦浴。

8. 婴儿所用浴巾、毛巾，一人一用一消毒；为特殊感染患儿沐浴时，护士应穿隔离衣，且每婴更换。

9. 常见并发症包括烫伤、窒息等（表 21－2）。

表 21-2　婴儿沐浴法常见并发症的预防及处理

并发症	预防及处理
烫伤	（1）注意水温，先放冷水再放热水，备水时水温 38～42℃，沐浴时水温 37～39℃，保持恒温。 （2）一旦发生烫伤，立即停止沐浴，根据情况局部采取冷疗措施，并立即通知医生
窒息	（1）选择合适的沐浴时间，即无哭闹且喂奶前后 1～2 小时，以防呕吐或溢奶。 （2）沐浴过程中防止水或沐浴液进入婴儿口鼻，注意观察婴儿面色、呼吸，如有异常停止操作。 （3）发生窒息立即行心肺复苏，并及时通知医生处理

三、造口护理

（一）目的

1. 保持造口周围皮肤清洁，预防并发症。
2. 帮助患儿及家长掌握护理造口的方法，提升患儿自我照顾的能力。

（二）评估解释

1. 评估　患儿病情、意识、自理能力、配合程度、心理情况、家庭支持程度、经济状况，造口位置、类型、血供及周围皮肤情况，排泄物的量、颜色、性质、气味，选择合适的儿童专用造口护理用品。

2. 解释及宣教　向患儿及家属解释操作目的、配合要点，嘱患儿表达自己的感受和不适，鼓励患儿及家属学习操作方法。

（三）准备要点

1. 护士准备　着装整洁，洗手、戴口罩，有条件双人操作，一人更换造口袋，一人安抚患儿。

2. 患儿准备　选择最佳更换时间，如哺乳前、饭前，尽量在患儿安静或熟睡时，根据患儿病情协助取平卧或适当体位。

3. 用物准备　儿童专用造口护理产品、便袋夹（必要时）、造口量度表、棉球或纱布、生理盐水或温水、手套、治疗包（内备剪刀、弯盘、镊子）、治疗巾。

4. 环境准备　安静整洁、温湿度适宜、光线充足、关闭门窗、非单间住房用帷幔或屏风遮挡。

（四）操作要点

1. 暴露造口，患儿造口侧身下铺治疗巾。

2. 戴手套，一手按压皮肤，一手由上向下撕除造口袋底盘，并观察内容物及造口底盘情况，注意两件式造口袋先分离底盘和造口袋。

3. 用生理盐水或温水棉球由外到内、环状清洁周围皮肤和造口黏膜，并观察造口及周围皮肤情况，如有并发症发生及时处理。

4. 用造口量度表测量造口大小和形状，避免底盘修剪过大造成皮炎，或过小造成黏膜损伤或缺血（图 21-2）。

5. 在新造口袋底盘背面贴纸处绘线、剪裁，剪裁大小应以测量结果再加 1～2mm，并用棉签磨平锐利的边缘。

6. 夹闭造口袋下端开口，根据患儿体位确定开口袋尾端摆向，卧位选择横向、半卧位选择斜向、自由活动选择垂直摆向。

7. 粘贴造口袋。撕去底盘贴纸，按照造口位置自下而上粘贴两件式造口袋底盘（图21－3）或一件式造口袋，用手按压底盘1～3分钟，必要时涂皮肤保护剂、防漏膏等，两件式造口袋底盘须及时扣上造口袋。

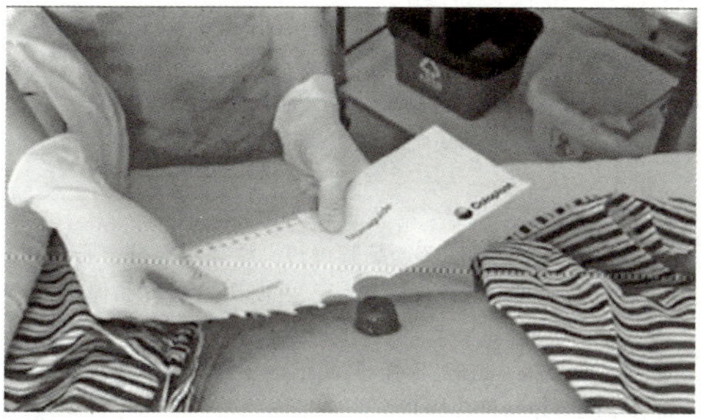

图21－2　测量造口

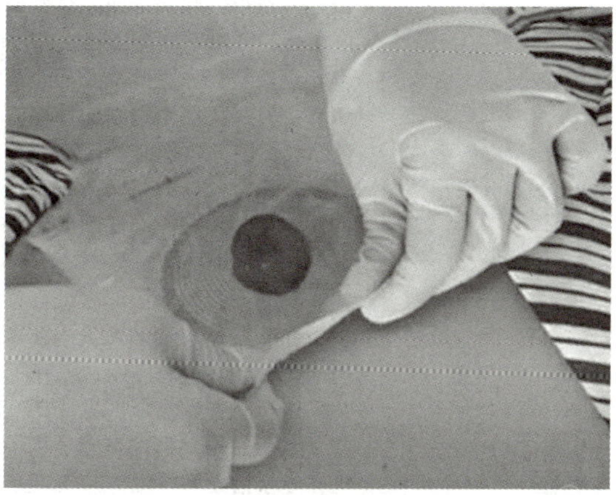

图21－3　自下而上粘贴造口袋底盘

8. 整理患儿衣服，取舒适卧位，打开隔离帘，交代注意事项。

9. 整理用物，整理床单位，洗手，摘口罩。

10. 再次核对，观察并记录造口及周围皮肤情况，排泄物颜色、性质、量。

（五）注意事项

1. 积极鼓励患儿及家长正视造口，引导患儿参与造口的自我管理。

2. 造口袋中粪便超过1/3～1/2时，应及时倾倒或更换；婴幼儿啼哭或喂奶时吸入大量气体应及时排气。

3. 更换造口袋动作轻柔，防止皮肤损伤，以及内容物污染周围皮肤和手术切口。

4. 造口周围皮肤不可用乙醇、碘酊、含化学制剂湿纸巾或其他消毒液清洗。

5. 造口周围皮肤凹凸不平可使用防漏膏或防漏条填充平坦后再粘贴造口袋底盘，使用凸面底盘者加腰带固定。

6. 粘贴造口袋底盘前应确保造口周围皮肤干燥，避免底盘粘贴不牢造成漏液。

7. 修剪后的造口袋底盘光滑平整，剪裁的开口与造口黏膜之间保持1～2mm空隙，避免空隙过大造成粪便刺激皮肤引起皮炎，空隙过小造成底盘与黏膜摩擦，导致黏膜损伤或缺血。

8. 指导患儿合理膳食，训练排便功能，结肠病患儿在饮食前或饮食后2小时换袋或根据患儿排便习惯而定。

9. 腹部造口患儿避免做增加腹压的运动，以免形成造口旁疝。

10. 关注患儿体重身高的改变，认真评估并及时调整，注意每次裁剪造口底盘应顺应患儿造口形态和部位。

11. 教会患儿及家长观察造口周围皮肤血供情况，定期扩张造口，防止造口狭窄。

12. 常见肠造口术后并发症包括肠造口缺血坏死、皮肤黏膜分离、肠造口回缩、肠造口狭窄、肠造口脱垂、刺激性皮炎、机械性损伤（表21－3）。

表21－3 肠造口术后常见并发症的预防及处理

并发症	预防及处理
肠造口缺血坏死	（1）肠造口缺血是术后72小时内最常发生的并发症，需要密切观察肠造口黏膜的颜色变化。 （2）肠造口黏膜局部或完全变干、发暗，呈紫色、黑色，甚至出现腐肉时，考虑肠造口黏膜缺血坏死，可用手电筒光照法进行评估和鉴别。 （3）剪裁造口底盘开口孔径时不宜过小，指导患儿避免穿过于紧身的衣物。 （4）一旦发生肠造口缺血坏死应做好相应处理，如去除影响肠造口血供的因素、清除坏死松脱组织、促进分离创面愈合等措施，以免病情加重
皮肤黏膜分离	（1）皮肤黏膜分离是肠造口术后早期并发症之一，常发生在术后1～3周。 （2）避免及纠正引起皮肤黏膜分离的因素，注意肠造口缺血坏死、周围脓肿感染、缝合问题、营养状况、用药情况等。 （3）评估肠造口黏膜缝合处与皮肤分离的深浅状况，在专家指导下采取相应措施
肠造口回缩	（1）急性肠造口回缩常发生在术后1周，多因缝合过早脱落、肠管过短、游离不充分、肠造口周围脓肿、腹腔内炎症、肥胖等导致，注意加强保护造口周边组织，可使用造口皮肤保护剂，并采用凸面底盘配合防漏膏。 （2）慢性肠造口回缩多因位置不当、体重急剧增加、肠造口周围脂肪过多、伤口瘢痕化等引起，可在专家指导下应用防漏条填充、凸面底盘配合造口弹力腹带
肠造口狭窄	（1）通过腹部症状、排便情况评估肠造口狭窄严重程度。 （2）轻度狭窄可使用扩张器或手指轻柔扩宽造口，每天1～2次，需长期坚持；中、重度狭窄除每日坚持扩宽造口外，还应配合软化粪便、多摄取富含纤维素的食物。 （3）注意观察有无肠梗阻、肠扭转发生，一旦发生及时就医或通知医生，必要时做好术前准备
肠造口脱垂	（1）肠造口脱垂常伴有水肿、出血、溃疡，严重时可发生肠扭转、阻塞，甚至发生缺血、坏死，需加强观察并给予患儿心理支持。 （2）轻度脱垂一般无须处理，指导患儿避免增加腹压的活动，调整造口袋大小，佩戴造口弹力腹带；严重脱垂或脱垂黏膜出现糜烂、渗血时，须及时就医
刺激性皮炎	（1）刺激性皮炎是肠造口术后最常见的并发症之一，可根据发生原因不同分为粪水性皮炎和尿源性皮炎。 （2）造口袋底盘撕除前，检查并分析渗漏原因，评估和指导患儿家属护理技能。 （3）在专家指导下根据皮肤受累程度进行处理，如使用皮肤保护粉、无痛创口保护膜、防漏膏、伤口敷料、造口腰带或造口弹力腹带等，清洗皮肤时动作温柔，避免二次损伤。 （4）水样便患儿应在医生指导下给予药物治疗
机械性损伤	（1）多因移除造口袋底盘方法不当、反复粘贴造口袋底盘、不恰当清洁造口周围皮肤，以及压力、剪切力损伤等引起。 （2）重新评估和指导患儿家属护理技能，选择合适的造口产品。 （3）在专家指导下，皮肤损伤处应用皮肤保护粉、皮肤保护膜、水胶体敷料等

造口弹力腹带使用注意事项

第二节 婴儿抚触

（一）目的

促进神经系统的发育，提高免疫力，加快食物的消化和吸收，减少婴儿哭闹，促进睡眠，增进婴儿与父母的情感交流。

（二）评估解释

1. 评估 婴儿身体情况和皮肤状况。

2. 解释及宣教 向家长解释抚触的目的、注意事项及重要性；指导抚触的方法，鼓励家长学习。

（三）准备要点

1. 护士准备　修剪指甲，取下手部所有饰物，操作前洗手，保持手部温暖。

2. 婴儿准备　沐浴后或两次喂奶之间。

3. 物品准备　平整的操作台、温度计、润肤油、湿纸巾、婴儿尿布、衣服及包被。

4. 环境准备　安全、安静、隐蔽环境，关闭门窗，温湿度适宜，室温维持在 26～28℃，可播放柔和的音乐。

（四）操作要点

1. 核对婴儿信息，解开婴儿包被和衣服，检查婴儿全身情况。

2. 抚触前取适量润肤油于掌心，揉搓双手温暖后进行抚触。

3. 抚触时动作开始要轻柔，慢慢增加力度，每个动作重复 4～6 次。抚触顺序为面部→头部→胸部→腹部→上肢→下肢→背部。

4. 面部抚触：用两拇指指腹从眉间滑向两侧至发际；再用两拇指指腹从下颌部中央向两侧向上滑动呈微笑状。

5. 头部抚触：用一手轻托婴儿头部，另一手指腹从婴儿一侧前额发际抚向枕后，避开囟门，中指停在耳后乳突部轻压一下。换手相同方法抚触另一侧。

6. 胸部抚触：一手指腹从胸部的外下方（肋下缘）向对侧外上方滑行至肩部，避开新生儿的乳头。换手相同方法抚触另一侧。

7. 腹部抚触：①按顺时针方向按摩腹部，两手指腹交替从婴儿右下腹部抚触至左下腹部，注意避开脐部和膀胱。②腹部“I-LOVE-YOU”抚触：以顺时针方向，用右手在婴儿的左腹从上往下写一个 I，再依操作者方向由左至右画一个倒写的 L，最后从左至右画一个倒写的 U，避开脐部和膀胱。

8. 四肢抚触：两手呈半圆形交替握住婴儿的上臂向腕部滑行，滑行过程中从近端向远端分段挤捏上肢；再用双手挾着手臂，从近端向远端轻轻搓滚肌肉群至手腕；最后用双拇指指腹从手掌心抚触到手指，从手指两侧轻轻提拉每个手指。相同方法依次抚触对侧上肢和双下肢。

9. 背部抚触：婴儿俯卧位，以脊柱为中线，两手掌分别于脊柱两侧由中央向两侧滑行，从背部上端开始逐渐下移到臀部，最后由头顶沿脊椎抚触至臀部。

10. 核对婴儿信息，包好尿布、穿衣。

11. 清理用物，洗手。

（五）注意事项

1. 根据婴儿状态决定抚触时间，避免在饥饿和进食后 1 小时内进行，最好在婴儿沐浴后进行，时间 10～15 分钟，每天 2～3 次。

2. 抚触过程中注意观察婴儿反应，如果出现哭闹、肌张力增高、兴奋性增加、肤色改变或呕吐等，应暂停抚触，并根据患儿情况酌情处理。

3. 抚触时润肤油涂抹适量，抚触动作轻柔、力度适当，加强与婴儿的语言和目光的交流。

第三节　儿童喂养

一、奶瓶喂养

（一）目的

保证营养及水分的摄入，指导正确人工喂养方法。

（二）评估解释

1. 评估　患儿月龄、病情、意识状态、口腔黏膜完整性、腹部的症状和体征；喂养奶量和奶的种类，选择合适的奶嘴；患儿和家长配合程度。

2. 解释及宣教　向家长解释奶瓶喂养的目的、喂养方法和注意事项，鼓励家长学习喂养方面的知识和技能。

（三）准备要点

1. 护士准备　着装整洁、洗手、戴口罩。

2. 患儿准备　更换尿布，必要时吸痰，患儿舒适、节力，注意保暖。

3. 物品准备　温度适宜的乳液（配方奶或母乳）、奶瓶、清洁奶嘴、小毛巾。

4. 环境准备　安全、安静、清洁、光线充足，调节室温在 26～28℃。

（四）操作要点

1. 核对患儿信息，乳液的种类、量及时间。

2. 选择合适的奶嘴，测试奶温和流速。

3. 斜抱患儿使其头部枕于操作者肘窝处（图 21－4），或协助患儿取右侧卧位，抬高床头 30°，呈头高足低位。

4. 小毛巾围于患儿颌下，再次核对信息。

5. 右手将奶瓶倾斜，奶嘴内充满乳液，再次确认奶嘴孔大小及奶温。

6. 将奶嘴送入患儿口中，观察吸吮吞咽情况。

7. 喂奶完毕用毛巾一角轻擦患儿面部。

8. 竖抱患儿，将头部靠于操作者肩部，轻拍患儿背部以驱除胃内空气。

9. 患儿取右侧卧位，并抬高床头 30°。

10. 核对信息，清理用物，洗手，记录奶瓶喂养的量与时间。

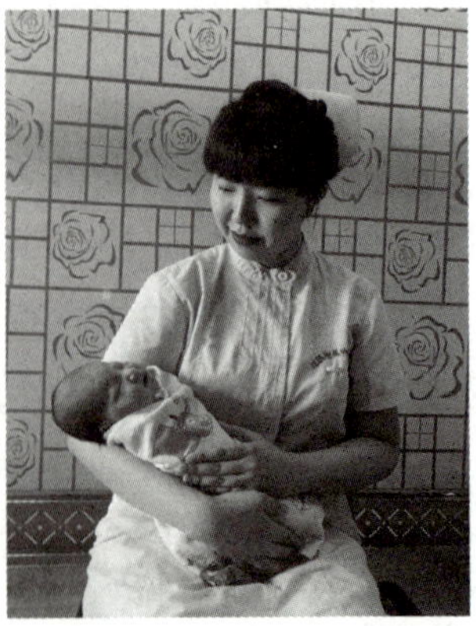

图 21－4　斜抱患儿姿势

（五）注意事项

1. 检查奶嘴开口大小是否合适：3～4 个月内婴儿，以奶瓶倒置时两滴奶之间稍有间隔为宜；4～6 个月婴儿，奶液能连续滴出为宜；6 个月以上婴幼儿，奶液能较快滴出形成一条直线为宜。

2. 奶液温度应与体温相似，喂奶前先将乳液滴在喂奶者手腕掌侧测试温度，若无过热感，则表明温度适宜。

3. 喂奶时奶瓶呈斜位，使奶嘴及奶瓶前半部充满乳汁，防止婴幼儿吸吮时吸入空气。操作者需注意力集中，注意观察患儿吸吮力、面色、呼吸状态，以及有无呛咳、恶心、呕吐等。患儿有咳嗽、面色改变时应将乳头及时拔出，轻拍其背部，待其休息片刻后再喂。

4. 防止奶液污染患儿衣服和颈部，及时更换污染衣物避免引起皮肤炎症。

5. 注意喂奶后患儿有无溢乳、呕吐、腹胀等情况发生，防止呕吐引起误吸。

6. 常见并发症包括呛奶、低氧血症、皮炎等（表 21 －4）。

表 21 －4　奶瓶喂养常见并发症的预防及处理

并发症	预防及处理
呛奶	（1）检查奶嘴开口大小是否合适。 （2）喂奶时持奶瓶呈斜位，使奶嘴充满乳汁，防止吸入空气；喂完后轻拍背部，驱除胃内空气。 （3）出现呛奶立即停止喂奶，取侧卧位轻拍背部。 （4）怀疑有乳汁吸入时，及时清理呼吸道。 （5）密切观察患儿面色、呼吸，做好抢救准备
低氧血症	（1）喂奶前评估患儿胎龄、日龄、体重、病情及喂养情况。 （2）喂奶前检查患儿气道状况，保持呼吸道通畅。 （3）吸氧装置处于备用状态，喂养过程中使用血氧饱和度监护仪，密切观察患儿面色和呼吸。 （4）发现患儿缺氧症状，立即停止喂养，如不缓解应给予吸氧，并通知医生做好抢救准备。 （5）如奶瓶喂养不耐受，可行鼻饲喂养
皮炎	（1）喂奶前颈部垫小毛巾。 （2）喂奶后及时清洁颜面部残余奶渍。 （3）吐奶后及时检查并清洁颈部、耳后皮肤，更换衣服。 （4）皮炎部位遵医嘱用药，保持皮肤清洁干燥，必要时局部暴露

二、鼻饲喂养

（一）目的

通过胃管灌注流质食物、水分和药物，使不能经口摄取食物的患儿，获得营养和治疗需要。

（二）评估解释

1. 评估　患儿年龄、病情、意识、营养、口鼻腔情况、腹部症状与体征，以及患儿和家长合作程度。

2. 解释并宣教　告知患儿和家长鼻饲喂养操作目的、方法和配合要点，取得家长配合。

（三）准备要点

1. 护士准备　着装整洁、洗手、戴口罩。

2. 患儿准备　更换尿布或上厕所，床头抬高 30°～45°并取舒适体位。

3. 物品准备　治疗盘、一次性药碗、纱布 2 块、棉签、无菌手套、治疗巾、等渗氯化钠注射液、20ml 或 50ml 注射器、敷贴或胶布、胃管、镊子、听诊器、弯盘、压舌板、记号笔、手电筒、管道标示贴、水杯（内装温开水）、38～40℃鼻饲液（乳液或药物）。

4. 环境准备　安全、安静、整洁、光线充足，调节室温在 26～28℃。

（四）操作步骤

1. 核对医嘱与患儿信息。

2. 检查患儿鼻腔或口腔有无畸形、破损、息肉等，棉签蘸温开水后清洁患儿鼻腔或口腔，准备胶布。

3. 患儿下颌处铺治疗巾，下颌角处置弯盘。

4. 戴无菌手套，取出胃管，检查胃管是否通畅，将生理盐水溶液倒于纱布上，润滑胃管前端。

5. 测量置管长度：测量并做好标记。其中，经口插管长度为鼻尖－耳垂－剑突［图 21－5（a)］，经鼻插管长度为发际－鼻尖－剑突再加 1cm［图 21－5（b)］。

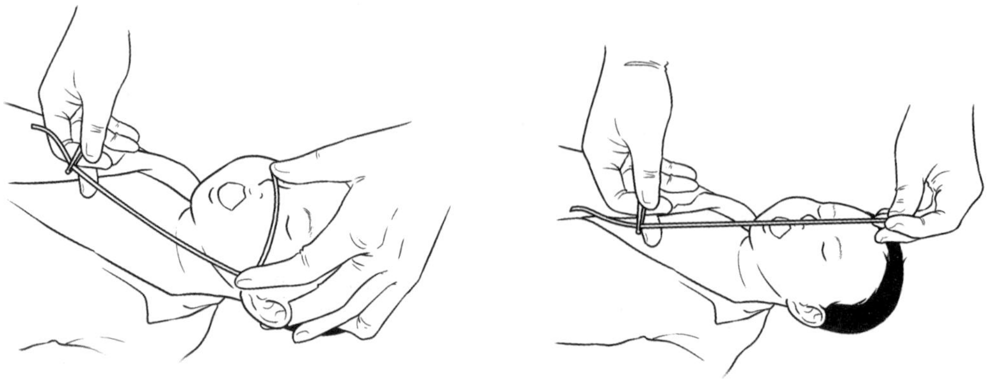

（a）　（b）

图 21－5　测量置管长度

6. 置胃管：一手持纱布托住胃管，一手持镊子夹住胃管前端沿患儿鼻腔或口腔轻轻插入，待插到咽喉部时清醒者指导深吸气并做吞咽动作，昏迷患儿或不合作患儿头部托起，使下颌靠近胸骨柄以增大咽喉部通道的弧度，便于胃管顺利通过会厌部，沿后壁滑行至预定长度（图 21－6）。

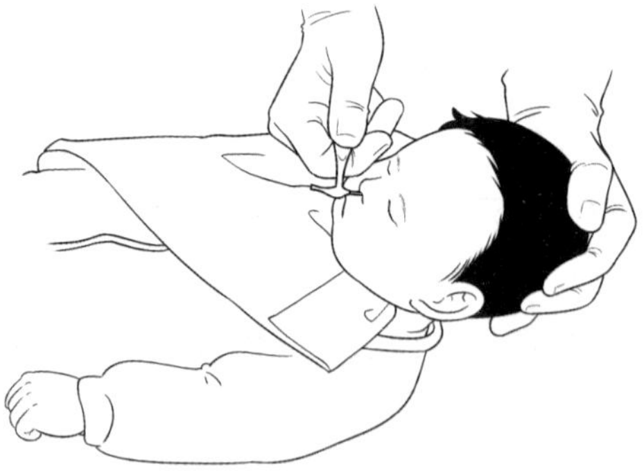

图 21－6　托起患儿头部

7. 检查口腔内有无胃管盘曲及胃管是否在胃内，如盘在口中或误入气管须拔出重插。

8. 证实胃管在胃内：①抽取胃液，并用 pH 试纸确定为酸性胃液。②胃管一端放在水中，无气泡逸出。③用注射器从胃管注入 10ml 空气，胃部听诊有气过水声。④腹部平片确定胃管位置。

9. 固定并标识：敷贴或胶布固定胃管于患儿鼻翼及面颊部，在胃管末端贴上标示贴，注明插管日期、时间并签名（图 21－7）。

10. 注射器抽取少量温开水，经胃管末端注入，确认患儿无不适。

11. 注射器抽取合适温度鼻饲液，并排尽空气后缓慢灌入。新生儿及小婴儿鼻饲时不宜推注，应撤去针栓，将鼻饲液注入空针筒以自然引力灌入胃内。

12. 全部流质食物或者药物鼻饲完成后，再次注入少量温开水。

13. 鼻饲完毕，关闭胃管末端或将胃管开口反折、纱布包好夹紧，放于枕边。

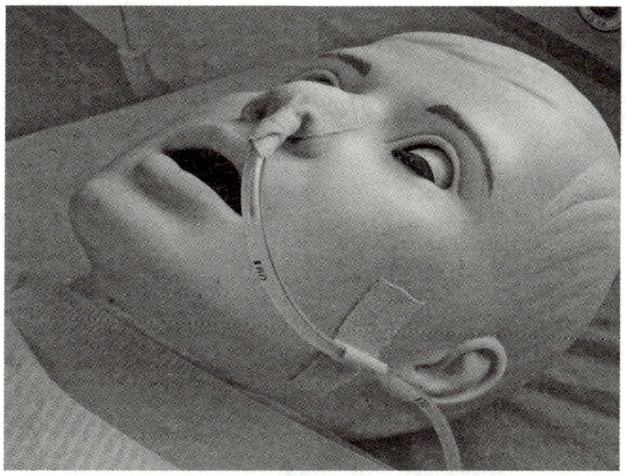

图 21－7　高举平台法固定胃管

14. 核对信息，清洁口腔鼻腔，安置患儿于舒适体位，病情允许维持半卧位 20～30 分钟。

15. 清理用物，洗手，记录鼻饲名称、液量及时间。

（五）注意事项

1. 根据患儿体重、身高，选择合适的胃管。通常情况下，体重为 2kg 者，选择 6F 型号；3～9kg 者，选择 8F 型号；10～20kg 者，选择 10F 型号；21～30kg 者，选择 12F 型号；31～50kg 者，选择 14F 型号；＞50kg 者，选择 16F 型号。根据身高计算，胃管插入长度(cm)＝6.7＋[0.26×身高(cm)]，新生儿经鼻腔插入长度以18～22cm 为宜，经口 15～17cm 为宜。

2. 新生儿呼吸以鼻通气为主，鼻腔留置胃管会不同程度地影响呼吸功能，宜选择经口留置胃管。

3. 勿使用液状石蜡润滑胃管，以免误入气管造成坠积性肺炎；插管动作轻柔，通过食管狭窄处特别注意，避免损伤食管黏膜。

4. 每次鼻饲前，均需证实胃管在胃内后，方可注入鼻饲液。鼻饲前评估胃内残留量，残留量超过鼻饲液量的 1/4 时，应通知医生酌情减量或暂停鼻饲。

5. 鼻饲过程中密切观察患儿，如有呛咳、呕吐立即停止操作。

6. 鼻饲流质食物与药物必须分开注入，且药片或药丸须研碎溶解。

7. 长期管饲者，应每日做口腔护理，按时更换一次性胃管。

8. 常见并发症包括鼻炎及食管黏膜损伤，管道堵塞，腹泻、腹痛，腹胀、恶心、呕吐，便秘等（表 21－5）。

表 21－5　鼻饲喂养常见并发症的预防及处理

并发症	预防及处理
鼻炎及食管黏膜损伤	（1）选择粗细、材质合适的胃管；精准测量，注意插入适宜的长度，插管动作轻柔，必要时借助辅助检查。 （2）留置时间不宜过长，可根据胃管材质或说明书决定留置时间。 （3）一旦发生并发症及时通知医生，查找原因并遵医嘱用药
管道堵塞	（1）鼻饲液浓度和黏度要合适，宜选择低黏度或中黏度的营养液。 （2）每次鼻饲后或每输注 4～6 小时，应用少量温开水冲洗胃管。 （3）发生管道堵塞时，用温开水低压缓慢推注；若不通应重新置管

续　表

并发症	预防及处理
腹泻、腹痛	(1) 鼻饲温度、速度适宜，单次输注量不宜过多；新生儿及婴儿以自然力灌入鼻饲液，鼻饲量从一天全量的 1/3 开始为宜。 (2) 密切观察患儿有无营养液物质（乳糖、脂肪等）不耐受及肠蠕动情况。 (3) 如发生腹泻、腹痛，及时通知医生，遵医嘱应用调节胃肠道功能的药物。 (4) 腹泻引起的肛门周围皮炎部位需遵医嘱用药，保持皮肤清洁、干燥，必要时局部暴露
腹胀、恶心、呕吐	(1) 营养液渗透压不宜过高，鼻饲的速度和用量应合适，且鼻饲液气味不宜过腥。 (2) 每次鼻饲前或持续鼻饲患儿每 4 小时抽吸一次胃内容物，当胃内残余量超过鼻饲量的 1/4 时，应告知医生酌情减量或暂停鼻饲。 (3) 如发生腹胀、恶心、呕吐，及时通知医生，并查找原因给予处理
便秘	(1) 观察患儿排便情况，并注意有无脱水症状。 (2) 摄入充足水分，应用富含膳食纤维的肠内营养配方。 (3) 根据病情增加床上或离床活动时间，给予腹部按摩；必要时遵医嘱应用药物通便或灌肠

第四节　约束保护法

（一）目的

1. 保护躁动不安的患儿，避免碰伤、抓伤、坠床、拔管等意外。

2. 限制患儿活动，预防医疗干扰，便于诊疗。

（二）评估解释

1. 评估　患儿年龄、病情、意识状态，肢体活动度、约束部位皮肤情况；患儿及家长对约束的认知和接受程度；根据约束目的选择合适的约束工具。

2. 解释及宣教　解释约束的目的、必要性、方法、注意事项及配合要点，取得家长的同意，签署约束用具使用知情同意书。

（三）准备要点

1. 护士准备　着装整洁、洗手、戴口罩。

2. 患儿准备　做好解释，取得患儿家长合作。

3. 物品准备　肢体约束时需要准备棉垫、绷带或手足约束带；肩部约束时需要准备棉垫、肩部约束带或约束背心；全身约束时方便包裹患儿的物品皆可，如毛毯、大毛巾、大单、包被等，根据需要可备绷带。

4. 环境准备　安全、安静、舒适、整洁，调节室温到 26 ~ 28℃。

（四）操作要点

1. 肢体约束法

（1）绷带及棉垫法：暴露患儿腕部或踝部，肢体处于功能位；用棉垫包裹手足，将绷带打成双套结（图 21 - 8），套在棉垫外稍拉紧，确保肢体不能脱出又不影响血液循环为宜；然后将绷带系于床沿。

（2）手足约束带法：暴露患儿腕部或踝部，肢体处于功能位；将患儿手足置于约束带甲端（图 21 - 9）且处于乙端和丙端之间，然后将乙、丙两端绕手腕或踝部系好，确保肢体不能脱出又不影响血液循环后将丁端系于床沿。

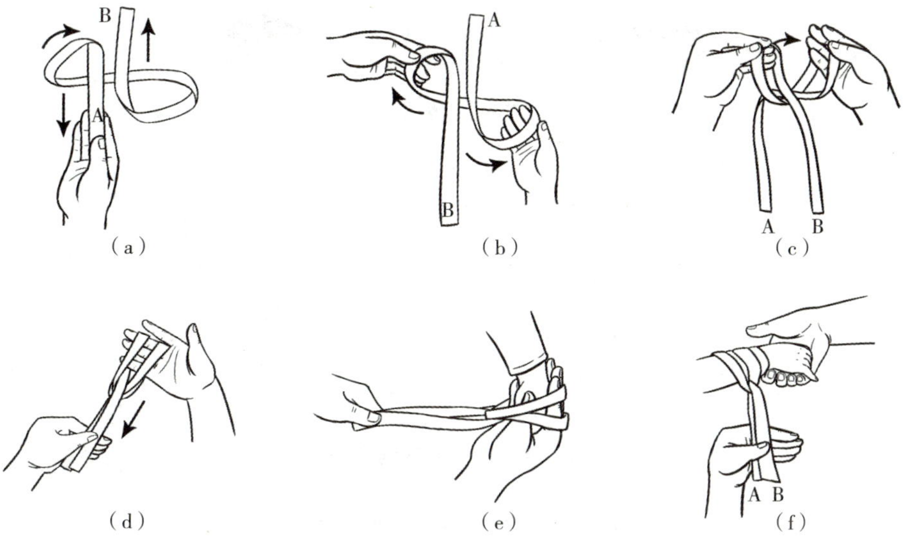

图 21－8　双套结方法

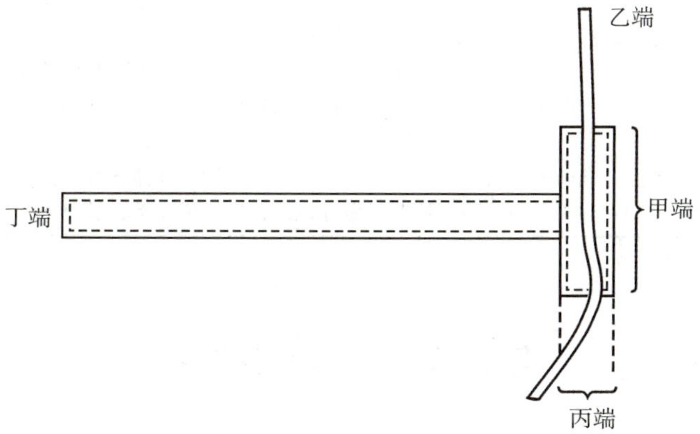

图 21－9　手足约束带

2. 肩部约束法

（1）暴露患儿双肩，在双侧腋下垫棉垫。

（2）约束带置于患儿双肩下，双侧分别穿过患儿腋下，在背部交叉后分别固定于床头。

3. 全身约束法

（1）将毛毯或大单等折叠，宽度相当于患儿的肩至踝，长度能包裹患儿两圈半为宜。

（2）使患儿平卧于毛毯或大单上，用一侧的毛毯或大单从患儿肩部绕过前胸紧紧包裹身体，至对侧腋窝处掖于身下；再用另一侧毛毯或大单绕过前胸包裹身体，将毯子剩余部分塞于身下（图 21－10）。如患儿躁动明显，可用绷带系于毛毯或大单外。

（五）注意事项

1. 使用约束应具有必要性，注意向患儿和家长有效沟通，并取得配合。

2. 约束过程中定时观察患儿约束部位的肢端循环和局部皮肤、颜色状况，松紧度以能伸入 1～2 根手指为宜。

3. 约束期间保证肢体处于功能位，应每 2 小时解开、放松 1 次，并协助翻身，必要时进行局部按摩，做好交接班及记录。

4. 常见并发症包括皮肤损伤、感染，关节僵硬等（表 21－6）。

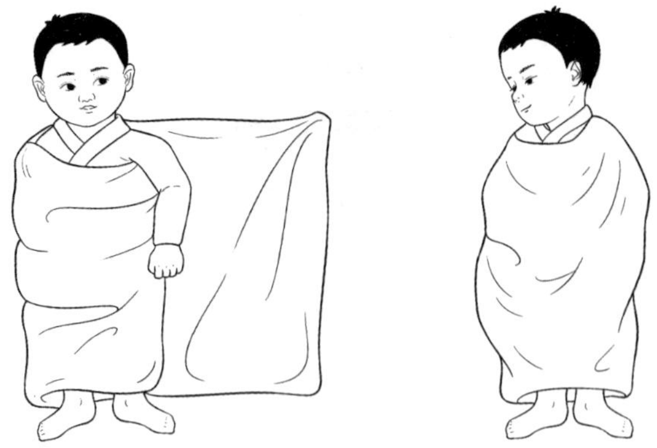

图 21－10　全身约束法

表 21－6　约束保护法常见并发症的预防及处理

并发症	预防及处理
皮肤损伤、感染	（1）每 2 小时取下约束用具，给予翻身、局部按摩及评估，及时解除不必要的约束，观察受压部位皮肤颜色、肢体温度，及时发现并处理受损皮肤。 （2）必要时在约束用具下放置棉垫或水胶体敷料，减少皮肤摩擦造成的损伤。 （3）保持损伤部位皮肤清洁、干燥；使用敷料局部保护，促进愈合，避免感染；必要时请外科医生会诊
关节僵硬	（1）置患儿肢体于功能位，并适当活动，以防止约束肢体下垂、关节僵硬。 （2）密切观察患儿肢体约束情况，做好记录，如发现异常，及时告知医生进行处理

第五节　静脉输液

一、头皮静脉输液法

（一）目的

1. 为患儿补充液体、营养，维持体内电解质平衡。
2. 使药物快速进入患儿体内，达到治疗效果。

（二）评估解释

1. 评估　患儿病情、年龄、体重及配合程度，药物性质及头皮静脉、穿刺部位皮肤情况。

2. 解释和宣教　向患儿和家长解释头皮静脉输液的目的、注意事项和配合要点并取得同意。对于不配合的患儿可给予行为诱导，如通过温柔的语言、轻柔的行为安抚其情绪，讲故事、看动画片分散其注意力或适当奖励小礼物等。

（三）准备要点

1. 护士准备　着装整洁，洗手、戴口罩。

2. 患儿准备　排空大、小便或更换尿布，安置舒适体位。

3. 物品准备　治疗盘、输液器（4.5 号、5.0 号或 5.5 号）、液体及药物、注射器、小儿头皮针、皮肤消毒液、无菌棉签、弯盘、胶布和输液敷贴、治疗巾，根据需要准备备皮用具、固定用具。

4. 环境准备　安全、安静、整洁、温湿度适宜，光线充足。

（四）操作要点

1. 双人核对医嘱、输液卡、患儿信息，检查药液、输液器，按医嘱配药。

2. 携用物至床旁，再次核对医嘱、输液卡、患儿信息。

3. 排气：查对药液，将输液瓶挂于输液架上，排尽输液器内空气，确保输液管内无气泡，备好胶布。

4. 体位：操作者立于患儿头端，患儿横卧于床中央头枕于枕上，枕上铺治疗巾，必要时全身约束法约束患儿。如两人操作，助手站在患儿足端，以两臂约束患儿躯干，两手固定患儿头部。

5. 选择静脉：目前临床上建议儿童不宜首选头皮静脉输液，上肢静脉为首选，其次可以考虑下肢静脉和其他静脉，最后再视情况选择头皮静脉，如额上静脉、颞浅静脉及耳后静脉等（图 21－11）。因婴幼儿头皮静脉丰富、表浅，头皮静脉输液方便患儿肢体活动，但头皮静脉输液一旦发生药物外渗，局部容易出现瘢痕，影响皮肤生长和美观。选好静脉后，可根据需要备皮。

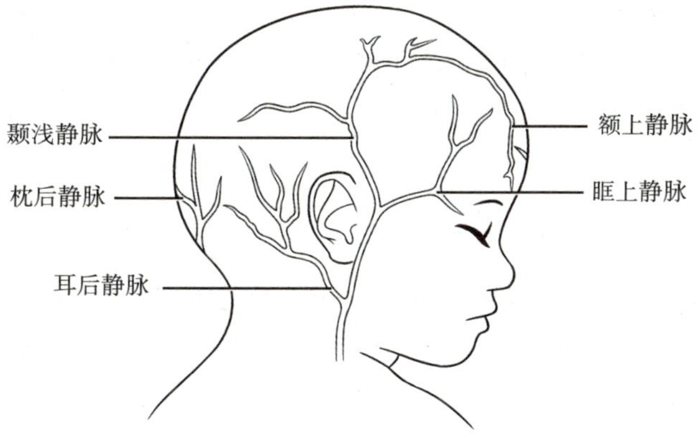

图 21－11　头皮静脉示意图

6. 穿刺：常规消毒皮肤，再次核对后，操作者左手拇指、示指绷紧穿刺点前、后皮肤，右手持针柄在距静脉最清晰点后 0.3cm 处 15°～30°刺入皮肤，沿血管缓慢进针，见到回血后，根据针梗进入情况决定是否再进针少许，打开调节器确认针头在血管内无异常。

7. 固定：用输液敷贴和胶布固定针头，并将输液管绕于合适位置妥善固定，必要时约束患儿。

8. 根据患儿的年龄、病情和药物性质调节滴速，安置患儿于舒适体位。

9. 再次核对患儿及药物信息，签字并向患儿家长交代注意事项。

10. 清理用物，洗手，记录。

（五）注意事项

1. 严格执行查对制度和无菌技术操作原则。

2. 注意区分头皮动、静脉。针头刺入皮肤，如未见回血可用注射器轻轻抽吸以确定回血；因血管细小或充盈不全而无回血者，可试推入极少量生理盐水，如畅通无阻，皮肤无隆起及变色现象且点滴顺利，证实穿刺成功。

3. 穿刺中注意观察患儿的面色和一般情况，发现异常立即停止操作。

4. 根据患儿病情、年龄、药物性质调节输液速度，对新生儿、肺炎、营养不良患儿，尤应严格控制输液速度，最好使用输液泵。

5. 输液过程中加强巡视，观察患儿有无输液反应、滴速是否合适、局部有无肿胀、针头有无脱出、瓶内溶液是否输完、各连接处有无漏液等，特别是输注刺激性较强的药物时，应密切观察输液是否通畅，局部是否肿胀，针头有无移动或脱出。

6. 常见并发症包括发热反应、急性肺水肿、静脉炎、空气栓塞等。

二、静脉留置针输液法

（一）目的

1. 保护血管，减轻患儿反复穿刺的痛苦。

2. 保留开放的静脉通路，便于抢救、给药等。

（二）评估解释

1. 评估 患儿年龄、病情、用药情况和配合程度；穿刺部位皮肤和静脉情况，选择合适留置针；治疗周期及出凝血时间。

2. 解释及宣教 解释置管原因、预留时间、导管维护、相关并发症症状，取得患儿和家属配合，必要时签署知情同意书。

（三）准备要点

1. 护士准备 着装整洁、洗手、戴口罩。

2. 患儿准备 排空大、小便或更换尿布，安置舒适体位。

3. 物品准备 治疗盘、治疗巾、皮肤消毒液、无菌棉签、输液器、液体及药物、静脉留置针（输液接头或肝素帽）、无菌透明敷贴、弯盘、止血带、胶布、不含防腐剂的生理盐水导管冲洗器，根据需要准备备皮用具、固定物品。

4. 环境准备 安全、安静、整洁、温湿度适宜，光线充足。

（四）操作要点

1～3. 参见头皮静脉输液法。

4. 检查留置针型号、有效期及有无漏气，打开留置针包装、无菌透明敷料外包装放置治疗盘备用。

5. 铺治疗巾于穿刺静脉肢体下面，由远及近选择静脉，以穿刺点为中心螺旋式由内向外消毒皮肤，消毒范围直径≥8cm并大于敷贴尺寸，在静脉穿刺点上方5～6cm处系止血带。

6. 取出留置针，一手固定导管座，左右转动针芯松动外套管，注意预冲留置针，确认无气体残留，再次核对患儿与药物信息。

7. 绷紧患儿皮肤，嘱患儿或协助患儿握拳，以15°～30°进针，见回血后降低角度再进入少许以保证外套管在静脉内，然后将针芯退入套管内，将套管针送入血管内，撤出针芯，松开止血带，嘱患儿或协助患儿松拳。

8. 打开调节器，观察输液是否通畅，用无菌透明敷贴无张力固定穿刺部位（图21－12），胶布高举平台法加强固定留置针及输液接头，贴膜注明置管日期、时间并签名（图21－13）。

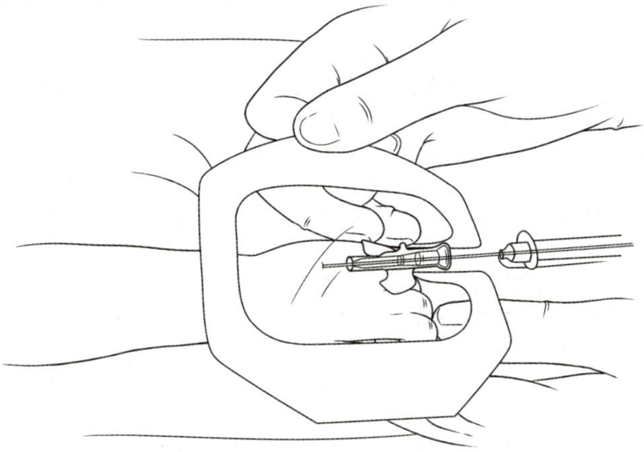

图21－12　无张力粘贴透明敷贴

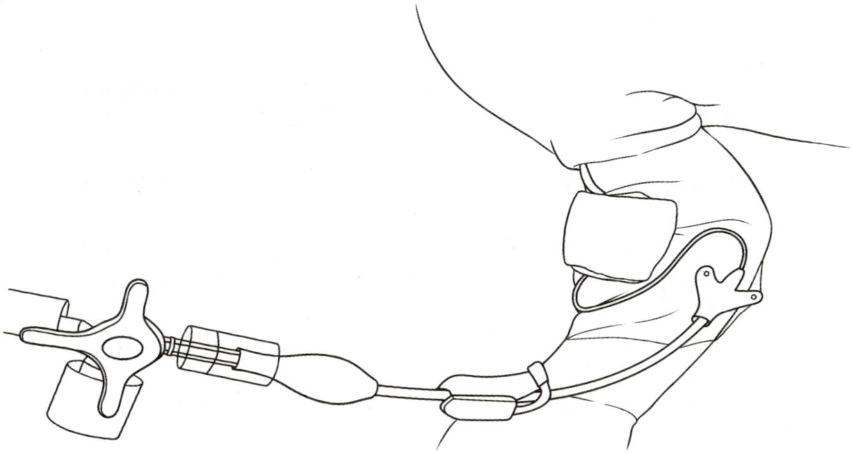

图21－13　留置针固定方法

9. 根据患儿的年龄、病情和药物性质调节滴速，安置患儿于舒适体位。

10. 再次核对患儿及药物信息，签字并向患儿家长交代注意事项。

11. 清理用物，洗手，记录。

（五）注意事项

1. 在满足治疗前提下选用最小型号、最短的留置针。

2. 选择粗直、弹性好、易于固定的静脉，避开患儿关节和静脉瓣处。

3. 注意保护使用留置针的肢体，告知患儿及家长注意不要抓挠留置针，未输液时尽量避免肢体下垂，不在穿刺肢体一侧上端使用血压袖带和止血带，以防回血堵管。

4. 加强巡视，注意患儿敷贴有无卷边或污染，以及穿刺部位有无红、肿、热、痛等不适。

5. 用药后应正压封管，根据使用说明定期更换透明敷贴和留置针，敷贴如有潮湿、渗血应及时更换，发生留置针相关并发症应拔管或行相关检查。

6. 常见并发症包括发热反应、急性肺水肿、空气栓塞、静脉炎、液体渗出或外渗、导管堵塞、静脉血栓形成、导管脱出等（表21－7）。

表21－7　外周静脉输液常见并发症的预防及处理

并发症	预防及处理
发热反应	（1）严格无菌操作，输液前认真检查药物质量及输液用具外包装完整性、有效期。 （2）发热较轻患儿应减慢或停止输液，及时报告医生。 （3）发热较重患儿应立即停止输液，保留余液和输液器送检，查明原因。 （4）密切观察病情变化，高热患儿行物理降温，必要时遵医嘱应用抗过敏药物
急性肺水肿	（1）输液过程中密切观察患儿病情变化，根据病情和药物严格控制输液速度和量。 （2）一旦发生，立即停止输液并通知医生，保留静脉通路，遵医嘱给予紧急处理
空气栓塞	（1）输液前认真检查输液器质量，排尽输液管内空气。 （2）输液过程中加强巡视，及时更换输注的药液；输液完毕及时拔针。 （3）一旦发生，立即通知医生，安置患儿左侧卧位并保持头低足高位。 （4）给予高流量吸氧，严密观察病情变化，遵医嘱采取相应抢救措施
静脉炎	（1）严格无菌操作，对血管壁有刺激的药物应充分稀释后应用，并注意减慢输液速度。 （2）有计划地更换输液部位，保护静脉的同时密切观察有无药物溢出血管的情况发生。 （3）一旦发生，此部位禁止输液，并抬高、制动，局部湿热敷，可遵医嘱行超短波理疗或药物治疗。 （4）注意评估静脉炎等级，按规范给予相应处理，必要时请专家会诊
液体渗出或外渗	（1）按规范进行输液操作。合理选用粗直、血流量丰富、无静脉瓣的血管。避免在靠近神经、韧带、手腕关节、肘窝等部位的血管输液，不用末梢循环差的血管，避免在瘫痪肢体上进行穿刺。 （2）妥善固定输液管路，注意穿刺部位上方衣服勿过紧，避免影响局部血液回流。 （3）定时观察穿刺部位。对烦躁患儿，可适当约束肢体；做好健康宣教，指导患儿正确移动和保护输液肢体。 （4）一旦渗漏，立即停止输液，拔出导管，更换输液部位；严密观察渗漏局部情况，及时进行正确处理。 （5）药物渗漏后，可根据情况选择冷敷、热敷、局部理疗等方法进行处理。如为高渗性药物渗漏，24小时内避免热敷，可以冷敷或用50%的硫酸镁湿敷局部。若局部皮肤出现水疱、变紫、变黑或坏死，应首先进行局部封闭，再予药物外敷
导管堵塞	（1）加强巡视，了解输液通畅情况，及时排除导致输液不畅的各种故障，及时更换液体、防止回血堵管。 （2）采用脉冲式冲管及正压封管，必要时使用正压接头，避免回血。 （3）避免穿刺针头在血管内来回移动造成血管内壁的损伤，以免血小板聚集在受伤部位及套管尖端形成血栓造成堵管。 （4）若发生导管堵塞，可用注射器抽取封管液4ml，先回抽再推注，若阻力较大不可强行推注，仍不通畅应考虑拔管，以免发生血栓栓塞
静脉血栓形成	（1）穿刺时应尽可能选择上肢粗静脉，同时注意保护血管，避免于同一部位反复穿刺。 （2）对于长期卧床的患儿，应尽可能避免于下肢远端静脉使用留置针，且时间不宜过长。 （3）一旦血栓形成，应立即拔管，切记不要局部挤压或者强行推注。 （4）及时告知医生，立即进行相应的处理；严密观察病情变化，做好心理护理；必要时，遵医嘱进行溶栓治疗
导管脱出	（1）妥善固定导管，延长管应弧形固定，以利于导管受外力牵拉时有一定的余地。 （2）加强宣教，指导患儿避免置管肢体过度活动，穿衣时先穿留置针侧衣袖，再穿另一侧，脱衣时先脱无留置针侧衣袖，后脱有留置针侧。 （3）神志不清者，酌情使用约束带，以免患儿烦躁时把针头拔出。 （4）加强巡视，及时处理输液过程中出现导管脱出的危险因素；导管脱出后应更换留置针重新置管

皮肤消毒液选择及无张力粘贴和透明敷料去除方法

三、经外周静脉置入中心静脉导管

（一）目的

1. 避免重复穿刺静脉，可以较长时间（大约数周或数月）放置在体内。
2. 可以长时间给药，并减少药物对外周静脉的刺激。

（二）评估解释

1. 评估：患儿年龄、病情、用药情况和配合程度；穿刺部位皮肤和静脉情况，选择合适型号的 PICC 穿刺包（导管/静脉管径比≤45%的导管）；治疗周期及出凝血时间等。

2. 解释及宣教：解释操作目的、方法、注意事项、配合要点、导管维护和相关并发症症状，取得患儿和家属配合，签署知情同意书。

（三）准备要点

1. 护士准备　操作前洗手、戴口罩、戴圆帽。

2. 患儿准备　清洁穿刺侧肢体，排空大小便或更换尿布，穿单衣或以包单包裹身体。

3. 物品准备　PICC 套件及穿刺包、无菌隔离衣、无菌无粉手套、皮肤消毒剂、等渗氯化钠注射液、输液器、2.5ml 或 5ml 注射器、20ml 注射器、无菌透明敷料、导管固定装置、正压接头、血管超声引导系统，以及引导穿刺套件、软尺、定位笔 、心电监护电极片、无菌心电导联线，必要时准备局部浸润麻醉药品。

4. 环境准备　安全、安静、光线充足，调节室温至 26～28℃。

（四）操作要点

1. 选择穿刺部位。宜用超声评估穿刺走行、深度、直径等，可选择贵要静脉、肘正中静脉、头静脉，避开肘窝、感染、有损伤的部位，新生儿还可选择下肢静脉、颞静脉、耳后静脉、颈部静脉穿刺置管，其中贵要静脉一般为最佳选择。

2. 患儿仰卧，预穿刺手臂外展 45°～90°。

3. 测量预置导管长度和双侧上臂臂围，并记录。

4. 穿无菌隔离衣，戴无菌手套，以患儿穿刺点为中心直径≥20cm，两侧到臂缘消毒 3 遍，待干。

5. 建立最大化无菌屏障，在穿刺点上方铺无菌洞巾。

6. 更换不含滑石粉的无菌手套，用生理盐水预充并浸润导管、减压套筒、延长管、正压接头，并检查导管完整性。

7. 安放超导无菌探头套，涂抹适量耦合剂，保证罩与探头之间无气泡；请助手系止血带，保证静脉充盈。

8. 再次定位血管，确保血管影像固定在标记点中央位置并选择导针器规格，按需进行穿刺点局部浸润麻醉。

9. 缓慢穿刺，见血自针栓处缓缓流出，将导丝沿穿刺针送入血管 10～15cm（图 21－14），请助手松止血带后缓慢撤回穿刺针，只留导丝在血管中。

10. 扩皮后将扩张器与插管鞘沿导丝进入血管，分离扩张器与插管鞘，按压穿刺点及插管鞘前方，将导丝及扩张器一同撤出，保持导丝完整。

11. 固定好插管鞘，将导管沿插管鞘内缓慢匀速送入，每次不超过 2cm；当导管进入肩部时，助手将患儿头转向穿刺侧，下颚贴向肩部，避免导管误入颈内静脉。

12. 抽回血确认导管在血管内，送管至预定长度后，撤出并远离穿刺点撕裂插管鞘，助手利用超声检查同侧或对侧颈内静脉，确认导管未进入颈内静脉，进行腔内心电图尖端定位，并判断导管尖端位置。固定导管。

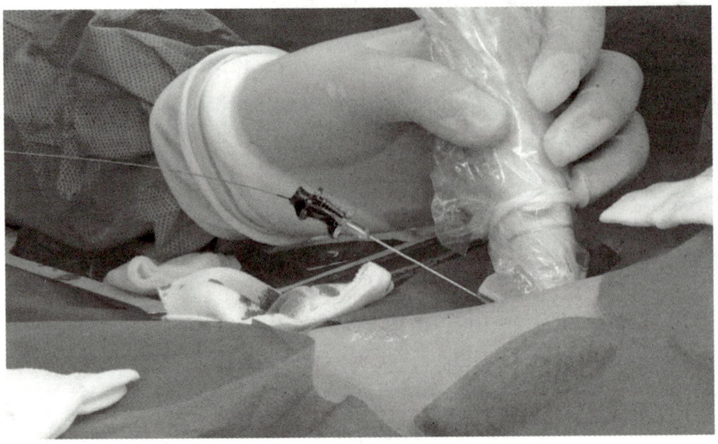

图 21－14　超声引导下 PICC 穿刺

13. 撤出支撑导丝，修剪导管长度，安装减压套筒及延长管。

14. 用生理盐水注射器抽吸回血并脉冲式冲管，确保管道通畅，无血液残留，连接正压接头。

15. 清理穿刺点，再次消毒，将体外导管放置呈“S”形或弧形弯曲，用无菌透明敷料固定，必要时胶布辅助固定；注明导管种类、规格、置管深度、导管尖端位置、穿刺日期、时间并签名。

16. 操作完毕行 X 线检查，观察导管尖端是否处在上腔静脉中下 1/3 与右心房交界处或位于下腔静脉横膈膜水平。

17. 确定导管的位置正确后，连接输液装置输入药物。

18. 安置患儿，向患儿家长交代注意事项，清理用物，洗手，记录置管过程。

（五）注意事项

1. 操作时导管送入要轻柔，注意观察患儿反应，不可在同一部位反复多次穿刺，以免造成局部组织损伤和血肿。

2. 每次输液结束后应及时脉冲式冲管，减少药物沉淀。

3. 封管时应采取脉冲方式，并维持导管内正压；封管时禁用小于 10ml 的注射器，以防压力过大导管断裂，使用静脉输液泵时也应注意防止压力过大。

4. 留置 PICC 期间指导患儿和家长勿进行剧烈活动，特别是穿脱贴身衣物时，应保护导管，防止移位或断裂。

5. 穿刺处无菌透明敷料应至少每 7 天更换一次，无菌纱布敷料应至少每 2 天更换一次，敷料渗血、潮湿、卷曲、松脱应立即更换。

7. 每天测量上臂中段臂围，观察导管置入部位有无液体外渗、炎症等现象。

8. 拔除导管时动作应轻柔平缓，不能过快过猛。导管拔除后立即使用无菌敷料压迫止血并固定，穿刺点密闭 24 小时，以防止空气栓塞。注意测量拔除导管的长度，观察有无损伤或断裂，确保导管完整。

9. 常见并发症包括早期机械性静脉炎，导管滑脱、断裂、脱出，导管堵塞，导管相关性血栓，导管相关性血流感染等（表 21－8）。

表 21-8　经外周静脉置入 PICC 常见并发症的预防及处理

并发症	预防及处理
早期机械性静脉炎	（1）注意选择置管条件好的血管，粗细合适、材质好的导管，在满足治疗方案的前提下选择管径最细、管腔数量最少的导管。 （2）熟练掌握 PICC 的穿刺技术，置管时严格执行无菌操作原则，穿刺及送管时动作要轻柔，避免反复送管或导管过粗导致血管内膜损伤。 （3）避免穿刺后肢体曲肘过度，导管刺激静脉内膜。 （4）置管前消毒时，待消毒剂干后再行穿刺。 （5）评估静脉炎等级，按规范给予相应处理，必要时请专家会诊
导管滑脱、断裂、脱出	（1）用透明敷贴妥善固定导管，导管的体外部分呈“S”形或弧形固定，做好标记，加强巡视，做好床旁交接班记录。 （2）置管侧上肢勿剧烈运动，勿过度弯曲、伸展，防止患儿意外拔脱或用力咳嗽致胸腔压力增大而致导管外脱。 （3）对意识不清、烦躁不安患儿及新生儿置管要固定牢固，并有预见性采取保护性约束措施，以防导管滑脱。 （4）每周更换贴膜时应自下而上去除，仔细观察导管的刻度并记录，如发现导管有部分脱出，可采取局部固定的方法，防止导管进一步脱出；如敷贴出现卷边、松动、渗血、渗液时要及时更换。 （5）常规 PICC 导管不能用于高压注射泵推注对比剂，以防导管破裂。 （6）导管部分滑脱时，禁止将导管脱出部分移入体内；导管断裂，应立即告知医生，及时进行处理。 （7）导管体外部分断裂处距穿刺点 5cm 以上，可在无菌操作下对导管进行修复；如断裂处距穿刺点不足 5cm，可将导管体内部分退出少许至少达到 5cm。 （8）导管体内部分断裂应立即停止操作，嘱患儿保持原有体位或姿势，停止一切身体活动；同时立即用手指压住导管远端的血管，给予止血带结扎置管上臂近腋窝处，增加血管内的阻力，防止导管在血管内滑移，每 5 分钟放松止血带 1 次；在 X 线下通过介入法或在 B 超引导下协助医生进行静脉切开术取出导管。 （9）置管期间，向患儿及家属详细讲解 PICC 的日常维护、注意事项和常见并发症，保持局部清洁、干燥，做好患儿日常活动指导
导管堵塞	（1）输液前后用生理盐水充分冲洗导管。 （2）保持管道通畅，防止扭曲、折叠、受压，采用脉冲式冲管及正压封管，必要时使用正压接头，避免回血；发现血液反流，及时冲封管。 （3）导管部分堵塞时可使用 10ml 以上注射器缓慢抽、推生理盐水冲洗导管或遵医嘱使用尿激酶进行导管内溶栓治疗
导管相关性血栓	（1）置管过程中动作轻柔，正确进行冲封管。 （2）补充足够的水分并鼓励患儿早期活动，适当活动置管肢体。 （3）一旦血栓形成，应抬高血栓侧肢体，避免按摩以防血栓脱落，指导患儿做握拳动作，以促进静脉血液回流，观察患肢皮肤温度、颜色及动脉搏动情况。 （4）遵医嘱抗凝治疗观察药物作用及不良反应，及时发现栓子脱落引起的血栓栓塞症
导管相关性血流感染	（1）严格执行无菌操作原则，穿刺时认真消毒穿刺部位皮肤，所有物品保持无菌及在有效期内。 （2）保持穿刺部位的清洁干燥，治疗间隙期至少 7 天维护一次；定时更换输液器具，输液器应每 24 小时更换一次，如怀疑被污染或完整性受损时应立即更换；输液接头至少每 7 天更换一次；输液接头内有血液残留、完整性受损或取下后，应立即更换。 （3）尽量避免长期置管，留置时间不宜超过 1 年或遵照产品说明书。 （4）可疑导管相关性血流感染时，应立即停止输液，暂时保留 PICC 通路，遵医嘱给予抽取血培养等处理并记录。 （5）遵医嘱使用抗生素，严格无菌操作，密切观察病情

四、输液港（植入式给药装置）

（一）目的

1. 减少患儿频繁穿刺的痛苦，提供长时间静脉给药管道。
2. 对接受化疗、输血、营养治疗的患儿，减少药物等对外周静脉的刺激。

（二）评估解释

1. 评估 患儿身体状况和用药情况，观察输液港周围皮肤情况（有无压痛，脓肿、血肿、感染等），输液港植入侧的肢体活动情况，有无疼痛。

2. 解释及宣教 解释植入式静脉输液港输液的目的、注意事项，取得患儿和家属配合。

（三）准备要点

1. 护士准备 着装整洁、洗手、戴口罩。

2. 患儿准备 排空大小便或更换尿布，穿单衣或以包单包裹患儿身体，取舒适体位。

3. 物品准备 治疗盘：无损伤针头，10cm×12cm 无菌透明薄膜、肝素帽或正压接头、无菌手套×2、一次性无菌药碗、0.9%氯化钠注射液若干支、肝素液（浓度 100U/ml）、皮肤消毒剂、胶布、20ml 一次性注射器若干。无菌敷料包：无菌大棉签×6、无菌开口小纱布（2cm×2cm）×2、无菌纱布（4cm×4cm）×2、洞巾、弯盘。

4. 环境准备 安全、安静、光线充足，调节室温至 26～28℃。

（四）操作要点

1. 核对患儿及药物信息，暴露输液港穿刺部位，确认注射座的位置。

2. 建立无菌区：打开输液港维护包外层，准备无菌消毒棉球，右手戴无菌手套，用 20ml 注射器分别抽取生理盐水、淡肝素盐水备用，左手戴无菌手套，连接、预冲无损伤针和输液接头备用。

3. 穿刺部位消毒：确认港座位置，以穿刺点为中心，由内向外，顺时针、逆时针交替螺旋方式擦拭皮肤 3 遍待干，消毒面积为 10cm×12cm（范围大于敷料）。

4. 确认穿刺部位：铺孔巾，左手触诊找到输液港注射座，确认注射座边缘；拇指、示指、中指形成三角形固定输液港注射座，确定三指的中心为穿刺点。

5. 实施穿刺：左手三指固定注射座，右手持无损伤针，针尖斜面背对导管锁接口，从注射座中心垂直刺入，不要过度绷紧皮肤（图 21－15），直达储液槽基座底部，遇阻力不可强行进针，插入手法为突破感—落空感—阻力感。

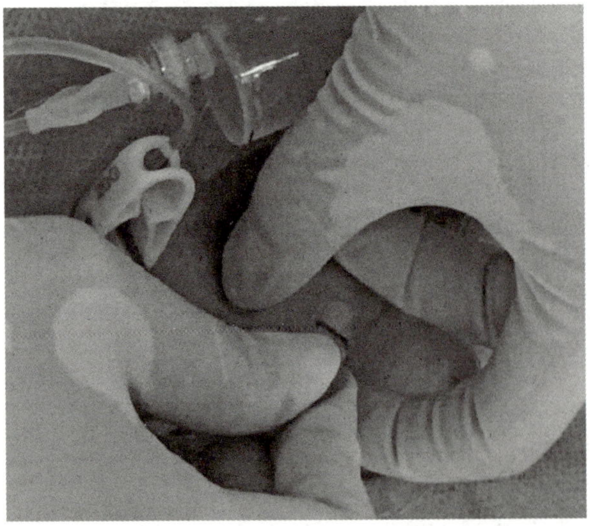

图 21－15 植入式静脉输液港穿刺

6. 冲封管：穿刺成功后抽回血确认导管功能，生理盐水脉冲冲管，肝素盐水正压封管（先夹闭延长管，后分离注射器）。

7. 针头下垫无菌开口纱布，确保针头平稳，再用无菌透明薄膜固定无损伤针头，胶带分别固定延长管和输液接头。

8. 注明更换敷料和无损伤针日期、时间及操作者姓名，贴于透明敷料下缘。

9. 如需静脉用药则换静脉输液器。如无须静脉用药，小于 2 岁患儿，换接含有浓度为 10～100U/ml 肝素液的一次性注射器冲洗 5ml，夹管并换接肝素帽；大于 2 岁患儿，换接含有浓度为 10～100U/ml 肝素液的一次性注射器冲洗 3ml，夹管并换接肝素帽。

10. 拔除无损伤针时，应先消毒，固定注射座垂直拔针，并检查针头的完整性。应用无菌纱布压迫穿刺点，再次消毒后覆盖无菌敷料。

11. 整理用物，向患儿及家长交代注意事项，填写记录单。

（五）注意事项

1. 连接输液港输液时应使用专用无损伤针穿刺，持续输液时无损伤针每 7 天更换一次；针头必须垂直刺入，以免刺入侧壁；妥善固定以防脱出。

2. 操作时动作轻柔，感觉有阻力不可强行进针，以免针尖与注射座底部推磨形成倒钩；穿刺成功后不可任意摆动穿刺针，以防穿刺针从穿刺隔中脱出。

3. 注射给药前应抽回血确认导管的通畅性，若抽不到回血，可注入 5ml 生理盐水后再回抽，使导管在血管中飘浮起来，防止瓣膜贴于血管壁。

4. 使用 10ml 以上注射器进行注射；输液完毕应用导管容积加延长管容积 2 倍的生理盐水或肝素盐水正压封管。

5. 加强巡视，注意查看注射部位有无渗液、肿胀现象；尤其注射化疗药物时，须边推注药物边检查回血，以防药物外渗。

6. 抽血或输注高黏滞性液体（输血、成分血、全胃肠外营养、脂肪乳剂等）后应立即冲封管，有配伍禁忌的两种药物之间应及时冲封管，连续性输液应每 8 小时冲洗一次，治疗间歇期应每 4 周维护一次。

7. 常见并发症包括导管堵塞、局部红肿、导管相关血流感染、药物外渗等（表 21－9）。

表 21－9　植入式静脉输液港常见并发症的预防及处理

并发症	预防及处理
导管堵塞	（1）每个月按时进行维护，规范操作，确保无损伤针位于输液港底座中央位置。 （2）确保无损伤针尖端全部送入输液港底座内，肝素封管液浓度为 100U/ml，采用 10ml 以上注射器进行脉冲式正压封管。 （3）输液过程中，注意药物禁忌，避免药物性堵管。 （4）及时通知医生，必要时遵医嘱给予尿激酶溶栓
局部红肿	（1）严格执行无菌操作，插针、换药时按规范进行局部皮肤消毒。 （2）保持局部皮肤清洁，敷贴潮湿、污染应及时更换。 （3）避免在同一穿刺点反复穿刺，指导患儿勿搔抓局部皮肤。 （4）一旦发生局部红肿，应停止使用输液港，给予局部换药。 （5）必要时遵医嘱做创面分泌物培养，规范给予抗感染治疗
导管相关血流感染	（1）进行无损伤针置入时，严格执行无菌操作，加强手卫生。 （2）连续输液者置入无损伤针不超过 7 天；按要求及时更换局部敷贴，规范消毒。 （3）密切观察患儿发热类型是否符合导管相关血流感染。 （4）遵医嘱采外周血和输液港内血液做血培养

续 表

并发症	预防及处理
药物外渗	(1) 每次输液、维护时抽回血，确保无损伤针在位通畅，用药过程中，应加强观察局部有无肿胀及渗漏。 (2) 使用过程中，妥善固定无损伤针，指导患儿勿牵拉无损伤针。 (3) 发生药物外渗立即停止输液，告知医生和护士长，按照化疗药物外渗规范做好处理。 (4) 及时告知医生，并配合查找原因进行处理

知识拓展

植入式静脉输液港

植入式静脉输液港是一种全植入式、埋植于人体内的闭合输液系统，包括一条中央静脉导管、导管末端连接的穿刺座，是目前临床静脉输液治疗最新技术，是需要长期及重复输液患儿的静脉通路选择之一。其具有美观、对日常生活无明显影响、减少静脉损伤、保护静脉等优点。

理论上，全身各中心静脉都可以选择植入；共识推荐优选经皮颈内静脉及锁骨下静脉穿刺置管，贵要静脉、股静脉等亦可选择。

第六节　股静脉穿刺法

（一）目的

1. 采集血液标本，完善实验室检查。
2. 建立静脉通路，提供治疗保障。

（二）评估解释

1. 评估　患儿病情、意识状态、生命体征、肢体活动能力及穿刺部位皮肤情况；患儿和家长的配合程度，患儿的月龄（年龄）、知识及沟通能力；检查项目、取血量、有无特殊要求。

2. 解释及宣教　向家长解释股静脉穿刺的目的并取得配合。

（三）准备要点

1. 护士准备　着装整洁、洗手、戴口罩。

2. 患儿准备　排空大小便或更换尿布，取舒适体位。

3. 物品准备　治疗盘、注射器或采血针、皮肤消毒液、无菌棉签、真空采血管、弯盘、输液敷贴。

4. 环境准备　隐蔽，清洁，安静，安全，光线充足，调节室温至26～28℃。

（四）操作要点

1. 核对信息，脱下穿刺侧裤腿，用一侧裤腿或尿布遮挡患儿会阴部。

2. 助手或家长为患儿取大腿外展蛙形体位，并固定患儿大腿，垫高穿刺侧臀部，暴露腹股沟穿刺部位（图 21－16）。

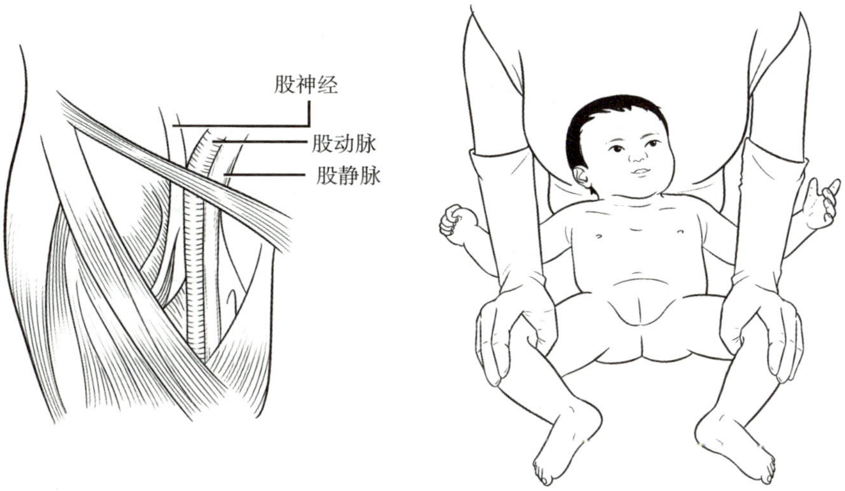

图 21－16　股静脉示意图和蛙形体位

3. 消毒患儿穿刺部位及护士左手示指（或戴无菌手套）。

4. 再次核对，在患儿腹股沟中、内 1/3 交界处，以左手示指触及股动脉搏动处，右手持注射器于股动脉搏动点内侧 0.3～0.5cm 垂直穿刺（或在腹股沟中、内 1/3 交界处的下方 0.5～1.0cm 处呈 30°～45°向搏动点内侧穿刺），进针深度依据患儿腹股沟皮下脂肪厚度而定。

5. 见暗红色血液时，固定针头，抽取血液至采血管中。采血针穿刺可直接连接真空采血管采集血液标本；注射器采血至需要量后，注意不要拔除真空采血管的胶塞，不对注射器针栓施加压力条件下，让血液自行流入真空采血管，直到血流停止，以确保正确的血液与添加剂比例，并减少溶血的发生。

6. 拔针压迫穿刺点 3～5 分钟，至不出血为止，输液敷贴覆盖针眼以防感染。

7. 含有添加剂的采血管在血液采集后，按产品说明书要求的次数，立即轻柔上下颠倒，使血液充分与抗凝剂混匀。

8. 核对患儿信息及医嘱单，协助患儿穿好衣裤，取舒适卧位，向患儿家长交代注意事项。

9. 整理用物，洗手，记录，标本及时送检。

（五）注意事项

1. 严格执行无菌操作，防止感染。

2. 有严重出血倾向及血液病患儿严禁股静脉穿刺，如髋关节脱位、股骨骨折、股静脉处肿胀、皮肤破溃者，不宜在患肢进行穿刺。

3. 穿刺误入股动脉时应延长加压时间，避免揉搓以免引起出血或形成血肿。

4. 穿刺过程中注意观察患儿反应，不宜多次反复穿刺，以免局部形成血肿。

5. 常见并发症包括皮下淤血、局部感染、标本溶血等（表 21－10）。

表 21-10　股静脉穿刺常见并发症的预防及处理

并发症	预防及处理
皮下淤血	(1) 采血前评估患儿凝血功能状态，拔针后立即用无菌纱布或棉球按压3~5分钟，如误入股动脉应延长按压时间至5~10分钟，并检查出血是否停止，不得使用加压包扎替代按压止血。 (2) 早期冷敷防止皮下淤血扩大，48小时后热敷加速吸收和消肿
局部感染	(1) 穿刺前慎重选择血管，避开皮肤感染部位。 (2) 穿刺时须严格遵守无菌操作原则。 (3) 若患儿出现局部感染迹象或不明原因发热，应报告医生，根据患儿药敏试验结果，应用抗菌药物予以治疗
标本溶血	(1) 进针准确，避免在静脉中来回探针或在有局部血肿的静脉中采血。 (2) 采血量充足，颠倒混匀采血管时动作轻柔、勿剧烈震荡。 (3) 一旦溶血，选择合适血管重新采血

第七节　动脉血标本采集

(一) 目的

采集动脉血进行血气分析，为诊断、治疗、用药提供依据。

(二) 评估解释

1. 评估

(1) 评估患儿的病情、体温、血压、肢端血液循环、氧疗方式、吸氧浓度、呼吸机参数、凝血功能检查结果等。

(2) 评估穿刺部位皮肤、动脉搏动情况，有无创伤、手术、穿刺史。如行桡动脉穿刺，须进行艾伦（Allen）试验或改良 Allen 试验评估尺侧动脉循环情况。

2. 解释及宣教　向患儿及家属解释动脉血标本采集的目的、方法、临床意义、注意事项及配合要点。

(三) 准备要点

1. 护士准备　着装整洁，戴口罩、洗手。

2. 患儿准备　取合适体位，暴露穿刺部位。

3. 用物准备　注射盘、检验申请单（或医嘱执行单）、标签或条形码、动脉血气针（或2ml/5ml一次性注射器及肝素适量、无菌软木塞或橡胶塞）、一次性治疗巾、无菌纱布、消毒棉签、无菌手套、小沙袋、手消毒液、污物桶、锐器盒。

4. 环境准备　选择温度适宜、光线良好的清洁环境进行操作，尤其注意新生儿环境温度并保暖。

(四) 操作要点

1. 定位：选择合适的采血部位，首选桡动脉穿刺。儿童穿刺点位置：桡骨茎突水平内侧。新生儿穿刺点位置：从桡骨茎突向前臂内侧中线作一水平线，再以此水平线的中点作一垂直平分线，即成一“十”字，于十字的交叉点往掌根部约0.5cm，于第一腕横纹处或第一至第二腕横纹之间。

2. 消毒：以穿刺点为中心，由内向外呈螺旋形消毒皮肤2遍，直径至少8cm。

3. 戴无菌手套。

4. 穿刺：用左手示指触摸动脉搏动最明显处，右手持针与皮肤成45°～90°进针（图21－17）。如确定进入动脉，血液可自行进入针筒内。

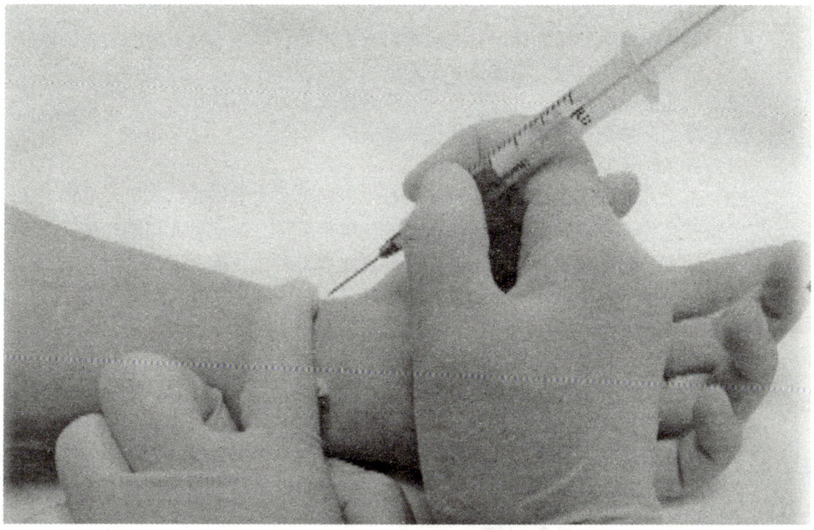

图21－17　动脉采血穿刺

5. 待采集血量足够，拔出针头立即与空气隔绝，注意避免混入气泡。

6. 按压动脉穿刺处3～5分钟，必要时使用小沙袋至不出血为止，以防出现局部血肿。

7. 双手搓动采血器或注射器，使抗凝剂与血液混匀，防止凝血。

8. 记录采血、送检时间，送检单上注明当时患儿的吸氧状况、体温等信息。

9. 协助取舒适体位，整理床单位。

10. 立即送检，宜在30分钟内完成检验。

（五）注意事项

1. 严格执行查对制度和无菌技术操作原则。

2. 选择采血部位时应考虑穿刺难易程度（如血管直径，是否易于暴露、穿刺或固定等）及可能导致周围组织损伤的危险程度。穿刺首选桡动脉。新生儿股动脉属于禁忌穿刺部位，因其位置与髋关节、股静脉和股神经接近，穿刺易导致损伤。

3. 压迫穿刺点的力度要适中，应做到伤口既不渗血，动脉血流又保持通畅，压迫时指腹仍有动脉搏动为宜。如患儿有高血压、凝血时间延长或使用抗凝药物时，要延长按压时间。

4. 患儿饮热饮、洗澡、运动、哭闹，需休息30分钟后再行采血避免影响检查结果。

5. 标本采集后应立即送检，如果无法在采血后30分钟内完成检测（需远程运输或外院检测），应在0～4℃低温保存。标本在运送过程中，避免使用气动传送装置，避免造成血标本剧烈震荡，影响PaO_2检测值的准确性。

6. 有出血倾向者慎用动脉穿刺法采集动脉血标本。

7. 常见并发症包括出血或血肿、血栓或栓塞、感染、血管迷走神经反应、神经损伤、假性动脉瘤、动静脉瘘等（表21－11）。

表 21－11 动脉血标本采集常见并发症的预防及处理

并发症	预防及处理
出血或血肿	（1）采血前评估患儿凝血功能状态，拔针后立即用无菌纱布或棉球按压 3～5 分钟，如穿刺股动脉应按压 5～10 分钟，有凝血功能障碍和出血倾向的患儿压迫时间应延长，并检查出血是否停止，不得使用加压包扎替代按压止血。 （2）血肿发生后 24 小时内冷敷，24 小时后可采取热敷。 （3）肢体出现血肿做好标记，密切观察有无进展；尽量不在血肿侧采血、输液、测压
血栓或栓塞	（1）选择穿刺部位时，应优先考虑侧支循环是否良好。 （2）如明确血栓形成，可行系统性溶栓或导管介入溶栓治疗
感染	（1）穿刺前慎重选择血管，避开皮肤感染部位。 （2）穿刺时需要严格遵守无菌原则。 （3）若患儿已经发生感染，应由临床医生根据患儿药敏试验结果，开具相关抗菌药物予以治疗
血管迷走神经反应	（1）及时处理，通知医生的同时协助患儿取平卧位，保证患儿周围环境安全，保持气道通畅。 （2）对有晕厥史的患儿，采血前可协助患儿取平卧位并抬高下肢。 （3）避免反复穿刺，为预防血管迷走神经反应，采血前可由家长温柔地抱住患儿，以缓解其紧张、抗拒情绪。 （4）必要时备好抢救设备
神经损伤	（1）多发生于肱动脉、股动脉穿刺后。 （2）为避免发生神经损伤，血管条件差的患儿采血可采用可视化辅助穿刺设备。 （3）采血后应密切观察患儿肢体血运、感觉、运动情况，如患儿出现肢端皮肤苍白、感觉异常、运动障碍等情况时，护理人员要迅速反应、判断患儿是否发生了神经损伤，要及时请医生做相应处理
假性动脉瘤	（1）避免在一个部位反复穿刺，切实有效按压穿刺点。 （2）若有小的足背动脉瘤形成，应嘱患儿穿宽松、柔软鞋袜，以防瘤体摩擦引起破裂出血。 （3）必要时行外科手术治疗
动静脉瘘	（1）提高穿刺技能，避免误伤静脉或动静脉走行骑跨。 （2）小的动静脉瘘可以临床观察，多可自愈；较大者可行介入治疗

改良艾伦试验目的和方法

第八节 末梢采血

（一）目的

采集末梢毛细血管血液用于血糖监测、新生儿遗传代谢疾病筛查、全血细胞分析、血型鉴定等检验检查。

（二）评估解释

1. 评估

（1）评估患儿病情，循环情况，有无脱水、水肿，相关治疗及进食情况。

（2）评估患儿采血部位皮肤，有无破损、皮疹及瘀斑等。

2. 解释及宣教 与患儿及家属充分沟通，解释末梢采血目的、方法、注意事项及配合要点，消除患儿恐惧心理。

（三）准备要点

1. 护士准备 着装整洁，戴口罩，做好手卫生。

2. 患儿准备 取合适体位，暴露穿刺部位并固定。对于血液循环不佳的患儿可进行适当热敷、按摩采血部位，促进血液循环。

3. 用物准备 治疗盘、检验申请单（或医嘱执行单）、标签或条形码、一次性采血器（图 21－18）、根据检测项目准备相应的末梢采血管（血糖仪及试纸、新生儿疾病筛查血片）、试管架、微量采血吸管、75%乙醇棉签或棉片、无菌棉签/棉球、手套、手消毒液、利器盒、医疗垃圾桶。

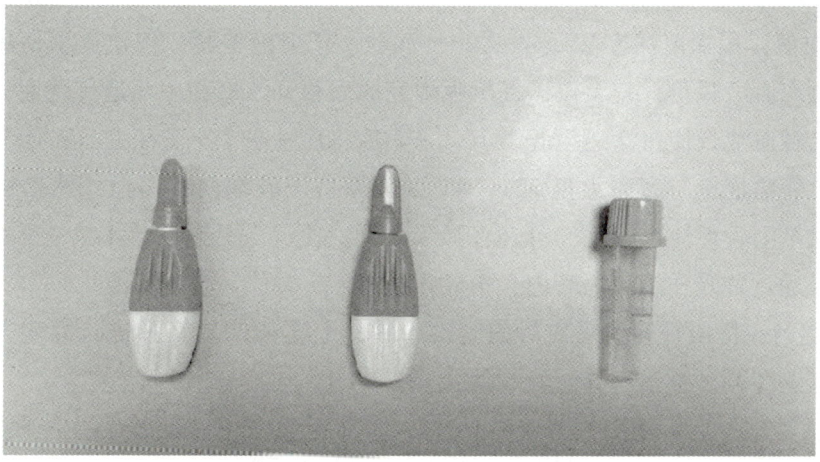

图 21－18　一次性采血针及微量采血管

4. 环境准备　环境清洁，温湿度适宜，光线充足，必要时为家长准备座椅。

（四）操作要点

1. 核对信息：核对患儿身份信息、腕带标识，核对医嘱、试管种类及有效期。

2. 定位：①新生儿及体重<10kg 的 6 个月内婴儿在足跟内侧或外侧（图 21－19 阴影区域）。②体重>10kg 的 6 个月以上婴儿可在中指或环指末端指腹两侧（图 21－20 阴影区域）。

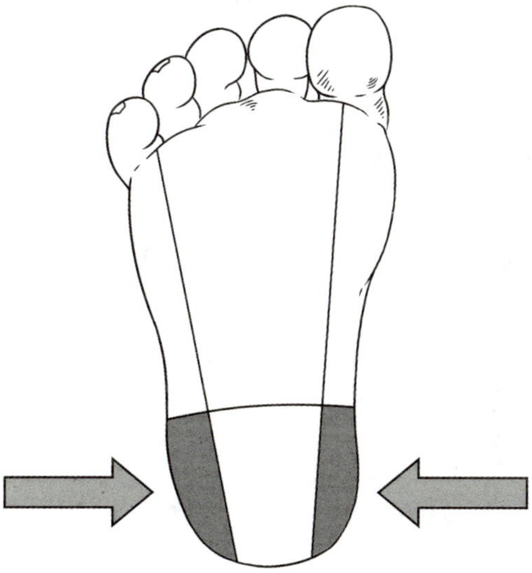

图 21－19　足跟采血部位

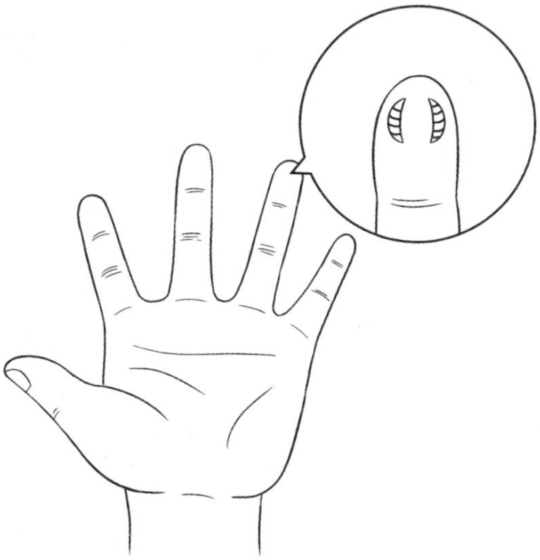

图 21－20　指尖采血部位

3. 选择采血针：根据采血量要求和患儿情况选择合适的采血针型号，避免穿刺过深。一般患儿穿刺深度<2mm，早产儿<0.85mm。

4. 消毒：采血部位皮肤使用 75%乙醇棉签或棉片进行消毒，消毒液自然干燥后再进行采血。

5. 采血者戴无菌手套。

6. 穿刺：握住患儿足部或手指，绷紧皮肤，将采血器（采血针）紧贴采血点皮肤，进行快速穿刺后取下，弃于利器盒中。

7. 收集血液：用无菌棉签/棉球擦去第一滴血。①血糖检测：按血糖仪使用说明，将试纸条集血点对准血液吸附，直至仪器提示吸附完成后移开。②新生儿遗传代谢病筛查：将筛查血片滤纸接触血液，使血渗透至滤纸上，采集后将血片悬空平置于空气中晾干。③末梢采血管：将采血管集液口与穿刺点呈30°~45°，轻微挤压肢端使其出血，然后用采血管口轻刮血滴，使血液沿管壁流入管底，可轻轻弹采血管，使流入更顺畅。④微量采血吸管：吸管接触血液后，通过虹吸作用流入管内，再注入试管。

8. 标本混匀：抗凝管标本采集后盖紧试管盖，上下颠倒或轻弹进行混匀，防止血液标本凝固，但需避免剧烈振摇而导致标本溶血。

9. 收集血液结束后，使用无菌棉签/棉球，按压采血点止血。如在指尖采血的，可抬手臂高于心脏位置；足跟部采血的，抬高足部高于身体的位置。

10. 按要求保存标本，由专人负责送检。记录采血、送检时间，血糖检测者记录血糖值。

11. 协助取舒适体位，注意保暖，整理床单位，安抚患儿。

（五）注意事项

1. 皮肤消毒液首选75%乙醇，因聚维酮碘（碘伏）若污染样本会对血钾、血磷和尿酸的检测产生影响；2月龄以下的婴儿不宜使用葡萄糖酸氯己定。

2. 穿刺前注意检查患儿口腔中有无异物，以免哭闹造成气管阻塞。

3. 禁止穿刺新生儿的手指，新生儿皮肤表面与指骨间距短，容易伤及骨骼，引发感染和坏疽；禁止在肿胀部位穿刺，以免组织液干扰检测结果。

4. 穿刺处如出血不畅，可在穿刺点近心端向穿刺点方向轻柔、间歇性加压周围组织，不可对穿刺点皮肤挤压。避免在同一部位重复穿刺，避免穿刺耳垂。

5. 采集血量应符合要求，过多易形成血凝块，不足会导致血细胞形态学变化。

6. 常见并发症包括疼痛、穿刺点出血、瘀斑、血肿、晕血、晕针等（表21-12）。

表21-12 末梢采血常见并发症的预防及处理

并发症	预防及处理
疼痛	（1）穿刺时绷紧穿刺部位皮肤，穿刺动作快速、轻柔。 （2）转移患儿注意力
出血	（1）采血前评估患儿凝血功能状态，采血结束后立即用无菌棉签或棉球按压至少30~60秒，有凝血功能障碍和出血倾向的患儿压迫时间应延长。 （2）延长按压时间仍然无法止血的，汇报医生查找原因，并给予对症处理
血肿	（1）在肿胀局部冷敷，冷敷时注意观察局部皮肤变化，避免冻伤。冷敷48小时后改热敷血肿部位。 （2）肢体出现血肿做好标记，密切观察有无进展
晕血、晕针	（1）消除紧张情绪，避免采血时间过长。 （2）操作过程中观察患儿有无面色苍白、心悸、气短、出冷汗、双眼上翻等症状。 （3）出现晕针、晕血现象时，立即让患儿取平卧位，必要时口服葡萄糖液，严密观察心率及血压。 （4）有晕针、晕血史的患儿，宜选择平卧采血

知识拓展

新生儿遗传代谢病筛查采血

根据《中华人民共和国母婴保健法实施办法》《新生儿疾病筛查管理办法》，在新生儿期对先天性、遗传性疾病如苯丙酮尿症、先天性甲状腺功能减退症、地中海贫血等疾病施行专项检查，以达到早诊断、早治疗的目的。末梢血采集是筛查技术中的重要环节。采血时间要求在新生儿出生72小时后，7天内，并充分哺乳后，最迟不宜超过出生后20天。

标本采集方法：采用筛查血片留取新生儿末梢血。将新生儿末梢血滴在血片滤纸区，使其自然渗透至滤纸背面，切勿接触皮肤，至少采集3个血斑，采集后将血片悬空平置在空气中自然晾干、避免阳光和紫外线照射，血片待干后密闭保存在2～8℃冰箱中，尽快送检，最迟不超过5天。

第九节　婴幼儿灌肠法

（一）目的

1. 促进肠蠕动，清除粪便、排出肠内积气，减轻腹胀。
2. 手术、检查前肠道清洁准备。
3. 肠道内给药治疗，镇静、降温。
4. 稀释、清除肠道内有害物质，减轻中毒。

（二）评估解释

1. 评估

（1）评估患儿年龄、病情及临床诊断、配合程度，了解腹胀、排便情况，必要时测量腹围。

（2）评估肛门局部皮肤，有无皮疹、破溃，有无直肠疾病。

2. 解释及宣教　向患儿及家属解释灌肠目的、操作方法、配合要点及灌肠后注意事项，消除患儿恐惧心理。

（三）准备要点

1. 护士准备　着装整洁，戴口罩，洗手，落实分级防护。

2. 患儿准备　排便，取合适体位配合操作。

3. 用物准备　医嘱执行单、治疗盘、一次性垫单、一次性灌肠袋（灌肠器、直肠给药注射器）、一次性治疗碗、肛管、一次性手套、润滑剂棉球、便盆、尿布、灌肠液、水温计、量杯、卫生纸、医疗垃圾桶及生活垃圾桶、输液架。

4. 环境准备　环境整洁、安静、光线充足，温湿度适宜（室温26～28℃），关闭门窗，拉上床帘（或用屏风遮挡患儿）。

（四）操作要点

1. 核对信息：核对患儿身份信息、腕带标识，核对医嘱及灌肠液。

2. 体位：患儿脱裤至膝下，左侧卧位，两腿屈曲，臀部下面放置一次性垫单。也可取仰卧位，两腿屈曲，臀下垫尿布或便盆，保留灌肠时，抬高臀部 10cm。

3. 肛管选择：根据患儿年龄和灌肠目的，选择 20～26 号肛管。

4. 灌肠液：根据医嘱选择灌肠溶液种类及药物剂量，溶液温度 39～41℃，用于降温时，溶液温度 28～32℃。

5. 操作者戴手套。

6. 肛管排气：灌肠袋引流管连接肛管并进行排气，排气后关闭灌肠袋引流管开关。

7. 大量不保留灌肠时，灌肠液平面高于肛门 40～60cm，小量不保留灌肠时，灌肠液平面高于肛门 30cm 以下，也可用灌肠器抽吸灌肠液后进行灌肠，直肠给药可使用直肠给药注射器。

8. 灌肠：润滑肛管前端，操作者左手拇指和示指将患儿臀部分开，暴露肛门，右手持肛管轻柔缓慢插入，插入深度根据患儿年龄和灌肠目的而定。不保留灌肠时，插入深度：<1岁 2～3cm，1～4 岁 4～5cm，4～10 岁 5.0～7.5cm，≥11 岁 10cm。保留灌肠时，插入 10～15cm。打开灌肠袋引流管开关，使灌肠液缓慢流入，观察患儿情况，如患儿有便意，嘱其深呼吸并适当降低灌肠液高度。

9. 灌肠毕：夹紧或反折肛管，用卫生纸包裹肛管轻轻拔出，置于医疗垃圾桶内。不保留灌肠时，灌入后需保留 5～10 分钟后再排便；保留灌肠时需保留 1 小时以上，可抬高臀部，夹紧患儿臀部两侧。

10. 擦净臀部、肛门，撤去垫巾，患儿取舒适体位，整理床单位。

11. 协助排便，整理用物，洗手，开窗通风，观察排出量，写好护理记录。

（五）注意事项

1. 灌肠过程中密切观察患儿病情变化，注意保暖。若出现异常哭闹、面色苍白、剧烈腹痛、腹胀或排出血性液时，应立即停止灌肠，并报告医生，遵医嘱给予处理。

2. 灌肠液量遵医嘱而定，一般小于 6 个月的婴儿每次 50ml；6 个月至 1 岁每次 100ml；1～2 岁每次 200ml；2～3 岁每次 300ml。

3. 选择粗细适宜的肛管，动作应轻柔，如注入或排出受阻时，可适当调整患儿体位及肛管插入的深度，给予腹部按摩，促进排出。

4. 注意灌入量、出量测量，保持出入量基本相等或出量大于注入量。

5. 先天性巨结肠患儿灌肠时，肛管插入要通过狭窄段。

6. 保留灌肠，选择肛管要细，插入要深、压力低。肛门、直肠、结肠等手术后患儿及排便失禁患儿不宜保留灌肠。

7. 降温灌肠时，液体要保留 30 分钟再排出，排便后 30 分钟测量体温并记录。

8. 急腹症、严重心血管疾病患儿禁止灌肠。肝性脑病患儿禁用肥皂水灌肠，水钠潴留和充血性心力衰竭患儿禁用生理盐水灌肠。

9. 常见并发症包括肠道黏膜损伤、出血、肠穿孔、肠道感染等（表 21－13）。

表 21-13 婴幼儿灌肠常见并发症的预防及处理

并发症	预防及处理
肠道黏膜损伤	(1) 肛管插入前须润滑前端，减少摩擦力。 (2) 操作时动作轻柔，顺应肠道解剖结构缓慢插入肛管，忌强行插管。 (3) 选择粗细合适、质地柔软的肛管
出血	(1) 全面评估患儿，注意有无灌肠禁忌、肠道畸形、凝血功能异常等。 (2) 肛管插入前须润滑前端，避免暴力插管。 (3) 发现出血，及时报告医生，采取相应止血和局部治疗
肠穿孔	(1) 选择粗细合适、质地柔软的肛管。 (2) 操作时动作轻柔，忌强行插管，液体灌注时压力、速度适中。 (3) 发生肠穿孔时，须立即手术治疗
肠道感染	(1) 注意灌肠物品一人一用，避免交叉重复使用，严格落实感染预防管理要求。 (2) 尽量减少插管频次，避免重复插管。 (3) 根据致病微生物情况，给予相应治疗

第十节 洗 胃

（一）目的

1. 清除胃内容物，减轻腹胀、呕吐等不适症状。
2. 为手术、检查做准备。
3. 清除胃内有害物质，减少毒物吸收。

（二）评估解释

1. 评估

（1）评估患儿年龄、意识状态、生命体征、病情及临床诊断、配合程度、心理反应。

（2）中毒患儿洗胃前需评估中毒物品性质及食入量、时间、途径、有无呕吐、有无洗胃禁忌证等。

（3）检查口、鼻腔黏膜有无损伤、炎症、牙齿有无松动。

2. 解释及宣教 向患儿及家属解释洗胃目的、操作方法、配合要点及注意事项，消除患儿恐惧心理。

（三）准备要点

1. 护士准备 着装整洁，戴口罩，洗手，落实分级防护。

2. 患儿准备 取合适体位配合操作。

3. 用物准备 医嘱执行单、治疗盘、一次性垫单、一次性治疗碗、一次性胃管、灌注器、压舌板、听诊器、手电筒、一次性手套、无菌棉签、检验标本容器或试管、润滑剂、洗胃溶液、纸巾或毛巾、医疗垃圾桶及生活垃圾桶，必要时备牙垫、开口器、舌钳。

4. 环境准备 环境整洁、安静、光线充足，温湿度适宜（室温 26～28℃）。

（四）操作要点

1. 核对信息：核对患儿身份信息、腕带标识，核对医嘱及洗胃溶液。
2. 体位：患儿取平卧位头偏向一侧或左侧卧位。
3. 洗胃溶液：根据医嘱选择洗胃溶液种类及剂量，溶液温度 35～37℃。

4. 操作者戴手套。

5. 胃管置管：根据患儿年龄和洗胃目的，选择胃管。测量胃管插入长度，并做好标记。润滑胃管前端，从单侧鼻孔或口腔置入胃管，确认在胃内，固定胃管，保持通畅。

6. 抽尽胃内容物并观察其性质、颜色、量和气味，必要时留取标本送检。根据患儿年龄、体重，注入洗胃溶液50～100ml（一般不超过200ml），先出后入，反复清洗，直至洗出液澄清无异味，注意出入量平衡。

7. 洗胃过程中注意观察患儿意识、生命体征、面色、有无不适反应和主诉，以及洗出液情况，如有出血等异常情况，应及时报告医生，给予相应处理，必要时停止洗胃。

8. 拔除胃管：洗胃完毕，将胃管反折拔出，置于医疗垃圾桶内，清醒患儿协助漱口，注意防止误吸，清洁脸部，取舒适体位。

9. 整理用物及床单位，洗手，写好护理记录。

（五）注意事项

1. 吞食强酸强碱等腐蚀性物品时，禁忌洗胃，以免造成穿孔。

2. 插管动作轻柔，避免强行插入，吸力不可过大，以免损伤食管及胃黏膜。

3. 常用洗胃液：当中毒物质不明时，可用温开水或生理盐水洗胃；巴比妥类中毒选用0.01%～0.02%高锰酸钾溶液；有机磷中毒选用2%～4%的碳酸氢钠溶液；应激性溃疡选用生理盐水或2%～4%的碳酸氢钠溶液。

4. 小儿胃管型号选择：新生儿6～8号，婴儿10～12号，幼儿12～14号，儿童14～16号。

5. 洗胃过程中，注意观察患儿病情变化，防止误吸，可变化体位，有利于排出，出现异常情况时应停止洗胃。

6. 常见并发症包括黏膜损伤、急性胃扩张、窒息、吸入性肺炎、胃肠道感染（表21－14）。

表21－14 小儿洗胃常见并发症的预防及处理

并发症	预防及处理
黏膜损伤	（1）插管动作轻柔，避免强行插入。 （2）抽吸时吸力不可过大，抽吸困难时，可调整患儿体位或胃管位置
急性胃扩张	（1）洗胃时，保持注入量和抽出量平衡，当无法抽出时，需判断胃管是否堵塞或胃内容物已抽空。 （2）洗胃过程中需严密观察患儿病情变化及腹部体征。 （3）已发生急性胃扩张者，给予抬高头部，头偏向一侧，对症处理
窒息	（1）插管前充分润滑胃管，减少对喉部的摩擦刺激。 （2）患儿取侧卧位，保持呼吸道通畅，及时清除口、鼻腔分泌物。 （3）正确判断，确认胃管在胃内，避免误入气管。 （4）患儿出现呼吸困难、烦躁、呛咳、发绀时，即刻停止洗胃，给予对症处理
吸入性肺炎	（1）洗胃时患儿取左侧卧位，头稍低偏向一侧。 （2）出现误吸现象，立即停止洗胃，取右侧头低位，吸出气道内吸入物。 （3）遵医嘱，使用抗生素
胃肠道感染	（1）注意无菌操作原则，胃管等物品一次性使用，避免胃管及洗胃液受污染。 （2）一旦发生胃肠炎，给予对症治疗

第十一节 温箱使用法

（一）目的

1. 为低体重、低体温患儿提供一个温湿度适宜的环境，维持体温的恒定。

2. 便于病情危重患儿的观察和急救。

3. 保护性隔离。

（二）评估解释

1. 评估

（1）了解患儿胎龄、体重、日龄及病情等信息。

（2）测量体温、体重及生命体征。

2. 解释及宣教 告知家属使用温箱的目的，如母婴同室病房，需向家属介绍温箱使用方法、注意事项及相关安全知识。

（三）准备要点

1. 护士准备 着装整洁，戴口罩，洗手。

2. 患儿准备 着单衣裹尿布，或仅裹尿布，擦净身体。

3. 用物准备 功能完好、已清洁消毒的温箱（图 21－21）、床单、盖被、温箱罩、灭菌注射用水。

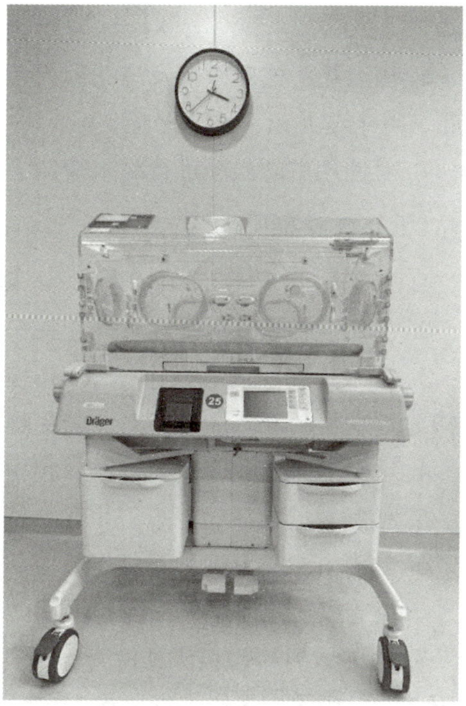

图 21－21 新生儿温箱

4. 环境准备 病房安静，避免噪声，维持室温 26～28℃。

（四）操作要点

1. 核对信息：核对患儿身份信息、腕带标识，核对医嘱。

2. 温箱准备：将温箱放置在病房合适位置，注意避免置于阳光直射、对流风及取暖设备附近，水槽内加入适量灭菌注射用水，铺好床单，罩好温箱罩，接通电源。根据患儿体温、体重、胎龄及出生日龄，设置温箱中性温度及湿度，一般温箱温度设置为 32～35℃，湿度为 55%～65%。不同出生体重早产儿适中温度见表 7－2，超低出生体重早产儿温箱温度及湿度见表 21－15。

表 21－15 超低出生体重早产儿温箱温度及湿度

日龄/天	温度/℃	湿度/%
1～10	35	100
11～20	34	90
21～30	33	80
31～40	32	70

3. 预热温箱，预热时间需要 30～60 分钟。

4. 入温箱：温箱预热至所需温度与湿度后，将婴儿抱入温箱，使用肤温模式时，将肤温探头贴于患儿腹部平坦部位，设置肤温探头温度在 36.0～36.5℃。根据患儿病情选择合适体位，床面保持 15°～30°倾斜，保持呼吸道通畅，可为患儿提供“鸟巢”式体位支持。

5. 患儿监测：患儿入温箱 2 小时内，每 30～60 分钟测量 1 次体温，体温恒定后每 1～4 小时测量 1 次，同时记录温箱温度及湿度。在治疗、护理过程中，应与患儿交流，抚慰其情绪。

6. 出温箱：核对医嘱及患儿身份信息。为患儿穿好厚薄适宜的衣裤，包好包被，抱出温箱，置于婴儿床，注意保暖。

7. 对使用后的温箱进行终末清洁、消毒，并登记备用。

（五）注意事项

1. 对于体温低于 35℃的婴儿，入箱起始温度设置为比患儿体温高 1℃。

2. 使用肤控模式时，注意防止探头脱落。

3. 各项护理和治疗操作尽量集中进行，减少开箱门次数和时间，避免箱内温度波动，维持婴儿体温在 36.5～37.5℃。避免噪声干扰。

4. 温箱罩不能完全遮盖温箱，预留能观察婴儿的空隙。

5. 接触婴儿前后做好手卫生，严格执行无菌操作，防止交叉感染。

6. 注意观察婴儿及温箱情况，温箱报警时及时查找原因、妥善处理；严禁骤然调高箱温，以免造成婴儿体温异常升高的不良后果。

7. 患儿入温箱前，认真检查温箱各系统功能完好。保持温箱清洁，每天清洁温箱，更换灭菌注射用水，每周消毒更换 1 次温箱，污染时立即清洁消毒或更换，定期对温箱进行细菌监测。

8. 患儿出温箱条件：体重达到 2000g，在室温下（22～24℃）能维持正常体温，吸吮有力、一般情况良好者，可给予出温箱；体重虽未达到 2000g，但在温箱中生活 1 个月以上，一般情况良好者，可灵活掌握出箱条件。

中性温度

第十二节　光照疗法

（一）目的

1. 降低血清未结合胆红素浓度，使新生儿血液中脂溶性未结合胆红素转变为水溶性异构体，进而从胆汁和尿液中排出体外，治疗新生儿高胆红素血症。

2. 预防核黄疸的发生。

（二）评估解释

1. 评估

（1）了解患儿胆红素检查结果、皮肤黄疸的范围、精神反应、胎龄、日龄及病情诊断等信息。

（2）测量生命体征、体重、经皮胆红素。

2. 解释及宣教　告知家属使用光照疗法的目的，如母婴同室病房，需向家属介绍光照疗法期间的注意事项及相关安全知识。

（三）准备要点

1. 护士准备　着装整洁，戴口罩，洗手。

2. 患儿准备　清洁皮肤、修剪指甲、全身裸露仅裹尿布遮盖会阴，戴遮光眼罩。

3. 用物准备　已清洁消毒、性能完好的光疗箱或光疗毯（图 21－22），单面光疗时的光疗治疗仪及温箱、灭菌注射用水、避光眼罩、避光纸尿裤，必要时备心电监护仪。

4. 环境准备　病房安静，避免噪声，维持室温 26～28℃。

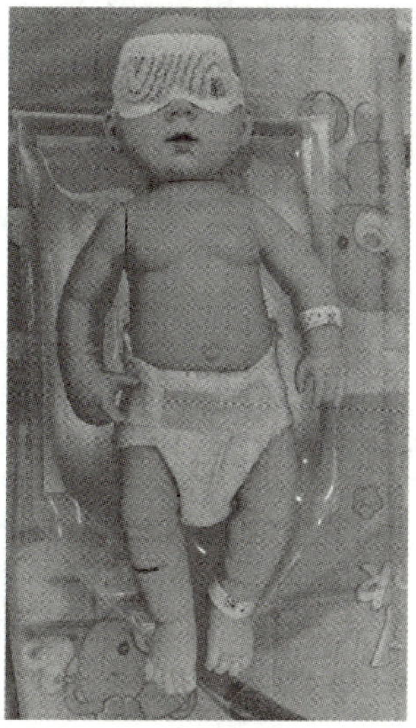

图 21－22　眼罩及光疗毯

（四）操作要点

1. 核对信息：核对患儿身份信息、腕带标识，核对医嘱。

2. 光疗箱准备：将光疗箱放置在病房合适位置，注意避开阳光直射、对流风及取暖设备附近，水槽内加入适量灭菌注射用水，接通电源。根据患儿体温、体重、胎龄及出生日龄设置光疗箱温度，预热光疗箱，相对湿度维持在 55%～65%。

3. 箱内患儿护理：将婴儿抱入光疗箱内，使用肤温模式时，将肤温探头贴于患儿腹部平坦部位，设置肤温探头温度在 36.0～36.5℃，戴好眼罩，穿好纸尿裤，连接心电监护仪持续监护，每 4 小时监测一次体温，或根据病情随时测量，维持患儿体温在 36.5～37.2℃，根据体温调节光疗箱温度，每 2 小时更换一次体位，密切观察患儿精神反应、四肢张力、生命体征、大小便及黄疸消退情况。

4. 光疗照射时间：根据医嘱分为连续光疗和间断光疗，最长不宜超过 4 天。

5. 出光疗箱：核对医嘱及患儿身份信息。关闭光疗灯，取下眼罩，测量经皮胆红素、体温；检查全身皮肤情况，注意有无压伤、破损等，清洁皮肤及眼部，换尿布，穿好厚薄适宜的衣裤，包好包被，移出光疗箱。

6. 对使用后的光疗箱进行终末消毒，并登记备用。

（五）注意事项

1. 患儿光疗期间禁忌在皮肤上涂粉剂或油类，严重皮疹患儿不适合进行光照疗法。

2. 光疗期间注意保护患儿安全，防止眼罩、尿布脱落，观察皮肤有无破损，必要时给患儿戴上手套，注意保护两足外踝部皮肤，及时纠正不良体位，对烦躁哭闹的患儿及时给予安抚，预防窒息和呼吸暂停。

3. 密切观察病情变化，出现烦躁、拒奶、嗜睡、皮疹、呕吐、高热、腹泻或脱水等症状时，应报告医生，及时处理。

4. 维持体温在 36.5～37.2℃，若体温 >37.8℃或 <35℃时，应暂时停止光疗。

5. 光疗时不显性失水增加，需保证液体供给，观察尿量变化。

6. 光疗箱灯管和反射板每日擦拭，保持清洁，灯管使用时间达到设备规定时间必须更换，灯管与患儿的距离按设备说明要求调节，光疗箱内有机玻璃禁用乙醇擦拭，以免影响光疗效果。

7. 光疗箱报警时，应及时查找原因，妥善处理。

8. 光疗箱周边如有其他患儿，应遮挡光线，避免对其他患儿造成影响。

9. 常见不良反应包括青铜症、体温异常、皮疹、腹泻、核黄素缺乏、视网膜损伤等（表21－16）。

表21－16　新生儿光疗常见不良反应的预防及处理

常见不良反应	预防及处理
青铜症	（1）高结合胆红素血症和胆汁淤积症的患儿不宜进行光疗。 （2）出现青铜症后应停止光疗，关注肝功能变化，治疗原发病
体温异常	（1）光疗箱温湿度设置合理，定时监测体温，加强巡视，出现体温异常，>37.8℃或<35℃时，暂停光疗。 （2）保持肤温探头紧贴于患儿腹部平坦部位，防止脱落。 （3）光疗箱放置在温、湿度适宜，无阳光直射的病房，定期检查光疗箱各部件的性能，出现故障及时维修
核黄素缺乏	持续光疗24小时以上，易造成体内核黄素缺乏，光疗期间及光疗后需补充核黄素，以防继发红细胞谷胱甘肽还原酶活性降低出现溶血
皮疹	保持皮肤清洁，光疗结束后皮疹消退，不留痕迹，皮疹严重者遵医嘱给予相应护理
腹泻	光疗分解物经肠道排出时，刺激肠壁引起肠道蠕动增加，导致大便次数增多，加强臀部护理
视网膜损伤	强光照射会引起视网膜损伤、结膜充血、角膜溃疡等，须使用避光眼罩保护眼睛，妥善固定，光疗期间防止眼罩脱落

知识拓展

青铜症

新生儿黄疸光疗后皮肤、尿液、泪液出现深灰棕色的变化，多见于血清结合胆红素高于68.4μmol/L，并且伴有血清谷丙转氨酶、碱性磷酸酶升高患儿，以及胆汁淤积症患儿。原因可能是胆红素化学反应产物经胆管排泄障碍所致。当光疗停止后，青铜症可逐渐消退，没有明显的后遗症，但消退时间较长，需2～3周。

因此，对于高结合胆红素血症和胆汁淤积症的患儿不宜进行光疗，出现青铜症后应停止光疗，关注患儿肝功能变化，积极治疗原发病，促进肝功能恢复及光氧化产物的排泄。

第十三节　换血疗法

（一）目的

1. 降低血清胆红素水平，预防胆红素脑病的发生。
2. 用于重症母婴血型不合溶血病，换出血液中的免疫抗体和致敏红细胞，减轻溶血。
3. 纠正因溶血引起的贫血、心力衰竭。

（二）评估解释

1. 评估

（1）了解患儿病史，精神反应、胎龄、日龄、母婴血型，胆红素检查结果、血清胆红素/清蛋白比值（bilirubin to albumin ratio，B/A 比值）、凝血功能、肝功能、肾功能及心功能等指标。

（2）测量生命体征、体重、经皮胆红素，是否出现胆红素脑病早期症状、是否具备换血指征等。

（3）评估患儿血管情况，选择适合的置管动、静脉。

2. 解释及宣教　告知家属换血疗法的目的、方法、相关风险和并发症，并签署换血知情同意书。告知互助献血政策。

（三）准备要点

1. 护士准备　需 2 位护士，1 位护士洗手，戴外科口罩及一次性帽子，穿手术衣戴无菌手套与医生一起动静脉置管，另一位护士着装整洁，戴口罩、帽子，做换血记录和巡回工作。

2. 患儿准备　禁食 2 ~ 4 小时或留置胃管抽空胃内容物，置于保暖台、心电监护、血压、经皮血氧饱和度监测。

3. 用物准备

（1）物品：保暖台、监护仪、吸引器、血糖仪、吸氧装置、手术衣、无菌巾、灭菌手套、消毒物品、留置针（脐导管）、透明敷贴、三通接头、注射器、输液器、输血器、检验试管、输血泵、注射泵、急救药品、1U/ml 肝素生理盐水溶液、5% 葡萄糖注射液及 10% 葡萄糖酸钙注射液、换药碗、废血袋（血瓶）、利器盒、医疗垃圾箱等。

（2）血源准备：尽量选用新鲜血液，库血不超过 3 天，血液经 37℃ 恒温箱或室温复温（27 ~ 37℃）后使用。母婴 Rh 血型不合的患儿，选用 Rh 血型与母亲相同，ABO 血型与患儿相同或 O 型血液，Rh 溶血病无 Rh 阴性血时，可选无抗 D（IgG）的 Rh 阳性血；母婴 ABO 血型不合的患儿，选用 O 型红细胞加 AB 型血浆混合血或 O 型血；高胆红素血症患儿，采用与新生儿血型相同血液或 O 型红细胞和 AB 型血浆。换血量为 150 ~ 180ml/kg，通常为新生儿血容量的 2 倍。

4. 环境准备　手术室或经空气、物体表面消毒处理的操作室，维持室温 24 ~ 26℃，湿度 50% ~ 60%。

（四）操作要点

1. 核对信息：核对患儿身份信息、腕带标识，按输血制度核对医嘱及血制品。

2. 建立血管通路：患儿裹一次性尿布，平卧于保暖台，约束四肢，必要时给予镇静治疗。建立两条静脉通路，可选择较粗的外周静脉通路，用于输血和静脉用药；一条动脉通路用于抽血，可选择脐动脉或桡动脉通路等。操作时注意最大无菌屏障，防止感染。

3. 连接输血及抽血通路：肝素生理盐水预充动脉端抽血管路及三通。静脉端三通连接输血装置，输注红细胞和血浆；动脉端连接抽血装置、稀肝素溶液（1U/ml）及废血袋（血瓶）。如为全自动换血法需连接注射泵和输液泵。保持血管通路畅通，防止凝血及空气栓塞。

4. 换血速度：采取先慢后快的原则，注意维持出入平衡，进行同步、等量匀速地输血和抽血，根据生命体征变化动态调整换血速度，全程控制在 2.0 ~ 2.5 小时。

5. 换血中监测：持续监测血压、心率、呼吸、经皮血氧饱和度、肢端循环。换血开始前、换血中、换血后分别进行血常规、凝血功能、动脉血气分析、血糖、血清胆红素、血清钙、血清钾等实验室检查。

6. 换血后护理：收入新生儿监护室，持续生命体征监测、禁食3～4小时，平卧位，头侧向一边，防止窒息，继续光疗，关注出入量、血清胆红素、血糖、血气分析等指标，观察拥抱反射、有无嗜睡、拒食、烦躁、抽搐等神经系统症状。

7. 术后拔除动脉留置针，加压止血3～5分钟，严密观察有无血液渗出，防止血肿，保持穿刺部位清洁干燥，预防感染。

8. 整理用物，清洁消毒，垃圾分类处理，洗手，写好护理记录。

（五）注意事项

1. 换血过程中注意保暖，库血应复温后输注，观察患儿有无出现烦躁不安、面色改变、呼吸困难、心率增快及血压下降等表现，及时采取镇静、强心利尿、给氧等措施，必要时暂停换血。

2. 严格执行无菌操作，防止感染。脐动静脉置管患儿，换血后注意保持脐部清洁、干燥，观察脐部周围皮肤状况，出现脐部缝线脱落及异常情况需报告医生给予相应处理。

3. 严密观察动、静脉通路周围有无渗出及肿胀，观察置管侧肢体远端循环情况，必要时给予抬高肢体、热敷。防止空气及血凝块进入静脉。

4. 换血过程中患儿出现激惹、心动过速等低钙血症症状时，根据医嘱给予静脉输注10%葡萄糖酸钙。

5. 操作过程中保持患儿安静，哭闹时可给予安慰奶嘴吸吮，及时更换尿布，增加舒适感。

6. 伴有严重缺氧窒息、心力衰竭、休克等生命体征不稳定的患儿，须治疗纠正后再进行换血。

7. 常见并发症包括呼吸暂停、坏死性小肠结肠炎、心力衰竭、感染等（表21－17）。

表21－17　换血疗法常见并发症的预防及处理

并发症	预防及处理
呼吸暂停	（1）密切观察患儿生命体征，出现呼吸暂停，及时给予刺激和氧气吸入。
	（2）保持内环境稳定，控制呼吸暂停的发生和发展
坏死性小肠结肠炎	（1）操作过程中注意根据血压情况及时调整输血及抽血速度，维持出入平衡。
	（2）换血后观察是否出现腹胀、便血、拒乳、呕吐等症状。
	（3）必要时给予禁食、胃肠减压、抗感染治疗
心力衰竭	（1）换血时密切观察生命体征变化，维持血压稳定，出入量平衡，预防心衰发生。
	（2）当患儿出现心率＞160次/分、心音减弱、呼吸急促、肝脏进行性增大等表现时，应暂停换血，遵医嘱给予相应处理
感染	（1）严格无菌操作，空气、物品消毒符合要求，换血操作室减少人员走动。
	（2）换血时，保持各管道连接紧密，避免反复打开管道，最好采用全密闭式换血

高胆红素血症患儿换血指征

第十四节　心肺复苏术

一、小儿心肺复苏

（一）目的

尽快恢复呼吸和循环功能，维持生命，保护中枢神经系统。

（二）评估解释

1. 评估

（1）环境评估，确认现场安全。

（2）评估患儿反应、呼吸、脉搏。

2. 解释及宣教　告知家属患儿病情，心肺复苏的必要性及家属配合要点。

（三）准备要点

1. 护士准备　着装整洁，符合护士礼仪规范，至少需要2位护士与医生配合。

2. 患儿准备　去枕平卧，松解衣裤，心电监护、血压、经皮血氧饱和度监测。

3. 用物准备　抢救车、胸外按压板、简易呼吸球囊、吸氧装置、听诊器、吸引装置、输液用物、急救药品、监护仪、除颤仪、气管插管、喉镜、胶布、利器盒、医疗垃圾箱等。

4. 环境准备　环境安全，整洁宽敞。

（四）操作要点

1. 评估患儿反应、呼吸、脉搏　轻拍患儿肩膀，大声呼喊“你好吗?”，小婴儿拍打足底部。判断动脉搏动、呼吸情况。触摸大动脉搏动（可选择肱动脉、颈动脉或股动脉），同时观察胸部起伏情况，是否有呼吸或仅有叹气样呼吸，判断5～10秒。如无呼吸或濒死叹息样呼吸，10秒内不能明确感觉到脉搏，立即启动急救医疗服务，并记录时间。婴儿和儿童的心肺复苏程序为C－A－B。

2. 胸外心脏按压　抢救者位于患儿一侧，将患儿去枕平卧于硬板上，或在背部垫按压板，解开患儿衣服，暴露胸部，松解腰带。按压部位：对于儿童，双手或单手掌根放在患儿胸骨下半部（图21－23、图21－24），避开剑突，手臂与胸骨垂直，使肩、肘、腕关节呈一直线。婴儿可采用双指法（两手指放于婴儿胸骨的下半部分，图21－25）或双拇指环绕法（两拇指并排放在婴儿胸骨的下半部分，对于小婴儿2个拇指可以叠放，图21－26），按压部位在婴儿胸部乳头连线下方，胸骨的下半部分。

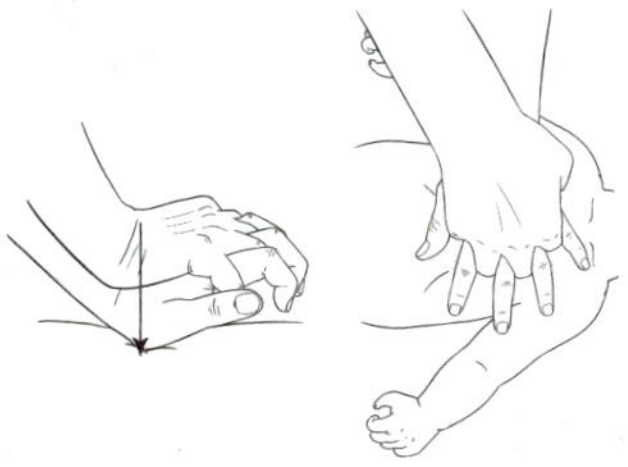

图21－23　儿童双手按压法

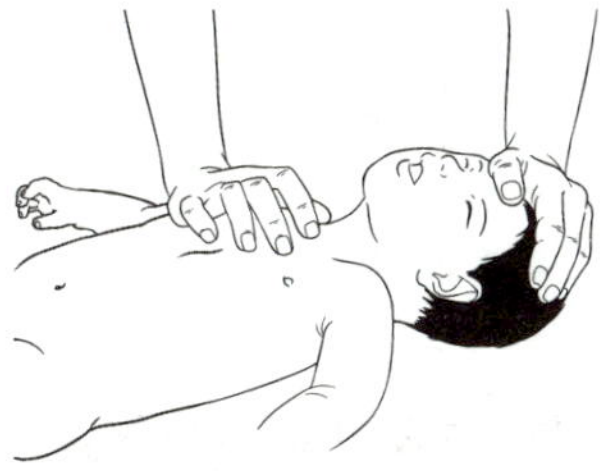

21－24　儿童单手按压法

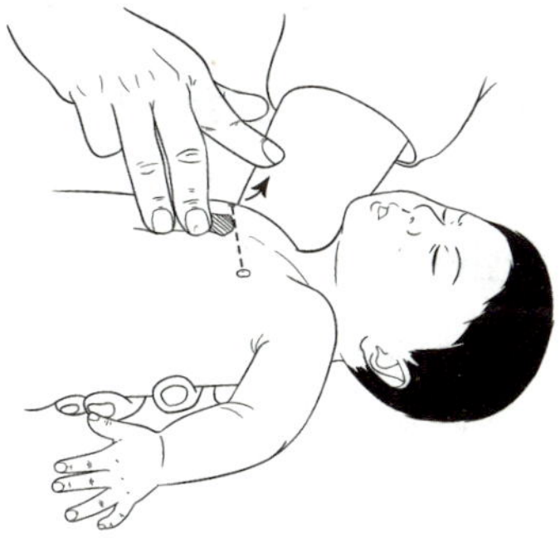

图21－25　双指按压法

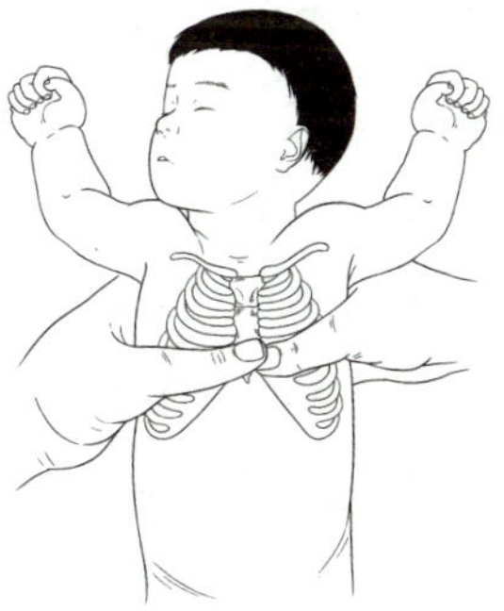

21－26　双拇指环绕按压法

3. 胸外按压深度 按压深度至少为患儿胸廓前后径的1/3，婴儿约4cm，儿童约5cm，不超过6cm，每次按压后确保胸壁完全回弹，不要倚靠患儿胸部。

4. 胸外按压频率 按压频率100～120次/分，保持连续按压，中断时间不超过10秒。按压同时观察患儿面色。

5. 清理呼吸道 检查口腔和鼻腔有无异物、分泌物或呕吐物，如有，给予清除。

6. 开放气道 采用仰头提颏法，将患儿头部置于中立位。抢救者位于患儿一侧，一只手小鱼际置于患儿前额，另一只手的示指和中指置于下颌，将下颌骨上提，使下颌角与耳垂的连线与地面垂直。若疑有颈椎损伤的患儿使用托颌法，既施救者位于患儿头部，双手示指、中指、环指握住两侧下颌角向上托下颌，使头部后仰（图21－27、图21－28）。

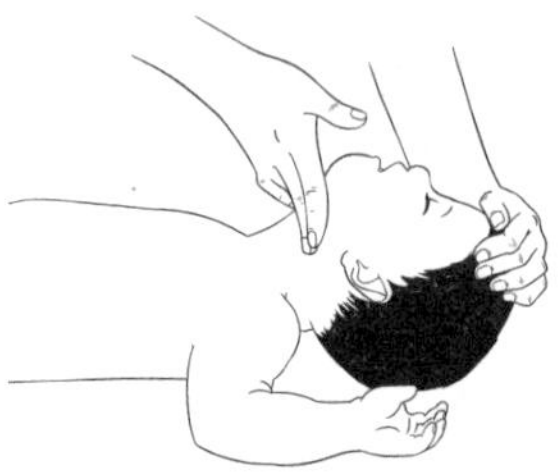

图21－27 仰头提颏法

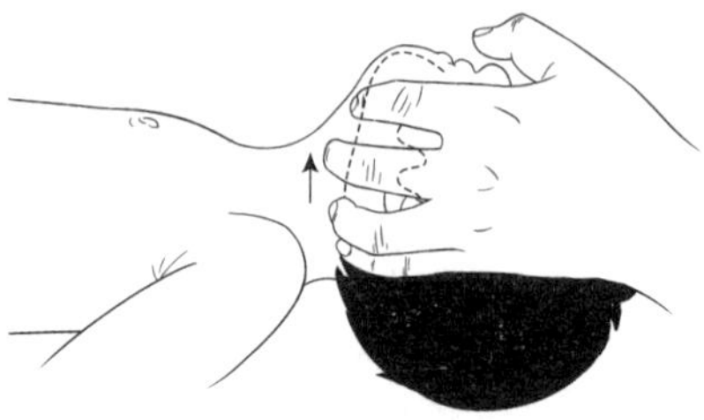

图21－28 托颌法

7. 人工呼吸 口对口人工呼吸适合于现场急救，婴儿采用口对口鼻，儿童采用口对口。简易呼吸器（图21－29）辅助通气法，一般婴儿和低龄儿童使用球囊容积为450～500ml，年长儿为1000ml，可连接氧气，未连接氧气时须卸下储氧袋，采用“E－C”手法（图21－30）进行通气，注意观察患儿的胸廓起伏情况，了解辅助通气的效果。

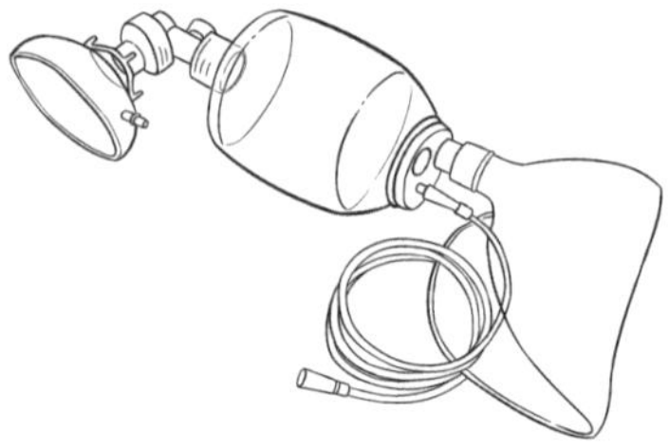

图21－29 简易呼吸器

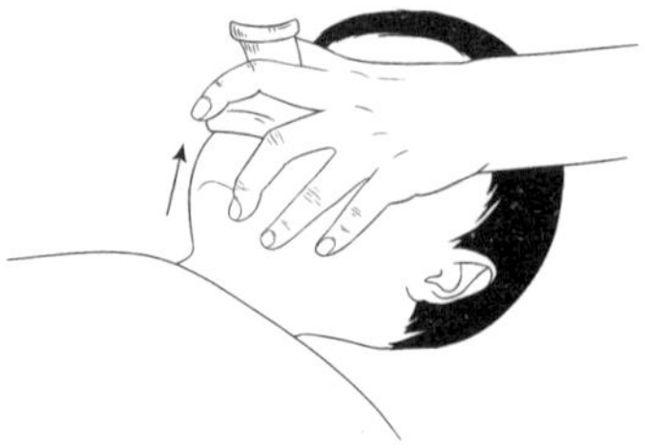

图21－30 “E－C”手法面罩通气

8. 按压通气比例 在未建立高级气道前，单人施救，按压与通气比例为30∶2；双人施救，按压与通气比例为15∶2；建立高级气道后，以100～120次/分的速度持续胸外按压，每2～3秒进行一次人工呼吸（每分钟20～30次），每次人工呼吸时间持续1秒。

9. 除颤 在复苏过程中出现心室颤动、无脉性室性心动过速时可用电除颤复律。8岁以上儿童使用成人电极片；8岁以下使用儿童电极片，儿科能量衰减型自动体外除颤器（automated estermal deribrillator，AED），婴儿首选手动型除颤仪，如无法获得，可考虑能量衰减型AED，如两者均无法获得，使用标准型AED，确保电极片不要相互接触和重叠，可分别放于胸前和背部。初始除颤能量2J/kg，若需第2次除颤，则电击能量至少升至4J/kg，但不超过10J/kg（最高不超过成人电击能量）。除颤后应立即恢复心肺复苏，2分钟后重新评估心律。

10. 评估　胸外按压和人工呼吸每5个循环或2分钟后评估呼吸、脉搏5～10秒。心肺复苏的有效指征包括可触及大动脉搏动、口唇及甲床颜色转红、出现自主呼吸、扩大的瞳孔缩小及对光反射恢复、肌张力恢复，上肢收缩压在该年龄正常血压的2/3以上。

11. 高级生命支持　包括高级气道通气、供氧、动态检测血氧饱和度、动脉血气分析、建立静脉通路、药物治疗等。药物治疗包括抗心律失常、纠正休克、电解质及酸碱失衡、维持心排血量和复苏后稳定。如静脉通路不能迅速建立时应建立骨内通路，也可采用气管内途径给药。肾上腺素静脉/骨内注射剂量：每次0.01mg/kg，最大剂量1mg，若无静脉/骨内通路，可通过气管给药0.1mg/kg，最大剂量为2.5mg，必要时每隔3～5分钟重复一次，勿与碱性液体同一管道输注。胺碘酮静脉/骨内注射剂量：心搏骤停期间5mg/kg推注，对于顽固性室颤/无脉性室性心动过速可重复注射最多3次。

12. 延续生命支持　旨在保护脑功能，防止继发性器官损害，积极治疗原发病。患儿置于重症监护室，持续监测循环、呼吸、肾功能、脑缺氧等，防止继发感染，力争达到最佳存活状态。

（五）注意事项

1. 对于心搏呼吸骤停，现场抢救强调黄金4分钟。在4分钟内进行基础生命支持，并在8分钟内进行高级生命支持。

2. 人工呼吸时通气持续1秒，避免过于迅速、通气量过多，以免引起胃部胀气和肺损伤，可给予留置胃管，持续胃肠减压。

3. 胸外按压时要确保合适的频率及深度，每次按压后要让胸廓充分回弹，尽可能连续按压不中断，中断时间不超过10秒。

4. 简易呼吸器人工通气时，须选择大小合适的面罩，紧密贴合，不漏气。

二、新生儿复苏

（一）目的

尽快恢复呼吸和循环功能，维持生命，保护中枢神经系统。

（二）评估解释

1. 评估

（1）了解新生儿胎龄，评估患儿反应、呼吸、皮肤颜色、肌张力、心率。

（2）新生儿出生时需评估患儿是否足月妊娠，出生时羊水量及颜色、有无呼吸或哭声。

2. 解释及宣教　告知家属患儿病情，心肺复苏的必要性及家属配合要点，给予心理支持。

（三）准备要点

1. 护士准备　着装整洁，符合护士礼仪规范，至少需要2位护士与医生配合。

2. 患儿准备　去枕平卧，心电监护、血压、经皮血氧饱和度监测。

3. 用物准备　保暖台、温热干毛巾、抢救车、新生儿简易复苏囊、空－氧混合仪、吸氧装置、听诊器、吸引装置、输液用物、急救药品、监护仪、气管插管、喉镜、胶布、灭菌手套、利器盒、医疗垃圾箱等。

4. 环境准备　环境整洁、安全，室内温度26～28℃。

（四）操作要点

1. 评估 新生儿出生后5秒内快速评估患儿孕周、呼吸或哭声、肌张力、羊水四项指标，需要复苏的，立即启动急救医疗服务，心电监护、血氧饱和度监测，并记录时间。新生儿心肺复苏程序为A－B－C。

2. 开放气道 将患儿置已预热的保暖台，温热干毛巾擦干头部及全身，肩部垫高2.0～2.5cm，使头部轻度仰伸呈鼻吸气位。

3. 清理呼吸道 新生儿娩出后即刻挤出口、咽、鼻中的分泌物，必要时进行口鼻腔吸引，先吸口腔、再吸鼻腔，吸引时间不超过10秒。吸引后评估呼吸、心率、血氧饱和度和肤色。

4. 建立呼吸 用手拍打或手指轻弹足底2次，出现哭声，正常呼吸，心率>100次/分，肤色红润或仅手足青紫者可继续观察；如刺激后仍无自主呼吸或喘息样呼吸，须进行正压通气。

5. 正压通气 经触觉刺激后仍无自主呼吸或心率<100次/分的患儿，重新开放气道，新生儿简易呼吸器加压给氧，送气压力以能够见到患儿胸廓起伏为标准，有条件的可使用T组合呼吸器、空－氧混合仪调节给氧流量和浓度，一般氧流量8～10升/分，氧浓度从21%开始，根据血氧饱和度动态调节。通气频率：40～60次/分，吸呼比1：2，30秒后再评估，如心率>100次/分，出现自主呼吸可停止正压通气；如心率<100次/分或无规律性呼吸，则须继续简易呼吸器人工通气或进行气管插管正压通气；如心率<60次/分，在正压通气同时给予胸外按压。

6. 胸外按压部位 采用双指法或双拇指环绕法，按压部位在胸骨体下1/3处，两乳头连线中点的下方，避开剑突部位。

7. 胸外按压深度 按压深度为患儿胸廓前后径的1/3。

8. 胸外按压频率 胸外按压与正压通气比例为3∶1，每个动作约0.5秒，即每分钟90次心外按压和30次正压通气。按压60秒后再次评估呼吸、心率、血氧饱和度和肤色。如果心率>60次/分，停止按压；仍<60次/分，继续正压通气和胸外按压，同时给予药物治疗。

9. 药物治疗 建立静脉通路，可选择周围静脉或脐静脉。遵医嘱给予1∶10 000肾上腺素0.1～0.3ml/kg静脉或0.5～1.0ml/kg气管内给药，根据病情给予多巴胺或多巴酚丁胺、扩容等治疗。

10. 复苏后监护 患儿置于新生儿重症监护室，持续监测生命体征、血气分析、血糖、电解质等，做好体温管理，进一步支持治疗，防止继发感染，降低伤残和死亡率。

（五）注意事项

1. 复苏过程注意保暖，病房温度适宜，提前预热保暖台，准备干热毛巾。

2. 始终按“评估—决策—措施”的程序不断重复进行（参见第七章图7－1）。

3. 正压通气选择合适面罩和压力，防止漏气和气压伤，通气无效时，可按MRSOPA步骤进行调整。M：调整面罩位置，抬下颌，面罩紧扣患儿口鼻与脸部密切贴合。R：正确的体位，保持患儿处于头部轻度仰伸鼻吸气位。S：检查口鼻腔有无分泌物，必要时给予吸引。O：口腔微张，下颌略向前抬。P：逐渐增加送气压力，直至能看到胸廓起伏，听到呼吸音。A：考虑气管插管。

4. 清理呼吸道负压吸引时，压力不要过强，一般负压为80～100mmHg，动作轻柔，先吸引口腔后吸鼻腔。

5. 气管插管新生儿，注意配合医生进行插管操作，按不同体重、胎龄选择气管导管型号（表 21－18），插入深度达到估算范围（表 21－19）或按体重 +5.5～6.0cm 来估算插管深度，听诊两肺呼吸音，固定导管，标记导管端—唇长度。

表 21－18　新生儿气管导管规格型号的选择

气管导管内径（mm）	新生儿体重（g）	胎龄（周）
2.5	<1000	<28
3.0	1000～2000	28～34
3.5	2000～3000	34～38
3.5～4.0	>3000	>38

表 21－19　不同出生体重新生儿气管导管插入深度

出生体重（g）	插入深度（cm）
<750	6
750～1000	6～7
1000～2000	7～8
2000～3000	8～9
3000～4000	9～10

6. 胸外按压部位正确、力度适宜，保证有效，胸外按压和正压通气协调配合。

7. 尽早置入胃管，持续胃肠减压，减轻胃部胀气。

知识拓展

2023 美国心脏协会与美国儿科学会新生儿复苏指南要点更新

该更新是对《2020 美国心脏协会心肺复苏和心血管急救指南：新生儿复苏》的重要补充。主要内容包括新生儿复苏中的脐带管理、复苏时正压通气的设备及其附加接口的选择，为参与分娩和新生儿救治的医护人员提供新的指导，进一步完善了新生儿复苏这项重要的生命支持技术。

对于无活力的足月儿与晚期早产儿（胎龄 35～42 周），脐带挤压比早期脐带结扎（<30 秒）可能更合理。

在使用正压通气设备进行新生儿复苏时，T 组合复苏器（不论是否带有呼末正压阀）比自动充气式气囊更可取，尤其是早产儿。

对于胎龄≥34 周的新生儿，实施正压通气时，使用声门上气道替代面罩，可能是合理的。

思考题

为患儿实施股静脉穿刺采集血标本时，抽血完毕拔出针头后应如何处理并完成健康指导？

更多练习

（张　琳　朱爱武）

参考文献

[1] 陈建军．婴幼儿护理操作指南［M］．北京：人民卫生出版社，2018.

[2] 陈立，邵洁，陈艳妮，等．儿童铁缺乏和缺铁性贫血防治专家共识［J］．中国实用儿科杂志，2023，38（3）：161－167.

[3] 陈丽霞，张抒扬，刘淑芬．中国血友病骨骼肌肉并发症康复评估与治疗专家共识［J］．罕见病研究，2022，1（4）：420－427.

[4] 程锐，杨洋，史源，等．新生儿疼痛评估与镇痛管理专家共识（2020版）［J］．中国当代儿科杂志，2020，22（9）：923－930.

[5] 崔焱，张玉侠．儿科护理学［M］．7版．北京：人民卫生出版社，2022.

[6] 邓臣前，陈树春．欧洲儿科内分泌学会与欧洲内分泌学会《关于先天性甲状腺功能减退症的筛查、诊断和管理共识2020—2021年更新版》要点解读［J］．中国全科医学，2021，24（36）：4555－4562.

[7] 丁炎明．造口护理学［M］．北京：人民卫生出版社，2021.

[8] 儿童静脉输液治疗临床实践循证指南工作组，中华医学会儿科学分会护理学组，复旦大学附属儿科医院临床指南制作和评价中心．儿童静脉输液治疗临床实践循证指南［J］．中国循证儿科杂志，2021，16（1）：1－42.

[9] 高玉芳，魏丽丽，修红．临床实用护理技术操作及常见并发症预防与处理规范［M］．4版．北京：科学出版社，2021.

[10] 古洁若，林智明，王友莲，等．风湿热诊疗规范［J］．中华内科杂志，2023，62（9）：1052－1058.

[11] 胡蓉芳，白建英．护理综合实训［M］．北京：人民卫生出版社，2021.

[12] 黄仕明，江智霞，袁晓丽．临床常用护理操作规范与评价及并发症预防［M］．北京：中国协和医科大学出版社，2022.

[13] 黎海芪．实用儿童保健学［M］．2版．北京：人民卫生出版社，2022.

[14] 李小寒，尚少梅．基础护理学［M］．7版．北京：人民卫生出版社，2022.

[15] 刘春峰，魏克伦．儿科急危重症［M］．北京：科学出版社，2019.

[16] 孙玉梅，章雅青．高级健康评估［M］．2版．北京：人民卫生出版社，2018.

[17] 王天有，郑胡镛，吴敏媛．胡亚美实用儿童血液与肿瘤学［M］．北京：人民卫生出版社，2023.

[18] 王卫平，孙锟，常立文．儿科学［M］．9版．北京：人民卫生出版社，2018.

[19] 杨月欣．中国食物成分表［M］．6版．北京：北京大学医学出版社，2021.

[20] 中国妇幼保健协会出生缺陷防治与分子遗传分会，中国妇幼保健协会儿童早期发展专业委员会，中国妇幼保健协会儿童疾病和保健分会遗传代谢学组，等．糖原累积病Ⅰa型的诊断、治疗和预防专家共识［J］．中国实用儿科杂志，2022.37（9）：641－649.

[21] 中国抗癌协会小儿肿瘤专业委员会，中华医学会小儿外科学分会肿瘤学组．儿童神经母细胞瘤诊疗专家共识 CCCG－NB－2021 方案［J］．中华小儿外科杂志，2022，43（7）：588－598.

[22] 中华人民共和国国家卫生健康委员会．中华人民共和国卫生行业标准　静脉治疗护理技术操作标准（WS/T 433—2023）［S/OL］．［2023－08－29］http://www.nhc.gov.cn/wjw/pjl/202309/596da87e29c24708b531ca226485cdf2/files/6377cea1a74f45b3ae5af0eff974cf25.pdf.

[23] 中华医学会儿科学分会风湿病学组，中国医师协会风湿免疫科医师分会儿科学组，海峡两岸医药卫生交流协会风湿免疫病学专业委员会儿童学组，等．儿童系统性红斑狼疮临床诊断与治疗专家共识（2022 版）［J］．中华实用儿科临床杂志，2022，37（9）：641－652.

[24] 中华医学会儿科学分会呼吸学组哮喘协作组，中国医药教育协会儿科专业委员会．中国儿童哮喘行动计划临床应用专家共识［J］．中华实用儿科临床杂志，2021，36（7）：484－490.

[25] 中华医学会儿科学分会内分泌遗传代谢学组，中华儿科杂志编辑委员会．中国儿童 1 型糖尿病标准化诊断与治疗专家共识（2020 版）［J］．中华儿科杂志，2020，58（6）：447－454.

[26] 中华医学会儿科学分会内分泌遗传代谢学组，中华医学会儿科学分会儿童保健学组与中华儿科杂志编辑委员会．儿童体格发育评估与管理临床实践专家共识［J］．中华儿科杂志，2021，59（3）：169－174.

[27] 中华医学会儿科学分会心血管学组．胎儿结构性心脏病介入治疗专家指导意见［J］．中国实用儿科杂志，2019，34（6）：458－461.

[28] 中华医学会儿科学分会新生儿学组，甘肃省医师协会新生儿专科医师分会，甘肃省医学会临床流行病学和循证医学分会．新生儿维生素 K 临床应用指南［J］．中华儿科杂志，2022，60（9）：877－882.

[29] 中华医学会血液学分会干细胞应用学组，中华医学会儿科学分会．异基因造血干细胞移植治疗儿童急性淋巴细胞白血病中国专家共识（2022 年版）［J］．中华血液学杂志，2022，43（10）：793－801.

[30] 周纬，赖建铭，唐雪梅，等．全身型幼年特发性关节炎诊断与治疗中国专家共识（2023 年版）［J］．中国实用儿科杂志，2023，38（5）：327－334.

[31] 祝甜，史源．2023 美国心脏协会与美国儿科学会新生儿复苏指南要点更新解读［J］．中国当代儿科杂志，2024，26（1）：25－30.

[32] BENJAMIN JOSEPH，JAMES ROBB，RANDALL T. LODER，等．s 小儿骨科诊断［M］．张学军，译．北京：北京大学医学出版社．2021.